ÉLÉMENTS

DE

ZOOLOGIE MÉDICALE

Histoire naturelle des Mollusques terrestres et fluviatiles de France, contenant des études générales sur leur anatomie et leur physiologie, et la description particulière des genres, des espèces et des variétés. *Ouvrage complet*. Paris, 1855, 2 vol. grand in-8 de 450 pages, accompagnés d'un atlas de 54 planches dessinées d'après nature et gravées.

Prix de l'ouvrage, avec figures noires, 42 fr.

Avec figures coloriées. 66 fr.

Cartonnage de 3 volumes grand in-8. 4 fr. 50 c.

Le tome Ier comprend les études sur l'anatomie et la physiologie des Mollusques. — Le tome II comprend la description particulière des genres, des espèces et des variétés.

M. Moquin-Tandon a joint à son ouvrage un livre spécial sur les *anomalies* qui affec - tent les Mollusques, un autre sur l'*utilité* de ces animaux, et un troisième sur leur *recherche*, leur *choix*, leur *préparation* et leur *conservation*, enfin une *Bibliographie malacologique*, ou Catalogue de 1256 ouvrages sur les Mollusques terrestres et fluviatiles européens et exotiques. C'est sans contredit le recensement le plus étendu que l'on possède.

Monographie de la famille des Hirudinées. *Deuxième édition*, considérablement augmentée. Paris, 1846, in-8 de 450 pages avec atlas de 14 planches dessinées d'après nature, gravées et coloriées. 15 fr.

Cet ouvrage comprend : *Histoire de l'étude des genres et des espèces. Description des organes et des fonctions*. Systèmes cutané, locomoteur, sensitif, digestif, sécrétoire, circulatoire, respiratoire et reproducteur ; symétrie des organes, durée de la vie. Accroissement, habitations, stations. — Pêche, conservation, multiplication et maladie, transport et commerce des sangsues. *Emploi des sangsues en médecine*. Application et réapplication des sangsues. — *Description des genres et des espèces d'Hirudinées*, hirudinées albioniennes, bdelliennes, siphoniennes, planériennes.

Éléments de tératologie végétale, ou Histoire des anomalies de l'organisation dans les végétaux. Paris, 1841, in-8. 6 fr. 50 c.

Sous presse :

Éléments de botanique médicale. 1 vol. in-18 jésus, avec figures intercalées dans le texte.

Paris. — Imprimerie de L. MARTINET, rue Mignon, 2.

ÉLÉMENTS

DE

ZOOLOGIE MÉDICALE

CONTENANT

LA DESCRIPTION DÉTAILLÉE DES ANIMAUX UTILES A LA MÉDECINE
ET DES ESPÈCES NUISIBLES A L'HOMME
PARTICULIÈREMENT DES VENIMEUSES ET DES PARASITES

PRÉCÉDÉE

de considérations générales sur l'organisation et sur la classification des animaux
ET D'UN RÉSUMÉ SUR L'HISTOIRE NATURELLE DE L'HOMME

PAR

A. MOQUIN-TANDON

Membre de l'Institut (Académie des sciences) et de l'Académie impériale de médecine,
Professeur d'histoire naturelle médicale à la Faculté de médecine de Paris, etc., etc.

Avec 122 figures intercalées dans le texte.

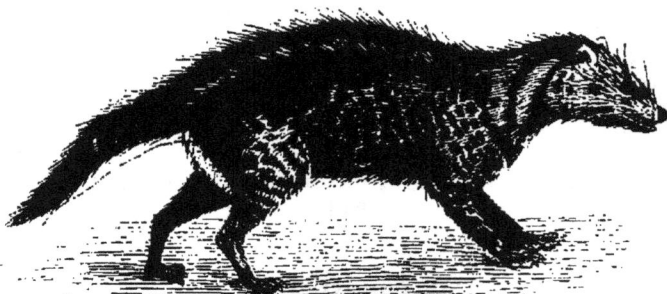

PARIS

J.-B. BAILLIÈRE ET FILS

LIBRAIRES DE L'ACADÉMIE IMPÉRIALE DE MÉDECINE
Rue Hautefeuille, 19

LONDRES
Hippolyte Baillière, 219, Regent street

NEW-YORK
Hipp. et Ch. Baillière brothers, 440, Broadway

MADRID, C. BAILLY-BAILLIÈRE, CALLE DEL PRINCIPE, 11

1860

a

PRÉFACE.

Ces *Éléments de Zoologie médicale* sont composés principalement pour les jeunes gens qui se destinent à la médecine ou à la pharmacie.

J'ai voulu réunir, sous un petit volume, les notions les plus simples et les plus utiles de la Zoologie médicale.

Cet ouvrage présentait deux écueils que je me suis efforcé d'éviter. D'un côté, je ne devais pas donner trop de détails, soit d'anatomie comparée, soit de zoologie proprement dite. La plupart des élèves sont déjà bacheliers ès sciences, et possèdent par conséquent des connaissances générales plus ou moins exactes et plus ou moins complètes sur la structure des animaux et sur leur classement. D'ailleurs, il m'a semblé tout à fait en dehors de mon cadre de présenter, par exemple, à l'occasion de la *Cantharide*, une description minutieuse de son appareil nerveux, ou bien de disserter, à l'occasion de la *Vipère*, sur les affinités du genre ou de la famille auxquels elle appartient. D'un autre côté, il ne fallait pas décrire trop longuement les parties des animaux ou leurs produits plus ou moins modifiés, employés en médecine, et empiéter par conséquent sur le domaine d'un autre enseignement.

La plupart des auteurs qui ont écrit sur la Zoologie médicale ont cru devoir adopter, dans leurs livres, un ordre purement zoologique. Cet ordre donne à leurs traités une forme plus scientifique et moins arbitraire : c'est là, sans doute, un très grand avantage ; mais cette forme, malgré son importance et malgré sa fixité, entraîne avec elle des inconvénients réels ; elle subordonne trop la Zoologie médicale à la Zoologie proprement dite, et fait négliger un peu l'esprit professionnel qui doit dominer toutes les études dans une faculté de médecine ou dans une école de pharmacie. Un auteur de Zoologie médicale qui diviserait ses chapitres en prenant pour guide le *Règne animal* de Cuvier, par exemple, serait conduit à parler des *Quadrumanes* et des *Lépidoptères*, uniquement parce que ces animaux constituent deux tribus considérables dans la série zoologique. Cependant l'art de guérir et la pharmacie n'ont rien à faire, ni avec les *Singes*, ni avec les *Papillons!*... Si cet auteur, tout en adoptant un plan zoologique, laissait de côté les sections ou les familles qui n'offrent aucun intérêt médical, il en résulterait alors un ordre tronqué, incomplet, dénaturé, qui ne serait plus un ordre. Hâtons-nous d'ajouter qu'il existe des animaux distincts par leur structure et par leurs caractères, placés par les zoologistes dans des groupes différents, souvent très éloignés, qui sont au contraire rapprochés par le médecin pour être étudiés d'une manière collective, à cause des organes qu'ils habitent, des désordres qu'ils entraînent ou des agents qu'on leur oppose. Tels sont les *Parasites intestinaux*, que les zoologistes éparpillent dans leurs classifications et que les médecins réunissent dans leurs livres (1).

Ces diverses considérations m'ont engagé à suivre, dans cet ouvrage, une division tirée du caractère ou du but de la Zoologie médicale. Cette division est plutôt pratique que véritablement scientifique ; mais elle me paraît facile, commode, parfaitement appropriée aux études médicales ou pharmaceutiques, et ne détourne pas le lecteur dans des détails étrangers à ses occupations habituelles.

J'indiquerai très en abrégé l'ordre et la famille auxquels appartient chaque animal, et, comme en tête de l'ouvrage se trouvera un chapitre spécial sur les classifications, il sera très facile à l'étudiant, s'il désire plus de détails au point de vue taxinomique, d'arriver en un instant, soit à la classe, soit à l'embranchement, et même de connaître jusqu'à un certain point les affinités ou les dissemblances que présentent ces associations comparées à d'autres associations.

Plusieurs animaux ou produits animaux, anciennement recommandés, ne sont plus employés en médecine. Je devais les laisser de côté. Toutefois, comme il est bon d'avoir une idée de l'ancienne matière médicale, et de connaître l'histoire, les révolutions ou les

_____

(1) Sous le nom d'*Entozoaires* ou sous celui d'*Helminthes*.

progrès de la thérapeutique, j'ai cru devoir indiquer sommairement, et dans un chapitre séparé, ces animaux ou ces produits.

Pendant longtemps on a fait consister la Zoologie médicale dans l'étude des animaux, de leurs parties ou de leurs produits employés en médecine. Ainsi dans le *Materia medica* de Linné, on trouve une trentaine de pages sur les animaux que l'art de guérir mettait en usage de son temps (*Cantharides, Sangsues, Cochenilles*). Dans son *Cours d'histoire naturelle médicale* (première édition), Bernard Peyrilhe a consacré quarante-six pages aux mêmes animaux; mais il a élargi un peu le cadre de la Zoologie médicale; il y fait entrer les Parasites intérieurs, tels que les *Ténias*, les Parasites extérieurs, tels que les *Poux*, et les animaux qui, sans être parasites, font du mal à l'homme par leur succion ou leur venin, tels que la *Punaise* et la *Vipère*...

La Zoologie médicale doit s'occuper aussi de l'Histoire naturelle de l'homme, et passer en revue plusieurs questions difficiles que l'anatomie et la physiologie ne peuvent qu'effleurer. Je n'ai pas négligé cette branche essentielle de mon enseignement.

Dans un sens plus large la Zoologie médicale devrait embrasser encore les relations plus ou moins intimes qui existent entre les diverses branches de la science des animaux et les différentes parties de l'art de guérir. Ainsi l'anatomie, la physiologie, la tératologie et la pathologie zoologiques ont des points de contact nombreux avec l'anatomie, la physiologie, la tératologie et la pathologie humaines, et peuvent, dans beaucoup de cas, éclairer ou même résoudre des problèmes importants; mais ces rapports, étudiés d'une manière convenable, m'auraient entraîné beaucoup trop loin. Je me bornerai à les signaler toutes les fois qu'ils se présenteront.

Je commencerai ces Éléments par des considérations sur l'histoire naturelle de l'homme ou *Anthropologie*, dans lesquelles j'examinerai principalement les caractères propres à notre Espèce, sa perfection, ses dégradations accidentelles, son unité, ses races, et la manière dont elle a été classée par les divers auteurs.

Après ces considérations, je ferai une revue sommaire de l'organisation des animaux et un exposé succinct de leur classification.

Je traiterai ensuite, dans autant de parties séparées :

I. Des animaux ou produits animaux employés en médecine.

II. Des animaux nuisibles non venimeux et non parasites.

III. Des animaux venimeux, ou *Toxicozoaires*.

IV. Des animaux parasites extérieurs, ou *Épizoaires*.

V. Des animaux parasites intérieurs, ou *Entozoaires*.

Les figures intercalées dans le texte de cet ouvrage ont été dessinées sous mes yeux, et souvent sur mes croquis, par M. Lackerbauer, dont l'exactitude et le talent sont bien connus des médecins et des naturalistes.

Paris, 1er septembre 1859.

TABLE DES MATIÈRES.

PREMIÈRE PARTIE.

HISTOIRE NATURELLE DE L'HOMME, OU ANTHROPOLOGIE.

DEUXIÈME PARTIE.

ZOOLOGIE MÉDICALE PROPREMENT DITE.

TABLE DES FIGURES

INTERCALÉES DANS LE TEXTE.

ÉLÉMENTS

DE

ZOOLOGIE MÉDICALE

PREMIÈRE PARTIE.

HISTOIRE NATURELLE DE L'HOMME, OU ANTHROPOLOGIE.

CHAPITRE PREMIER.

CARACTÈRES DE L'HOMME.

L'*Homme* est le premier des êtres animés.

Buffon le regardait comme le seul *animal bimane et bipède*.

Blumenbach lui donnait pour attributs : *la station droite et la présence de deux mains* (1).

D'autres ont réuni ensemble ces trois sortes de caractères, et ont dit de l'Homme : *Situs erectus, manus duæ, pedes bini*.

A cette diagnose principale, on a cru devoir ajouter plus tard d'autres signes moins tranchés et placés en seconde ligne, mais qui acquièrent une certaine valeur par leur association : tels sont le défaut d'organes de défense contre ses ennemis (*inermis*), l'absence d'une vestiture naturelle contre les intempéries des saisons (*nudus*), le menton saillant (2), la contiguïté des dents ou série continue sans intervalle vide (3), et leur égalité, c'est-à-dire leur hauteur à peu près la même (4), la verticalité des incisives inférieures (5),

(1) *Erectus et bimanus* (Blum.).
(2) *Mentum prominulum*.
(3) *Dentes utrinque reliquis approximati*.
(4) *Dentes æquales*.
(5) *Incisores inferiores erecti*.

les mains pourvues d'un pouce exactement opposable (1), les pieds munis d'un talon saillant et robuste (2), des mamelles au nombre de deux et placées sur la poitrine (3), un coccyx très court (4).....

En combinant tous les caractères qui viennent d'être exposés, on peut dire que l'Homme possède un corps droit, inerme, presque nu, un menton saillant, des dents également rapprochées et à peu près de la même hauteur (les incisives inférieures verticales), deux mains (aux membres supérieurs) parfaites, c'est-à-dire à pouce exactement opposable ; deux pieds (aux membres inférieurs) plantigrades et à talon saillant et robuste ; deux mamelles pectorales et un coccyx non saillant.

Mais tous ces caractères sont matériels. Il en est d'autres d'un ordre bien supérieur qui mettent sans contredit entre notre espèce et l'animalité une distance à jamais incommensurable. L'Homme se distingue surtout des êtres les mieux organisés par son intelligence (5), par sa perfectibilité, par la connaissance de Dieu, par l'idée de l'infini, par l'amour du beau et par le sentiment de la morale (6). Aussi, dans son *Système de la nature*, le grand Linné, après avoir donné à l'Homme le nom de SAPIENS, n'a pas voulu formuler pour notre espèce des caractères différentiels tirés du nombre, de la proportion ou de la forme des organes, comme il en donne à tous les êtres vivants. Il a dédaigné, avec juste raison, et les mains et les pieds, et les dents et les mamelles ; il s'est borné à écrire après le nom générique de *Homo* (et à répéter après son nom spécifique) ces mots très significatifs et très profonds : Nosce te ipsum ! (7).

(1) *Manuum pollex planè oppositus.*

(2) *Calcaneum prominens et validum.*

(3) *Mammæ pectorales, duæ.*

(4) *Coccyx abbreviatus.* — On a ajouté encore le développement du lobule de l'oreille, et la présence, dans la femme, de l'hymen et des menstrues.

(5) « L'Homme surpasse en dignité tous les êtres matériels, par le rayon de la divinité qui l'anime et qui l'éclaire. » (Daubenton.)

(6) « En luy, se trouve religion, justice, prudence, piété, modestie, clémence, vaillance, hardiesse, foy et telles vertus bien aultres et différentes qui ne sont trouvées aux animaux. » (A. Paré.)

(7) « Nosce te ipsum *gradus est primus sapientiæ, dictumque Solonis, quondam scriptum litteris aureis suprà Dianæ templum.* » (Linn.) — Erxleben ne donne les mots *nosce te ipsum* que comme caractère spécifique. Après le nom générique, il croit devoir distinguer l'Homme par les attributs suivants : « *Dentes primores incisores, suprà et infrà IV. Laniarii conici longitudine æquales. Manus in palmis, non in plantis. Mammæ pectorales II. Cauda nulla.* » — Voilà une diagnose bien complète et surtout bien philosophique !

CHAPITRE II.

DESCRIPTION ABRÉGÉE DE L'HOMME.

L'Homme présente un squelette intérieur osseux. Ce squelette offre un axe ou colonne formée de 32 vertèbres, dont 7 cervicales, 12 dorsales, 5 lombaires, 5 sacrées et 3 coccygiennes.

La tête se trouve à la partie supérieure de la colonne vertébrale : elle est composée du crâne et de la face. Dans le crâne il y a 8 os : 1 occipital, 2 temporaux, 2 pariétaux, 1 frontal, 1 ethmoïde et 1 sphénoïde. Dans la face, on observe 14 os : 2 maxillaires supérieurs, 2 jugaux, 2 nasaux, 2 palatins, 1 vomer, 2 cornets inférieurs, 2 unguis et 1 maxillaire inférieur. Chaque mâchoire possède 16 dents, savoir : 4 incisives tranchantes au milieu, 2 canines coniques à la suite, et 10 molaires ou mâchelières tuberculées, 5 à chaque extrémité, divisées en fausses molaires et vraies molaires; les canines sont peu pointues et dépassent à peine les bords des incisives et les tubercules des molaires.

L'Homme a 12 paires de côtes articulées avec la colonne vertébrale, 7 paires supérieures ou vraies côtes, unies en avant au sternum par des prolongements cartilagineux, et 5 paires inférieures ou fausses côtes libres antérieurement.

Une partie de la colonne vertébrale, les côtes et un sternum aplati, circonscrivent la poitrine ou thorax, grande cavité conoïde qui occupe la partie antérieure et supérieure du tronc.

L'extrémité inférieure de la colonne vertébrale ou coccyx présente en dessus un grand os pyramidal et triangulaire appelé sacrum ; cet os s'unit, sur les côtés, avec les os iliaques ou coxaux.

Le coccyx, le sacrum et les os iliaques forment une autre grande cavité irrégulière, ouverte en haut et en bas, échancrée par devant et désignée sous le nom de bassin.

Entre le bassin et le thorax se trouve l'abdomen.

Les membres supérieurs ou thoraciques de l'Homme sont fixés sur les parties supérieure et latérales du tronc, et composés de l'épaule, du bras, de l'avant-bras et de la main.

L'épaule est formée par la clavicule en avant et par l'omoplate en arrière. Le bras ne présente que l'humérus ; l'avant-bras offre en dehors le radius et en dedans le cubitus. La main est divisée en carpe, métacarpe et doigts. Le carpe a 8 os, disposés sur deux rangs, qui sont, pour la première rangée, et de dehors en dedans, le

scaphoïde, le semi-lunaire, le pyramidal et le pisiforme ; pour la
deuxième, et dans le même sens, le trapèze, le trapézoïde, le grand
os et l'os crochu. Le métacarpe est formé par 5 os désignés par
leur nom numérique, en comptant de dehors en dedans. Les doigts
sont au nombre de 5 dans chaque main ; on les désigne sous les
noms de pouce, index, médius, annulaire et petit doigt ou auricu-
laire, ou sous leur nom numérique, en allant de dehors en dedans ;
ils sont tous formés de trois phalanges, excepté le pouce, qui n'en a
que deux.

Les membres inférieurs ou abdominaux sont articulés avec les
parties inférieure et latérales du tronc, et composés de quatre éléments, comme les membres supérieurs, l'os de la hanche, la cuisse,
la jambe et le pied. -

L'os de la hanche, analogue à celui de l'épaule, fait partie du
bassin, dont il a été parlé plus haut. La cuisse n'offre qu'un seul os,
le fémur. La jambe présente le péroné en dehors, le tibia en dedans, et la rotule en devant et en haut. Le pied se divise en tarse,
métatarse et orteil. Le tarse est composé de 7 os, savoir : le calca-
néum, l'astragale, le scaphoïde, le cuboïde et les trois cunéiformes.
Le métatarse est formé de 5 os disposés parallèlement les uns aux
autres et désignés par leur nom numérique, en comptant de dedans en dehors. Les orteils sont au nombre de 5, appelés aussi par
leur nom numérique et dans le même sens ; ils ont tous trois phalanges, excepté le premier ou gros orteil, qui n'en a que deux.

Dans l'Homme fait, l'espace compris entre la bifurcation du corps
et la plante des pieds égale généralement la moitié de la hauteur
totale. La distance du bout d'un doigt médius à l'autre, les bras
étendus en croix, égale la hauteur du corps.

Quand le corps n'est ni trop gras ni trop maigre, sa hauteur
égale cinq fois sa largeur.

La tête avec le cou constituent la sixième partie de tout le corps.
La tête seule forme la septième portion et demie de sa hauteur.
Le grand diamètre de la face en représente le dixième ; celle-ci égale
la longueur de la paume de la main.

L'Homme est remarquable par la faiblesse générale de ses
organes au moment de sa naissance, et par l'espace de temps exigé
par son éducation physique. Il est partiellement nu et partiellement
velu. Ses cheveux se font distinguer par leur longueur.

L'espèce humaine est surtout frugivore. L'Homme boit sans soif ;
seul il fait usage de boissons composées et fermentées. Il prépare
ces dernières, tantôt avec le fruit de la vigne, tantôt avec la canne
à sucre, l'orge, le riz, les dattes, le fruit des cocotiers, les baies des

genévriers, les sommités des pins et des bouleaux, la séve de quelques arbres, le lait de plusieurs mammifères.....

Son caractère frugivore est en rapport avec son système dentaire, son estomac simple et son tube digestif de longueur médiocre. On remarque dans son appareil alimentaire de gros intestins bien caractérisés et un appendice cæcal rudimentaire. Son grand épiploon pend au-devant des viscères abdominaux jusque dans le bassin. Son cœur est placé obliquement sur le diaphragme, la pointe répondant à gauche.

La tête humaine présente un angle facial qui varie entre 85 degrés et 64. Il est de 85 degrés au maximum chez l'Européen civilisé (fig. 1), de 75 chez le Chinois, de 70 chez le nègre, et de 64 seulement chez le Makoïa (Is. Geoffroy-Saint-Hilaire).

L'encéphale de l'Homme se fait distinguer par plusieurs caractères importants : le grand développement de ses lobes cérébraux antérieurs et du corps calleux, la multitude de ses circonvolutions et de ses anfractuosités, ainsi que la pro-

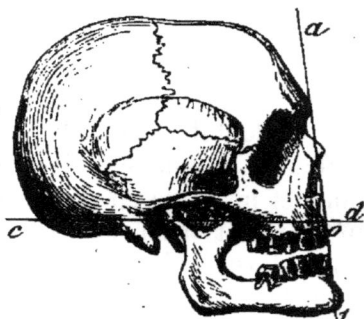

Fig. 1. — *Tête d'Européen* *.

fondeur de celles-ci, et par suite l'étendue considérable de la surface cérébrale ; on a calculé que le volume de son encéphale est à celui de son corps comme 1 est à 28 (1). Son poids ordinaire est d'environ 1250 grammes (2). La partie postérieure des hémisphères cérébraux recouvre le cervelet.

L'Homme possède un *visage* plus ou moins aplati (*os sublime*). Les animaux ont un *museau* plus ou moins allongé (*os bestiale*). La face humaine est petite relativement au volume du crâne, courte, verticale ou très peu oblique. Elle a un front plus ou moins avancé. Elle présente une physionomie où se peignent les moindres effets de la pensée et les plus légers mouvements de la passion.

(1) Chez le *Saïmiri*, le rapport est comme 1 : 22 ; chez quelques *Oiseaux*, comme 1 : 20 : 18 : 16 : 12. Ce dernier chiffre nous est fourni par la *Mésange*. (Is. Geoffroy Saint-Hilaire.)

(2) Celui de Dupuytren pesait 1436 grammes. Ce chiffre est très probablement le maximum. On doit considérer comme exagéré le poids de 1829 grammes attribué au cerveau de Cuvier, et comme impossibles ceux de 2231 et de 2238 grammes, supposés aux cerveaux de Cromwell et de Byron.

(*) *adc*, angle facial formé par la rencontre des lignes *ab*, *cd*.

Les organes des sens sont très développés. Le toucher jouit d'une grande finesse ; ce qui résulte principalement de la forme de la main, de la nature de sa peau, de sa mollesse, de sa mobilité et des différentes positions que peut affecter le pouce (1). Le goût présente de la délicatesse. L'odorat perçoit avec la plus grande facilité les odeurs bonnes ou mauvaises. L'oreille distingue merveilleusement les intonations les plus diverses, et la vue, dont l'activité ne dépasse pas une faible distance, se montre néanmoins très nette et très certaine. Elle s'exerce en avant et non des deux côtés ; ce qui produit plus d'attention dans son exercice et plus d'unité dans son action.

L'Homme seul est cosmopolite ; seul il connaît l'usage du feu et seul il a des vêtements. Il apprécie les effets et recherche les causes. Il observe le réel, conçoit le vraisemblable et doute du surnaturel (Bourdon). Il aime les distractions et le superflu ; il espère et se repent ; il rit et il pleure ; il possède l'admirable faculté d'exprimer les notions abstraites au moyen des sons. C'est d'elle que dépendent la mémoire et le raisonnement (Cuvier). La différence que la raison seule met entre l'Homme et les animaux est si grande (2), que le Hottentot le plus stupide suffit pour conduire le plus parfait des mammifères, le singe le plus malin ou l'éléphant le plus exercé : il les commande, les force à l'obéissance et les plie à ses usages (Adanson).

L'Homme a été justement proclamé le souverain des animaux et le roi de la nature (3). Il n'a de maîtres que ses passions ou ses semblables ; il ne doit son pouvoir ni à la force de son corps, ni à la perfection de ses organes, mais aux facultés de son âme et aux combinaisons de son esprit (4).

Il a mesuré la course des astres et calculé leur retour. Il a inventé des signes pour donner un corps à ses idées, pour les transmettre et pour les conserver (5). Enfin, la multiplicité de ses industries est en rapport avec la variété de ses jouissances et avec l'étendue de sa domination.

(1) Chez les *Singes*, la paire d'extrémités la mieux conformée pour la préhension est la *postérieure* et non l'antérieure (ou supérieure), comme chez l'homme.

(2) « Encore qu'il vienne nud sur terre... il est pour son grand profit et avantage, armé d'entendement et vestu de raison. » (A. Paré.) — « L'homme est un *animal philosophe*. » (Virey.)

(3) « L'homme est plus excellent et parfait que toutes les bêtes ensemble. » (A. Paré.)

(4) « *Robur et vires in sapientia.* » (Eustachi.)

(5) « Il a rédigé par escrit les mémoires et spéculations des philosophes, tellement que, par ce moyen, nous pouvons maintenant parler et discourir avec Platon, Aristote et aultres anciens auteurs. » (A. Paré.)

Le corps de l'Homme est organisé pour la station verticale. Sa rectitude est en partie le résultat de la position centrale de son trou occipital (Daubenton) et d'une structure vertébrale qui est à lui et n'est qu'à lui (Serres). Son dos est moins velu ou, pour mieux dire, plus nu que sa poitrine et que son ventre ; caractère qui ne se rencontre chez aucun mammifère (Blumenbach). Son pied large présente un talon renflé sur lequel porte verticalement la jambe, et il a les doigts qui peuvent à peine se ployer, ainsi qu'un pouce long, mais non opposable. Les muscles qui retiennent le pied et la cuisse dans l'état d'extension sont très vigoureux et produisent un mollet et des fesses. Le bassin est large, tient les jambes écartées, et contribue à l'affermissement de la station bipède et verticale. On a reconnu que notre espèce, quand même elle le voudrait, ne pourrait pas marcher commodément sur ses quatre membres. Les inférieurs, devenus postérieurs, seraient trop longs relativement aux supérieurs devenus antérieurs. Les cuisses, trop grandes, ramèneraient toujours le genou contre le sol. Les épaules, trop écartées, et les bras, portés trop loin de la ligne médiane, soutiendraient mal la partie antérieure du corps. Le talon n'appuierait pas sur le sol. La tête, lourde, ne serait pas suffisamment soutenue. Les yeux seraient dirigés contre la terre et non en avant. Les artères qui se rendent au cerveau, ne se divisant pas comme dans beaucoup de quadrupèdes, et le sang nécessaire pour un organe aussi volumineux s'y portant avec trop d'affluence, de fréquentes apoplexies seraient la suite de la position horizontale (Cuvier).

L'attitude de l'Homme, droite et élevée, est celle du commandement. Sa tête regarde le ciel et présente une face auguste sur laquelle est imprimé le caractère de sa dignité (Adanson). On l'a dit avec justesse, sa rectitude constitue une des distinctions physiques fondamentales de l'Homme, comme son intelligence en constitue le symbole moral (Serres).

Le nombre à peu près égal des individus des deux sexes fait voir que la monogamie est la liaison naturelle à l'homme.

Son organe mâle ne renferme pas d'axe osseux ; il pend au-devant du pubis, le prépuce ne le retenant pas attaché à l'abdomen. Ce dernier repli recouvre plus ou moins le gland et présente un frein particulier. Le scrotum paraît extérieur, lâche et fortement ridé.

La matrice est une poche simple et ovoïde ; à l'entrée du vagin se trouvent généralement un hymen ou des caroncules myrtiformes. Les mamelles sont placées sur la poitrine et répondent à la facilité qu'a la femme de soutenir son enfant sur ses bras (Cuvier).

L'espèce humaine est ordinairement unipare. Sur 150 à 200 accouchements, il n'y en a qu'un double. Il est très rare d'en trouver davantage. La durée de la gestation est de neuf mois. Les enfants qui naissent avant le septième mois ne vivent pas en général.

Un fœtus d'un mois présente habituellement de 6 à 8 millimètres de hauteur ; à deux mois, il en a de 30 à 40 ; à trois mois, de 55 à 65 ; à cinq mois, de 220 à 270 ; à sept mois, de 330 à 360 ; à huit mois, de 350 à 405, et à neuf mois, 470.

Les dents de lait commencent à paraître quelques mois après la naissance. Les incisives sont les premières. A deux ans, l'enfant qui n'a pas souffert possède 20 dents. Elles tombent successivement vers la septième année, et sont remplacées par d'autres dents. Des 12 arrière-molaires qui ne doivent pas tomber, il y en a 4 qui paraissent vers quatre ans, et demi, 4 vers neuf ans et 4 beaucoup plus tard. Ces dernières se montrent quelquefois vers la vingtième année. Les dents de sagesse se développent dans certaines circonstances passé l'âge de quarante ans.

Le fœtus croît davantage en s'approchant du moment de sa naissance. L'enfant croît de moins en moins à mesure qu'il s'en éloigne.

Lorsqu'il vient de naître, l'enfant pèse de 3 kilogrammes à 3 kilogrammes et demi. Il présente plus du quart de sa hauteur ; à deux ans et demi, il en a atteint la moitié, et à neuf ou dix ans les trois quarts. Vers trente ans il cesse de croître.

La taille normale ou moyenne de l'Homme est de 1ᵐ,642 (1). La taille est réputée ordinaire quand elle varie entre 1ᵐ,600 et 1ᵐ,760. La femme présente un peu moins de hauteur. On dit la taille humaine petite quand elle est beaucoup au-dessous de 1ᵐ,600 ; on l'appelle grande quand elle est au-dessus de 1ᵐ,760. Les hommes qui n'atteignent pas un mètre sont des *nains ;* ceux qui en dépassent deux sont des *géants* (2).

Les variétés humaines qui diffèrent le plus pour la taille sont les Boschimans et les Patagons. En laissant de côté les exagérations de quelques voyageurs, nous trouvons que le rapport de leur taille est comme 8 est à 27 (3).

Le poids moyen de l'Homme, abstraction faite de l'âge et du

(1) 1ᵐ,675 d'après Tenon, 1ᵐ,657 d'après Lélut, 1ᵐ,600 d'après Silbermann.
(2) L'homme qui élève les bras en l'air arrive, avec le bout des doigts médius, à une hauteur de 2 mètres ; son ombilic est à 1 mètre de la plante des pieds (Silbermann).
(3) On a calculé qu'entre le petit poney de Shetland et l'énorme cheval de brasseur des Anglais, le rapport est comme 1 : 27. Ainsi les variations de taille sont, dans l'homme, huit fois moins grandes que dans le cheval.

sexe, est de 52 kilogrammes et demi. Pour l'homme, il est de 55 et pour la femme de 50. L'Homme atteint le maximum de son poids vers quarante ans ; il commence à en perdre d'une manière assez sensible vers soixante. Le poids moyen du vieillard, dans les deux sexes, est à peu près celui de l'individu à dix-neuf ans.

Un enfant bien constitué commence à bégayer à l'âge de douze ou quinze mois, et les premiers sons, chez presque tous les peuples et dans presque toutes les langues, sont les syllabes *ba*, *pa*, *ma*, parce qu'elles sont les plus faciles à prononcer. Il est des enfants qui, à deux ans, articulent très distinctement et répètent tout ce qu'on leur dit ; mais la plupart ne parlent qu'à deux ans et demi et souvent plus tard (Adanson).

Lorsque le corps est parvenu au terme de son accroissement en hauteur, il commence à épaissir, il s'engraisse. Les différents vaisseaux s'obstruent graduellement, les solides se roidissent, et, après une vie plus ou moins longue, plus ou moins agitée et plus ou moins douloureuse, arrivent la vieillesse, la caducité, la décrépitude et la mort (Cuvier).

La durée moyenne de la vie, en France, d'après Duvillard (1806) est de 28 ans et demi. D'après les recherches statistiques modernes elle est de 33,63.

Les hommes qui dépassent la vie moyenne parviennent ordinairement jusqu'à soixante et dix ans. Les individus qui arrivent à un siècle, ceux surtout qui vivent au delà, sont excessivement rares.

L'époque où l'Homme est capable de se reproduire est celle de sa puberté. Cette puberté se manifeste de douze à seize ans pour les garçons, et de onze à quatorze pour les filles. Toutes choses égales d'ailleurs, elle est plus précoce dans les pays chauds que dans les pays tempérés, et dans ceux-ci que dans les pays froids.

La puberté est le printemps de l'Homme. Jusque-là la nature n'a fourni à l'enfant que ce qui lui était nécessaire pour se nourrir et pour croître. Sa vie était renfermée en lui-même, il ne pouvait la transmettre ; mais au moment de la puberté, il a acquis tout ce qu'il lui faut, et pour exister, et pour communiquer son existence à d'autres (Adanson). Cette surabondance de vie, qui cherche à se répandre au dehors, s'annonce par plusieurs signes, tels que le changement de la voix, l'apparition de la barbe, la dilatation de la gorge, le développement des organes sexuels.

CHAPITRE III.

DES HOMMES PRÉTENDUS SAUVAGES.

L'Homme existe-t-il, a-t-il existé quelque part réellement à l'état *sauvage?* La réponse est négative et devait être négative. L'Homme (*Homo sapiens*) est un être essentiellement sociable (1). Lors de son apparition sur la terre, s'il est resté quelque temps dans un état dit de nature, il a dû sortir rapidement de cet état. Mais son enfance sociale n'a jamais été semblable ni analogue au genre de vie des mammifères, même des mammifères les plus parfaits. Les peuplades les moins éclairées, les insulaires les plus grossiers, ont toujours présenté une association plus ou moins développée, quelquefois très remarquable, qui annonçait manifestement, et le besoin de la civilisation, et la faculté de la produire. En effet, parmi les tribus les plus bornées, on a reconnu sans peine l'existence et la domination des instincts les plus importants et les plus moraux de la famille, de la propriété et de la religion.

La sociabilité humaine se distingue essentiellement de toutes les associations animales (*Castors, Abeilles, Fourmis*), par les motifs qui la déterminent, par les avantages qui en résultent et par sa marche ascendante vers la perfection (Rullier).

On voit avec peine un grand naturaliste admettre, pour la plus noble des créatures, un type sauvage (*ferus*) (2), auquel il donne pour caractères la station quadrupède, le défaut de la parole et la villosité du corps (*tetrapus, mutus, hirsutus*) (3).

Divers auteurs ont publié les histoires plus ou moins apocryphes de quelques misérables individus de notre espèce, abandonnés par la pauvreté ou par le crime, qui ont vécu dans des bois ou dans des cavernes, souvent parmi des quadrupèdes, privés de l'usage de la parole, ne poussant que des cris inarticulés, sales, brutaux et dans un état plus ou moins voisin de l'imbécillité.

On aurait tort d'aller chercher, avec de Lamettrie (4), dans ces exceptions heureusement fort rares et généralement mal étudiées, le type primitif de notre espèce. Ces hommes dégénérés sont des

---

(1) Ζῶον πολιτικὸν (Aristote).
(2) *Homo ferus* Linn. *non est varietas* (Erxleben).
(3) Aristote et Pline croyaient aussi au type humain sauvage.
(4) De Lamettrie rapporte plusieurs exemples et en déduit les caractères de l'homme *à l'état de nature.* Ces caractères sont au nombre de six.

aberrations physiques et morales de l'Homme normal ou civilisé, et non des retours vers son point de départ ou vers l'état initial de sa civilisation.

Linné mentionne neuf de ces exemples, mais il n'examine ni leur origine, ni leur authenticité, ni leur valeur scientifique ; il les donne sans ordre de date, sans détails et sans réflexions. Tous ces malheureux sont des enfants, il n'y a point d'adulte (1) ; circonstance remarquable qui concourt à démontrer que l'état d'isolement ne convient pas à notre espèce. Quelques-uns de ces enfants ont été trouvés parmi des brebis et des bœufs, ou même parmi des loups et des ours (!). C'est pour cela que Linné les a désignés par une épithète qui indique leur singulière ·compagnie (*juvenis ovinus, bovinus, lupinus, ursinus.....*).

Quand on remonte à l'origine de tous ces faits, on est étonné des contradictions, des invraisemblances et des fables qu'on rencontre.

Voici les deux exemples les plus authentiques : la *jeune fille de Champagne* et le *jeune sauvage du Tarn*.

1° La *jeune fille de Champagne* (*puella Campanica* Linn.) avait vécu dans les bois, au milieu des animaux, on ignore par quel concours de circonstances. Elle fut prise, conduite et élevée dans un château du voisinage. On l'a vue pendant longtemps à Paris ; elle était connue sous le nom de *mademoiselle Leblanc*. C'est à Racine fils que nous devons son histoire.

Au mois de septembre 1731, les domestiques du château de Sogny, près de Châlons-sur-Marne, aperçurent pendant la nuit, dans le jardin, sur un pommier chargé de fruits, une espèce de fantôme ; ils s'en approchèrent sans bruit et entourèrent l'arbre. Mais tout d'un coup le fantôme sauta légèrement par-dessus leur tête et pardessus le mur du jardin, et se sauva dans un bois du voisinage, où il grimpa sur un grand arbre. Le seigneur du château fit cerner le tronc par ses domestiques et par ses paysans ; il fallut en embrasser plusieurs, parce que le fantôme s'élançait d'un arbre à l'autre. On soupçonnait que c'était une jeune fille *sauvage*. Il s'agissait de la faire descendre. La dame du château, pensant que la faim et la soif en viendraient aisément à bout, ordonna d'apporter un baquet d'eau au pied du tronc ; on y plaça aussi une anguille. La jeune fille (car c'en était une), tentée par cette vue, descendait à moitié, puis· remontait. Enfin elle descendit jusqu'à terre et alla boire au ba-

---

(1) Larrey parle vaguement d'un *homme* sauvage dont il avait vu le squelette à Wilna. Sa description, rédigée probablement sur des notes prises à la hâte, paraît dominée par l'idée préconçue que ce squelette avait beaucoup d'analogie avec celui de l'*Orang-outang* (!).

quet. On remarqua qu'elle buvait en plongeant le menton jusqu'à la bouche, et avalait le liquide à la manière des chevaux.

On s'empara d'elle et l'on vit que les ongles de ses mains et de ses pieds étaient très longs et très forts, ce qui lui donnait beaucoup de facilité pour grimper sur les arbres, et probablement aussi pour déchirer les animaux. Cette jeune fille paraissait noirâtre; mais le changement de demeure lui éclaircit bientôt le teint.

Conduite au château, elle se précipita d'abord sur des volailles crues que le cuisinier avait entre les mains. Elle ne connaissait aucune langue et n'articulait aucun son; elle jetait seulement un cri guttural qui était effrayant. Elle savait, du reste, imiter la voix de certains quadrupèdes et de certains oiseaux.

Le temps froid l'obligeait de se couvrir de quelques peaux de bêtes; mais en toute saison il fallait qu'elle eût au moins une ceinture pour placer le bâton court et rond dont elle se servait pour terrasser les animaux sauvages. Elle abattait un loup d'un seul coup sur la tête, ainsi qu'elle l'a raconté depuis. Lorsqu'elle avait tué un lièvre avec son bâton, elle le dépouillait et le dévorait; mais lorsqu'elle en avait pris un à la course, elle lui ouvrait une veine avec son ongle, buvait son sang et jetait le reste. La manière dont elle courait était vraiment surprenante; il ne paraissait presque point de mouvements dans ses pieds et aucun dans son corps; c'était glisser plutôt que courir. Elle nageait avec la même agilité et prenait les poissons en plongeant. Elle mangeait ces derniers avec un grand plaisir. Elle pouvait rester longtemps plongée; on aurait dit que l'eau était son élément.

Lorsqu'elle eut appris notre langue, elle raconta comment elle avait perdu une compagne de son âge avec laquelle elle vivait. Toutes deux nageaient dans une rivière (la Marne, sans doute); lorsqu'elles entendirent un bruit qui les força de plonger : c'était un chasseur qui, les ayant prises de loin pour des poules d'eau, avait tiré dessus; elles allèrent sortir beaucoup plus loin et entrèrent dans un bois; là, elles trouvèrent un chapelet; chacune d'elles le voulut pour s'en faire un bracelet; sa sœur l'ayant frappée sur le bras, elle riposta par un violent coup de bâton sur la tête, si terrible, que, suivant son expression, *elle la fit rouge.* Aussitôt, par ce mouvement de la nature qui nous porte à secourir nos semblables, elle va chercher sur un arbre une *certaine gomme* propre, selon elle, à guérir le mal qu'elle avait fait; elle retourne au lieu où elle avait laissé la pauvre blessée, mais celle-ci n'y était plus; elle ne l'a jamais revue.

On n'a pu connaître au juste l'âge de cette jeune fille, ni d'où elle venait. Lorsqu'on la questionna par signes pour savoir où elle était née, elle montra un arbre. Elle donna cependant à entendre qu'elle avait traversé une grande étendue d'eau. La Condamine eut l'idée, pour découvrir le lieu de sa naissance, de lui présenter des racines et des fruits de plusieurs plantes d'Amérique, espérant qu'elle reconnaîtrait peut-être quelques-uns des objets qu'elle avait vus dans son enfance, mais cette expérience n'eut aucun succès.

Pendant longtemps elle refusa de s'habiller.

On la mit à Paris dans un couvent, solitude bien différente de celle de ses bois ; elle y devint très mélancolique.

Cette jeune fille n'était pas idiote comme la plupart des enfants *sauvages* décrits par les auteurs. On vient de le voir, elle savait se couvrir de peaux pour se garantir du froid ; elle avait un bâton pour attaquer et se défendre, et s'en servait avec habileté ; elle s'était fabriqué une ceinture pour placer ce bâton ; elle avait eu l'idée d'orner son bras avec un chapelet ; elle avait voulu panser la blessure de sa sœur ; elle connaissait les vertus d'une certaine gomme...

L'animal le plus parfait, le mammifère le plus élevé dans la série, a-t-il jamais offert, dans son intelligence, les signes et les combinaisons que nous venons de voir dans cette pauvre fille abandonnée et dégradée ?

2° Le *jeune garçon du Tarn*, vulgairement appelé *sauvage de l'Aveyron*, a été l'objet de la curiosité publique vers le commencement de ce siècle. Tout Paris a vu ce petit malheureux. On lui avait donné le nom de *Victor*. L'abbé Bonnaterre et le docteur Itard nous l'ont fait connaître avec détail dans deux notices pleines d'intérêt.

C'était un enfant de onze à douze ans que l'on avait vu plusieurs fois dans un bois de Lacaune (Tarn), fouillant le sol pour arracher des pommes de terre et des navets qu'il mangeait crus, ramassant aussi des glands et des châtaignes, couchant sur des feuilles sèches, et grimpant sur les arbres à l'approche des hommes.

Vers la fin de l'année 1799, il fut rencontré par trois chasseurs qui s'en emparèrent.

Cet enfant était entièrement nu, d'une malpropreté dégoûtante, farouche, impatient, affecté de mouvements spasmodiques, souvent même convulsifs, et se balançait comme certains animaux dans les ménageries. Il égratignait ceux qui le contrariaient, et ne témoignait aucune espèce d'affection ou de reconnaissance à ceux qui avaient soin de lui. Il semblait à peu près indifférent à tout, et cherchait continuellement à fuir les hommes pour retourner dans les bois.

Il ne rendait aucune espèce de son. Il avait le système nerveux probablement malade.

Ce malheureux fut conduit dans un hameau du voisinage. Il s'échappa au bout d'une semaine et gagna la montagne, où il erra pendant quinze mois, couvert d'une méchante chemise en lambeaux, et supportant les froids les plus rigoureux et les chaleurs les plus ardentes.

Il fut pris de nouveau au moment où il entrait dans une maison isolée du canton de Saint-Sernin, probablement pressé par le besoin. On le conduisit à l'hospice de Sainte-Affrique, puis à Rodez, et enfin à Paris, par ordre du ministre.

Il arriva dans la capitale vers la fin de l'année 1800.

Taille, 13 décimètres ; peau blanche et fine, cheveux châtain foncé ; visage arrondi, physionomie agréable mais peu expressive ; yeux enfoncés et noirs, cils très développés ; nez long et un peu pointu, menton rond ; sourire très gracieux ; langue sans aucun vice de conformation.

Tout son corps était couvert de cicatrices et de déchirures, faites probablement par des branches ou par des épines. A l'extrémité supérieure de la trachée-artère, on voyait une suture transversale longue d'environ 41 millimètres, qui semblait annoncer l'action d'un instrument tranchant..... (!).

Pinel regarda le petit *sauvage du Tarn* comme un misérable idiot atteint d'une maladie incurable ; il décida qu'il n'était susceptible ni d'instruction ni de sociabilité.

Le docteur Itard ne partagea pas ce jugement, il osa concevoir quelque espérance ; il essaya d'élever cet enfant dans l'établissement des sourds-muets. Il a publié longuement les résultats obtenus au bout de neuf mois. On doit convenir que ces résultats, malgré la satisfaction apparente du savant docteur, sont loin d'être brillants. Tout ce qu'on peut dire, c'est que le petit sauvage n'était pas entièrement privé d'intelligence. Mais les fonctions purement animales dominaient chez lui toutes les autres, et son regard conserva toujours quelque chose de niais, assez bien rendu du reste dans son portrait gravé. Sa voix n'arriva guère qu'à produire des sons discordants et à peu près inarticulés....,

Il manifesta beaucoup de répugnance à s'asseoir sur une chaise et à coucher dans un lit. Il s'accroupissait souvent sur les genoux, à peu près comme les singes. On eut de la peine à lui apprendre à marcher lentement. Il refusa pendant longtemps la viande crue ou cuite. Il flairait tous les aliments avant de les manger. Il n'avait aucune idée de la pudeur.

Un matin qu'il tombait de la neige, il pousse un cri d'allégresse, quitte le lit, court à la fenêtre, puis à la porte, va, vient avec impatience de l'une à l'autre, s'échappe à moitié habillé et gagne le jardin. Là, faisant éclater sa joie par les cris les plus perçants, il se roule dans la neige, et, la ramassant à pleines mains, il s'en repaît avec une incroyable avidité (Itard).

L'origine de cet enfant est incertaine ; on a soupçonné qu'il avait été abandonné vers l'âge de quatre ou cinq ans, et qu'il avait passé, par conséquent, sept années dans les forêts. Des personnes dignes de foi ont assuré que c'était le fils légitime d'un notaire, inhumainement abandonné parce que la nature lui avait *refusé la parole*.

Quoi qu'il en soit, suivant la juste remarque de Pinel, cet enfant était un idiot ; mais dans l'histoire de cet idiot, deux faits, rapportés par le docteur Itard, sont très dignes d'attention.

1° L'enfant descendait quelquefois seul dans le jardin des sourds-muets et allait s'asseoir sur le bord du bassin ; alors son balancement diminuait par degrés, son corps devenait tranquille ; sa figure prenait bientôt un caractère prononcé de rêverie mélancolique ; il demeurait ainsi des heures entières, regardant attentivement la surface de l'eau,... sur laquelle il jetait de temps en temps des brins de feuilles desséchées !.....

2° Lorsque, pendant la nuit et par un beau clair de lune, les rayons lumineux venaient à pénétrer dans sa chambre, il manquait rarement de se lever et de se placer devant la fenêtre : il restait là une partie de la nuit, debout, immobile, le cou tendu, les yeux fixés vers la campagne éclairée par la lune, livré à une sorte d'extase contemplative !.....

A-t-on jamais observé, dans le singe le plus intelligent, quelque chose qui rappelât ces manifestations rêveuses de cet enfant malade et idiot ?

CHAPITRE IV.

DE L'UNITÉ DE L'ESPÈCE HUMAINE.

L'Homme habite tous les climats de la terre, à l'exception des pôles. La masse générale des individus des diverses contrées présente quelques différences dans la forme de la tête, dans les caractères du visage, dans la stature du corps, dans les proportions des

membres, dans la nature des cheveux, dans l'abondance de la barbe
et dans la couleur de la peau. Cependant il n'existe qu'*une seule
espèce d'Homme*, et les peuples de tous les pays et de tous les temps
proviennent d'une souche commune.

Certains naturalistes ont voulu distinguer dans l'Homme plusieurs
espèces séparées.

Linné, dans son *Système de la nature* (1766), admet deux espèces
d'Hommes, l'*Homo sapiens* et l'*Homo Troglodytes*. Sous ce dernier
nom il désigne l'*albinos*, état maladif qui, aujourd'hui, n'est pas
même regardé comme une variété. Linné croyait que cette prétendue seconde espèce vivait dans les cavernes, c'est pour cela qu'il
l'appelle *troglodyte* et qu'il la caractérise par l'épithète de *nocturne*
(*nocturnus*). A la fin de son *Mantissa plantarum altera*, qui a paru
cinq ans après la douzième édition du *Système de la nature*, l'illustre
naturaliste suédois commet une erreur bien autrement grave, il fait
entrer dans le genre *Homo* (et sans en donner de motifs) le *Gibbon*
de Buffon, un singe (!) qu'il désigne sous le nom de *Homo Lar* (1).
« Etonnante aberration d'un grand génie, qui désormais ne devra
plus trouver d'imitateurs ! » (Pouchet.)

Virey (1824) admettait aussi deux espèces d'Hommes; elles
étaient fondées sur l'ouverture de l'angle facial : chez l'une, cet
angle varie entre 85 et 90 degrés; chez l'autre, il est de 75 à
82 degrés. On sait que chez le Singe il arrive au plus à 40 degrés.
Ces deux espèces d'Hommes comprennent six races caractérisées par
la couleur, lesquelles embrassent onze sous-races distribuées par
régions.

Desmoulins (1824) reconnaît dans le genre humain onze espèces
plus ou moins tranchées, auxquelles il donne des caractères établis
souvent avec sagacité, quoique toujours insuffisants pour motiver le
rejet de l'unité humaine. Il nomme ces espèces : 1° les *Cello-Scyth-
Arabes*, 2° les *Mongols*, 3° les *Éthiopiens*, 4° les *Euro-Africains*,
5° les *Austro-Africains*, 6° les *Malais* ou *Océaniques*, 7° les *Papous*,
8° les *Nègres-Océaniens*, 9° les *Australasiens*, 10° les *Colombiens*,
11° les *Américains*.

Bory de Saint-Vincent (1825) va plus loin que Desmoulins, il admet
quinze espèces d'Hommes, ce sont : 1° l'espèce *japétique*, 2° l'*arabique*, 3° l'*hindoue*, 4° la *scythique*, 5° la *sinique*, 6° l'*hyperboréenne*,
7° la *neptunienne*, 8° l'*australasienne*, 9° la *colombienne* ou *colom-
bique*, 10° l'*américaine*, 11° la *patagone*, 12° l'*éthiopienne*, 13° la

---

(1) *Pithecus Lar* Geoff. St.-Hil.; *Simia Lar* Gmel.; *S. longimana* Schreb.; *Hylo-
bates Lar* Bory.

cafre, 14° la *mélanienne*, 15° la *hottentote*. Il groupe ces quinze espèces en deux grandes tribus : 1° les LÉIOTRIQUES, à cheveux unis, qui sont propres à l'ancien continent (espèces *japétique, arabique, hindoue, scythique* et *sinique*), communes à l'ancien et au nouveau monde (espèces *hyperboréenne, neptunienne* et *australasienne*), et particulières au nouveau monde (espèces *colombienne, américaine* et *patagone* ; 2° les OULOTRIQUES à cheveux crépus (espèces *éthiopienne, cafre, mélanienne* et *hottentote*).

On s'accorde assez généralement aujourd'hui à regarder l'espèce humaine comme unique, tous les individus qui la constituent pouvant se mêler indistinctement et produire des enfants aussi féconds que leur père et leur mère.

CHAPITRE V.

DES RACES HUMAINES.

Tout en admettant l'unité de l'espèce humaine, on ne peut s'empêcher de reconnaître, entre les diverses nations qui peuplent notre globe, des différences nombreuses plus ou moins tranchées, des conformations héréditaires plus ou moins permanentes. On est convenu de désigner ces modifications particulières sous le nom de *races*, et d'admettre ainsi la variété dans l'unité. Ces races, tantôt se propagent et se conservent par génération, tantôt se combinent et se transforment par croisement.

L'idée de ces modifications est très ancienne. Moïse, et plus tard Ephore de Cumes, ont divisé les Hommes, l'un en trois races, d'après les trois fils de Noé ; l'autre en quatre, d'après les *quatre points cardinaux*.

Linné reconnaît dans son *Homo sapiens*, quatre variétés répondant aux quatre parties du monde admises de son temps (1).

Blumenbach propose cinq races : 1° la *caucase*, 2° la *mongole*, 3° l'*éthiopienne*, 4° l'*américaine*, 5° la *malaie*.

M. Duméril en fait six : 1° la *caucasique* ou *arabe européenne*, 2° l'*hyperboréenne*, 3° la *mongole*, 4° l'*américaine*, 5° la *malaie*, 6° l'*éthiopienne* ou *nègre*.

Bory de Saint-Vincent, qui distingue quinze espèces d'Hommes,

---

(1) Sa variété *e monstrosus* ne peut pas constituer une race.

ainsi qu'on l'a vu plus haut, reconnaît aussi des races et les sous-races. Par exemple, l'espèce *japétique*, à laquelle nous appartenons, est subdivisée de la manière ci-après :

Espèce japétique.
{ A. *Gens togata.* { α. *Race caucasique* (occidente).
{   { β. *Race pelage* (méridionale)
{ B. *Gens braccata.* { γ. *Race celtique* (occidentale)
{   { δ. *Race germanique* (boréale

1ʳᵉ var.   2ᵐᵉ var.
teutone.   slavone.

Plusieurs naturalistes modernes admettent avec Cuvier et nous admettons avec eux, trois races principales : 1° la *blanch* ou *caucasique;* 2° la *jaune* ou *mongolique;* 3° la *noire* ou *éthiopine.*

La *race caucasique* (fig. 2) occupe toute l'Europe, la patie sep-

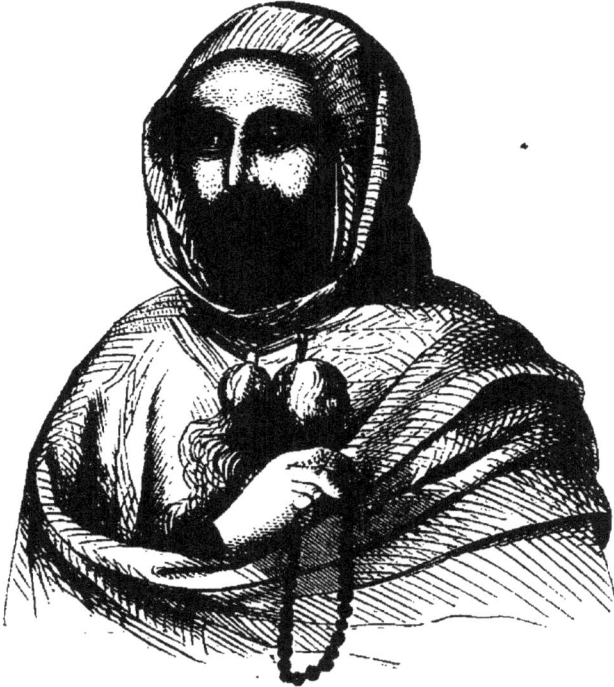

Fig. 2. — *Abd-el-Kader.*

tentrionale de l'Afrique et l'Asie occidentale jusqu'au Gang. Elle semble descendue des montagnes du Caucase, ce qui lui a donné son nom.

Elle a la tête ovale, le front développé, les yeux horizotaux, les pommettes à peine saillantes, les mâchoires peu avancées, les cheveux longs et lisses et la peau d'un blanc rosé. Cette race est la plus intelligente.

La *race mongolique* (fig. 3) se trouve dans la Sibérie orien-

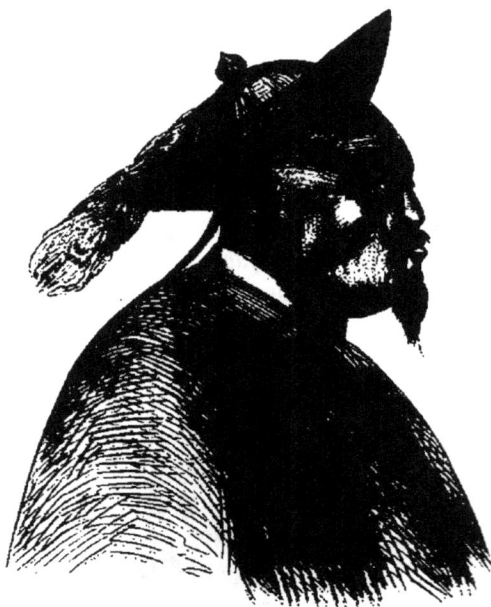

Fig. 3. — *Yeh.*

tale, le Kamtschatka, l'Amérique russe, la Chine, le Japon, les îles Mariannes et les Philippines. Elle paraît originaire des monts Altaï.

Elle a la face aplatie, le front bas, oblique et carré, les yeux étroits et obliques, les pommettes saillantes, les cheveux droits et noirs, la barbe grêle et la peau olivâtre.

La *race éthiopique* (fig. 4) habite l'Afrique au midi de l'Atlas. C'est son abondance dans l'Éthiopie qui lui a valu son nom.

Elle offre le crâne comprimé (fig. 5), le nez écrasé, les mâchoires saillantes, les lèvres épaisses, les cheveux laineux et crépus et la peau plus ou moins noire. Cette race est la moins intelligente.

Il existe des nuances intermédiaires entre les trois races qui viennent d'être signalées, des sous-races qui se font distinguer par des caractères plus ou moins tranchés ; ce qui a conduit plusieurs anthropologistes à porter à onze le nombre total des variétés ou sous-variétés de l'espèce humaine. Aux races *caucasique*, *mongo-lique*, *éthiopique*, on a ajouté les races *alléghanienne*, *américaine*,

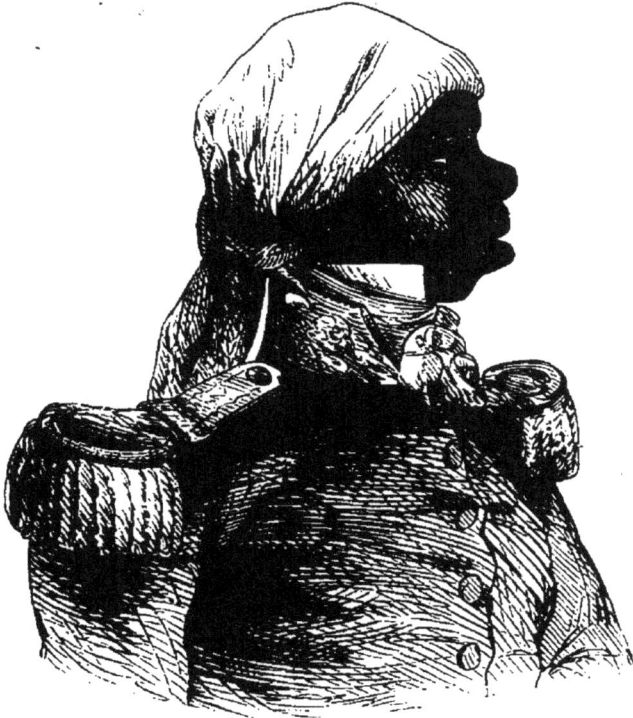

Fig. 4. — *Soulouque.*

hyperboréenne, *malaie*, *australienne*, *mélanienne*, *hottentote* et

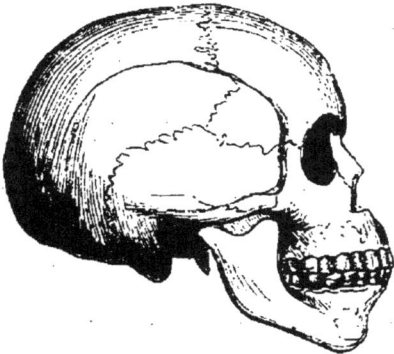

Fig. 5. — *Tête de nègre.*

cafre. Ces dernières sont emprun-tées aux ouvrages les plus récents et les plus importants publiés sur cette partie de la science. Leurs traits distinctifs répondent assez exactement à leur distribution géo-graphique.

Voici les caractères abrégés des races et des sous-races humaines, tels que mon ami M. Is. Geoffroy Saint-Hilaire les a présentés dans son dernier cours à la Faculté des sciences de Paris. Je les ai disposés en tableau synoptique très peu différent du tableau admis par ce savant naturaliste.

Tableau synoptique des races humaines.

Cheveux

lisses.
Nez

saillant.
Peau { blanche ou basanée. Barbe
abondante . . . . 1. CAUCASIQUE.
cuivrée. Barbe rare. . . . 2. *Alléghanienne.*

déprimé.
Peau { cuivrée. . . . . 3. *Américaine.*
basanée (taille petite) . . . 4. *Hyperboréenne.*
jaunâtre.
Yeux { à axes peu
obliques. . . 5. *Malaie.*
à axes très
obliques. . . 6. MONGOLIQUE.

très déprimé (peau noirâtre). Membres
inférieurs très grêles . . . . 7. *Australienne.*

crépus.
Nez

très
déprimé.
Peau { noire. { très grêles. . . 8. *Mélanienne.*
Membres { assez dévelop-
infér. { pés. . . . . 9. ÉTHIOPIQUE.
basanée . . . . 10. *Hottentote.*

saillant (peau bronzée). . . . . 11. *Cafre.*

CHAPITRE VI.

DU RÈGNE HUMAIN.

Beaucoup de naturalistes ont regardé l'Homme comme un *animal ;* à la vérité, ils le proclamaient le *plus parfait,* le *premier des animaux!*

Linné et toute son école (1) en faisaient un *genre* distinct, sous le nom de *Homo.* Ce genre était le premier de l'ordre des *Anthropomorphes (Anthropomorpha)* ou *Primates (Primates),* dans la classe des *Mammifères (Mammalia),* qui est elle-même la première du règne animal (2).

Suivant Cuvier (1800), M. Duméril (1806), Ch. Bonaparte (1839) et Lesson (1840), l'Homme doit être isolé dans une *famille* particulière. Les deux premiers et le dernier désignent cette famille sous le nom de *Bimanes,* et le troisième sous celui de *Hominides.*

Selon Dugès (1832), l'Homme forme un *sous-ordre* distinct (*Hominidiens*) (3).

D'après Blumenbach (1779), Illiger (1811) et Blainville (1846),

(1) Voyez entre autres Erxleben (1777), Gmelin (1788), Fischer (1829).
(2) L'accusation suivante, portée par Chateaubriand contre Linné, est injuste et singulière. Il lui reproche d'avoir *placé l'Homme parmi les Manifères* (sic), *entre le Singe et le Lézard!!*
(3) Dans sa *Physiologie comparée* (1838), il en fait un *ordre* (*Hominiens*).

l'Homme compose un *ordre;* cet ordre est appelé *inermis* par le premier, *erecti* par le second, l'*Homme* par le troisième.

D'après Zenker (1828) et Carus (1834), il constitue une *classe* à laquelle ces savants conservent le nom de *Homo.*

Un certain nombre de naturalistes philosophes ont regardé l'Homme, non plus comme le couronnement du règne animal, mais comme une des *grandes divisions* de la nature; mais ils n'ont pas encore appliqué le nom de *règne* à cette division. Tels sont Aristote, Albert le Grand, Néander (1585), Ozanam (1691), Ch. Bonnet (1764), Adanson (1772), Daubenton (1782), Herder (1784), Vicq d'Azyr (1792), Geoffroy Saint-Hilaire (1794), Lacépède (1799)..... Voltaire paraît être le premier qui a considéré l'Homme comme constituant un *règne à part* (1). (Is. Geoffroy Saint-Hilaire.)

De Brabançois (1816), Treviranus (1820) et Fabre d'Olivet (1822), admettent ce règne; mais ils le nomment, le premier, *règne moral,* le second, *règne humain (Menschenreich),* et le troisième, *règne hominal.* L'abbé Maupied (1851) remplace tous ces noms par celui de *règne social.* La plupart des naturalistes et des anthropologistes modernes, français ou étrangers, ont adopté le règne *moral, humain* ou *hominal.* Je me bornerai à citer MM. Is. Geoffroy Saint-Hilaire, Grimaud, Hollard, Horaninow, Longet, Lordat, Nees d'Esenbeck, Jean Raynaud, Runge, Serres.....

Considéré quant à son *organisation,* l'Homme est très rapproché des Mammifères; considéré quant à son *intelligence,* il en est très éloigné. Il faut l'envisager sous l'un et l'autre point de vue, c'est-à-dire *complet,* si l'on veut arriver à la connaissance de ses vrais rapports zoologiques et au classement qui lui convient. Pascal disait avec originalité : « *L'homme n'est ni un ange, ni une bête, il tient de tous les deux.* »

En créant pour l'Homme un règne distinct, et en plaçant ce règne immédiatement avant celui des animaux, le roi de la création n'est plus confondu avec les bêtes, et cependant il est toujours dans le voisinage des mammifères, c'est-à-dire des vertébrés les plus parfaits.

Je ne vois pas en quoi cette classification pourrait offrir un danger dans les facultés de médecine, ainsi qu'on l'a écrit tout récemment, et faire négliger ou méconnaître les relations organiques

_____

(1) « Il (le fabricateur éternel) a donné aux hommes organisation, sentiment et intelligence; aux animaux sentiment et ce que nous appelons instinct; aux végétaux organisation seule. Sa puissance agit donc continuellement sur ces TROIS RÈGNES. » (Voltaire, édit. Palissot, Paris, 1792, t. XXXVI, p. 428. — *Dialogues et entretiens philosophiques,* Sophronime et Adelos.)

plus ou moins nombreuses qui existent entre l'homme physique et
les animaux supérieurs.....

Dans les facultés de médecine, la connaissance de notre espèce
commence par des *dissections* et finit par des *autopsies*. L'étude des
malades est toujours précédée et suivie par l'étude des cadavres.
C'est notre marche habituelle, logique, nécessaire, indispensable.
Comment une classification, qui rappelle aux étudiants qu'il existe
dans l'homme autre chose que des os, des muscles et des nerfs,
pourrait-elle entraver l'examen de ces nerfs, de ces muscles et de
ces os? Le principal danger, au contraire, dans les études médicales, c'est de trop isoler l'homme physique de l'homme intellec-
tuel, et de trop insister sur ce qui, dans notre admirable organisation, nous est commun avec les mammifères.

Les excès de l'organicisme sont plus à craindre pour les jeunes
gens que les excès du vitalisme.

Il y a donc parmi les êtres vivants ou dans l'*empire organique*,
trois règnes : le *végétal*, l'*animal* et l'*hominal*.

Dans le premier, dit M. Is. Geoffroy Saint-Hilaire, la *vie* est toute
végétative. Dans le second, à la vie *végétative* s'ajoute la *vie animale*.
Dans le troisième, à la vie *végétative* et à la vie *animale* s'ajoute
encore la vie *morale*.

On peut dire : « La plante *vit*, l'animal *vit* et *sent;* l'homme *vit*,
sent et *pense*. La vie est *simple* dans le premier règne, *double* dans
le second, *triple* dans le troisième. *Végétabilité, animalité, huma-
nité*, sont trois termes qui, à ce point de vue, se succèdent dans un
ordre hiérarchique manifestement aussi simple que logique. Série
où, non-seulement aucun terme ne saurait être transposé, mais
dans laquelle aucun terme non plus ne semble pouvoir être ajouté.
Nous ne saurions rien concevoir, dans l'empire organique, en deçà
de la plante : quel être organisé pourrions-nous imaginer au delà de
l'homme? Il peut y avoir, il y a des degrés dans le développement
des facultés vitales, sensitives, intellectuelles; il n'y a pas de milieu
entre *vivre* et *ne pas vivre*, *sentir* et *ne pas sentir*, *penser* et *ne pas
penser*. » (Is. Geoffroy Saint-Hilaire.)

L'Homme est le terme supérieur et définitif de la création. Il
occupe le sommet de la pyramide organique. Dans le règne qu'il
constitue (HOMINAL), il n'y a qu'un genre (HOMO), et dans ce genre
qu'une espèce (SAPIENS). Cette espèce présente trois variétés ou
races principales (CAUCASIQUE, MONGOLIQUE, ÉTHIOPIQUE), et huit
sous-variétés ou races secondaires (*alléghanienne, américaine, hyperboréenne, malaie, australienne, mélanienne, hottentote, cafre*).

DEUXIÈME PARTIE.

ZOOLOGIE MÉDICALE PROPREMENT DITE.

LIVRE PREMIER.

ORGANISATION DES ANIMAUX.

Les animaux sont des êtres vivants, fortement azotés, digérant, sensibles et locomotiles.

Comme tous les corps vivants, les animaux sont le siége d'un double mouvement intestin et continu de composition et de décomposition moléculaires (Blainville), par suite duquel ils incorporent dans leur propre substance des matières étrangères qui viennent remplacer d'autres matières qu'ils abandonnent. C'est ainsi que toutes leurs parties constituantes se renouvellent insensiblement. Ce double mouvement, dans lequel l'individu prend sans cesse et verse sans cesse dans le monde extérieur, est un des principaux caractères de la vie.

La durée de cette dernière est déterminée dans chaque espèce, mais des accidents ou des maladies peuvent l'accélérer, la ralentir ou l'arrêter.

La vie présente un ensemble de phénomènes transmis. Chaque animal l'a reçue d'un animal ou de deux animaux nommés *parents ;* car la vie vient de la vie (Cuvier).

La partie d'un animal susceptible de devenir un nouvel individu s'appelle *germe*, et l'isolement de ce dernier constitue *sa naissance.* Pendant la durée de la vie, le corps éprouve des modifications graduelles qui sont des *âges*. Le temps écoulé depuis la naissance d'un individu jusqu'au moment de l'apparition de ses dimensions normales, forme sa *jeunesse*, et son augmentation successive, pendant cet intervalle, détermine son *accroissement*. Le temps pendant lequel, arrivé à son maximum de volume, il paraît conserver une forme et une vigueur stationnaires, constitue son âge *adulte*. Le temps pendant lequel il se flétrit et semble décroître, caractérise sa *vieillesse*.

Les animaux sont tous aptes à produire leur semblable à une époque déterminée ; ils transmettent ainsi à d'autres animaux cette vie dont ils ne sont que les usufruitiers.

Quand la vie cesse, les animaux sont dits *morts*.

Naître, vivre, se reproduire et mourir sont quatre caractères communs à tous les corps vivants.

Après la mort, les lois physiques et chimiques, jusqu'alors maîtrisées par les lois vitales, dominent ces dernières à leur tour, et les éléments constitutifs de l'animal ne tardent pas à se séparer.

Tous les animaux sont composés, en définitive, d'*oxygène*, d'*hydrogène*, de *carbone* et d'*azote*. C'est là leur base chimique essentielle. Parmi ces corps, c'est l'azote qui domine. Dans les végétaux, c'est le carbone. Ces quatre principes constitutifs se combinent de différentes manières et dans diverses proportions, et produisent un élément liquide et des éléments solides, qui sont le fondement de la structure générale des animaux ou de leur *organisation*. L'élément liquide est le *sang;* les éléments solides sont les *tissus*.

Le *sang*, ou fluide nourricier, est un liquide d'un rouge plus ou moins intense, quelquefois rose, lilas, jaune, bleuâtre et même vert, d'autres fois presque incolore. Examiné au microscope, on le trouve formé de deux parties distinctes, un liquide jaunâtre et transparent, le *sérum*, et des corpuscules solides, plus ou moins réguliers, les *globules*. Ces globules sont extrêmement petits (1) et de forme tantôt circulaire (presque tous les *Mammifères*), tantôt elliptiques (les *Reptiles*), et toujours déprimés. Leur surface est lisse, rarement framboisée. On y remarque une tache centrale, entourée d'une espèce de bordure plus foncée. Chez les animaux supérieurs, les globules sont composés d'un noyau et d'une enveloppe. Cette dernière, beaucoup plus grande, forme généralement comme une marge plus ou moins mince autour du noyau. Chez les animaux inférieurs, particulièrement chez ceux dont le sang est incolore, on ne peut pas distinguer les deux parties dont il vient d'être question.

Les *tissus* organiques sont au nombre de trois : 1° le *tissu cellulaire*, 2° le *musculaire*, 3° le *nerveux*.

Le *tissu cellulaire*, appelé aussi *cellulosité* et *tissu utriculaire*, se compose d'une infinité de lamelles interceptant des vacuoles contiguës nommées *cellules*. L'ensemble de ce tissu a été comparé à une éponge de la même forme que le corps entier, dans laquelle seraient placées les autres parties de l'animal. La cellulosité serrée forme des lames plus ou moins étendues (*membranes*), ou des tubes plus ou moins ramifiés (*vaisseaux*), ou des filaments plus ou moins épais (*fibres*).

_____

(1) Ceux de la *Chèvre* offrent 1/250 de millimètre de diamètre. Ceux de la *Grenouille*, 1/45 de grand diamètre.

Le *tissu musculaire* est un amas de filaments, striés ou lisses, quelquefois ponctués, qui ont la propriété de se raccourcir avec plus ou moins d'énergie.

Le *tissu nerveux*, désigné par quelques-uns sous le nom de *matière médullaire*, peut être comparé à une sorte de bouillie molle, dans laquelle on distingue une multitude de fibres et de vésicules microscopiques de diverses formes (1), contenant une substance graisseuse (*matière médullaire des nerfs*) qui se réduit facilement en globules.

Quelques auteurs admettent, comme distincts du tissu cellulaire, d'autres tissus organiques, par exemple le *graisseux*, le *glandulaire*, l'*élastique*.....

Le *tissu graisseux* ou *adipeux* est formé de vésicules à parois minces, incolores, remplies d'une humeur huileuse, généralement jaunâtre. Cette humeur se solidifie après la mort, par suite du refroidissement.

Le *tissu glandulaire* présente dans sa structure une infinité de petits tubes plus ou moins ténus, ramifiés, lesquels, par leur enchevêtrement, constituent un parenchyme d'une nature particulière. Tous ces tubes se réunissent en un conduit commun.

Le *tissu élastique* offre des fibres homogènes, non striées, ni ponctuées, ramifiées et anastomosées. Ces fibres produisent des faisceaux ligamenteux remarquables par leur élasticité physique, toutefois sans raccourcissement spontané.

Les tissus dont il vient d'être question se rapprochent, s'entrelacent, se combinent et forment des *organes* variés. Ces organes sont de trois sortes : les uns servent à nourrir l'individu ; d'autres lui donnent le pouvoir de se perpétuer ; d'autres le mettent en rapport avec les corps qui l'environnent. Ces organes sont désignés sous les noms d'*organes de nutrition*, d'*organes de reproduction* et d'*organes de relation*. Les fonctions remplies par les premiers et les seconds sont communes aux animaux et aux végétaux. On les appelle *fonctions végétatives* ou *vitales*. Les fonctions remplies par les seconds sont propres aux animaux ; on les nomme *fonctions animales*.

I. — ORGANES ET FONCTIONS DE NUTRITION.

Presque tous les animaux possèdent dans leur intérieur un réceptacle pour leurs aliments et leur digestion. Chez les espèces les plus simples, ce réceptacle est l'organe essentiel et à peu près

(1) Étoilées, fusiformes et ovoïdes (Jacubowitsch).

unique; chez les plus parfaites, il ne semble plus qu'un appareil accessoire. Cependant il se complique au fur et à mesure que se perfectionne l'organisation tout entière dont il est à proprement parler la base.

Les aliments sont solides ou liquides.

Les premiers sont pris par la bouche et divisés par les *mâchoires*. Ces mâchoires peuvent être tantôt au nombre de deux, placées l'une sur l'autre et agissant verticalement, tantôt au nombre de quatre, latérales et agissant horizontalement. Les mâchoires verticales sont généralement osseuses, revêtues de *lèvres* et garnies sur les bords d'osselets très durs ou *dents*, parmi lesquelles on distingue des *incisives*, des *canines* et des *molaires*. D'autres fois une lame de substance cornée remplace les lèvres, et les mâchoires, devenues plus saillantes, sont converties en *mandibules*, dont l'ensemble forme un *bec*. Les mâchoires latérales sont crustacées ou simplement cornées. Les deux supérieures s'appellent aussi *mandibules*, et les deux inférieures *mâchoires* proprement dites ou *maxilles*. Chez les *Écrevisses*, ces dernières sont accompagnées de mâchoires auxiliaires ou *pieds-mâchoires*. Le bord interne de ces organes présente souvent des découpures ou des denticules, et d'autres fois un petit crochet mobile ou *griffe* plus ou moins pointue.

Les aliments liquides sont pompés par un bec ou *rostre*, par un *suçoir* ou par une *trompe*.

Les aliments, introduits dans la cavité buccale, passent dans l'arrière-bouche ou *pharynx* et se rendent dans la cavité digestive. Cette cavité varie beaucoup de forme et d'étendue. Chez les animaux les plus simples en organisation, c'est d'abord un sac avec une seule ouverture pour l'entrée de l'aliment et pour la sortie de l'excrément. Bientôt le sac s'allonge en un canal musculo-membraneux, plus ou moins cylindrique, et présente deux orifices séparés et à fonctions distinctes, une *bouche* et un *anus*. Ce canal se dilate dans un point de son étendue et produit un *estomac*. Cette dilatation divise le tube digestif en trois parties, savoir : la portion qui précède l'estomac, l'estomac lui-même et la portion qui vient après. La partie antérieure constitue l'*œsophage*, et la partie postérieure l'*intestin*. L'ouverture de l'œsophage dans l'estomac s'appelle *cardia*, celle de l'estomac dans l'intestin se nomme *pylore*. Ces deux orifices peuvent être rapprochés ou éloignés.

En général, l'œsophage n'est pas très long. Cela est vrai surtout pour les animaux qui ont un cou très peu développé. Dans l'*Autruche*, l'œsophage paraît d'une longueur remarquable ; dans l'*Huître*, il n'y en a pas. Chez certains oiseaux, ce canal se dilate, vers la région inférieure, en un *jabot* et en un *ventricule succenturié* ou jabot glanduleux.

L'estomac est une poche régulière ou irrégulière, à parois très minces ou très épaisses. En général, il ressemble à un sac ovoïde ou globuleux, ou bien à une cornemuse. On y remarque un ou deux *culs-de-sac*. Quand il en existe deux, il y en a souvent un grand et un petit. L'estomac est simple ou multiple. Si l'on considère les dilatations œsophagiennes des oiseaux granivores comme des poches stomacales, ces animaux auront trois estomacs, le *jabot*, le *sac succenturié* et le *gésier*. Chez le *Bœuf* et chez tous les mammifères qui ruminent, il existe quatre estomacs : la *panse*, le *bonnet*, le *feuillet* et la *caillette*. Le *Dauphin* possède aussi quatre estomacs, mais ils sont placés en série. La *sangsue médicinale* en présente onze paires, dont la dernière, énorme, a été prise pendant longtemps pour deux cæcums extrêmement développés.

L'intestin constitue la partie du canal alimentaire la plus longue ; il forme de nombreux replis ou enroulements sur lui-même, nommés *circonvolutions*. Cette disposition permet à ce canal d'acquérir des dimensions considérables. En général, il est plus long chez les herbivores que chez les carnassiers. Dans les premiers, il acquiert quelquefois jusqu'à trente fois la longueur de l'animal ; dans les derniers, il est souvent réduit à une fois cette longueur. Certains animaux des classes inférieures offrent un intestin plus court que le corps. Chez les espèces qui changent de nourriture, en passant de l'état de larve à l'état parfait (*Grenouille*), la longueur du tube intestinal varie avec l'époque de la vie ; ce tube est grand quand l'animal est herbivore, il se raccourcit quand il devient carnassier. On divise l'intestin en *intestin grêle* ou *anticœcal*, et en *gros intestin* ou *postcœcal*. Ces deux parties sont séparées par la *valvule de Bauhin*. La première est subdivisée en *duodénum*, *jéjunum* et *iléon*, et la seconde en *cæcum*, *côlon* et *rectum*.

Les aliments sont pénétrés de sucs particuliers propres à les dissoudre, à les modifier et à favoriser leur digestion ; ces sucs leur sont fournis par quatre sortes d'organes sécrétoires, véritables vassaux du tube digestif: les *glandes salivaires*, le *foie*, le *pancréas* et les *glandules du suc gastrique*.

Les *glandes salivaires* existent dans le voisinage de la bouche ou de l'œsophage. Il y en a ordinairement deux. Elles sont plus développées dans les animaux terrestres que dans les animaux aquatiques.

Le *foie* est une énorme glande située à la naissance de l'intestin ou près de l'estomac; quelquefois il entoure ce dernier. Chez les *Sangsues*, il est réduit à une couche mince de substance brunâtre ou noirâtre, en forme de réseau, assez semblable à du crêpe mouillé. Le fluide sécrété par le foie a reçu le nom de *bile;* celle-ci est versée dans l'intestin ou dans l'estomac. Elle s'accumule quelquefois dans un petit réservoir spécial appelé *vésicule du fiel.*

Le *pancréas* est une autre glande d'un volume moins considérable que le foie, mais très variable dans sa forme. Le fluide qu'il prépare arrive dans le duodénum. Son canal se réunit quelquefois avec celui de la bile.

Les *glandules du suc gastrique* sont de petits tubes ramifiés, terminés en cæcum, disséminés dans l'épaisseur de la muqueuse digestive, qui s'ouvrent à la surface de l'estomac et y versent un suc acide qui agit principalement sur les matières animales.

Indépendamment des glandes dont il vient d'être question, il en est d'autres qui enlèvent au sang certains liquides excrémentitiels; tels sont les *reins*, destinés à sécréter l'*urine.*

La matière alimentaire, altérée et transformée, se sépare en deux parties, dont l'une est absorbée par les parois digestives, c'est le *chyle*, et l'autre rejetée par l'anus, c'est l'*excrément*. Le chyle est blanchâtre et transparent; il se répand immédiatement dans toute la spongiosité du corps, ou bien se dirige, à l'aide de *vaisseaux lactés*, dans les divers organes, et va se mêler au sang qui pénètre ces derniers. Des canaux analogues, appelés *lymphatiques*, apportent aussi dans le fluide sanguin le résidu de la nutrition des parties et les produits de l'absorption cutanée.

Le sang existe dans tout le parenchyme des organes. Chez un grand nombre d'animaux, il est, de plus, contenu dans un système de tubes ramifiés ou *vaisseaux;* ces tubes sont de deux sortes : les uns qui portent le fluide nourricier aux parties, on les nomme *artères;* les autres qui le ramènent au centre ou vers le centre de l'animal, on les appelle *veines.*

Le mouvement du fluide nutritif est tantôt vague, tantôt régulier et circulaire. Dans ce dernier cas, il est dit *circulation*. Le tourbillon circulatoire peut être simple, ou double, ou même triple. Chez les *Sangsues*, il paraît en quelque sorte multiple; car, indépendamment de la circulation générale, ces animaux présentent des circulations partielles, de cinq en cinq anneaux.

Le mouvement circulatoire est très souvent aidé par un ou plusieurs moteurs spéciaux appelés *cœurs*. Ce sont des organes plus ou moins charnus, placés tantôt vers le milieu du corps, tantôt à chacun des centres d'impulsion. Généralement il n'en existe qu'un

seul, lequel possède une cavité, ou deux, ou trois, ou quatre. Les
cavités qui reçoivent le fluide sanguin s'appellent *oreillettes*, celles
qui le chassent sont dites *ventricules*. Ces dernières paraissent toujours plus épaisses, plus robustes et plus puissantes que les autres.

Pour nourrir les parties, le sang doit éprouver, de la part de
l'élément ambiant, une modification particulière. De là une fonction
qui peut être regardée comme une nutrition par aliment gazeux
(complément de la nutrition par aliments liquides et solides), et qui
a reçu le nom de *respiration*. Quand l'animal vit dans l'air, son
organe respiratoire est creux, c'est un *poumon;* quand l'animal vit
dans l'eau, son organe est saillant, c'est une *branchie*. Dans les
espèces les plus parfaites, le poumon semble parenchymateux; il
se compose néanmoins d'un amas considérable de cellules tout à fait
microscopiques. Chez les *Limaçons*, cet organe se présente comme
une grande poche garnie en dedans et au-dessus d'un réseau vasculaire plus ou moins régulier. On peut considérer cette poche comme
un des éléments cellulaires constitutifs, énormément développé, du
poumon parenchymateux dont il vient d'être question. Chez les
insectes, on ne trouve ni poumons, ni branchies, mais un système
de tubes élastiques appelés *trachées*, qui distribue l'air dans tout le
corps. Les orifices des trachées sont situés sur les côtés du corps,
et portent le nom de *stigmates*. Dans les animaux à poumons et à
branchies, le sang va au-devant de l'air; dans les animaux à trachées,
c'est l'air qui va au-devant du sang. Les espèces les plus parfaites,
quoique pourvues d'un organe spécial, absorbent en même temps
de l'air par l'enveloppe cutanée. Les animaux les plus simples
respirent uniquement par la surface de la peau.

Arrivé à son état de perfection, le sang se répand à travers les
cellules ou par la ramification et la division croissante des vaisseaux,
jusque dans le tissu même des organes. La matière nutritive se
distribue alors dans ces derniers et s'y convertit en autant de substances diverses qu'il y a d'éléments spéciaux. Plusieurs des organes
les plus importants de l'économie semblent autant d'appareils
d'élaboration particulière, concourant au but commun de l'*assimi-
lation.*

II. — ORGANES ET FONCTIONS DE REPRODUCTION.

La reproduction est une des fonctions les plus importantes de la
nature, car la vie n'est donnée que pour donner la vie (1). C'est

---

(1) *Omne vivum ex vivo.*

par la reproduction que les espèces se conservent, que les races se propagent et que l'équilibre général est maintenu. Il existe des animaux qui semblent formés uniquement pour accomplir cette fonction ; ils naissent, se reproduisent immédiatement, et meurent aussitôt.

La reproduction peut s'effectuer de plusieurs manières différentes.

Parmi les espèces à structure très simple, tantôt l'animal se partage en plusieurs fragments qui forment autant d'individus nouveaux, c'est la *reproduction fissipare;* tantôt l'animal pousse, en certains endroits de son corps, des bourgeons ou *gemmes*, lesquels, à une époque déterminée, se détachent et donnent naissance à de jeunes animaux, c'est la *reproduction gemmipare*. Cette dernière est dite *externe* ou *interne*, selon que c'est à la surface extérieure du corps ou dans une cavité particulière que se forment les bourgeons. Les reproductions *fissipare* et *gemmipare* sont appelées par quelques auteurs *générations agames*.

Chez les animaux supérieurs, la reproduction s'opère à l'aide d'organes spéciaux, c'est la *reproduction générative* ou *génération*. Ces organes sont dits *sexuels :* les uns s'appellent *femelles*, et fournissent les rudiments de l'individu nouveau (ou *germe*); les autres sont *mâles*, et donnent le fluide fécondateur (ou *sperme*) qui vivifie, anime ces derniers et détermine leur développement.

L'*appareil femelle* se compose essentiellement de l'organe producteur des germes, c'est-à-dire de l'*ovaire*, et du canal qui les expulse au dehors, désigné sous le nom d'*oviducte*.

L'*appareil mâle* présente toujours une glande qui sécrète le sperme, c'est-à-dire le *testicule*, et le canal excréteur de cette glande, appelé *conduit éjaculateur*.

Chez les animaux sexués, certains possèdent les deux sexes réunis : on les nomme *bisexués* ou *androgynes*. Dans ce cas, ou bien un seul individu peut se suffire à lui-même (*Huître*), ou bien il faut le concours de deux individus. Lorsque deux animaux androgynes s'unissent pour se reproduire, tantôt les deux organes fonctionnent en même temps, et chaque individu est à la fois fécondant et fécondé (*Limaçon*); tantôt il faut l'association de plusieurs individus (au moins de trois), celui du milieu fonctionnant comme mâle avec celui qui est devant, et comme femelle avec celui qui est derrière (*Limnée*). Plus rarement les deux parties du double organe sexuel n'agissent pas en même temps. Chaque individu ne joue qu'un rôle, malgré sa bisexualité ; mais après avoir rempli le devoir de mâle, par exemple, il fonctionne plus tard comme femelle, soit avec le même individu, soit avec un autre (*Ancyle*).

Dans un grand nombre d'animaux, les sexes sont séparés et portés par des individus distincts : ces derniers sont dits *unisexués*.

Les *mâles* ressemblent extérieurement aux *femelles*, ou en diffèrent d'une manière plus ou moins tranchée. Dans un petit nombre de cas, on dirait deux espèces appartenant à des groupes éloignés. L'unisexualité entraîne le concours indispensable de deux individus dans la génération ; ces animaux présentent néanmoins deux modes d'union assez distincts : celui dans lequel le fluide fécondateur du mâle n'est appliqué au germe qu'après la sortie de ce dernier du corps de la femelle (*Carpe*), ou au moment même de la ponte (*Crapaud*) ; et celui dans lequel l'application dont il s'agit a lieu dans le sein même de la mère (*Castor*). La génération des unisexués peut donc s'effectuer sans que les sexes se connaissent, ou bien avec cette connaissance, mais peu intime, accompagnée d'un *simple contact*, ou bien avec amour, suivi d'une *véritable introduction* (*accouplement*).

Les animaux dont les appareils sexuels sont compliqués présentent, indépendamment des éléments signalés plus haut, d'autres parties chargées de rôles importants. Les femelles ont un *utérus* (ou *matrice*) dans lequel les germes séjournent un temps plus ou moins long avant de naître ; des *trompes* ou canaux excréteurs, qui prennent les germes aux ovaires et les conduisent dans l'utérus, et un *vagin* ou canal destiné à recevoir l'organe excitateur mâle. L'orifice de ce dernier s'appelle *vulve*. Les mâles ont des *vésicules séminales* ou réservoirs dans lesquels le sperme s'accumule ; des *canaux déférents* qui conduisent ce fluide du testicule dans ce réservoir, et une *verge* (ou *pénis*) pour l'introduire dans l'appareil de la femelle. L'extrémité de ce dernier organe se nomme *gland*.

Chez un certain nombre d'animaux des classes inférieures, le sexe femelle peut fonctionner tout seul, sans le concours du mâle. C'est la *parthénogénésie* (*Puceron*). Dans quelques circonstances, ces œufs féconds sans l'action de l'autre sexe ne produisent que des mâles, c'est l'*arrénotokie* (*Abeille*).

Dans la génération des animaux supérieurs, il peut arriver que l'œuf fécondé est aussitôt pondu par la femelle ; ce n'est qu'après un temps plus ou moins long qu'il donne un nouvel individu : c'est ce qui constitue l'*oviparité* (*Oiseaux*). D'autres fois l'œuf éclôt au moment même de son expulsion, et l'animal nouveau sort du sein de la mère avec les fragments de son enveloppe : c'est l'*ovoviviparité* (*Vipère*). D'autres fois, enfin, l'œuf fécondé n'est pas pondu ; il s'arrête dans l'utérus, s'y greffe, s'y développe et y éclôt : c'est ce qui forme la *viviparité* (*Mammifères*). En réalité, tous ces animaux sont *ovigères*. Leur mode reproducteur ne diffère que par le lieu où l'œuf se développe et par le temps qu'il y emploie.

L'*œuf* se compose essentiellement du germe ou *cicatricule*, et d'une enveloppe protectrice simple (*membrane*) ou double (*membrane et coque*). Chez les ovipares et les ovovivipares, il est de plus accompagné d'une certaine quantité de matière nutritive (*vitellus*, *albumen*). Chez les vivipares, le germe reçoit son alimentation directement de la mère.

Lorsque l'œuf éclôt, il donne tantôt un individu semblable à ses parents (*Oiseau*), tantôt un individu qui en diffère d'une manière plus ou moins notable (*Papillon*). Cette forme intermédiaire entre le germe et l'état parfait s'appelle *larve*. Les larves sont toujours agames. Cependant, chez certains animaux, elles ont la faculté de se reproduire, mais c'est alors par gemmiparité ou par fissiparité. Ces dernières larves ont reçu le nom de *scolex*, et l'existence des deux modes reproducteurs, dans une même espèce, constitue la *génération alternante*. Il y a des animaux qui passent par deux ou trois formes intermédiaires avant d'arriver à l'état parfait.

III. — ORGANES ET FONCTIONS DE RELATION.

La plupart des animaux possèdent cinq *sens*.

Le sens le plus général est le *toucher*, dont le siége se trouve dans l'enveloppe cutanée; mais il réside aussi dans des organes spéciaux, où il acquiert plus ou moins de perfection. Ces organes sont les *lèvres*, les *barbillons*, certains *tentacules*, plusieurs *queues*, beaucoup de *pieds*, mais surtout les *mains*.

Le *goût* est un toucher plus délicat ; il se manifeste à l'entrée du canal intestinal, principalement à la partie inférieure de la cavité buccale, dans un organe appelé *langue*. La langue est un corps plus ou moins allongé, plus ou moins charnu et plus ou moins mobile. On y remarque des papilles (*coniques*, *fongiformes*, *calicinales*), des *spinules*, des *crochets*, et même de véritables *dents*. Chez quelques animaux, très mal favorisés sous le rapport du goût, la langue devient scarieuse, cartilagineuse ou tout à fait cornée.

L'*odorat* est le sens qui perçoit les odeurs. L'organe olfactif est une cavité simple ou double, pourvue d'un grand nombre d'anfractuosités, revêtues d'une membrane dite *pituitaire*. Cette membrane communique avec l'extérieur par des orifices nommés *narines*, *ouvertures nasales* ou *naseaux*, lesquels sont protégés, dans certaines espèces, par une saillie cartilagineuse qui constitue le *nez*. Les fosses nasales offrent aussi des ouvertures postérieures qui les

mettent en rapport avec la cavité du pharynx, et qu'on désigne sous
le nom d'*arrière-narines*. Chez les *Limaçons*, l'organe de l'odorat
est divisé en deux parties, qui se trouvent à l'extrémité des grandes
cornes (*tentacules*). Il se compose d'un ganglion ovoïde ou pyriforme, d'où partent des nerfs courts et très ramifiés qui vont s'épanouir dans une membrane pituitaire périphérique. Il n'y a point,
chez eux, de cavité nasale, et par conséquent point de narine.

La *vue* est la faculté qui permet aux animaux d'apercevoir les
objets extérieurs au moyen de la lumière et des couleurs qu'ils lui
renvoient. La vue réside dans les *yeux*. L'œil est un petit appareil
compliqué, de forme plus ou moins globuleuse. Il est essentiellement composé d'une *rétine* ou élément nerveux, d'une *choroïde* ou
élément vasculaire, et d'une *sclérotique* ou élément fibreux. Cette
dernière devient transparente au-devant du globe oculaire et forme
la *cornée*. Il existe dans l'œil des parties de perfectionnement
dioptrique : ce sont l'*humeur aqueuse*, l'*humeur cristalline* ou *cristallin* et l'*humeur vitrée*. On y observe aussi quelques pièces accessoires : par exemple, des membranes mobiles ou *paupières*, nues ou
garnies de poils (*cils*), destinées à défendre l'appareil; ces membranes sont au nombre de deux et horizontales. Rarement il en
existe une troisième verticale (*membrane nictitante*).

Les animaux supérieurs possèdent généralement deux yeux. Les
autres peuvent en avoir quatre ou six, ou huit. Les *Sangsues médicinales* en présentent dix, mais ils sont rudimentaires. Chez les
Insectes, on trouve deux sortes d'yeux, des yeux très petits, simples, ordinairement myopes, appelés *yeux lisses* ou *stemmates;* et
des yeux grands, composés, généralement presbytes, formés d'un
nombre variable d'yeux élémentaires agglomérés et soudés (1). On
les nomme *yeux en réseau*, ou *chagrinés*, ou *à facette*.

L'*ouïe* est le sens qui perçoit les vibrations des corps extérieurs
immédiatement ou transmises par le fluide dans lequel ils sont
plongés. L'effet de ces vibrations se nomme *bruit* et *son*. L'ouïe
s'exerce à l'aide de l'*oreille*. Dans les animaux les plus simples, l'oreille est réduite à une poche remplie d'un fluide particulier, dans
lequel se rend un nerf, et où flottent une ou plusieurs petites pierres
appelées *otolithes*. Cette poche communique ou ne communique
pas avec l'extérieur. Dans les animaux supérieurs, l'appareil auditif
devient de plus en plus compliqué. On y remarque : 1° une partie
essentielle ou *vestibule;* 2° des parties de perfectionnement et de

---

(1) Dans un seul œil composé, il y a quelquefois plus de 12 000 petits yeux élémentaires.

renforcement acoustique, les *canaux demi-circulaires*, le *limaçon* et une *chaîne d'osselets* (l'*étrier*, l'*os lenticulaire*, l'*enclume* et le *marteau*); 3° des parties de recueillement ou *oreille externe*, le *trou auditif* et la *conque* ou *pavillon*. Cette conque est quelquefois remplacée par une aigrette de plumes ou par un bouquet de poils.

Beaucoup d'animaux inférieurs manquent de nez, d'yeux et d'oreilles. Les espèces sans tête ou *acéphales* sont toujours très mal favorisées sous le rapport des sens. Plusieurs d'entre elles semblent réduites au toucher.

Chez les animaux les plus imparfaits, la matière médullaire semble fondue dans la substance générale du corps. Il n'y a pas de centre sensitif. Chez les animaux qui offrent déjà un peu de complication organique, la substance médullaire s'accumule dans certains points et produit des agglomérations centrales ou *ganglions*. Ces agglomérations sont d'abord petites et dispersées. Quand la structure se perfectionne, les centres nerveux grossissent, se rapprochent et s'agrégent; ils forment alors une association annulaire autour du cou ou bien un corps volumineux enfermé dans la tête. Les ganglions isolés ou réunis en petits groupes produisent un système nerveux rudimentaire. L'association annulaire autour du cou constitue le *collier œsophagien*. L'agrégation volumineuse dans la tête donne naissance à l'*encéphale*. Les ganglions supérieurs du collier œsophagien sont dits *cérébroïdes*, et les inférieurs *sous-œsophagiens*. Ce système nerveux est appelé *ganglionnaire*. L'encéphale est généralement composé du *cerveau*, du *cervelet*, de la *protubérance cérébrale* (ou *mésocéphale*) et de la *moelle allongée*. Cette dernière est regardée comme la continuation de l'axe nerveux nommé *moelle épinière*. Ce système nerveux est appelé *cérébrospinal*.

L'impression reçue par les organes des sens se propage, par les *nerfs*, jusqu'aux masses centrales. Quand l'animal a éprouvé une *sensation*, elle détermine souvent une *volonté*, et celle-ci est encore transmise par les nerfs, soit aux organes des sens, soit à ceux du *mouvement*.

Les *organes du mouvement* sont les *membres*. Ceux-ci sont composés de deux sortes de parties, les unes actives, les *muscles*, et les autres passives; les *os* ou les pièces dures qui en tiennent lieu.

Les *muscles* sont des organes mous, rouges, rougeâtres, roses, grisâtres ou tout à fait transparents, formés de fibres plus ou moins parallèles entre elles, irritables et contractiles. Les uns sont destinés à courber ou ployer les parties (*fléchisseurs*), les autres à les ouvrir ou les étendre (*extenseurs*). Il existe aussi des muscles qui ne dépendent pas de la volonté. On les a souvent nommés *intérieurs*, par opposition aux autres, qui sont toujours plus ou moins périphériques.

Les *os* sont des parties dures et sèches, blanchâtres. On les a distingués en *longs*, *courts* et *plats*. Ce sont les premiers surtout qui se trouvent dans les membres. L'ensemble des os constitue le *squelette* ou charpente solide des animaux. Chez beaucoup d'espèces, il n'y a point de squelette intérieur; mais leur peau est calcaire (*Écrevisse*) ou cornée (*Cantharide*) et remplace cette dernière charpente. Elle forme ainsi une sorte de squelette extérieur qu'on a nommé *dermato-squelette*. Chez d'autres animaux, la peau est pourvue d'un repli particulier plus ou moins développé (*manteau*), qui produit des lames calcaires de diverses formes, auxquelles les muscles viennent s'attacher, et qui protégent en tout ou en partie le corps, généralement très mou. Ces lames sont dites *coquilles*. On en trouve d'une seule pièce (*univalves*), par exemple celles des *Limaçons*, et de deux pièces (*bivalves*), par exemple celles des *Huîtres*.

LIVRE II.

CLASSIFICATION DES ANIMAUX.

I. LES ANCIENS. — Les anciens divisaient les animaux en ceux qui ont du sang et ceux qui n'en ont pas. Ils considéraient comme pourvues de ce fluide toutes les espèces dont le sang est rouge ou rougeâtre, telles que les *Oiseaux* et les *Poissons*, et croyaient qu'il n'existait pas chez celles qui offrent ce fluide très pâle ou tout à fait décoloré, telles que les *Insectes* et les *Moules*. Ces derniers animaux étaient désignés par eux sous le nom d'*exsanguia*.

Les premières classifications générales doivent être regardées comme des systèmes très arbitrairement conçus. Les caractères sur lesquels elles reposent, sont tirés tantôt du séjour ou de la nourriture, tantôt des membres ou des téguments.

Les essais taxinomiques tentés, après ces ébauches, sont un peu moins mauvais, parce que la connaissance de l'organisation commençait à faire des progrès. Toutefois on est forcé de convenir que si ces classifications présentent çà et là quelques rapprochements heureux, ils sont plutôt le fruit d'une sorte d'instinct ou du tâtonnement que celui de l'observation rigoureuse et de la réflexion.

II. LINNÉ. — Linné est bien certainement le premier qui ait groupé les animaux d'une manière rationnelle. Cet immortel naturaliste les a divisés en six classes : les *Mammifères*, les *Oiseaux*, les *Amphibies*, les *Poissons*, les *Insectes* et les *Vers*.

Les *Mammifères* (*Mammalia*) sont des animaux à corps couvert de poils, à mâchoires au nombre de deux, une supérieure et une inférieure, souvent garnies de *dents* et recouvertes par des lèvres; à respiration pulmonaire; à cœur quadriloculaire; ils ont presque toujours quatre membres (avec des *pieds* ou des *mains*); ils sont vivipares.

Tels sont les *Singes*, les *Chauves-souris*, l'*Ours*, le *Castor*, le *Musc*, le *Sanglier*, la *Baleine*.

Les *Oiseaux* (*Aves*) sont des animaux à corps couvert de plumes; à mâchoires au nombre de deux, une supérieure et une inférieure, sans dents et sans lèvres, mais converties en *mandibules* formant un *bec;* à respiration pulmonaire; à cœur quadriloculaire; ils ont toujours quatre membres (deux *ailes* et deux *pieds*); ils sont ovipares.

Tels sont les *Vautours*, les *Pics*, les *Canards*, les *Hérons*, les *Faisans*, les *Grives*.

Les *Amphibies* (*Amphibia*) sont des animaux à corps généralement couvert d'écailles; à mâchoires au nombre de deux, une supérieure et une inférieure, quelquefois garnies de dents imparfaites, avec ou sans lèvres; à respiration pulmonaire, rarement branchiale; à cœur triloculaire ou biloculaire; ils ont tantôt quatre membres, très rarement deux (des *pieds*), tantôt point; ils sont presque toujours ovipares.

Tels sont les *Tortues*, les *Lézards*, les *Grenouilles*, les *Vipères*, les *Couleuvres*, les *Esturgeons*.

Les *Poissons* (*Pisces*) sont des animaux à corps couvert d'écailles; à mâchoires au nombre de deux, une supérieure et une inférieure, quelquefois avec des dents et recouvertes par des lèvres; à respiration branchiale; à cœur biloculaire; ils ont généralement quatre membres essentiels (*nageoires paires*) et des membres accessoires (*nageoires impaires*); ils sont presque toujours ovipares.

Tels sont l'*Anguille*, la *Morue*, la *Sole*, le *Thon*, le *Saumon*, la *Carpe*.

Les *Insectes* (*Insecta*) sont des animaux à corps couvert d'une peau coriace ou calcaire; à mâchoires au nombre de quatre, latérales; à respiration trachéenne; à cœur uniloculaire; ils ont généralement six membres (toujours des *pattes*, quelquefois deux ou quatre *ailes*), rarement davantage; ils présentent des *antennes;* ils sont très habituellement ovipares.

Tels sont les *Cantharides*, les *Mouches*, la *Puce*, la *Tarentule*, le *Scorpion*, l'*Écrevisse*.

Les *Vers* (*Vermes*) sont des animaux à corps couvert d'une peau molle, quelquefois pourvue d'une pièce calcaire; à mâchoires variables quant au nombre et à la disposition, souvent nulles; à respiration s'effectuant avec ou sans organe spécial; à cœur uniloculaire ou nul; ils ont des membres rudimentaires ou n'en possèdent pas; ils présentent des *tentacules*; ils sont ovipares ou se reproduisent sans génération.

Tels sont les *Sangsues*, les *Limaces*, les *Limaçons*, l'*Huître*, les *Madrépores*, les *Coraux*.

Voici un tableau synoptique des caractères principaux de ces six classes :

Sang	rouge	chaud.	Des mâchoires	1. MAMMIFÈRES.
			Des mandibules . . .	2. OISEAUX.
		froid.	Des poumons.	3. AMPHIBIES.
			Des branchies	4. POISSONS.
	blanc		Des antennes	5. INSECTES.
			Des tentacules	6. VERS.

La classification de Linné est très importante, à cause de son caractère tout à fait scientifique, de sa simplicité et de sa commodité. Elle résume assez nettement les connaissances taxonomiques acquises jusqu'à son apparition; elle a servi, pour ainsi dire, de point de départ à toutes les distributions proposées depuis ce grand naturaliste.

Il est facile de voir, cependant, dans cette classification, que les quatre premières classes se ressemblent plus entre elles que la quatrième ne ressemble à la cinquième, et la cinquième à la sixième. En second lieu, cette dernière se trouve composée d'éléments tout à fait hétérogènes. On y rencontre, par exemple, les *Sangsues* et les *Lombrics*, qui ont les plus grands rapports avec les *Insectes;* on y trouve aussi les *Sèches* et les *Limaces*, dont l'organisation est plus compliquée que celle des *Vers* proprement dits, et qui, très certainement, se rapprochent beaucoup plus des *Poissons* que des *Coraux*.

III. LAMARCK. — Lamarck a distingué les animaux, d'après leur squelette et d'après leurs nerfs, en deux grandes séries, les animaux sans vertèbres ou *Invertébrés*, et les animaux pourvus de vertèbres ou *Vertébrés* (1). Les premiers sont divisés en *apathiques* (lesquels embrassent une partie des *Vers* de Linné), et en *sensibles* (lesquels

_____

(1) Aristote avait appelé ces derniers animaux, *animaux pourvus de sang*.

comprennent les autres *Vers* du même auteur et ses *Insectes*). Les animaux *vertébrés*, qui sont dits *intelligents*, correspondent exactement aux quatre premiers groupes linnéens.

Dans cette classification, Lamarck commence par les animaux les moins élevés dans la série; il marche du simple au composé, et suit par conséquent un ordre inverse de celui de l'immortel naturaliste suédois.

Le célèbre auteur français avait parfaitement compris les défauts de la distribution de son illustre devancier; c'est pour les éviter, qu'il a réuni ensemble les quatre premières classes linnéennes, et cherché à grouper plus exactement les animaux qui composent les dernières.

IV. CUVIER. — Profitant des observations de ses prédécesseurs et de ses propres recherches sur l'organisation animale, G. Cuvier a repris la classification de Linné, l'a corrigée et l'a perfectionnée. Comme Lamarck, il a senti les ressemblances qui unissent les quatre premiers groupes; il les a réunis ensemble, ce sont ses *Vertébrés;* mais il donne à cette nouvelle association le nom d'*embranchement*. Il sépare des *Vers* tous les animaux mollasses, voisins par leur structure et par leurs mœurs, tels que les *Sèches*, les *Limaçons*, les *Huîtres*, et en forme un second embranchement, celui des *Mollusques*. Il reconnaît que, parmi les *Vers*, se trouve un petit groupe d'espèces à corps annelé et à sang rouge (les *Sangsues*, les *Lombrics*); il réunit ces animaux aux *Insectes*, et en constitue un troisième embranchement, qu'il appelle *Articulés*. Et, comme le reste des *Vers* se trouve composé, en grande partie, d'animaux dont les organes sont disposés autour d'un centre commun, duquel ils divergent en rayonnant, il donne à ces derniers le nom de *Rayonnés*.

Ainsi, dans la classification de Cuvier, nous avons quatre grands embranchements, les *Vertébrés*, les *Mollusques*, les *Articulés* et les *Rayonnés*. Le premier groupe renferme les *Singes*, le *Chien*, le *Castor*, la *Baleine*, les *Oiseaux*, les *Lézards*, les *Tortues*, les *Grenouilles*, les *Poissons*. Le second comprend les *Poulpes*, les *Sèches*, les *Calmars*, les *Limaces*, les *Limaçons*, les *Huîtres*, les *Moules*. Dans le troisième on trouve les *Sangsues*, les *Lombrics*, les *Écrevisses*, les *Crabes*, les *Araignées*, les *Cloportes*, les *Cantharides*, les *Abeilles*. Enfin, dans le quatrième, nous avons les *Étoiles de mer*, les *Ascarides*, les *Ténias*, les *Coraux*, les *Éponges*.

Voici les caractères qui distinguent chacun de ces embranchements.

1° *Vertébrés*. — Animaux symétriques, formés de deux moitiés

semblables, sauf quelques anomalies. Corps soutenu par un squelette intérieur osseux, composé d'une série de pièces empilées (vertèbres), offrant une colonne épinière et un canal, se terminant en
avant par une tête et en arrière par un coccyx ou une queue.

Canal digestif complet; mâchoires au nombre de deux, une supérieure et une inférieure. Organe respiratoire spécial souvent double ;
poumons, quelquefois branchies. Cœur épais, musculaire, souvent
à quatre cavités, jamais avec moins de deux ; sang rouge, chaud
ou froid. Système nerveux cérébro-spinal ; cinq organes des sens
très développés. Membres ordinairement au nombre de quatre,
jamais davantage. Sexes presque toujours séparés.

2° *Mollusques.* — Animaux très rarement symétriques, c'est-
à-dire formés de deux moitiés souvent inégales. Corps très mollasse,
n'offrant pas de squelette intérieur, mais revêtu d'une enveloppe
cutanée pourvue d'un repli (*manteau*), offrant le plus souvent des
pièces calcaires (*coquilles*) simples ou doubles.

Canal digestif complet; mâchoires au nombre de deux, de trois
ou d'une seule, cornées, quelquefois rudimentaires, d'autres fois
nulles. Organe respiratoire spécial, tantôt pulmonaire (*poche*), tantôt
branchial, dans quelques cas intermédiaire. Cœur à deux ou trois
cavités ; sang incolore ou violacé, toujours froid. Système nerveux
ganglionnaire, rarement symétrique, sans chaîne abdominale ;
organes des sens peu développés. Membres imparfaits ou nuls,
souvent un large disque charnu, d'autres fois un byssus, jamais des
ailes. Sexes séparés ou réunis dans le même individu ; dans ce
cas, un double accouplement ou bien l'animal se suffisant à lui-
même.

3° *Articulés.* — Animaux symétriques, c'est-à-dire composés
de deux moitiés exactement semblables, offrant une série d'étranglements transverses qui les séparent en *articles* et les font paraître
comme annelés. Corps n'offrant pas de squelette intérieur, mais
revêtu d'une peau solide (*dermato-squelette*) calcaire ou cornée.

Canal digestif complet; mâchoires souvent au nombre de quatre,
toujours latérales. Cœur remplacé par un vaisseau dorsal ; sang
incolore ou rose, froid. Organe respiratoire le plus souvent trachéen.
Système nerveux ganglionnaire, toujours symétrique, avec chaîne
abdominale ; organes des sens peu développés. Membres parfaits,
s'articulant par ginglyme, ordinairement au nombre de six, quelquefois deux ou quatre ailes. Sexes presque toujours séparés.

4° *Rayonnés.* — Animaux symétriques, mais non formés de deux
moitiés semblables, composés généralement de parties disposées
comme des rayons. Corps mou, n'offrant ni squelette intérieur, ni

extérieur ; ils vivent quelquefois en société et sécrètent des axes cornés ou calcaires.

Système digestif le plus simple possible : c'est tantôt une poche à deux ouvertures, tantôt un sac à un seul orifice ; mâchoires généralement nulles. Point de cœur. Système circulatoire réduit à quelques rudiments de vaisseaux ; sang incolore et froid. Point d'organe spécial pour la respiration. Ni encéphale, ni collier œsophagien, rarement des ganglions, quelquefois des nerfs ; organes des sens nuls ; membres représentés par des barbillons. Organes sexuels très imparfaits, réduits souvent à un simple ovaire ; plusieurs se reproduisent par gemmes ou par fissiparité.

On pourrait résumer cette classification de la manière suivante :

$$
\text{Symétrie}
\begin{cases}
\text{binaire.} \begin{cases}
\text{Corps} \begin{cases}
\text{non segmenté.} \begin{cases}
\text{Un squelette.} \dots \dots & \text{1. Vertébrés.}\\
\text{Point de squelette.} \dots & \text{2. Mollusques.}
\end{cases}\\
\text{segmenté.} \dots \dots \dots \dots \dots & \text{3. Articulés.}
\end{cases}
\end{cases}\\
\text{radiée} \dots \dots \dots \dots \dots \dots \dots & \text{4. Rayonnés.}
\end{cases}
$$

Cette classification marche du composé au simple, comme celle de Linné ; mais elle est plus égale, plus régulière, plus naturelle. Si les *Mollusques* étaient tous formés de deux moitiés dissemblables, comme les *Limaçons*, et si tous les *Rayonnés* offraient rigoureusement la symétrie radiée, la classification de Cuvier pourrait être caractérisée par les quatre figures ci-après, répondant chacune à un embranchement :

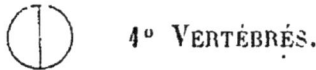 1° Vertébrés.

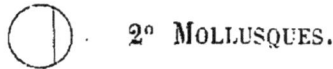 2° Mollusques.

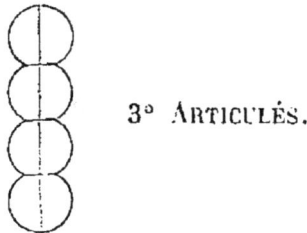 3° Articulés.

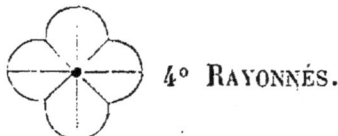 4° Rayonnés.

Fondée par un homme illustre, qui connaissait si bien l'organisation des animaux, la distribution dont il s'agit devait être accueillie avec empressement et propagée avec ardeur. Elle a été confirmée par les travaux de plusieurs anatomistes contemporains, et, chose remarquable! les essais de groupement différent tentés par quelques célèbres zoologues n'ont servi en quelque sorte qu'à prouver et son importance et sa solidité,

V. CARUS. — A l'appui de cette dernière conclusion, je me bornerai à rapporter la méthode de M. Carus.

Ce savant anatomiste part de l'idée que tous les animaux, naissant d'un *œuf*, commencent par offrir une forme plus ou moins *ovoïde*. Il fait observer ensuite que, dans les diverses phases de leur développement, les organes digestifs doivent d'abord dominer, ce qui donne à l'*abdomen* une sorte de suprématie. Un peu plus tard, ce sont les organes respiratoire et circulatoire, c'est-à-dire le *thorax*, et enfin le système sensitif, et par conséquent la *tête*. Or, si l'on considère les nombreuses espèces du règne comme un animal parfait qui aurait été arrêté à différents degrés de son évolution, il en résultera que l'on devra rencontrer, dans la série, des espèces qui ressemblent à un œuf, d'autres où l'abdomen prédomine, d'autres où le thorax est énorme, et d'autres où la tête est arrivée au maximum de développement. M. Carus appelle les premiers animaux *Oozoaires*, les seconds *Gastrozoaires*, les troisièmes *Thoracozoaires* et les quatrièmes *Céphalozoaires*. Les premiers sont les plus imparfaits en organisation, et les derniers les plus parfaits. M. Carus désigne collectivement les *Gastrozoaires* et les *Thoracozoaires* sous le nom de *Corpozoaires*.

Chacune de ces classes correspond à un des embranchements de Cuvier. Les *Oozoaires* sont les *Rayonnés*, les *Gastrozoaires* les *Mollusques*, les *Thoracozoaires* les *Articulés*, et les *Céphalozoaires* les *Vertébrés*. Seulement le savant auteur allemand dispose ses groupes en sens inverse, suivant l'exemple de Lamarck.

Il y a quelque chose de très ingénieux dans cette classification. Beaucoup de rayonnés, par exemple les *Infusoires*, les *Oursins*, ressemblent à un œuf. Il en est même qui ont une nature à peu près albumineuse, et d'autres qui, à l'état parfait, diffèrent à peine de leur état de germe. Si l'on se rappelle la structure de l'*Huître*, mollusque sans tête, on reconnaîtra que cet animal est *tout ventre*. L'huître présente un foie énorme qui enveloppe son tube digestif, et qui compose, avec ce dernier, à peu près tout le corps. Les *Limaçons* rampent sur un énorme disque charnu *abdominal*; chez eux, le ventre marche (*Gastéropodes*). Les *Insectes* et les *Crustacés* offrent un corselet ou thorax souvent très gros; cela est vrai surtout pour l'*Écrevisse*. C'est cette partie du corps qui, chez les *Articulés*, porte les pattes et les ailes; c'est donc par le thorax qu'ils marchent et qu'ils volent. Dans certaines espèces, le thorax est tellement développé, qu'il finit par absorber et le ventre et la tête (*Homard*). Chez les *Vertébrés*, il existe toujours un encéphale plus ou moins volumineux, et cet encéphale est logé dans la tête. Par conséquent, cette dernière partie présente chez eux une importance qu'elle n'avait pas et ne pouvait pas avoir dans les autres embranchements. M. Carus poursuit son idée dans l'établissement des classes. Il l'applique, par exemple, avec assez de bonheur aux divisions des *Vertébrés*. Les *Poissons* ont presque tous une forme *ovoïde*. Il y a chez eux prédominance de l'élément albumineux et des agents reproducteurs. On sait qu'ils pondent des œufs par milliers. Les *Reptiles* possèdent une assez grande facilité digestive; plusieurs avalent des proies énormes. Les *Serpents* et les *Lézards* ont l'*abdomen* qui traîne à terre. Les *Oiseaux* présentent un cœur très robuste et des poumons très développés. Leurs mœurs sont influencées par les ailes, organes puissants, portés par le *thorax*. Enfin les *Mammifères* sont, en réalité, les *Vertébrés* dont l'*encéphale* est le plus volumineux, et conséquemment ceux qui ont la *tête* la plus grosse.

M. Carus est donc arrivé exactement aux mêmes résultats que Cuvier. Les deux classifications sont identiques; les noms seuls sont différents.

VI. ÉTAT ACTUEL. — Les travaux des anatomistes et des taxonomes modernes ont fait subir quelques légères modifications à la distribution cuviérienne; mais ces modifications portent plutôt sur les ordres que sur les embranchements, sur les détails que sur l'ensemble. Quoique les noms aient été souvent changés, il est facile de se convaincre que les groupes principaux sont restés les mêmes ou à peu près les mêmes. Tout le monde reconnaît les *Vertébrés* de Cuvier (ou de Lamarck) dans les *Ostéozoaires* de Blainville (1), ses *Mollusques* dans les *Malacozoaires* du même auteur (2), ses *Articulés* dans les *Entomozoaires* (3), et ses *Rayonnés* dans les *Actinozoaires*. De telle sorte qu'on peut dire que c'est encore la classification de Cuvier qui règne dans les livres et dans les cours (4).

(1) Ce sont les *Myéloneurés* d'Ehrenberg et les *Hypocotylés* de M. Van Beneden.
(2) M. Van Beneden les réunit aux *Rayonnés* sous le nom d'*Allocotylés*.
(3) Ce sont les *Epicotylés* de M. Van Beneden.
(4) M. Milne Edwards lui a fait subir quelques changements très heureux.

Cependant cette classification est loin d'être parfaite. Si les *Mollusques* semblent plus voisins des *Vertébrés* que les *Articulés* par quelques points de leur organisation, ces derniers s'en rapprochent davantage par leurs facultés et par leur embryogénie, ce que Lamarck et Blainville avaient parfaitement senti. L'embranchement des *Rayonnés* surtout a été l'objet d'un très grand nombre de critiques. Il comprend des animaux fixés au sol, à la manière des végétaux, et des animaux locomotiles, des animaux qui ont des organes des sens et des animaux qui n'en ont pas. Il n'y a rien de radié dans les *Ascarides* et les *Douves;* cependant ces animaux sont placés dans le même embranchement, avec les *Oursins* et les *Coraux*. Les *Ténias* et les *Bothriocéphales* présentent des articles bout à bout; pourquoi ne sont-ils pas dans les *Articulés?*

Une considération de la plus grande importance, dont on n'a pas tenu peut-être assez de compte dans le classement des animaux, c'est, d'une part, leur état d'isolement ou d'association, et, de l'autre, l'unité des organismes ou leur répétition.

Tous les zoologistes ont constaté depuis longtemps, que certains êtres, jouissant de l'animalité, les *Polypiers*, par exemple, diffèrent des animaux ordinaires, en ce que, au lieu d'être isolés, ils sont groupés plusieurs ensemble et vivent en société. Linné les appelle *animalia composita.* Cuvier dit de ces associations : *leurs individus sont réunis en grand nombre pour former des êtres composés.* Il y a donc, dans la nature, des *animaux isolés* ou *unitaires*, et des *animaux composés* ou *associés.* Eh bien, entre ces deux sortes d'animaux viennent se ranger, comme intermédiaires, d'autres animaux qui ne présentent ni l'*unité parfaite* des premiers, ni la *multiplicité manifeste* des seconds. *Natura non facit saltus!* Telle est, par exemple, la *Sangsue.* L'anatomie philosophique nous a appris que cette annelide est formée de segments ou articles placés bout à bout, dans lesquels on trouve les mêmes organes régulièrement répétés. C'est une suite d'organismes particuliers ayant chacun un centre nerveux, un système digestif, un système circulatoire, un système sécrétoire, un système reproducteur... On dirait une série d'animaux distincts, symétriquement alignés, mais intimement soudés et soumis à une vie commune. Ces organismes particuliers ont été désignés sous le nom de *zoonites* (1826). Des expériences physiologiques variées ont fait voir qu'on pouvait artificiellement rendre chaque organisme plus indépendant de l'ensemble, et isoler, jusqu'à un certain point, les vies particulières des zoonites de la vie générale de l'association.

. La nature va plus loin. Dans le *Ténia* (1), elle nous montre des zoonites nombreux, unisériés, qui se désagrégent et s'isolent à une époque de leur vie. Le même animal fournit ainsi à la science et la synthèse et l'analyse.

Lamarck avait parfaitement compris la différence qui éloigne un *Vertébré* et un *Insecte*, lorsqu'il groupait les animaux en deux séries : les *Inarticulés* (c'est-à-dire les *isolés*), et les *Articulés* (c'est-à-dire les *zoonités*); mais cet illustre naturaliste paraît avoir perdu de vue cette idée fondamentale, lorsqu'il a rapproché les *Polypiers* (ou *animaux composés*) des *Animaux inarticulés*.

En conséquence, je diviserai le règne animal en trois sous-règnes : I. les *Animaux isolés*, II. les *Animaux zoonités*, III. les *Animaux agrégés*. Je subdiviserai ces sous-règnes en six embranchements, d'après la nature de leur système nerveux, lequel peut être cérébro-spinal, ganglionnaire, rudimentaire ou nul. Je conserverai autant que possible les noms généralement admis, ceux surtout de Cuvier et de Blainville.

ANIMAUX.

Ier SOUS-RÈGNE	IIe SOUS-RÈGNE	IIIe SOUS-RÈGNE
ISOLÉS.	ZOONITÉS.	AGRÉGÉS.
Ier Embranchement.		
VERTÉBRÉS ou OSTÉOZOAIRES (Musc, Morue).	○	○
IIe Embranchement.	**IVe Embranchement.**	
MOLLUSQUES ou MALACOZOAIRES (Sèche, Huître).	ANNELÉS ou ENTOMOZOAIRES (Cantharide, Sangsue).	○
IIIe Embranchement.	**Ve Embranchement.**	**VIe Embranchement.**
HÉTÉROMORPHES ou PROTOZOAIRES (Ascidie, Volvoce)	RADIÉS ou ACTINOZOAIRES (Étoile de mer, Oursins).	ZOOPHYTES ou PHYTOZOAIRES (Corail, Éponge).

(1) Linné dit des *Ténias* : « *Animalia hæc sunt composita simplici catena..... latente intra singulum articulum, animalculo cum sua fructificatione.* » Il ajoute ailleurs : « *Omnis articulus propria vita gaudet.* » Vallisneri, Lamarck, Duvernoy, croyaient à la nature polyzoïque des *Ténias* et des animaux analogues. MM. Leuckart, Eschricht, Steenstrup, Van Beneden et de Siebold sont revenus sur la multiplicité de leurs organismes.

Parmi ces embranchements, on trouve, presque sans modifications, les *Vertébrés* et les *Mollusques* de Cuvier. Les *Annelés* représentent les articulés de ce grand naturaliste, plus les *Vers intestinaux;* mais son quatrième groupe a été changé et divisé. Déjà Blainville en avait fait deux sous-règnes : les *Actinomorphes* ou *Rayonnés* proprement dits, et les *Hétéromorphes* ou *Hétérozoaires*. J'ai adopté cette distinction ; mais j'ai cru devoir séparer les animaux véritablement *agrégés* de ceux qui, comme le *Ténia* et les *Étoiles de mer*, présentent déjà un commencement de fusion ; en d'autres termes, les animaux *radiés* à zoonites, et les animaux *composés* à individus parfaitement distincts.

Un simple coup d'œil jeté sur ce tableau fait voir que la disposition des embranchements et des classes en série linéaire ne peut pas être naturelle. Si l'on suit l'ordre des chiffres placés au devant de chaque embranchement, on éloigne trop les *Annelés* des *Mollusques*, et surtout des *Vertébrés*. Si l'on adopte une marche horizontale, et que l'on place les *Articulés* après les *Mollusques*, et les *Radiés* après les *Hétéromorphes*, on met ces derniers à une trop grande distance des *Mollusques*, et les *Radiés* trop loin des *Annelés*. Mais tels qu'ils se trouvent dans le tableau, les embranchements sont disposés suivant leur degré d'affinité. Les trois groupes d'animaux ISOLÉS ou UNITAIRES (I, II et III) forment une série naturelle. On arrive naturellement des premiers aux derniers par l'intermédiaire des *Mollusques*. Les animaux à système nerveux ganglionnaire (II et IV) sont rapprochés dans le sens horizontal ; et la question de prééminence des *Mollusques* et des *Annelés*, décidée tantôt en faveur des premiers (Cuvier), tantôt en faveur des seconds (Carus), se trouve résolue. Blainville mettait ces animaux au-dessous des *Vertébrés*, sur le même rang, c'est-à-dire à une égale distance. Ma manière de voir s'écarte légèrement de la sienne, en ce que j'éloigne un peu plus les *Annelés*. Si, à certains égards, les *Mollusques* sont doués d'une organisation plus imparfaite et d'un instinct moins remarquable que ces derniers, d'un autre côté ils sont unitaires et non zoonités. Les animaux à système nerveux rudimentaire ou nul, qui offrent tant de rapports entre eux, se trouvent disposés en série horizontale (III, V et VI) tout aussi naturelle que la série verticale des animaux *isolés*. On passe des *Hétéromorphes* aux *Zoophytes* au moyen des *Radiés* ou *Actinozoaires*.

Voici maintenant le nombre et la disposition des classes que comprend chacun de ces embranchements :

ANIMAUX.

Ier Sous-règne. — ISOLÉS.

Embranchements.			Classes.
I. — VERTÉBRÉS ou OSTÉOZOAIRES.	* Allantoïdiens.		1. MAMMIFÈRES (Musc). 2. OISEAUX (Coq). 3. REPTILES (Vipère).
	** Anallantoïdiens.		4. BATRACIENS (Grenouille). 5. POISSONS (Morue). 6. MYÉLAIRES (1) (Branchiostome).
II. — MOLLUSQUES ou MALACOZOAIRES.	* Mollusques proprement dits.		7. CÉPHALOPODES (Sèche). 8. PTÉROPODES (Clio). 9. GASTÉROPODES (Limaçon).
	** Conchifères.		10. ACÉPHALES (Huître).
III. — HÉTÉROMORPHES ou PROTOZOAIRES.	* Malacoïdes.		11. TUNICIERS (2) (Ascidie).
	** Sarcodaires.		12. INFUSOIRES (3) (Volvoce).

IIe Sous-règne. — ZOONITÉS.

IV. — ANNELÉS ou ENTOMOZOAIRES.	* Articulés proprement dits.		1. INSECTES (Cantharide). 2. ARACHNIDES (Scorpion). 3. CRUSTACÉS (Ecrevisse). 4. ROTIFÈRES (Brachion).
	** Vers.		5. ANNÉLIDES (Sangsuc).
	*** Helminthes.		6. NÉMATOÏDE (Ascaride). 7. TRÉMATODES (4) (Douve). 8. CESTOÏDES (Ténia).
V. — RADIÉS ou ACTINOZOAIRES.		. . . .	9. ÉCHINODERMES (Astérie).

IIIe Sous-règne. — AGRÉGÉS.

VI. — ZOOPHYTES ou PHYTOZOAIRES.	* libres.		1. AGRÉGÉS proprement dits (5) (Botrylle).
	** fixes.		2. BRYOZOAIRES (Tubulaire). 3. POLYPIERS (Corail). 4. SPONGIAIRES (Éponge).

(1) Is. Geoffroy Saint-Hilaire, C. Bonaparte.
(2) Première section des *Acéphales sans coquille* de Cuvier.
(3) *Infusoires homogènes* de Cuvier.
(4) *Turbellaires* de quelques auteurs.
(5) *Acéphales agrégés* de Cuvier.

LIVRE III.

DES ANIMAUX OU PRODUITS ANIMAUX EMPLOYÉS EN MÉDECINE.

Dans les premiers temps de la médecine, les remèdes fournis par le règne animal étaient assez nombreux. On n'a qu'à jeter les yeux sur les catalogues que les anciens nous ont laissés, pour être convaincu de cette vérité. Ces catalogues, véritables compilations de recettes, présentent souvent sans ordre, presque toujours sans critique, les indications les plus bizarres.

Les médecins ayant fait de bonne heure, de l'organisation humaine, l'objet d'une étude spéciale, il n'est pas étonnant qu'ils aient cherché dans cette même organisation des remèdes contre leurs propres maladies. L'homme a été regardé pendant longtemps comme un animal par excellence, et cet *animal* devait fournir naturellement une foule de médicaments *précieux*.

Les vieilles matières médicales recommandent sérieusement la *peau humaine tannée* ou *corroyée* employée en ceinture, les *ongles* et les *cheveux* brûlés ou distillés (1), les *dents*, la *cervelle*, la *salive* (2), le *cérumen* (3), l'*urine* (4), les *excréments*, la *graisse* (surtout celle des *pendus*) et le *sang* d'un homme *décollé bu chaud* (5) ; elles conseillent aussi le *crâne humain râpé* (*hominis cranium raspatum*) ! Lémery disait avec naïveté : « Le crâne d'une personne morte de mort violente et prompte est meilleur pour les remèdes que celui d'un mort de maladie longue, ou qui aurait été tiré d'un cimetière, parce que ce premier a retenu tous ses esprits, au lieu qu'ils ont été épuisés en l'autre, soit par la maladie, soit par la terre. » Boyle a cru que la poudre de crâne humain, appliquée sur la peau, l'avait *guéri radicalement* d'un saignement de nez.

Les progrès de la médecine et le bon sens nous ont débarrassés depuis longtemps de toutes ces excentricités thérapeutiques (6).

(1) Les cheveux d'enfants calmaient la goutte ; ceux d'adultes s'employaient contre la morsure des chiens !...

(2) La salive de l'homme à jeun était un spécifique contre le venin des serpents !...

(3) Le cérumen guérissait la piqûre des scorpions !...

(4) L'urine des eunuques rendait les femmes fécondes !...

(5) A Rome, le sang encore chaud des gladiateurs était ordonné contre diverses affections !... En Égypte, pour guérir les rois atteints d'éléphantiasis, on leur faisait prendre des bains de sang humain.

(6) Voyez l'ouvrage de J. W. Pauli, intitulé : *De medicamentis e corpore humano desumptis, merito negligendis*. Lipsiæ, 1724, in-4.

SECTION PREMIÈRE.

DE QUELQUES ANIMAUX OU PRODUITS ANIMAUX ANCIENNEMENT EMPLOYÉS EN MÉDECINE, AUJOURD'HUI ABANDONNÉS.

On composerait un gros livre en rassemblant toutes les indications éparses dans les auteurs, relatives à des animaux ou des produits animaux anciennement usités en médecine, et aujourd'hui complétement mis de côté.

Linné a fait justice de beaucoup de faits hasardés, inexacts ou absurdes, rapportés par ses prédécesseurs. Cependant on trouve encore avec surprise, dans sa *Matière médicale*, la *graisse de chat sauvage* (*cati sylvestris axungia*), les *testicules de cheval* (*equi testiculi*) et le *pénis de la baleine* (*ceti priapus*) !... Les hommes les plus célèbres sont toujours un peu esclaves des préjugés de leur temps.

Dans l'ancienne thérapeutique, on cherchait souvent des correspondances entre la maladie et le remède, et Dieu sait sur quels rapports on fondait quelquefois les vertus de telle ou telle substance animale ! Ainsi, on conseillait contre le crachement de sang, de boire du sang de chevreau mêlé à du vinaigre ; on prescrivait contre les maux de rein, de manger un râble de lièvre cru ou cuit, *sans le toucher avec les dents;* on appliquait dans les maladies de la rate, une rate de chien sur la région de l'organe affecté ; on ordonnait contre les douleurs du foie, un foie de loup sec dans du vin miellé, ou bien celui de l'âne broyé dans du miel avec deux parties d'ache et trois noix !...

Je vais rapporter quelques-unes des indications thérapeutiques de la vieille zoologie médicale, aujourd'hui repoussées de l'art de guérir. Je diviserai ces indications en treize séries.

I. ANIMAUX ENTIERS.

    1° *Simplement ouverts ou écrasés.* Chauve-souris, taupe, pigeon, crapaud, rainette, araignée, scorpion...

    2° *Desséchés et réduits en poudre.* Hérisson, mésange noire, lavandière, roitelet, engoulevent, vanneau, couleuvre, crapaud (1), lombric, punaise, grillon, sauterelle, fourmi...

    3° *Calcinés et réduits en cendres.* Blaireau, souris (*mus combustus*), corbeau, coucou, martin-pêcheur, lézard, salamandre, limace, scarabée...

---

(1) Zwelfer a déclaré que les trochisques de crapaud l'avaient préservé de la peste, ainsi que ses domestiques et ses amis, et avaient soulagé, même guéri, des pestiférés. On sait que Van Helmont faisait appliquer sur la peau ce singulier remède.

4° *Infusés dans l'eau.* Pie (*aqua picarum composita*), hirondelle (*aqua hirundinum*)...

5° *Bouillis dans du lait.* Crapaud...

6° *Infusés dans l'huile.* Chien (*huile de petits chiens*) (1), renard, épervier, caméléon, scorpion (*huile de Matthiole*), blatte, lombric terrestre...

7° *Distillés.* Fourmi (*eau de magnanimité*)...

II. Os de chien, de loup, de lièvre (*astragale*), de cheval, de cerf, d'aigle (*crâne*), de couleuvre à collier (*vertèbres*), de crapaud (*humérus gauche*), de carpe, d'alose, de merlan...

III. SANG de chauve-souris, de lion, de chien, de taupe, de belette, de lièvre, de rat, de cheval, d'âne, d'éléphant, de rhinocéros, de taureau, de chameau, de cerf, de bouc, de chardonneret, d'alouette, de pigeon, de coq, de faisan, de caille, d'autruche, de cigogne, de canard, de tortue, de lézard, de grenouille, de rainette, d'anguille...

IV. GRAISSE de singe, de chien, de loup, de renard, de chat sauvage, de hérisson, de blaireau, de lapin, de lièvre, de marmotte, de castor, de porc-épic, de loir, d'âne, d'éléphant, de cerf, de daim, de chameau, d'aigle, de faucon, de milan, de coq et de chapon, de faisan, de casoar, de héron, de frégate, de pélican, de lézard, de couleuvre, de grenouille, de rainette (2), de carpe, de brochet, de lotte, de lamproie...

V. VESTITURE.

1° *Peau* de taupe, de cheval, d'âne, de rhinocéros, d'aigle, de couleuvre à collier, de tanche, d'anguille...

2° *Poils ou crins* de chat, de renard, de lièvre, de cheval, d'âne, d'éléphant, de bouc, de chameau...

3° *Plumes* d'aigle, d'alouette, de perdrix...

VI. COQUILLES.

1° *Univalves* de limaçon, de buccin, de dentale, d'oursin...

2° *Bivalves* de mulette...

3° *Limacelle* (*coquille rudimentaire*) de limace...

4° *Épiphragme* (*opercule caduc*) d'hélice vigneronne...

5° *Perles* de pintadine, de mulette...

VII. ORGANES DE NUTRITION.

1° *Mâchoires* de brochet, de truite...

2° *Dents* de loup, de blaireau, de sanglier, de morue...

---

(1) *Catellos recens natos numero tres,* dans trois ou quatre livres d'huile d'olive. Les uns les employaient vivants (*vivos*), et les autres morts (*necatos*)!

(2) Oligerus Jacobæus prétend que la graisse de rainette fait *tomber sans douleur* les dents qu'on en frotte !

3° *Langue* de coq de bruyère, de flamant...

4° *Estomac* de hérisson, de pigeon, de coq, de grue, d'autruche, de lotte...

5° *Intestins* de loup...

6° *Rate* de chien, d'âne...

7° *Foie* de loup, de taupe, d'ours, de blaireau, de belette, de loutre, de lièvre, de porc-épic, d'éléphant, de bouc, de chevreuil, d'aigle, de cigogne, de canard, de lézard, de grenouille, d'anguille...

8° *Reins* d'âne...

9° *Poumons* de renard (*pulmones preparati*), de belette, de lièvre, de porc...

10° *Cœur* de singe, de lion, de taupe, de cerf, de corbeau, de huppe, de martin-pêcheur, de crapaud...

VIII. BILE, URINE, EXCRÉMENTS.

1° *Bile* de singe, de chat, de chien, de hérisson, de marte, de belette, d'ours (*fel inspissatum*), de lièvre, d'âne, de porc, d'éléphant, de bouc, de chevreuil, de daim, de chameau, d'aigle, de huppe, de rossignol, de guêpier, de faisan, de perdrix, de grue, de bécasse, de bécassine, de tortue, de lézard, de grenouille, de saumon, de brochet, de carpe, de lotte, d'anguille...

2° *Urine* d'âne, de mulet, de rhinocéros, de vache, de bouc, de cerf, de chameau, de lézard...

3° *Excréments* de chat, de chien (*nourri avec des os*) (1), de loup, de renard, de marte, de belette, de lièvre, de souris (2), d'âne, de mulet, de porc, d'éléphant, de bœuf, de brebis, de bouc, de chevreuil, de daim, de chameau, d'aigle, d'épervier, de corbeau, de merle, de moineau, de huppe, d'hirondelle, de coucou, de pigeon, de coq, de paon, de caille, d'outarde, de cigogne, d'oie, de tortue, de lézard (3)...

IX. ORGANES REPRODUCTEURS.

1° *Testicules* de blaireau, de belette, de loutre, de cheval, d'âne, de lièvre, de coq...

2° *Pénis* d'âne, de taureau, de cerf (*priapus cervi*), de baleine, de tortue de mer...

(1) *Album græcum, spodium græcum, album canis, nihil album, cynocoprus.* — Libavius enseigne la manière de préparer et de conserver l'*album græcum*.

(2) *Album nigrum, stercus nigrum, muscerda.*

(3) Voyez la Pharmacopée stercorale de C. F. Paullini (*Heilsame Drek-Apotheke*, Francfort, 1696, in-8).

X. Œufs.

1° *Enduit des œufs* de grenouille (1).

2° *Œufs entiers* de lézard, de barbeau, de brochet, de sèche...

3° *Coque* de corbeau, de poule, de caille, d'autruche...

XI. Organes de relation.

1° *Cervelle* de blaireau, de lièvre, de cerf, de chameau, d'aigle, d'épervier, de corbeau, de huppe, de coq, de perdrix...

2° *Œil* de lièvre, de caille, de grue...

3° *Otolithe* de carpe, de merlan, de morue, de brochet...

4° *Pied* de lièvre (*leporis tali*)...

5° *Sabots* de cheval (2), de mulet, d'âne, d'éléphant, de rhinocéros, de tapir, d'élan (*ungula preparata*) (3)...

6° *Ongles* d'épervier...

7° *Pinces* de crabe...

XII. Organes accessoires.

1° *Cornes* de rhinocéros, de bœuf, de mouton, de chèvre...

2° *Appendices* de cerf-volant (*cornes*)...

XIII. Produits divers.

1° *Suint* de brebis...

2° *Larmes desséchées* de cerf...

3° *Encre* de sèche...

4° *Cocons* de ver à soie (*gouttes d'Angleterre*), d'araignée (*gouttes de Montpellier*)...

5° *Bézoards.* A. *Pierreux* (*calculs intestinaux*) (4) de singe, de sanglier (5), de porc-épic ou de porc-épic des Indes (6), de bœuf (7), de chèvre du Pérou (8), d'ægagre (9), de chameau, de serpent (10), de vipère (11). B. *Pileux* (*ægagropiles*) (12) de cheval, de bœuf, de mouton.

(1) *Ranarum sperma exsiccatum, sperma ranæ, spernide.*

(2) Et aussi les *châtaignes* (lichenes).

(3) On employait surtout le *sabot du pied gauche !*

(4) Calculs plus ou moins solides, généralement composés de couches concentriques.

(5) *Pierre de porc, lapis porcinus.*

(6) *Pierre de Malacca, lapis porci Malaccensis, bézoard faure, bézoard ellagique.* On distinguait le *bézoard du Ceylan* (*lapis porci Ceylanici*), qui était plus grand et moins recherché.

(7) *Masang de vaca, jaune indien, pierre de fiel.*

(8) *Bézoard occidental.*

(9) *Bézoard oriental, bézoard résineux vert, bézoard lithofellique.*

(10) *Pierre de serpent, cobra de capello.*

(11) *Bézoard de France.*

(12) Concrétions qui se forment dans l'estomac et les intestins de divers Mammifères, par l'accumulation du poil que ces animaux avalent en se léchant. Ces poils se feutrent et se pelotonnent.

SECTION II.

DES ANIMAUX OU PRODUITS ANIMAUX RAREMENT EMPLOYÉS EN MÉDECINE.

Certains animaux ou produits animaux, anciennement en usage, sont encore conseillés par quelques médecins, mais rarement.

On peut les diviser en trois groupes : 1° les *animaux employés en entier*, 2° les *animaux employés en partie*, 3° les *produits animaux*.

CHAPITRE PREMIER.

DES ANIMAUX EMPLOYÉS EN ENTIER.

Ces animaux sont : 1° le *Scinque*, 2° les *Cloportes*, 3° les *Coche-nilles*.

§ I. — Du Scinque.

Le *Scinque* (fig. 6), ou *Scinque des pharmaciens* (1), est un petit

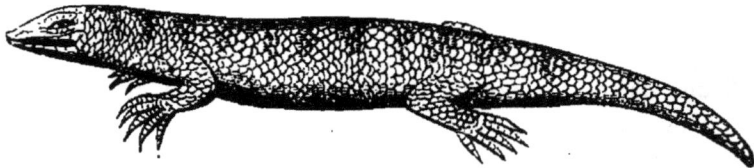

Fig. 6. — *Scinque.*

reptile de l'ordre des Sauriens et de la famille des Scincidés, assez commun dans la Nubie, l'Abyssinie, l'Égypte, l'Arabie, le sud de l'Algérie et le Maroc.

Son corps est long de 15 à 20 centimètres ; il se confond insen-siblement avec la queue, qui est grosse et conoïde. Cette dernière forme le tiers environ de la longueur totale. La couleur de l'animal est d'un jaune argenté avec des bandes transversales noirâtres. Son museau est en forme de coin. Les dents sont petites, rapprochées et pointues. Il a des pieds courts, avec des doigts libres, plats et onguiculés.

Avant de l'envoyer en Europe, on le fait sécher, après lui avoir enlevé les intestins et coupé le bout de la queue. On remplace les

(1) *Scincus officinalis* Schreb. (*Lacerta Scincus* Linn.). Les Arabes l'appellent *el Adda*.

viscères par des plantes aromatiques, et on l'enveloppe de feuilles d'absinthe.

Le *Scinque* a été regardé pendant longtemps comme un des remèdes les plus utiles et les plus précieux de la matière médicale. On le disait excitant, analeptique et antisyphilitique, mais surtout excellent pour ranimer les forces éteintes par l'abus des plaisirs vénériens (1) (Dioscoride). Il entrait dans la composition de plusieurs formules compliquées.

Le *Lézard commun* (2) a été considéré comme un succédané du *Scinque*. On a recommandé aussi l'*Anolis roquet* (3) et l'*Iguane à col nu* (4).

Tout récemment le docteur Gosse, de Genève, est revenu sur les propriétés thérapeutiques des *Sauriens :* il assure que les anciens qui les employaient avaient raison ; que ces animaux sont des excitants énergiques et des sudorifiques puissants qu'on pourrait utiliser très efficacement dans diverses maladies (5).

§ II. — Des Cloportes.

On désigne sous le nom de *Cloportes* (6) deux petits crustacés isopodes, de la famille des Oniscides : le *Cloporte ordinaire* (fig. 7), et l'*Armadillo officinal* (fig. 8).

1° Le *Cloporte ordinaire* (7) se trouve partout, dans les caves, les celliers, les fentes des murs, sous les pierres et les vieux bois.

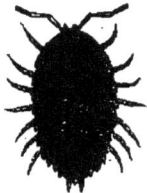

Il a le corps ovale-oblong, gris et composé d'anneaux imbriqués. Ses antennes sont au nombre de quatre, les latérales présentent huit articles. Il porte deux appendices à son extrémité postérieure.

Fig. 7.— *Cloporte.*

Les *Cloportes* fuient la lumière et recherchent les endroits humides ; ils se nourrissent de matières végétales et animales en décomposition ; leur démarche est lente, mais devient vive quand on les irrite ; ils ont la singulière faculté

(1) *Corpus officinale pro aphrodisiaco* Linn.

(2) *Lacerta agilis* Linn.

(3) *Anolius bullaris* Cuv. (*Lacerta bullaris* Gmel.).

(4) *Iguana delicatissima* Laur. (*I. nudicollis* Cuv.).

(5) Les *Sauriens* ne sont pas les seuls reptiles dont on ait vanté les vertus médicinales. Dans l'ancienne thérapeutique, on composait avec les *Vipères* une poudre, un sel volatil, des trochisques, un vin, un sirop, une gelée, une huile. Leur graisse était conseillée dans les affections nerveuses et regardée comme un bon cosmétique.

(6) *Onisci, Aselli, Millepedes.*

(7) *Oniscus asellus* Linn. Il était appelé, dans les anciennes pharmacies, *Cutio* et *Porcellio.* On le nomme vulgairement *Clou-à-porte* et *Porcelet de Saint-Antoine.*

de se rouler en boule au moindre danger ; ils sont ovovivipares. A leur naissance, les petits n'ont que douze pattes.

2° L'*Armadillo officinal* (1) se rencontre aussi en France, mais il était spécialement apporté d'Italie.

L'*Armadillo* est voisin de l'espèce précédente. Ses anneaux sont lisses et polis et sa couleur grisâtre. Les antennes latérales ne présentent que sept articles. Les appendices postérieurs du corps ne font pas de saillie.

Les propriétés médicales des *Cloportes* et des *Armadillo* ont été longtemps préconisées. On préférait les individus qui vivent autour des murailles et des pierres nitreuses. Galien parle de leurs bons effets dans les obstructions des viscères abdomi-

Fig. 8.—*Armadillo.*

naux ; Baglivi les regarde comme lithontriptiques, Vallisneri comme antiscrofuleux, Geoffroy comme antirhumatismaux... Le plus grand nombre les ont signalés comme apéritifs, fondants et diurétiques... On a reconnu dans leur substance la présence des chlorhydrates et des azotates de potasse et de chaux, ce qui explique leur vieille réputation en médecine. On faisait entrer ces petits crustacés dans un grand nombre de recettes. On les avalait crus et même vivants ; on en prenait jusqu'à deux cents par jour. De Haen rapporte sérieusement que, dans certains affaiblissements de la vue, les malades en ont mangé avec du pain, et que cette bizarre thérapeutique a été très efficace (2).

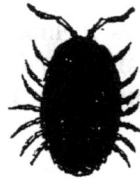

§ III. — Des Cochenilles.

Les *Cochenilles* sont des insectes de l'ordre des Hémiptères, de la tribu des Homoptères et de la famille des Gallinsectes. Elles constituent le genre *Coccus* de Linné, caractérisé par un bec pectoral, un abdomen terminé par des soies et la présence de deux ailes dans le mâle (la femelle n'en a pas).

1° COCHENILLE ORDINAIRE (fig. 9). — La *Cochenille ordinaire*, ou *Cochenille du nopal* (3), est un insecte de grande réputation, à cause de la belle couleur écarlate qu'il fournit.

Pendant longtemps cet animal a été employé en médecine et dans les arts sans qu'on fût instruit de sa véritable nature. On le prenait pour une petite baie ou une graine qu'on appelait *graine*

(1) *Armadillo officinalis* Cuv. (*A. marginalis* Dumér.). Il était désigné sous le nom de *Cloporte préparé* ou d'*Armadillo des boutiques.*

(2) Adanson a vu des étudiants en médecine *en croquer quelques douzaines,* dans ses herborisations à la campagne, et *s'en trouver très bien* (!).

(3) *Coccus cacti* Linn.

écarlate (1). Lopez de Gomara, en 1525, donna la première description de l'insecte et du végétal qui le nourrit. Le père Plumier, en 1692, reconnut que l'animal était voisin des punaises. Thierry de Menonville, en 1787, a publié un excellent traité sur l'éducation de la *Cochenille*. Réaumur a donné des détails curieux sur la génération et les métamorphoses des espèces de la France.

Habitat. — La *Cochenille ordinaire* se trouve dans les différentes provinces du Mexique. Elle vit sur diverses espèces de nopals (*Opuntia*), particulièrement sur le *vulgaire* (2), le *porte-cochenille* (3) et le *Tuna* (4).

Description. — La *Cochenille du nopal* est un petit insecte. Le mâle et la femelle ne se ressemblent pas, on dirait des animaux de genres différents. On a même prétendu que les individus regardés comme des mâles étaient des parasites.

Le mâle présente un corps allongé, oblong, assez rétréci en avant, atténué en arrière, déprimé, d'un rouge brun foncé ; sa tête est petite, avec un bec rudimentaire ; elle porte des antennes assez longues, filiformes, composées de onze articles. L'abdomen se termine par deux soies plus longues que le corps, divergentes et très fines. Les ailes dépassent l'extrémité de l'abdomen et se croisent horizontalement sur le dos ;

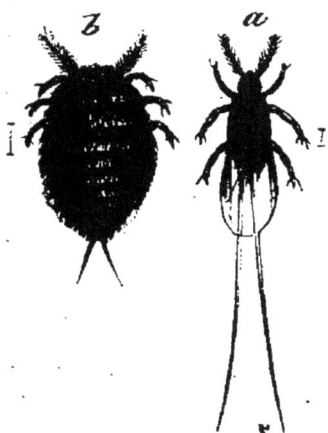

Fig. 9. — *Cochenille* (*).

elles sont oblongues, aiguës en avant, très obtuses en arrière et parfaitement transparentes. Les pattes sont longues, avec un seul article aux tarses, terminé par un crochet. L'animal est vif et agile.

La femelle est au moins deux fois plus grande, ovoïde, très obtuse en avant, un peu atténuée en arrière, très bombée en dessus, plane en dessous. Elle offre une dizaine d'anneaux transverses, parfaitement distincts, tomenteux, de couleur brunâtre, couverts d'une poussière glauque. Elle possède un bec long de 6 à 8 millimètres, d'une ténuité extrême, un peu conoïde, assez pointu. Les soies

(1) Pomet dit (1694) que les Espagnols la *passaient par le feu et par la chaux*, pour qu'on ne la fît pas *germer* en France.

(2) *Opuntia vulgaris* Mill. (*Cactus Opuntia* Linn.).

(3) *Opuntia cochenillifera* Mill. (*Cactus cochenillifera* Linn.).

(4) *Opuntia Tuna* Mill. (*Cactus Bonplandia* Kunth.).

(*) *a*, le mâle ; *b*, la femelle.

abdominales paraissent beaucoup plus courtes que le corps. Les pattes sont petites ; l'animal est assez lourd.

L'état de larve dans les deux sexes ne dure environ que dix jours ; celui de nymphe est de quinze. Le mâle ne vit qu'un mois. Dès qu'il est né, il recherche sa femelle et meurt après l'avoir fécondée. La femelle vit un mois de plus. Pendant ce temps son abdomen grossit considérablement. Au moment de la ponte, elle se fixe. Ses œufs restent adhérents au-dessous de son corps, de manière que la ponte paraît à peine extérieurement. A mesure que le ventre se vide, sa paroi inférieure se rapproche de la supérieure, et forme sous le corps une assez grande cavité. Bientôt la mère meurt, son abdomen se dessèche, et sa peau, devenue coriace, sert de *coque* à sa progéniture.

Les œufs, au nombre de 250 à 300, sont réunis en une sorte de chapelet contracté. Ils sont ovoïdes, d'un rouge intense et enveloppés d'une sécrétion comme farineuse. Ils éclosent au bout de quelques jours. Les larves sortent de dessous la coque maternelle, par l'ouverture postérieure, et se répandent sur les nopals. Dans les premiers jours, elles se promènent sur les parties les plus tendres et cherchent une place convenable pour s'y attacher. Ce choix fait, le tiers environ des individus se recouvre d'une poudre blanche qui prend la forme d'un cocon ouvert à une extrémité ; sous cet abri, la larve se transforme en chrysalide, puis en insecte parfait. On ne tarde pas à voir apparaître, par l'ouverture dont il s'agit, les deux filets abdominaux qui l'élargissent insensiblement, et l'animal finit par sortir à reculons : ce sont les mâles. Les deux autres tiers sont les femelles, dont le corps augmente journellement de volume, tandis que les mâles voltigent autour d'elles ou se promènent sur leur dos.

Cocciculture. — La *Cochenille* se trouve sauvage dans les bois ; mais ordinairement on la propage et l'élève artificiellement. On plante autour des habitations un certain nombre de nopals pour en former une *nopalerie.* On établit généralement cette dernière sur un terrain découvert, c'est-à-dire sans ombrage, mais abrité des vents d'ouest. On l'entoure d'une haie de roseaux, autant pour rompre les courants d'air que pour garantir la plantation des atteintes des bestiaux. L'étendue d'une nopalerie ne doit pas embrasser plus d'un hectare. Le terrain bien préparé, la plantation se fait par boutures, c'est-à-dire au moyen d'*articles* de nopals détachés que l'on enfonce par moitié. Ces boutures sont écartées les unes des autres de 30 centimètres et disposées par lignes espacées d'un mètre environ.

On va chercher les femelles dans les bois, un peu avant la ponte, ou bien on prend des mères chargées d'œufs que l'on a conservées pendant l'hiver sur des nopals abrités ; on les dépose, au nombre de dix à douze, dans des nids de bourre de coco ou dans de petits paniers cylindriques à claire-voie, formés de feuilles de palmier nain, que l'on suspend aux épines des nopals, ou bien que l'on dépose en travers dans les bifurcations de leurs articles. Cela s'appelle *semer les cochenilles*. Les jeunes larves ne tardent pas à sortir du nid ou du panier et à se répandre sur les nopals. On les répartit ensuite par groupes ou par nichées sur les points les plus charnus et les plus vigoureux de la plante.

Les soins qu'exige l'éducation des *Cochenilles* consistent principalement à les abriter des pluies et du vent. De simples paillassons, étendus sur les nopals, suffisent pour éviter les chocs si préjudiciables au développement de l'animal.

Thierry de Menonville introduisit ce précieux insecte à Saint-Domingue. La révolution d'Haïti ne permit pas de mettre à profit son dévouement. On le laissa périr.

La Hollande a réussi à le naturaliser à Java. En 1845, c'est-à-dire au bout de dix ans, la *Cochenille* vendue pour le compte du gouvernement s'élevait déjà à 22 500 kilogrammes.

A diverses reprises on a transporté des individus vivants en Europe. Linné nous apprend que Rolander en donna quelques-uns au Jardin des plantes d'Upsal en 1756.

La *Cochenille* est acclimatée en Espagne, particulièrement aux environs de Malaga et dans le royaume de Valence.

En 1806, M. Souceylier, chirurgien de la marine, apporta des *Cochenilles* vivantes qu'il remit à M. Robert, professeur de botanique à Toulon.

En 1827, on tenta, sans beaucoup de succès, cette naturalisation en Corse. La même année elle fut introduite aux îles Canaries, où elle réussit admirablement, car de 4 kilogrammes de *Cochenille* que ces îles exportaient en 1831, elles sont arrivées à 400 000 en 1850. Dans ces derniers temps, on a arraché aux Canaries la plus grande partie des vignes malades et on les a remplacées par des nopals.

Le gouvernement espagnol, comprenant tout l'avenir de cette industrie, avait défendu l'exportation du précieux insecte sous peine de mort. Cependant, en 1831, M. Simonnet, pharmacien à Alger, eut le courage de braver les chances périlleuses de l'entreprise, et introduisit dans notre colonie les premières *Cochenilles*. Il les avait prises dans le royaume de Valence ; mais, contrarié par le mauvais temps, il eut la douleur de voir ses essais infructueux. Deux ans après, le docteur Loze, chirurgien de la marine, importa plusieurs pots de *cactus*, chargés chacun de 30 à 40 *Cochenilles* vivantes. Dès la fin de 1834, il présenta à l'Académie des sciences des échantillons de ses premières récoltes, qui furent déclarées de qualité excellente. Rappelé en 1836, M. Loze fut obligé de laisser ses *cactus* et ses *Cochenilles* au jardin Hussein-dey, où ils eurent beaucoup à souffrir. Peu de temps après, M. Hardy, directeur de la Pépinière centrale, s'efforça d'en sauver les débris. A peine put-il réunir deux ou trois nopals portant encore quelques femelles fécondées; c'est avec ces faibles éléments qu'il a relevé la précieuse culture dont il s'agit. En 1846, une vente de 17 kilogrammes a été faite sur le marché de Marseille, par ordre du ministre de la guerre. M. Chevreuil a constaté que le produit algérien possédait des qualités et une valeur analogues aux *Cochenilles* du Mexique. Depuis cette époque, la culture de la *Cochenille* s'est rapidement développée. En 1853, dans la seule province d'Alger, on comptait quatorze nopaleries, contenant 64 500 nopals, et leurs produits se vendaient 15 francs le kilogramme.

Récolte. — On récolte les *Cochenilles*, pendant la belle saison, un peu avant la ponte, quand leur abdomen est au maximum de développement. Leur grosseur est alors à peu près celle d'un pois.

La récolte des *Cochenilles* semées en avril se fait dans le courant de juin. On choisit, parmi celles-ci, les mères que l'on destine à l'éducation de l'été, laquelle commence à la fin de mai et s'achève en septembre; et, dans cette seconde récolte, on réserve les femelles destinées à l'éducation de l'hiver. Par une saison favorable, on peut obtenir jusqu'à trois récoltes dans une même année.

Le moment de la récolte arrivé, on étend des toiles par terre, au pied des nopals, on coupe leurs articles et l'on détache les *Cochenilles* en passant à la surface de ces derniers un pinceau ou une lame de couteau peu tranchante; on répète cette opération plusieurs fois. Quelques éleveurs ne mutilent pas les nopals et raclent les articles sans les séparer du tronc.

Les *Cochenilles* de la première récolte sont les plus estimées.

On fait périr ces insectes de plusieurs manières : on les trempe dans l'eau bouillante après les avoir enfermés dans des paniers; puis on les étale sur des claies que l'on recouvre d'une toile, et on les fait sécher d'abord au soleil et ensuite à l'ombre, dans un endroit convenablement aéré. Les insectes perdent ainsi dans l'eau la poudre blanche qui les couvre. Les habitants appellent cette *Cochenille, ranagrida*. D'autres fois on se borne à les passer au four;

Ces dernières *Cochenilles* sont d'un gris cendré; on les nomme *jaspeada*. Enfin, on les fait encore mourir par torréfaction, sur une plaque de fer chaud. Ces dernières deviennent noires; c'est la variété *negra*.

Suivant Réaumur, 65000 *Cochenilles* pèsent une livre. D'après M. Fée, il en faut seulement 42 à 45000 par demi-kilogramme.

Dans le commerce, on distingue trois sortes de *Cochenilles* : 1° la *mestèque* (*fine* ou *jaspée*), de couleur rougeâtre, avec une poussière glauque ou blanchâtre plus ou moins abondante, qui la rend *grisâtre* ou *blanchâtre*; 2° la *noire*, qui est plus grosse et de couleur brune plus ou moins noirâtre; 3° la *sylvestre* (1), qui est, au contraire, plus petite et de couleur rougeâtre terne. Celle-ci a été recueillie sur des nopals abandonnés à eux-mêmes; c'est la moins estimée.

Pour donner aux *Cochenilles* l'aspect farineux qui caractérise la première qualité, on se sert quelquefois de la poudre de talc ou de céruse. C'est ainsi qu'avec la variété *noire* on fait la variété *mestèque*.

Usages. — La *Cochenille* a été conseillée contre la coqueluche et dans les dysuries. On s'en est servi aussi à l'état de potion pour combattre les toux rebelles succédant à la rougeole.

Avec la *Cochenille* on compose le carmin et la laque carminée.

La matière colorante de la *Cochenille* (*carmine*) est d'un rouge pourpre cristallisable. Elle fond vers + 50°. Elle est insoluble dans l'éther, mais très soluble dans l'alcool et dans l'eau. Les alcalis la font passer au cramoisi et les acides au rouge vif. La *Cochenille* conserve ses propriétés colorantes sans altération pendant cent ans (Hellot).

En 1736, on a importé en Europe 700000 livres de *Cochenille*, d'une valeur de 15 millions. Aujourd'hui, d'après le *Tableau général du commerce de France*, notre pays seul en reçoit environ 200000 kilogrammes, d'une valeur d'environ 3 millions.

2° AUTRES ESPÈCES. — Je dirai quelques mots de trois autres espèces de *Cochenilles* anciennement employées en médecine, mais dont on ne se sert presque plus, ce sont : 1° le *Kermès*, 2° la *Cochenille de Pologne*, 3° celle de la *laque*.

1° Le *Kermès*, ou *Cochenille du chêne* (2), se trouve sur une petite espèce de chêne particulière au Midi, le *Quercus coccifera* (fig. 10).

_____

(1) Lamarck fait de la *Cochenille sylvestre* une espèce particulière qu'il nomme *Coccus tomentosus*.

(2) *Coccus Ilicis* Linn. (*Kermes Ilicis* Guér.); vulgairement, dans le commerce et dans les pharmacies, *kermès animal*, *kermès végétal*, *kermès du chêne*, *graine d'écarlate*.

On le recevait ordinairement de Montpellier, de la Provence et de l'Espagne.

Cette *Cochenille* est plus grande que celle du nopal. La femelle atteint le volume d'un gros pois. Elle ne présente aucune trace d'anneaux ; elle est globuleuse, légèrement friable, d'abord d'un rouge luisant, plus tard de couleur noire violette et couverte d'une poussière blanchâtre. Elle s'entoure de filaments légers qui lui forment une sorte de coque. Chaque femelle pond de 1800 à 2000 œufs.

Emeric et Garidel ont bien étudié cet insecte.

L'analyse du *kermès* a donné une matière rouge analogue à la carmine et de la coccine (principe animal particulier), une matière grasse jaune, des phosphates et des chlorhydrates (Lassaigne).

Fig. 10. — *Kermès.*

2° La *Cochenille de Pologne* (1) se rencontre en Pologne et en Russie, plus rarement en France, attachée aux racines de la gnavelle vivace (2), petite plante de la famille des paronychiées. On l'a observée aussi sur les potentilles rampante (3) et blanche (4), et sur certaines renouées.

Le mâle présente de 13 à 14 articles aux antennes. Il a un paquet de soies nombreuses à l'extrémité de l'abdomen. La femelle est ovoïde et rougeâtre ; ses pattes antérieures, insérées près des antennes, sont fortes et courtes.

Frisch et Breynius ont fait connaître cette *Cochenille* avec détail. Seger et Bernitz ont donné, dans les *Éphémérides des curieux de la nature*, deux dissertations intéressantes sur le même insecte. On récolte cette *Cochenille* dans l'Ukraine, vers la fin du mois de juin, lorsque les femelles sont *mûres*. Leur abdomen est alors gonflé et rempli d'un suc pourpre et sanguin. On arrache les plantes qu'elles

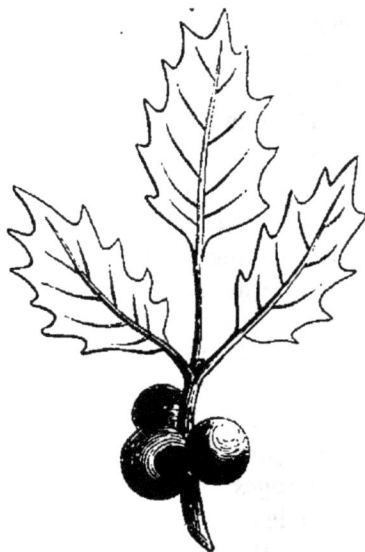

(1) *Coccus Polonicus* Linn. (*Porphyrophora Polonica* Brandt), vulgairement *sang de Saint-Jean*. On en trouve une autre espèce en Arménie, P. *Hamelii* Brandt (P. *Armeniaca* Burm.), qui donne aussi à l'industrie une couleur écarlate.
(2) *Scleranthus perennis* Linn.
(3) *Potentilla reptans* Linn.
(4) *Potentilla alba* Linn.

habitent avec un instrument de fer à manche de bois, semblable à une truelle ovalaire dont les côtés seraient relevés. On débarrasse les *Cochenilles* de la terre qui les salit, à l'aide d'un crible. On les arrose avec du vinaigre ou seulement avec de l'eau froide, et on les fait sécher dans un lieu chaud ou au soleil, mais lentement et avec beaucoup de précaution. Une dessiccation trop rapide altère leur couleur (Bernitz).

3° La *Cochenille laque* (1) vit dans les Indes sur plusieurs arbres, et entre autres sur le figuier des Indes (2), sur celui des pagodes (3), sur le jujubier cotonneux (4), sur la butée touffue (5) et sur le croton porte-laque (6)...

L'insecte producteur de la laque a le corps oblong, aplati en dessous, convexe en dessus, aminci vers l'extrémité postérieure et muni d'un rebord épais autour du thorax et de l'abdomen; ses antennes sont filiformes et bifurquées; ses yeux sont placés vers la partie inférieure de la tête; son bec est couché sous le thorax; ses anneaux abdominaux sont peu marqués; il en a 14, suivant Kerr, et 12 seulement, suivant Roxburgh; son corps est terminé par deux soies divergentes (7) (Kerr, Swagermann). Le mâle a deux ailes grandes et membraneuses.

Ces insectes s'établissent sur les rameaux et sur les jeunes branches moins grosses que le doigt.

On a cru que la *Cochenille de la laque* perçait l'écorce des arbres qu'elle habite pour déposer ses œufs, et qu'il suintait de la blessure produite une matière résineuse qui se condensait à sa surface. Il est démontré que les femelles de cette espèce se conduisent exactement comme celles des autres *Cochenilles;* elles se fixent aussi au moment de la ponte et meurent sur leurs œufs. Mais comme elles sont en grand nombre, elles se serrent, formant des lignes à peu près droites. On a dit que la matière résineuse pompée par l'insecte transsudait à travers les pores autour de lui (Latreille). Il paraît bien plus probable que la seule piqûre de l'écorce, au moment de la fixation, facilite suffisamment la sortie de la résine (8), dans

---

(1) *Coccus Lacca* Kerr.
(2) *Ficus Indica* Lamk.
(3) *Ficus religiosa* Linn.
(4) *Zizyphus Jujuba* Lamk. (*Rhamnus Jujuba* Linn.).
(5) *Butea frondosa* Roxb.
(6) *Croton lacciferum* Linn.
(7) *Cauda bisela* (Fabr.).
(8) On prétend que le croton porte-laque distille de lui-même une laque très belle, qui paraît comme une petite perle ou comme un bourgeon à l'aisselle des rameaux et à la naissance des feuilles (Lamarck).

laquelle l'animal est enveloppé et à laquelle il communique sa couleur rouge.

Quand on examine un rameau couvert de laque, on voit sur son écorce une croûte rugueuse, inégale, percée d'une quantité de petits trous, lesquels communiquent avec des cellules placées au-dessous, à environ 2 millimètres. Ces cellules sont ovoïdes, terminées en pointe fine du côté du bois, et en pointe mousse du côté extérieur; elles ont environ 4 millimètres de grand diamètre; elles sont comme moulées sur une coque très mince (*utricule*, Virey). En dedans, on découvre, au milieu d'un fluide rouge, un duvet cotonneux blanc ou rose, des globules d'un rouge brun foncé et de petits corps oblongs de même couleur. La coque est l'abdomen de la mère, les globules sont les œufs, et les corps oblongs de jeunes larves.

C'est la réunion de tous ces cadavres femelles fécondés, unis ensemble par la transsudation résineuse dont il vient d'être question, qui constitue la matière désignée sous les noms de *laque*, de *résine-laque* ou de *gomme-laque*.

On trouve dans le commerce quatre sortes de laques : 1° La *laque en bâtons*, qui est encore attachée à l'extrémité des branches, où elle forme une croûte irrégulière plus ou moins épaisse, d'un rouge opaque et sale, plus ou moins foncé. 2° La *laque en grains :* c'est celle qu'on a détachée des branches et brisée; elle est ordinairement en petits fragments, et offre une couleur moins foncée que la précédente. 3° La *laque en plaques* ou en *écailles :* c'est celle qui a été fondue dans l'eau bouillante et coulée sur des pierres lisses et polies. Ces plaques ressemblent à du verre d'antimoine ; mais elles varient beaucoup pour la teinte, suivant qu'elles ont été plus ou moins privées du principe colorant. Ainsi, on distingue une variété *brune*, une *rouge* et une *blonde*. 4° La *laque en fils*, préparation faite en Angleterre, qui ressemble à des fils rougeâtres et demi-transparents, rapprochés, pressés et comme feutrés.

CHAPITRE II.

DES ANIMAUX EMPLOYÉS EN PARTIE.

Ces animaux sont ceux qui fournissent à la thérapeutique certaines parties, soit calcaires, soit cornées. On doit citer principalement : 1° les *Pachydermes*, 2° les *Sèches*, 3° les *Huîtres*, 4° les *Coraux*, 5° les *Éponges*.

§ I. — Des Pachydermes.

Au nombre de ces animaux se trouvent les *Éléphants* (*Elephas*), ou mammifères à trompe, dont les défenses sont formées d'une matière osseuse connue sous le nom d'*ivoire*.

Il existe deux *Éléphants* : celui des *Indes* (1), à tête oblongue, à front concave et à oreilles petites, et celui d'*Afrique* (2), à tête ronde, à front convexe et à oreilles grandes recouvrant toute l'épaule. Ces deux animaux portent des défenses implantées dans l'os incisif supérieur. Ce sont deux énormes dents pointues, arquées et creuses jusqu'à la moitié de la longueur. Celles de l'*Éléphant d'Afrique* (fig. 11) sont beaucoup plus développées que celles de l'*Éléphant des Indes*.

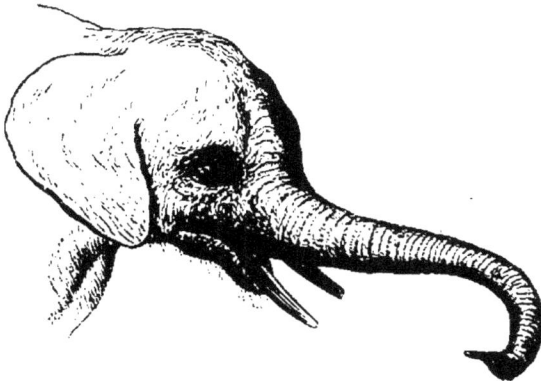

Fig. 11. — *Éléphant d'Afrique.*

L'*ivoire* de l'une et de l'autre présente sur sa coupe transversale des stries allant en arc de cercle du centre vers la circonférence, pour former des losanges (3).

L'*ivoire* calciné à blanc était regardé comme absorbant, astringent et anthelmintique ; quelques thérapeutistes le désignaient alors sous le nom de *spode* (*spodium*) ; d'autres l'appelaient *caput mortuum*. Les diverses préparations pharmaceutiques dans lesquelles on le faisait entrer sont tombées en désuétude.

Le produit velouté et d'un beau noir qu'on obtient par la calcination en vase clos, est connu en peinture sous le nom de *noir d'ivoire*.

On se sert des défenses d'*Éléphant* pour fabriquer des dents artificielles. On en fait encore des tetines, des pessaires et divers instruments de chirurgie.

On emploie également dans la fabrication des dents artificielles les dents des *Hippopotames* (4) et des *Sangliers* (5).

(1) *Elephas Indicus* Cuv. Plusieurs naturalistes distinguent deux espèces, l'*Elephas Asiaticus* et l'*Elephas Sumatranus*.

(2) *Elephas Africanus* Cuv. Quelques auteurs en font le genre *Loxodon*.

(3) *Dentes laniarii superiores sursum exserti* (ebur) *fibris crispis* (Linn.).

(4) *Hippopotamus amphibius* Linn.

(5) *Sus Scropha* Linn.

§ II. — Des Sèches.

Les *Sèches* sont des Mollusques céphalopodes décapodes qui constituent le genre *Sepia* établi par Linné et reformé par Lamarck. Ce genre a pour caractères : Un corps charnu, déprimé, contenu dans un manteau en forme de sac obtus postérieurement, et bordé de chaque côté d'une aile ou nageoire étroite longitudinale. La bouche est terminale et entourée de 10 bras garnis de ventouses, dont deux plus longs et pédonculés.

L'espèce ordinaire a reçu le nom de *Sèche commune* (1). Elle est assez abondante sur les côtes de l'Océan et de la Méditerranée.

La *Sèche commune* présente jusqu'à 50 centimètres de longueur. Son corps est ovoïde, large des deux côtés, marqué à sa face supérieure de petits points pourpres ou roussâtres et de lignes onduleuses, blanchâtres, sur un fond grisâtre et plombé. L'ouverture du manteau paraît légèrement trilobée; ses deux nageoires sont réunies en arrière. L'orifice buccal est circulaire, membraneux et plus ou moins frangé. On y observe deux mâchoires dures, cornées, qui s'emboîtent l'une dans l'autre et ressemblent à celles d'un bec de perroquet (Rondelet). Les yeux sont très gros. Les bras pédonculés paraissent presque aussi longs que le corps; ils portent dans leur partie dilatée, c'est-à-dire vers le sommet, de nombreuses petites ventouses pédicellées. Les autres bras sont garnis, à leur face interne, de plusieurs rangées de verrues concaves.

Les *Sèches* dévorent les crabes, les squilles, les mollusques; elles brisent leur carapace ou leur coquille avec le bec, et achèvent de les broyer dans leur estomac musculeux comme un gésier.

Dans le ventre, près du cæcum, se trouve une vessie qui renferme une liqueur noirâtre, connue sous le nom d'*encre de Sèche*. Cette vessie communique par un petit canal avec l'anus. Lorsque la *Sèche* est poursuivie ou menacée par quelque ennemi, elle lâche une certaine quantité de liqueur noire, laquelle se répand dans l'eau et la trouble. L'animal profite de l'obscurité (2) qu'il a produite pour se dérober au danger. Avec cette liqueur noirâtre, on prépare une couleur désignée sous le nom de *Sepia de Rome*, employée dans la peinture à l'aquarelle (3). On a prétendu que les Chinois composaient leur encre de Chine avec la liqueur noire de quelque espèce de céphalopode voisine de la *Sèche*. Il paraît presque certain que cette encre est préparée surtout avec du noir de fumée.

(1) *Sepia officinalis* Linn.
(2) *Atramentum quo se occultat* (Linn.).
(3) *Eo litteræ pinguntur* (Linn.).

Les *Sèches* sont unisexuées et ovipares. Leurs œufs sont mous, d'un brun noirâtre et réunis en grappes rameuses (*raisins de mer*).

Les *Sèches* renferment dans leur région dorsale un corps solide, désigné sous les noms d'*os de Sèche*, de *coquille de Sèche*, de *biscuit de mer* (1). Blainville a proposé celui de *sépiostaire*. Ce corps est grand, elliptique, allongé, un peu plus large en arrière qu'en avant, déprimé, très poreux et très léger. Sa face supérieure est convexe et grenue; sa face inférieure un peu bombée, mais à bords tranchants, saillant au delà de sa convexité. Cette espèce de coquille se termine postérieurement par un bord cornéo-calcaire, évasé, aliforme, très mince, qui se relève en s'évasant et produit une cavité large et peu profonde. Tout à fait à l'extrémité, on voit une partie plus solide, en forme de crochet conique ou d'apophyse, tantôt droite, tantôt courbée. La masse du *sépiostaire* est composée de feuillets fibreux ou lames spongieuses, qui se recouvrent, de manière que la dernière ou la plus nouvelle cache la plus grande partie de toutes les autres. En s'accroissant et s'avançant ainsi, ces couches laissent leur bord postérieur à découvert. Elles sont composées en très grande partie de carbonate de chaux.

On employait anciennement l'*os de sèche* comme absorbant. Il entrait aussi dans la préparation de certaines poudres dentifrices.

§ III. — Des Limaçons.

Les *Limaçons* (ou *Hélices*) sont des Mollusques gastéropodes ou céphalés du genre *Helix*. Ils appartiennent à l'ordre des Pulmonés et à la famille des Colimacés.

Ces animaux ont pour caractères : 1° Un corps allongé; un collier épais, sensiblement bilobé inférieurement; quatre tentacules cylindracés; une mâchoire supérieure plus ou moins arquée, à côtes antérieures et à denticules ou crénelures marginales; un pied ovale allongé; un orifice respiratoire à la partie droite et supérieure du collier; un orifice génital à droite, vers le sommet du cou, derrière le grand tentacule. 2° Une coquille dextre, globuleuse ou subdéprimée, à spire généralement courte et à dernier tour le plus souvent grand; un ombilic plus ou moins ouvert ou fermé; une columelle droite ou spirale; une ouverture ordinairement moyenne, oblique, semi-lunaire, presque toujours échancrée par l'avant-dernier tour; un péristome épaissi, bordé ou réfléchi, ordinairement interrompu.

Les *Limaçons* se tiennent dans les haies, sur les plantes sèches, les troncs d'arbres, dans des trous de muraille, contre les rochers.

(1) *Os officinale,* Linn.

Ils se nourrissent principalement de substances végétales. Leur appareil génital est androgyne ; on y observe une poche copulatrice, un dard enfermé dans une bourse, des vésicules multifides ou vermiformes, et un flagellum plus ou moins développé. Au moment de la copulation, il sort de chaque verge un long spermatophore qui pénètre dans l'organe femelle de l'autre individu. Ces animaux sont ovipares et déposent leurs œufs dans la terre humide.

A diverses époques, on a vanté l'usage des *Limaçons* en médecine· Vers le commencement de ce siècle, le docteur Chrestien (de Montpellier) a cherché à les remettre en honneur. Il les conseillait surtout en bouillon, ou bien crus, dépouillés de leur coquille. D'autres médecins ont recommandé de les saupoudrer avec du sucre, ce qui leur fait rendre une grande quantité de bave visqueuse qu'on administre aux malades.

L'espèce la plus connue est l'*Hélice vigneronne* (1). Cette espèce (fig. 12) présente une coquille haute de 45 millimètres, globuleuse,

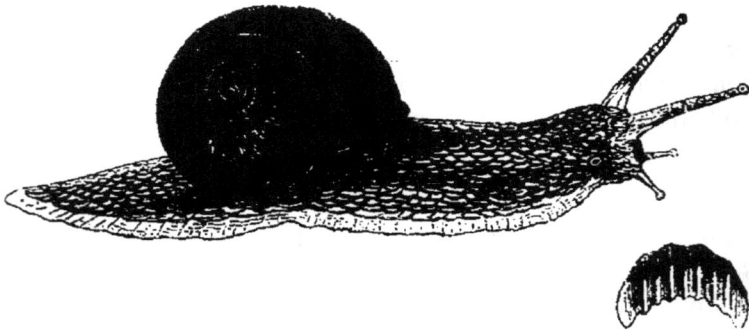

Fig. 12. — *Hélice vigneronne* (*).

ventrue, obliquement bombée en dessous, à stries longitudinales, fines et inégales, assez épaisse, très solide, glabre, à peine luisante, opaque, roussâtre ou jaunâtre sale, avec trois ou quatre bandes fauves peu distinctes. Elle offre une spire composée de cinq à six tours très convexes, croissant rapidement, le dernier grand, non caréné; une suture profonde, un sommet très élevé, un ombilic oblique; une ouverture peu échancrée par l'avant-dernier tour, pourvue d'un rebord évasé, épaissi, et d'un blanc roussâtre intérieurement. Pendant l'hiver, cette ouverture est fermée par une

_____

(1) *Helix Pomatia* Linn.

(*) Animal dans l'extension, et sa mâchoire isolée.

petite porte (*épiphragme*) convexe, épaisse, crétacée (1), d'un gris blanchâtre.

Ce mollusque vit dans les jardins, les vignes, les bois.

L'*Hélice vigneronne* formait anciennement la base d'un certain nombre de préparations pharmaceutiques. On composait avec ces animaux un bouillon, un mucilage, un sirop, une gelée, une pommade. Ces préparations sont loin d'être abandonnées. On conseillait aussi ces *Limaçons* dans les dartres ; on les laissait ramper et baver, ou bien on les écrasait dessus (Adanson). Le docteur Gœlis (de Vienne) a vanté leur coquille pulvérisée contre l'épilepsie et contre les fièvres intermittentes (1815).

M. Oscar Figuier (de Montpellier) prépare une *pâte d'escargots* qui jouit d'une certaine réputation. Les espèces qui servent à la fabrication de cette pâte sont les *Hélices chagrinée* (2) et *vermiculée* (3). On pourrait employer aussi l'*Hélice vigneronne*, dont il vient d'être question, et même l'*Hélice némorale* (4) ; mais ces espèces, si communes dans la France tempérée et dans le nord, ne se rencontrent pas dans le midi.

D'après M. Soubeiran, cent *Hélices vigneronnes*, qui pèsent 2 kilogrammes, fournissent, quand elles ont été privées de leur coquille et de leur tortillon, à peu près 600 grammes de chair musculaire ; cent *Hélices némorales* de moyenne grosseur ne donnent que 320 grammes de produit.

Il y a dans les *Limaçons* un principe mucilagineux mal connu, qui semble se rapprocher de la gélatine et du mucus. M. Oscar Figuier pense que les propriétés de ces mollusques sont dues en partie à une huile odorante *sulfurée* qu'il a extraite par l'éther, et qu'il désigne sous le nom d'*hélicine*. Il recommande de conserver, autant que possible, ce principe sans altération dans les préparations pharmaceutiques. D'après une analyse récente de M. Gobley, l'*hélicine* ne peut pas être considérée comme un principe immédiat ; elle ne contient pas de soufre ; elle est formée, comme le sang veineux de l'homme, d'oléine, de margarine, de cholestérine, de lécithine et de cérébrine (5).

Dans un travail présenté il y a quelques mois à l'Académie de médecine, M. Eugène Fournier a étudié les proportions de mucilage, d'iode, de soufre et de phosphore que contiennent les *Limaçons*. Il

(1) *Cochlea terrestris gypso obserata* (Aldrov.).
(2) *Helix aspersa* Müll.
(3) *Helix vermiculata* Müll.
(4) *Helix nemoralis* Linn.
(5) Le docteur Lamare a recommandé tout récemment l'*hélicine* dans la phthisie.

fait voir que ces proportions varient suivant les milieux habités par ces animaux et suivant leur alimentation. Il pense qu'on pourrait augmenter artificiellement les principes offerts par leur parenchyme, et même leur faire assimiler d'autres principes, par exemple des doses d'opium, de belladone, de digitale, d'arsenic... On sait que les mollusques peuvent manger sans inconvénient diverses substances qui exercent une action plus ou moins prononcée sur nos organes.

M. Chatin considère la *Limnée stagnale* (1) de nos étangs et de nos marais comme un succédané des *Limaçons*, pour les sirops et les saccharolés solides. Ce mollusque présente, il est vrai, un peu moins de mucilage, mais à poids égal il contient quatre fois plus d'iode.

Les Anglais recueillent, à l'île du Prince, une grande espèce d'*Agathine* (2), qu'ils envoient en Europe comme remède contre la phthisie pulmonaire.

§ IV. — Des Huîtres.

Les *Huîtres* sont des Mollusques acéphales et conchifères de la tribu des Monomyaires; elles appartiennent au genre *Ostrea*, qui peut être regardé comme le type de la famille des Ostracés.

Ce genre présente un animal ovale-oblong, aplati, souvent irrégulier, revêtu d'un manteau fort épais et frangé sur les bords. La bouche est médiocre et garnie de palpes allongés et lancéolés. Il n'y a point de pied. Les branchies sont grandes, courbées, presque égales, les externes plus courtes que les internes.

La coquille est adhérente, bivalve, irrégulière, écailleuse, rude, généralement épaissie, à sommets écartés, très inégaux avec l'âge, à valve supérieure courte et plane, se déplaçant pendant la vie, et à valve inférieure plus grande et concave. La charnière n'a pas de dents. Le ligament paraît demi-intérieur; il s'insère de chaque côté dans une fossette oblongue.

Les *Huîtres* aiment à vivre sur les côtes, à une faible profondeur et dans une mer peu agitée. Elles se développent quelquefois en masses considérables; c'est ce que l'on appelle *bancs d'huîtres*. Il est de ces bancs qui ont plusieurs kilomètres d'étendue et qui semblent inépuisables. On en découvrit un, en 1849, dans une des îles de la Zélande, qui alimenta les Pays-Bas pendant un an, en si grande abondance, que le prix de ces mollusques était tombé à un franc le cent; mais comme ce banc était placé presque au niveau

---

(1) *Limnæa stagnalis* Lamk. (*Helix stagnalis* Linn.).
(2) *Achatina bicarinata* Lamk. (*Bulimus bicarinatus* Brug.).

de la basse mer, l'hiver étant rigoureux, il fut entièrement détruit (Deshayes).

Les *Huîtres* sont peut-être, de tous les coquillages, ceux dont les facultés paraissent les plus bornées. Immobiles sur le roc ou sur les corps marins auxquels elles adhèrent, elles n'ont d'autre nourriture que celle que les flots leur apportent, et ne donnent d'autre signe de vie que leur faculté d'entr'ouvrir et de fermer leurs battants. Cependant il paraît que, dans certaines circonstances, il ne leur est pas impossible de se déplacer.

Ces animaux sont androgynes, mais les organes mâles et femelles ne fonctionnent pas en même temps. La liqueur séminale apparaît avant les ovules.

Les *Huîtres* naissantes sont logées dans le manteau de leur mère ; elles en sortent et nagent autour de celle-ci à l'aide de leurs cils vibratiles, et se réfugient, au moindre danger, entre les valves maternelles.

Les deux *valves* des *Huîtres* (*Ostreorum conchæ*) sont composées, comme toutes les coquilles, de carbonate et d'un peu de phosphate de chaux; on les a vantées anciennement comme un médicament absorbant des plus puissants, comme antiacides et même comme lithontriptiques. On les calcinait et les réduisait en poudre très fine. Aujourd'hui on les remplace par le sous-carbonate de chaux ou de magnésie. Cependant on les fait encore entrer dans la préparation de certaines poudres dentifrices.

Mais si les valves de ces mollusques sont à peu près délaissées comme remèdes, l'animal est, au contraire, très recherché comme aliment; aussi les *Huîtres* sont-elles devenues, depuis quelques années, une branche d'industrie et de commerce assez importante. Je reviendrai sur ces mollusques quand je traiterai de la chair des animaux.

§ V. — Des Coraux.

Le *Corail rouge* (1) est une production marine, remarquable par sa dureté, par son poli, par le brillant dont elle est susceptible et par sa belle couleur rouge.

Le *Corail* se trouve dans le fond de la mer, attaché aux rochers. On le rencontre dans différentes parties de la Méditerranée et de la mer Rouge; il existe à diverses profondeurs; il n'est jamais au-dessus de 3 mètres, ni au-dessous de 300.

On a regardé pendant longtemps le *Corail* comme une plante

_____

(1) *Corallium nobile* (*Gorgonia nobilis* Ellis, *Isis nobilis* Linn., *Corallium rubrum* Lamk.).

marine ; on le considère aujourd'hui comme une réunion d'animalcules ou polypes vivant en société. Observé dans la mer, le *Corail* ressemble à un petit arbrisseau sans rameaux et sans feuilles.

Les parties centrales du *Corail* égalent le marbre en dureté ; leur surface est plus ou moins striée, parallèlement et inégalement. Ces axes sont recouverts d'une écorce molle, comme réticulée, formée de petites membranes et de filaments déliés. Elle offre des espèces de glandes remplies d'un suc laiteux, qui semblent la lier à la partie calcaire, et des tubercules épars, clair-semés, à base large, présentant au sommet une ouverture divisée en huit parties.

C'est dans l'intérieur de ces dernières cavités que sont logés les polypes. Qu'on se représente des animalcules composés d'une partie en forme de sac, enfermée dans la loge calcaire, et d'une partie extérieure libre, cylindrique, terminée par une bouche entourée de huit tentacules, qui rayonnent comme les pétales d'une corolle ; ces appendices sont larges, aplatis, subulés, garnis latéralement d'une rangée de petites saillies assez grosses, courtes, semblables à des cœcums.

Le *Corail* des côtes de France, mieux choisi peut-être que celui des autres pays, passe pour avoir la couleur la plus vive et la plus éclatante. Celui d'Italie rivalise en beauté avec le nôtre ; celui de Barbarie est le plus gros et le moins brillant. Dans le commerce, on distingue cinq variétés de *Corail* auxquelles on a donné des noms assez bizarres : 1° l'*écume de sang*, 2° la *fleur de sang*, 3° le *premier sang*, 4° le *second sang*, 5° le *troisième sang*.

D'après Vogel, le *Corail* est composé d'environ les quatre cinquièmes de son poids de carbonate calcaire ; on y découvre encore de la magnésie et de l'oxyde de fer.

Anciennement le *Corail* était considéré comme une des ressources de la thérapeutique ; il passait pour tonique et pour absorbant. Desbois de Rochefort prétend qu'il est tonique, parce que sa couleur est due à un *principe martial*, c'est-à-dire à un sel de fer ; mais nous avons tant de manières plus ou moins efficaces d'administrer ce dernier métal, que les vertus prétendues toniques du *Corail* ou de sa couleur devaient être rapidement oubliées. D'ailleurs, il est démontré aujourd'hui que la coloration dont il s'agit n'est pas due au fer qui s'y trouve, mais à une matière rouge, azotée, semblable à celle qui orne les coquilles, caractérisée par sa décoloration complète sous l'influence des acides les plus faibles (Fremy). Quant à sa vertu absorbante, il est si facile de trouver des corps qui en offrent une mieux caractérisée, que l'emploi du *Corail*, à ce second point de vue, ne pouvait pas durer longtemps.

Les anciens médecins conseillaient le *Corail* en poudre, en bol, en électuaire, en potion, en teinture; on composait aussi un magistère de *Corail* assez renommé. Lémery le croyait propre à *réjouir le cœur.*

Aujourd'hui on se sert seulement du *Corail* pour nettoyer les dents. Il agit d'une manière mécanique. Il opère très peu comme absorbant, et encore moins comme martial.

Autres espèces. — On recommandait aussi, dans l'ancienne matière médicale, le *Corail noir* (1), et le *Corail blanc,* qui est un mélange d'*Oculines* et de *Caryophyllées.* La principale espèce parmi ces dernières était l'*Oculine vierge* (2).

On attribuait à ces *Coraux* les mêmes vertus qu'au *Corail rouge.*

Le *Corail noir* se fait distinguer du rouge par la nature cornée de ses axes, par leur flexibilité et par la faiblesse de ses stries.

Le *Corail blanc* en diffère encore plus; ses axes sont pierreux, il est vrai, mais ses polypes sont logés dans des étoiles lamelleuses, et non dans des cellules corticales.

§ VI. — Des Éponges.

Les *Éponges* sont des agrégats d'animaux de la classe des Polypiers.

L'espèce la plus connue est l'*Éponge usuelle* (3); elle habite dans la mer, comme les coraux; elle est très commune dans la Méditerranée, particulièrement autour des îles de l'Archipel grec. On la trouve attachée aux rochers, dans les lieux les moins exposés aux vagues et aux courants.

L'*Éponge usuelle* se présente comme une masse de tissu résistant, léger, élastique, lacuneux (*foraminulatus*), de forme très variée et d'un brun rouge. Ce tissu est composé de fibres fines, flexibles, entrelacées, offrant un grand nombre de pores (*oscules,* Lamk.) et de conduits irréguliers communiquant les uns avec les autres. On découvre, dans ce tissu, des corps siliceux ou calcaires, grêles, simples ou tricuspides (*acicules, spicules*).

L'*Éponge usuelle,* dans l'état vivant, est recouverte d'une couche muqueuse, d'une sorte de gélatine qu'on regarde comme animée. Les opinions les plus diverses ont été émises sur la nature des *Éponges.* Parmi les anciens, les uns les regardaient comme des plantes, d'autres comme des êtres mixtes, c'est-à-dire comme des

---

(1) *Gorgonia Antipathes* Linn.

(2) *Oculina virginea* Lamk. (*Madrepora virginea* Linn.).

(3) *Spongia usitatissima* Lamk.; vulgairement *Spongia officinarum, champignon marin, fongus marin, nid marin, éponge fine douce de Syrie.*

végétaux servant d'habitation à des polypes. Dioscoride, Pline et leurs commentateurs ont distingué les *Éponges* en mâles et femelles. Rondelet, les deux Bauhin, Ray, Tournefort, Vaillant, Marsigli..., les ont placées dans le règne végétal; Nieremberg, Peyssonel, Tremblay, Ellis, Lamouroux..., ont soutenu leur animalité. Cette dernière manière de voir est aujourd'hui généralement admise. Cinq hypothèses principales ont été présentées sur la nature de leur animalité : 1° La partie fibreuse et la couche mucoso-gélatineuse constituent un animal unique. 2° La substance mucoso-gélatineuse seulement forme ce dernier. 3° L'éponge est un être collectif, un agrégat des polypes, vivant dans la substance mucoso-gélatineuse enveloppante. 4° Ces polypes existent seulement dans les vacuoles de la masse fibreuse. 5° Ils se trouvent à la fois, et dans la couche mucoso-gélatineuse, et dans la masse fibreuse enveloppée. La quatrième hypothèse est la seule vraie.

Les animalcules de l'*Éponge* sont des espèces de tubes membraneux susceptibles de s'étendre et de se rétracter. On les a comparés à des polypes sans tentacules et réduits à leur plus simple expression.

Les *Éponges* ont des œufs graniformes, jaunâtres ou blanchâtres, qui produisent des embryons non ciliés, dans l'intérieur desquels s'organisent des cellules contractiles, puis des spicules, et qui se couvrent enfin de cils vibratiles (Lieberkühn, Bowerbank). Ces embryons se réunissent plusieurs ensemble pour constituer une colonie, dans laquelle, il faut le dire, leur individualité paraît assez confuse.

L'*Éponge* est composée d'une matière animale qu'on a comparée à l'albumine et au mucus (*fibroïne*, Mulder). Elle est soluble dans les acides sulfurique, chlorhydrique et azotique, ainsi que dans la potasse. Ces dissolutions sont précipitées par la noix de galle. Outre le carbone, l'hydrogène, l'oxygène et l'azote, elle contient de l'iode, du soufre et du phosphore. Elle renferme aussi du brome, du carbonate et du phosphate de chaux, du sel marin, des traces de silice, de magnésie et d'alumine.

Autrefois on calcinait fortement les *Éponges*, ou bien on les torréfiait, puis on les réduisait en poudre; on s'en servait contre les goîtres et contre les scrofules (Arnaud de Villeneuve). Ses propriétés étaient dues certainement à la présence de l'iode.

On emploie les *Éponges*, en chirurgie, pour dilater certaines plaies ou certaines cavités naturelles. On les sèche, on les comprime, et on les maintient serrées à l'aide de la cire jaune fondue (*éponges à la cire*), ou en les entortillant avec une ficelle (*éponges à la ficelle*).

Peyrilhe résume en quelques mots les propriétés des *Éponges* : « *Naturelles*, elles sont pompantes ; *brûlées*, fondantes, et *préparées*, dilatantes. »

Tout le monde connaît l'emploi des *éponges* dans la toilette ; c'est peut-être leur principale utilité.

AUTRES ESPÈCES. — On a distingué aussi l'*Éponge commune* ou *Éponge brune de Marseille* (1), l'*Éponge des Indes occidentales*, l'*Éponge de Salonique*, l'*Éponge géline de Barbarie*, l'*Éponge blonde de l'Archipel* ou *de Venise*, l'*Éponge blonde de Syrie*, l'*Éponge fine dure* ou *grecque*, l'*Éponge fine douce de l'Archipel*. Toutes ces espèces ou variétés sont plus ou moins répandues (2).

CHAPITRE III.

DES PRODUITS ANIMAUX.

Les produits animaux qui méritent encore quelque attention sont : 1° le *blanc de baleine*, 2° la *bile*, 3° les *yeux d'écrevisse*, 4° les *toiles d'araignée*.

§ I. — Du blanc de baleine.

Le *blanc de baleine* (*sperma ceti*) est une substance qu'on retire de diverses espèces de mammifères cétacés, particulièrement du *Cachalot macrocéphale*. Il est fourni aussi par la *Baleine franche*.

1° Le *Cachalot macrocéphale* (3) est un animal énorme (4) qui se rencontre dans presque toutes les mers. Anderson en a mesuré un qui avait à peu près 70 pieds anglais de longueur. Ce mammifère (fig. 13) est d'un noir bleuâtre, plus foncé sur le dos ; il présente une tête renflée, surtout en avant. Sa mâchoire supérieure est sans dents ou n'en offre que de rudimentaires, coniques et cachées sous les gencives. La mâchoire d'en bas est étroite et plus courte d'un mètre environ que celle de dessus ; elle porte de chaque côté de 20 à 30 dents cylindriques, un peu recourbées en arrière. L'évent est unique et non double, comme celui de la plupart des Cétacés. Les

---

(1) *Spongia communis* Lamk.

(2) Dans l'ancienne thérapeutique, on employait aussi les *alcyons* brûlés, auxquels on attribuait les mêmes vertus qu'aux éponges. On se servait surtout de la *Téthie orange* (*Alcyonium Lyncurium* Lamour., *Tethia Lyncurium* Lamk, vulgairement *Bourse de mer, Coing de mer, Orange de mer*).

(3) *Physeter macrocephalus* Linn., vulgairement *grand Cachalot, Cachalot à grosse tête*.

(4) *Longitudo sæpe sexaginta pedum* (Linn.).

yeux sont saillants et placés sur des éminences. La nageoire dorsale est réduite à une saillie calleuse. La queue est bilobée et très mobile.

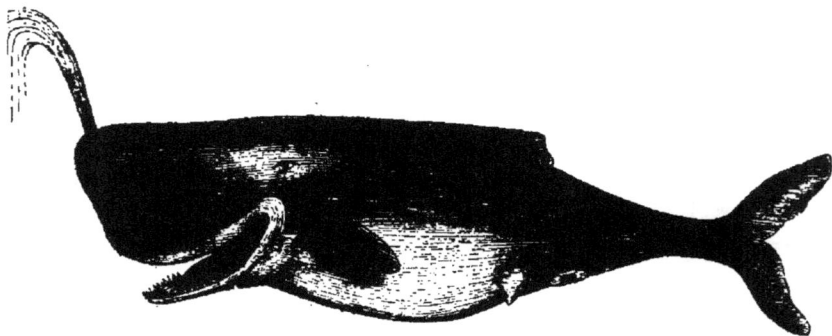

Fig. 13. — *Cachalot*.

Le *Cachalot* nage ordinairement à fleur d'eau, montrant le dos et l'éminence charnue qui entoure l'évent. Ses mouvements ne sont pas rapides.

2° La *Baleine franche* (1). On regarde ce mammifère (fig. 14) comme le plus volumineux des Cétacés, et par conséquent comme le plus grand des animaux connus (2). Cependant sa taille a été singulièrement

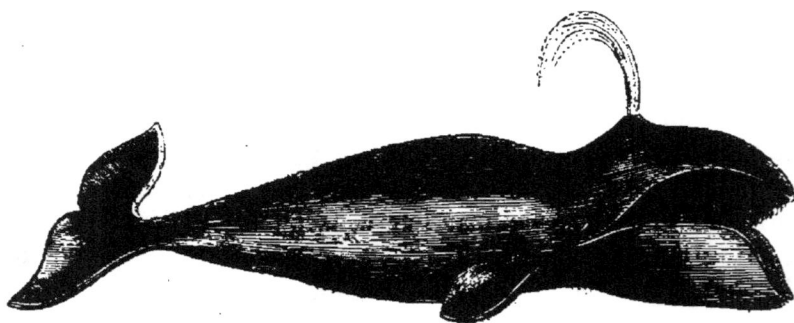

Fig. 14. — *Baleine*.

exagérée par les auteurs. Scoresby, qui a contribué à la prise de 322 individus, n'en a vu aucun dépasser 20 mètres de long, et il n'est pas à sa connaissance qu'on en ait harponné qui excédassent 21 mètres (3).

Les *Baleines* n'ont pas de dents, mais leur mâchoire inférieure en

(1) *Balæna Mysticetus* Linn.
(2) *Maximus omnium animalium* (Linn.).
(3) Linné assure qu'elles atteignent 100 pieds (*sæpe 100 pedum*).

présente des rudiments pendant le jeune âge (Geoffroy Saint-Hilaire). Leur mâchoire supérieure, en forme de carène, offre des deux côtés des lames transverses, minces et serrées, appelées *fanons* (fig. 15). Ces lames sont comme effilées sur les bords. Leur langue est charnue et fort épaisse. L'animal n'a pas de nageoire sur le dos.

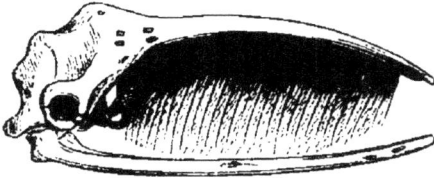

Fig. 15. — *Fanons.*

La *Baleine* habite les régions arctiques. L'espèce de l'océan Atlantique diffère de la *Baleine franche;* c'est la *Baleine australe* (1).

3° *Blanc de baleine.* — Cette matière se trouve dans le tissu cellulaire qui sépare les membranes de l'encéphale des Cétacés dont il vient d'être question. Toute la partie supérieure du crâne consiste en de grandes cavités recouvertes et séparées par des cloisons cartilagineuses. C'est dans ces cavités qu'est renfermé le *blanc de baleine* (2). La cavité qui loge l'encéphale paraît petite relativement au volume de la tête. Camper a trouvé que, sur une tête de 18 pieds de longueur, cette cavité n'avait que 12 pouces de largeur, 9 de longueur et 7 de profondeur.

Le *blanc de baleine* est dissous, pendant la vie de l'animal, dans un liquide huileux; il se solidifie après la mort. On l'obtient pur en l'exprimant dans un sac de laine; on le fait bouillir avec une lessive alcaline qui s'empare de la partie huileuse restante; on le lave et on le fond.

Dans un *Cachalot* des Moluques, long de 19 mètres et demi, M. Quoy a calculé qu'il y avait 24 barils de *blanc de baleine,* contenant chacun 125 kilogrammes. Par conséquent, cet animal en a fourni 3000 kilogrammes.

Le *blanc de baleine* du commerce et des pharmacies est solide, blanc, doux au toucher, fragile; il se rompt par écailles brillantes, d'apparence onctueuse. Il fond à $+ 45°$. L'alcool bouillant en dissout 7 centièmes.

Les chimistes ont regardé pendant longtemps le *blanc de baleine* comme une combinaison conjuguée, saponifiable par l'action de l'alcool, et analogue, jusqu'à un certain point, aux graisses neutres (3). M. Heintz a publié tout récemment un travail important, dans lequel il attribue à cette substance une composition plus compliquée.

(1) *Balæna australis* Klein.
(2) *Sperma ceti c ventriculis cerebri* (Linn.).
(3) Chevreul, Dumas, Péligot, Lawrence, Smith.

M. Chevreul a retiré du *blanc de baleine* un corps particulier auquel il a donné le nom de *cétine*. Ce corps est blanc et composé de lames brillantes, cassantes, insipides, fusibles à + 49° et sans action sur le tournesol. L'alcool bouillant en dissout 2 parties et demie.

Le *blanc de baleine* était usité autrefois dans plusieurs maladies des poumons et des reins. Aujourd'hui on n'en fait presque plus usage, si ce n'est pour la composition de certains cérats ou pommades usitées pour les crevasses du sein et les pustules de la variole; il sert encore à fabriquer le *cold-cream*, pommade anglaise très onctueuse, employée par les dames pour adoucir la peau.

§ II. — De la bile.

La *bile* est une humeur sécrétée par le foie et reçue dans un organe particulier appelé *vésicule du fiel*, d'où elle passe dans le duodénum. Certains mammifères ne possèdent pas de vésicule; alors l'humeur biliaire ne s'arrête pas dans l'organe hépatique, elle se rend immédiatement dans l'intestin.

La bile est liquide, visqueuse, limpide, plus pesante que l'eau, ordinairement colorée en jaune ou en vert, d'une odeur nauséeuse faible, laquelle, par une certaine altération, semble se rapprocher de celle du musc, d'une saveur à la fois amère et sucrée. On peut l'évaporer sans qu'elle se décompose.

La *bile de bœuf* est employée quelquefois sous forme d'extrait. Sa pesanteur spécifique est de 1,026 à + 6°. Quand on la chauffe dans des vaisseaux fermés, elle se trouble, devient écumeuse, s'épaissit et fournit une masse solide connue sous le nom d'*extrait de fiel*. L'eau et l'alcool s'unissent parfaitement avec la bile.

La *bile* renferme environ 7 pour 100 de matières solides; elle tient en suspension du mucus; elle est formée de deux savons azotés, sucrés et amers, le cholate de soude et le taurocholate de soude. Le premier (*biline* de Berzelius) est le plus abondant; il contient un acide organique cristallisable qui ne compte pas le soufre au nombre de ses éléments. Le second est en petite quantité; son acide est incristallisable et sulfuré. On trouve en outre dans la *bile* les acides oléique et margarique, de la cholestérine, de la matière colorante et quelques sels.

Les *biles* de mouton, de chien et de chat diffèrent très peu de celle de bœuf.

§ III. — Des yeux d'écrevisse.

La grande réputation dont jouissaient anciennement les *yeux
d'écrevisse* a bien déchu depuis le commencement de ce siècle.

L'*Écrevisse de rivière* (1) est un Crustacé décapode qui habite
dans un grand nombre de rivières ou de ruisseaux de l'Europe. Elle
se tient sous les pierres, dans les cavités des berges. Elle ne sort
guère que pour chercher sa nourriture qui consiste en cadavres de
quadrupèdes submergés, en poissons, mollusques, larves d'insectes,
vers et matières animales corrompues.

L'*Écrevisse de rivière* est un animal allongé dont la couleur varie,
suivant les localités, du brun verdâtre au brun clair ou au vert noir.
Elle présente une tête confondue avec le corselet, qui est uni. Ils
forment ensemble une carapace demi-cylindrique atténuée en avant
en un rostre pointu, tronquée en arrière et marquée au milieu d'un
sillon transversal. Le rostre paraît denté latéralement et possède
une double dent à la base supérieure. Ses quatre antennes sont
presque sur la même ligne, minces et sétacées, les extérieures très
grandes et portées par un pédoncule formé de trois gros articles,
les intérieures courtes et bifides. Les yeux sont demi-sphériques et
d'un diamètre qui ne dépasse pas celui de leur pédoncule. La
bouche est garnie de six paires de membres atrophiés ; la première
paire porte le nom de *mandibules*, et la dernière celui de *pieds-ma-
choires*. L'abdomen (improprement nommé *queue*) est grand, formé
de six articles et recourbé en dessous. Les pieds thoraciques de la
première paire sont plus forts que les autres, inégaux, chagrinés
et bordés intérieurement par des dentelures très fines ; ils portent
une serre ou pince très robuste, en forme de tenailles, dont le doigt
externe est fixe et l'intérieur plus petit, mobile. Les quatre dernières paires de pieds sont minces et à peu près égales ; la seconde
et la troisième offrent encore de petites pinces ; mais ici ce n'est
plus le doigt intérieur, mais l'extérieur qui est mobile. Les pieds
abdominaux ou *fausses pattes*, au nombre de cinq paires, sont destinés
à la natation. La queue se compose de cinq grandes lames élargies,
arrondies et ciliées, les extérieures divisées en deux pièces distinctes
par une suture transversale.

Les *Écrevisses* muent à la fin du printemps. Ces Crustacés s'accouplent ventre à ventre. Deux mois après, la femelle fait sa ponte.
Ses œufs, au nombre de 20 à 40, sont rassemblés en tas et collés
aux fausses pattes, à l'aide d'un petit pédicule flexible, élargi à la

(1) *Astacus fluviatilis* Gronov. (*Cancer Astacus* Linn.).

base. Ces œufs sont sphériques et d'un rouge brun. Les femelles portent ces espèces de grappes jusqu'à la naissance des petits.

A l'époque de la mue, on trouve dans l'estomac des *Écrevisses* deux corps pierreux, calcaires, logés dans des poches latérales. Ces deux corps sont désignés sous le nom d'*yeux d'écrevisse* (1). Ils disparaissent après la mue. Réaumur a découvert qu'ils servent à la formation et au durcissement de la nouvelle peau. Il paraît, en effet, que les poches stomacales dont il vient d'être question, sécrètent un peu avant la mue les sels calcaires qui sont en excès dans le sang, et produisent ces deux calculs. Plus tard, ces pierres se dissolvent peu à peu, et leurs éléments vont encroûter et solidifier la nouvelle enveloppe.

Les concrétions dont il s'agit (fig. 16) sont des corps arrondis, un peu convexes d'un côté, légèrement aplatis de l'autre, comprimés, minces à la marge, marqués sur une face d'un sillon circulaire. Ces pièces sont dures, lisses, blanches, formées de couches superposées, composées de carbonate calcaire et d'une certaine quantité de mucus. C'est leur forme et leur sillon circulaire qui les ont fait nommer *yeux d'écrevisse*.

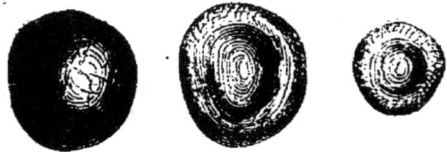

Fig. 16. — *Yeux d'écrevisse.*

Leur diamètre varie de 9 à 18 millimètres, et leur poids de 5 à 15 décigrammes. M. Guibourt fait observer que ces concrétions plongées dans l'eau bouillante prennent une couleur rosée qui est une dégradation de la couleur que revêt le test de l'animal quand on le soumet à la même influence.

Les *pierres d'écrevisse* les plus estimées venaient d'Astrakan. On les prescrivait à titre d'absorbants dans les aigreurs d'estomac. On les réduisait en poudre, on les lavait, on les porphyrisait avec un peu d'eau, puis on les mettait en pâte, et l'on en formait des trochisques qu'on faisait sécher. C'est ce qu'on appelait *yeux d'écrevisse préparés*. On se servait de ces trochisques dans une foule de combinaisons pharmaceutiques aujourd'hui abandonnées.

On a remplacé les *yeux d'écrevisse* par d'autres substances qui produisent les mêmes effets, et même des effets plus sûrs, par exemple par la craie et par la magnésie.

Quelques dentistes font encore entrer les concrétions dont il s'agit dans certaines poudres dentifrices.

(1) *Pierres d'écrevisse, concrementa seu calculi cancrorum.*

§ IV.— Des toiles d'araignée.

Les *Araignées*, ou, pour mieux dire, les *Aranéides*, constituent une tribu nombreuse de la classe des Arachnides. Linné les comprenait toutes dans son genre *Aranea*, et les plaçait parmi les Insectes. Il y en a plus de 200 espèces aux environs de Paris.

Ces animaux ont la tête réunie au corselet, et l'abdomen distinct, porté par un pédicule court. L'abdomen est très développé, surtout chez les femelles; il a une peau molle et flexible. Les *Araignées* possèdent 6 ou 8 yeux lisses, espèces de tubercules hémisphériques qui brillent dans l'obscurité comme ceux des chats. Leurs pattes, au nombre de 8, sont très longues et terminées, chez les mâles par deux ongles dentelés, et chez les femelles par un seul. Les organes générateurs du premier sexe sont placés à droite et à gauche de la bouche, à l'extrémité des palpes (*bras* de quelques auteurs), dans un petit bouton en forme de massue. Ceux de la femelle se trouvent vers le milieu de la partie inférieure de l'abdomen et près de son origine.

Ces animaux sont très farouches et très cruels. L'époque même des amours ne les adoucit pas. Aussi les mâles, qui sont un peu plus petits et moins forts que les femelles, ne communiquent-ils avec ces dernières qu'avec une extrême méfiance. « Un jour, raconte De Geer, j'ai vu un mâle s'approcher doucement de sa femelle, placée tranquillement au centre de son filet, et cela avec les précautions ordinaires, reculant d'abord à plusieurs reprises comme de frayeur... Enfin, il l'accola et s'appliqua dessus pour se joindre à elle, mais ce fut pour son malheur, car dans l'instant la femelle eut la cruauté de le saisir avec ses griffes qu'elle n'eut qu'à fermer; et d'abord elle l'enveloppa de soie et se mit à le sucer. J'avoue que ce spectacle me saisit d'une espèce d'horreur et d'indignation. »

Certaines femelles portent leurs œufs sous le ventre. D'autres, quand leurs petits viennent d'éclore, les placent sur le dos.

La plupart des *Araignées* peuvent filer, soit pour tendre des piéges à leur proie, soit pour entourer leurs œufs d'un tissu protecteur.

Tout le monde connaît les *toiles* des *Araignées*. La soie qui les compose est sécrétée par des grappes glanduleuses irrégulières (Treviranus). De ces grappes partent 9 paires de canaux plus ou moins entortillés, qui se rendent, après s'être coudés et recoudés 5 ou 6 fois, dans de petits réservoirs en forme de fuseau ou de larme de verre (Réaumur), dans l'intérieur desquels la matière de la soie se perfectionne (Rœsel). Les trois paires de réservoirs centrales sont les plus grandes; les deux moyennes se trouvent placées très obliquement; celles qui viennent après sont presque transversales. Les canaux excréteurs des trois paires centrales paraissent comme droits et parallèles ; ceux des six autres sont plus étroits et plus ou moins tortueux. Tous convergent vers la partie postérieure de l'abdomen.

Au-dessous de l'anus se remarquent des renflements charnus, au nombre de six, rapprochés, disposés par paires, cylindriques ou coniques et percés à l'extrémité d'une infinité de petits trous. Ce sont là les *filières*. Les deux renflements supérieurs sont les plus grands, les deux inférieurs les plus petits, et ceux du milieu les moins saillants.

La matière de la soie n'est, dans le corps de l'animal, qu'une liqueur visqueuse. Cette matière se transforme en fil d'abord gluant, auquel un certain degré d'évaporation ou dessiccation donne bientôt de la solidité.

Chaque fil, quoique d'une ténuité extrême, est composé cependant d'autant de brins qu'il y a de mamelons à la filière et de petits trous à chaque mamelon.

Certaines *Araignées* fabriquent avec leurs fils une toile pleine et horizontale, plus ou moins triangulaire, avec une chambrette tubuleuse dans un angle. D'autres composent un réseau lâche et vertical au milieu duquel elles demeurent immobiles. Il y en a qui revêtent un trou de mur ou de rocher d'une tenture soyeuse parfaitement unie. Quelques-unes forment un lacis très rare et très délicat, auquel elles restent suspendues. Quelques autres traînent après elles un fil plus ou moins long. Il est des *Araignées* exotiques qui ourdissent une toile assez forte pour arrêter les petits oiseaux, même pour opposer à l'homme une certaine résistance.

Je n'ai nullement l'intention de répéter tout ce qui a été écrit de merveilleux sur l'usage thérapeutique des *toiles d'araignée*. Anciennement on en préparait des cataplasmes contre l'hystérie. On les administrait en pilules dans les fièvres. On en retirait par distillation les fameuses *gouttes de Montpellier*, recommandées contre l'apoplexie..... Aujourd'hui tout cela est complétement oublié.

Si l'on emploie encore les *toiles d'araignée*, c'est seulement pour arrêter les hémorrhagies capillaires ; c'est un succédané assez imparfait de l'agaric (1).

(1) La *Fourmi bi-épineuse* (*Formica bispinosa* Oliv., *F. fungosa* Fabr.) de Cayenne, construit, avec la bourre qui accompagne les graines d'un fromager (probablement le *Bombax globosum* Aubl.), un nid fongueux, sorte de feutre extrêmement fin, à fibres entremêlées, très courtes et d'une couleur rousse plus ou moins foncée, dont on se sert avec un étonnant succès pour arrêter les hémorrhagies. (Lescalier.)

SECTION III.

DES ANIMAUX OU PRODUITS ANIMAUX HABITUELLEMENT EMPLOYÉS EN MÉDECINE.

Les animaux ou produits animaux doués de vertus médicinales caractérisées ou pouvant exercer une influence manifeste sur notre économie, et par suite habituellement employés en thérapeutique, sont peu nombreux. Les uns agissent par leurs produits, les autres par leur substance même, certains par leur succion.

Je réunirai ces agents thérapeutiques sous sept chefs principaux : 1° les *huiles de foie*, 2° les *produits musqués*, 3° les *Insectes vésicants*, 4° les *Sangsues*, 5° les *excroissances galliques*, 6° le *Tréhala*.

CHAPITRE PREMIER.

DES HUILES DE FOIE.

Depuis quelques années, les *huiles de foie de poisson* sont fréquemment administrées ; aussi leur fabrication et leur commerce ont-ils pris, dans ces derniers temps, une assez grande extension. On assure que, sur la côte du Malabar seule, en 1854, l'exportation s'en est élevée à 721 095 gallons anglais, estimés, dans les documents officiels, à 517 167 francs.

§ I. — De l'huile de foie de Morue.

1° MORUE. — L'*huile de foie de morue* ou de *gade* (1) est fournie principalement par la *Morue proprement dite* (2).

Ce poisson bien connu appartient à la tribu des Malacoptérygiens subbrachiens et à la famille des Gadoïdes.

Il habite toutes les parties de l'Océan septentrional comprises entre le 40e et le 70e degré de latitude. On en trouve tous les ans un nombre vraiment incalculable sur une montagne sous-marine nommée *banc de Terre-Neuve*, laquelle occupe, en avant de l'île du même nom, un espace de 150 lieues. Le commerce anglais emploie près de 10 000 hommes à la pêche de ce poisson. On sale en moyenne, annuellement, à peu près 36 millions de *Morues*. Un seul homme en prend quelquefois jusqu'à 300 ou 400 dans un seul

---

(1) *Oleum jecoris Morrhuæ*, ou *oleum Aselli majoris* des anciens.
(2) *Gadus Morrhua* Linn. (*Morrhua vulgaris* H. Cloq.).

jour, en ne s'occupant, du matin au soir, qu'à jeter la ligne et à retirer la *Morue* prise. Ce poisson est, du reste, extrêmement fécond. Leeuwenhoek a calculé que chaque femelle peut porter environ 9 344 000 œufs. Ces œufs fournissent une sorte de caviar appelé *rogues* ou *raves*.

La *Morue* (fig. 17) présente de 100 à 130 centimètres de longueur et 30 centimètres environ de largeur; elle pèse de 7 à 10 kilogr. Elle a un corps fusiforme, lisse, d'un gris jaunâtre, tacheté de brun sur le dos, blanchâtre sur le ventre, avec une ligne blanche de

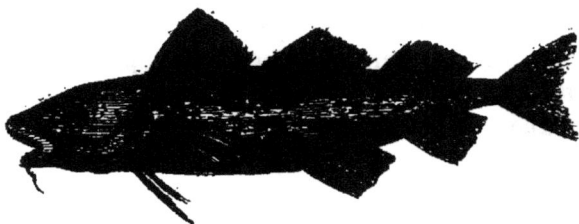

Fig. 17. — *Morue.*

chaque côté. Sa tête est forte et comprimée, sa bouche grande et sa mâchoire inférieure pourvue d'un petit barbillon. Elle possède trois nageoires dorsales et deux anales. Les thoraciques sont grêles et pointues; la caudale n'est pas fourchue.

La *Morue* est un animal vorace : elle se nourrit de poissons, particulièrement de harengs; elle mange aussi des crustacés et des mollusques.

2° HUILE. — Le foie de la *Morue* est très volumineux et fournit une grande quantité d'huile.

On employait anciennement cette huile pour l'éclairage et pour la chamoiserie ; mais elle était loin d'être pure, c'est-à-dire fournie exclusivement par des *Morrhua vulgaris*. On la retirait indistinctement des *Requins*, des *Thons*, des *Congres* et de beaucoup d'autres poissons. Depuis que ce produit a été recommandé pour l'usage médical, on s'est un peu inquiété de l'avoir sans mélange. Indépendamment de la *Morue ordinaire*, on peut retirer l'huile dont il s'agit de plusieurs autres poissons placés autrefois dans le même groupe, lesquels présentent des caractères et des propriétés analogues.

Le genre *Gade* (*Gadus*) de Linné ayant été démembré par les ichthyologistes modernes, ce nom a disparu mal à propos de la science. On aurait dû le conserver pour le groupe auquel appartient l'espèce type.

Quoi qu'il en soit, voici les autres Gadoïdes qui fournissent principalement l'*huile de morue*, ce sont : le *Dorsch* (1), l'*Eglefin* (2), le *Capelan* (3), la *Merluche* (4), le *Merlan* (5), le *Merlan noir* (6), la *Lingue* (7), le *Brosme* (8) et la *Lotte* (9)... En général, la chair de ces espèces est estimée, soit à l'état frais, soit à l'état salé.

L'*huile de foie de morue* arrive de Dunkerque, d'Ostende, d'Angleterre et de Hollande. On en fabrique beaucoup à Bergen en Norwége (Jongh), ainsi qu'aux îles Lofodes et à Saint-Jean de Terre-Neuve (Hogg). On a retiré de cette dernière localité, seulement en 1823, 415 000 kilogrammes d'huile, et en 1828, 1 395 000 kilogrammes.

On a distingué pendant longtemps trois variétés d'*huile de foie de morue* : 1° l'*huile blonde*, 2° l'*huile brune*, 3° l'*huile noire*. La première est couleur de vin de Madère ou d'un jaune d'ocre ; elle a une odeur très faible. La seconde est couleur de vin de Malaga ou d'une teinte d'ocre brune ; elle a une odeur un peu marquée ; elle offre plus de consistance que la première. La troisième est couleur de chocolat clair ou d'un brun plus ou moins foncé ; elle a une odeur très forte ; elle est encore plus épaisse que la seconde.

L'*huile blonde* est celle qu'on obtient la première, par le simple tassement des foies rassemblés dans une cuve ou un tonneau (*charnier*) percé inférieurement d'un grand nombre de petits trous ou muni d'un robinet, ou bien dans une sorte de cage à parois garnies d'une toile grossière (*cajal*) ; elle forme environ la moitié du poids des organes employés. Le sang et les sérosités se précipitent au fond, tandis que l'huile vient à la surface.

L'*huile brune* est celle qui se sépare plus tard, lorsque le parenchyme hépatique commence à s'altérer. On favorise quelquefois son écoulement par une compression graduée.

L'*huile noire* est celle qu'on obtient en faisant bouillir dans l'eau, et en pressant jusqu'à la dernière goutte, la matière plus ou moins putride qui a fourni les deux huiles précédentes.

Toutes ces huiles ont supporté plus ou moins l'action de la fermentation, et, dans le dernier cas, celle d'une chaleur plus ou moins forte.

(1) *Gadus Callarias* Linn. (*Morrhua Callarias* Cuv.).
(2) *G. Æglefinus* Linn. (*Morrhua Æglefinus* Cuv.).
(3) *G. minutus* Müll. (*Morrhua minuta* Cuv.).
(4) *Merlucius vulgaris* Cuv. (*Gadus Merlucius* Linn.).
(5) *Merlangus vulgaris* Cuv. (*G. Merlangus* Linn.).
(6) *Merlangus Carbonarius* Cuv. (*G. Carbonarius* Linn).
(7) *Molva vulgaris* Cuv. (*G. Molva* Linn.).
(8) *Brosmius vulgaris* Cuv. (*G. Brosme* Müll.).
(9) *Lota vulgaris* Cuv. (*G. Lota* Linn.).

Il existe dans le commerce une quatrième qualité d'*huile de foie de morue*, dite *pâle* en Angleterre, et *blanche* en France. Cette huile est jaunâtre, comme le vin de Champagne ou comme le vin blanc clair; elle présente peu d'odeur et peu de goût; elle n'a pas été obtenue au moyen du feu; elle est le résultat spontané du premier travail de désagrégation que subissent les foies, sous l'action seule de la température, dans l'intervalle de la pêche à l'extraction. Mais cet intervalle est quelquefois de plusieurs jours, et ce temps est plus que suffisant pour déterminer un commencement de décomposition.

Il y a peu d'années encore, les quatre sortes d'huiles dont il vient d'être question, les trois premières surtout, se trouvaient chez les droguistes sans aucune modification, c'est-à-dire plus ou moins troubles, épaisses et dégoûtantes à boire (Guibourt). Aujourd'hui on les clarifie, on les décolore par des procédés chimiques, on les rend plus limpides et moins désagréables, on leur fait perdre une partie de leur odeur caractéristique, et probablement aussi une partie de leurs propriétés; on les mélange avec d'autres huiles. Aussi plusieurs des huiles blanches ou *blanchies* du commerce sont souvent très peu médicinales.

Le docteur Fleury fait observer avec raison que tous les procédés d'extraction, rapportés plus haut, sont fondés sur la fermentation putride des foies, et que c'est là la source de la couleur foncée, de l'odeur nauséabonde et de la saveur repoussante de ce produit. Il propose en conséquence un nouveau mode de préparation qui fournit une huile plus claire, moins odorante, d'une saveur plus supportable, et surtout plus abondante. Ce mode consiste à prendre les foies frais, à les laver, à les égoutter et à les jeter dans une bassine où on les fait cuire au bain-marie. Au bout de vingt minutes, l'huile commence à surnager. L'opération dure environ trois quarts d'heure. Il reste dans la bassine une sorte de magma qu'on met dans une chausse de flanelle ou de toile serrée, et l'on reçoit dans un vase l'huile qui s'en sépare peu à peu. On peut presser légèrement cette chausse.

M. Hogg prépare aussi l'*huile de foie de morue* avec des foies frais, mais il emploie une bassine à double fond, et il échauffe son appareil non pas avec de l'eau, mais avec de la vapeur d'eau fournie par une petite chaudière. Son huile est plus pâle, plus limpide, plus transparente et moins jaune que l'huile dite *blanche*. Elle présente une odeur de poisson frais; sa saveur est presque nulle. On la désigne sous le nom d'*huile vert doré de Hogg* (Jongh).

Enfin le docteur Delattre (de Dieppe) a eu l'excellente idée d'isoler les foies de l'influence atmosphérique pendant l'extraction de l'huile. A cet effet, il a imaginé un appareil composé de très grands ballons de verre, moitié enterrés dans un vaste bain de sable chauffé par un thermo-siphon. Tous ces ballons sont mis en communication avec un réservoir d'où s'échappe un courant d'acide carbonique qui en expulse l'air. Le bain de sable n'est chauffé qu'après la sortie complète de ce dernier. Avec cet appareil, on évite la formation des acides oléique, sulfurique et phosphorique.

M. Delattre distingue cinq variétés d'*huile de foie de morue* : 1° la *vierge*, 2° la *jaune-paille*, 3° la *blonde*, 4° la *brune*, 5° la *noire*. Il a bien voulu déposer dans les collections de la Faculté de médecine des échantillons authentiques et choisis de ces cinq variétés.

L'*huile vierge* s'obtient en traitant, par une chaleur sèche de + 40 degrés, les foies aussitôt qu'ils sont extraits des poissons frais. Les *huiles jaune* et *blonde* se tirent des foies, la première à + 50 degrés, et la seconde de 60 à 70 degrés. L'*huile brune* vient des foies ayant trois ou quatre jours de pêche, et la *noire* de ceux qui en ont de dix à quinze.

Suivant M. Delattre, l'*huile brune* est la seule qui devrait rester médicinale. La *vierge* ne serait qu'un objet de luxe. La *jaune* et la *blonde* ne valent pas mieux que la brune, et la *noire*, contenant des acides cholique et acétique, présente une âcreté désagréable qui doit la faire repousser.

L'*huile de foie de morue*, quelle que soit sa nuance, doit avoir une odeur bien caractérisée de sardine et une saveur franche, sans âcreté ; elle doit marquer 392 degrés à + 15 degrés à l'oléomètre de Lefebvre. En en mettant quelques gouttes sur un carreau de verre placé sur un papier blanc, et y versant une très petite quantité d'acide sulfurique concentré, il se produit une teinte de carmin, inclinant à la couleur de cachou (Gobley).

L'*huile de foie de morue* est composée d'oléine, de margarine, de chlore, d'iode, de brome, de soufre, de phosphore et de divers acides ; on y trouve aussi un peu de chaux, de magnésie et de soude, et un principe particulier désigné sous le nom de *gaduine*...

La gaduine est une matière colorante, jaune d'abord, et qui prend une teinte de plus en plus foncée sous l'influence de l'air. Elle est soluble dans les alcalis.

Divers auteurs ont voulu expliquer les propriétés médicinales des *huiles de foie de morue* par la présence de l'iode, c'est pourquoi on a cherché avec soin les proportions de ce corps. Suivant M. Berthé, il existe 31 centigrammes d'iode par kilogramme d'huile. D'après les analyses les plus récentes, la proportion serait de 327 milligrammes, mais cette quantité varierait suivant les huiles et suivant l'époque de l'année. Ce chiffre serait celui de l'iode dans l'huile jaune. On en trouverait 322 milligrammes dans l'huile blonde, 310 dans l'huile brune, et seulement 304 dans l'huile noire (Delattre). On aurait constaté de plus que, pendant certains mois de l'année, l'iode pouvait manquer complètement.

Quelques médecins pensent que le brome et le phosphore sont aussi pour quelque chose dans l'action de ce produit. Soubeiran fait observer qu'une grande part de sa vertu thérapeutique revient au corps gras lui-même et aux éléments aromatiques et sapides qui s'y trouvent.

§ II. — De l'huile de foie de raie.

Plusieurs médecins ont proposé de remplacer l'huile de foie de morue par celle de *raie*. Ils ont même insisté sur la supériorité de cette dernière, dans l'usage médical ; mais cette supériorité était en partie fondée sur ce que l'*huile de foie de raie*, préparée avec soin, répugnait beaucoup moins aux malades que celle de foie de morue du commerce, qui était trouble et noirâtre (Guibourt). On croyait aussi que l'*huile de raie* contenait plus d'iode que celle de morue. L'expérience a démontré le contraire.

1° RAIES. — Les *Raies* sont des poissons sélaciens de la tribu des Rajides ; elles se reconnaissent à leur corps aplati horizontalement et semblable à un disque, à cause du grand développement des nageoires pectorales qui se joignent l'une à l'autre en avant et s'étendent en arrière des deux côtés de l'abdomen jusqu'à la base des ventrales. Les yeux sont à la face dorsale du disque ; la bouche, les ouvertures branchiales et les narines, à la face abdominale.

L'*huile de foie de raie* se retire principalement de la *Raie bouclée*, de la *Raie blanche*, de la *Pastenague* et de l'*Aigle*. Voici les caractères abrégés de ces espèces :

	sans dard.		
Queue	Dos. . . { aiguillonné	1. *Raie bouclée.*
	{ inerme.	2. *Raie blanche.*
avec un dard, { médiocre.	3. *Raie Pastenague.*
	{ très longue	4. *Raie Aigle.*

La *Raie bouclée* ou *clavelade* (1) de nos côtes méditerranéennes

(1) *Raja clavata* Linn.

est brunâtre, tachetée de blanc et de noir. Son corps atteint jusqu'à
4 mètres de longueur (fig. 18).

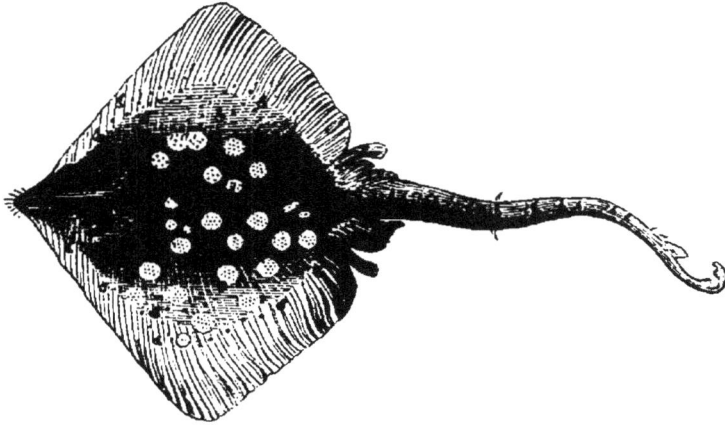

Fig. 18. — *Raie bouclée.*

La *Raie blanche,* cendrée ou *lisse* (1), offre la forme d'un losange.
Son dos est rude. Elle est plus grande que la précédente. On en a
pêché qui pesaient plus de 40 kilogrammes. Son foie produit une
huile abondante.

La *Pastenague commune* (2) n'est pas rare dans la Méditerranée ;
elle a une tête en forme de cœur. Son corps est d'un brun ou d'un
gris livide en dessus et blanc en dessous. Elle ne pèse guère que
2 à 3 kilogrammes.

L'*Aigle* (3) possède des nageoires pectorales qui ne s'étendent
pas au pourtour de la tête, laquelle demeure libre, et une queue
semblable à un fouet. Cette espèce se trouve dans l'Océan et dans
la Méditerranée.

2° HUILE. — L'*huile de foie de raie* est d'un jaune clair ou
légèrement doré ; quelquefois orangée ou bien un peu rougeâtre.
Elle présente du reste la même densité que celle de morue, mais une
saveur moins forte.

Cette huile se fabrique sur les côtes de la Normandie. Lorsqu'elle
est pure, on la désigne, dans le commerce, sous le nom d'*huile de
Rouen*. On la mêle quelquefois à l'huile de morue.

L'*huile de foie de raie* pourrait être préparée par le pharmacien.
Deux procédés sont conseillés. Dans l'un, on doit faire bouillir les

(1) *Raja Batis* Linn.
(2) *R. Pastinaca* Linn.
(3) *R. Aquila* Linn.

foies dans l'eau et recueillir l'huile qui surnage ; dans l'autre, dû à M. Gobley, il faut couper les foies menu et les chauffer dans une bassine, jusqu'à ce que l'huile se sépare. On passe ensuite le liquide obtenu à travers un tissu de laine en pressant légèrement. Il me semble qu'il vaudrait encore mieux préparer cette huile, comme celle de morue, soit au bain-marie par le procédé Fleury, soit à la vapeur par le procédé Hogg, en ayant soin, comme le fait M. Delattre, d'employer des ballons de verre à la place des bassines.

MM. Girardin et Preissier ont comparé ensemble les caractères des huiles de *foie de raie* et de *morue*. La première conserve sa teinte jaune normale, dans un courant de chlore, même après une demi-heure d'action, tandis que la seconde se colore rapidement en brun foncé. L'*huile de raie* se teint en rouge clair par l'acide sulfurique froid, et le mélange, agité, acquiert, après un quart d'heure de contact, une belle couleur violette foncée, tandis que l'huile de morue prend rapidement une teinte noire. Ces caractères sont bien loin d'être constants.

D'après M. Personne, l'*huile de raie* est plus faiblement iodée que l'huile de morue. Un litre d'*huile de raie* préparée par l'action directe du feu a donné à M. Gobley 25 centigrammes d'iodure de potassium. Ce chimiste n'a pu y découvrir de traces de phosphore. D'après les analyses récentes de M. Delattre, il résulte : 1° que la proportion d'iode de l'*huile de foie de raie* est moindre de moitié que celle de morue ; 2° que celle du soufre est d'un quart environ en moins ; 3° que celle du phosphore est, au contraire, d'un tiers en plus.

L'*huile de raie blanche* est très douce, et les enfants d'un mois la supportent parfaitement (Delattre).

§ III. — De l'huile de foie de requin.

Le docteur Collas a publié dans la *Revue coloniale* une note intéressante sur l'emploi médical et chirurgical de cette huile dans les établissements français de l'Inde.

1° SQUALES. — Les *Squales* ou *Requins* appartiennent, comme les Raies, à l'ordre des Sélaciens.

Le genre *Squale* (*Squalus*), assez nombreux en espèces, se distingue par un corps allongé et une grosse queue charnue. Le museau est soutenu par trois branches cartilagineuses qui tiennent à la partie antérieure du crâne. Les ouvertures des branchies répondent aux deux côtés du cou et non au-dessous du corps ; les yeux sont aussi sur les parties latérales de la tête ; les nageoires pectorales sont de médiocre grandeur.

Ces animaux acquièrent quelquefois des dimensions considérables ; ils sont extrêmement voraces ; leur appétit glouton leur fait rechercher avec avidité les proies vivantes.

La plupart sont ovovivipares ; quelques-uns pondent des œufs à enveloppe cornée.

Le genre *Squale* faisant partie, comme le genre Raie, de la tribu des Poissons cartilagineux, il semble logique d'admettre à *priori* que l'huile retirée de leur foie doit offrir des vertus identiques avec celle que nous fournit ce dernier groupe. Mais en supposant que l'*huile de foie de squale* soit inférieure à celle qu'on retire des autres poissons, il n'en est pas moins important de savoir que ce produit pourrait, *au besoin*, remplacer celui que nous fournissent les Raies ou les Morues (Collas).

Les *Squales* sont des poissons assez communs et d'une capture facile ; ils fréquentent les atterrages et rarement la haute mer. Cependant, entre les tropiques, ils semblent s'éloigner de la terre. On dit que, dans les baies, ils vivent quelquefois par troupes.

Les espèces qui peuvent fournir de l'huile sont nombreuses. Le docteur Delattre (de Dieppe) en a retiré de l'*Aiguillat* (fig. 19) (1),

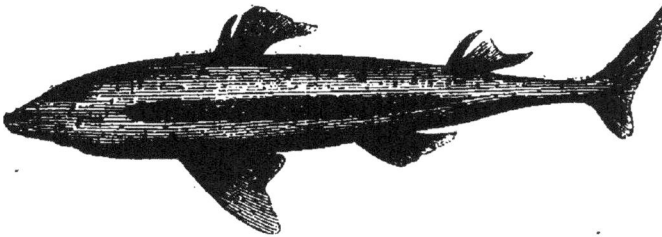

Fig. 19. — *Aiguillat.*

du *Rochier* (2), de l'*Humantin* (3), de l'*Auge* (4), de l'*Émissole* (5) et du *Renard* (6).....

2° HUILE. — Le docteur Collas indique le procédé suivant pour l'extraction de l'*huile de foie de squale*. Après avoir lavé ce foie avec soin et rejeté la vésicule, on le coupe par morceaux que l'on fait bouillir avec de l'eau dans un grand vase de terre pendant à peu près une heure. Il faut que le feu ne soit pas trop vif. On agite

(1) *Squalus Acanthias* Linn.
(2) *Sq. Catulus* Linn.
(3) *Sq. Centrina* Linn.
(4) *Sq. Squatina* Linn.
(5) *Sq. Mustelus* Linn.
(6) *Sq. Vulpes* Gmel.

constamment le bouillon avec une spatule de bois. Quand l'huile vient à flotter sur l'eau, on l'enlève. On laisse alors reposer le bouillon pendant deux jours, dans un vase non couvert. On fait encore bouillir le foie et l'on retire de nouveau l'huile qui vient de surnager. On filtre ces huiles pour les priver des corps étrangers qui altèrent leur pureté.

L'*huile de foie de squale* présente une belle couleur ambrée, qui ressemble à celle de l'eau-de-vie vieille. A la température moyenne de + 30°,6, elle est parfaitement limpide. Son odeur et sa saveur rappellent l'huile de foie de morue. Par le repos, elle laisse précipiter, à la longue, une quantité considérable de stéarine, qui paraît sous la forme d'une matière grumeleuse blanche. Le docteur Collas désigne cette matière sous le nom de *squalin*, pour la distinguer de la stéarine du commerce. Il croit que cette matière pourrait être utilisée dans le traitement des plaies et des ulcères. Il la recommande comme excipient pour certains topiques usités dans le traitement des maladies de la peau. Le squalin ne paraît pas rancer comme l'axonge. Il a, d'ailleurs, beaucoup plus de consistance que cette graisse, qui devient tout à fait fluide à la température habituelle de Pondichéry, et qu'il faut mélanger de suif pour lui donner la consistance que doit avoir une bonne pommade.

Suivant le docteur Delattre, les principes actifs sont en plus forte proportion dans l'huile de foie de *squale* que dans l'huile de foie de morue ; elle est plus riche en iode et en phosphore, mais elle contient un peu moins de brome et de soufre. L'accroissement de l'iode serait double de la perte en brome.

Comparée à l'huile de raie, elle renferme deux fois et demie plus d'iode et seulement un cinquième en moins de phosphore.

CHAPITRE II.

DES PRODUITS MUSQUÉS.

On désigne en zoologie médicale, sous le nom d'animaux *moschifères*, ceux qui fournissent à la thérapeutique une matière particulière appelée *musc* ou un produit analogue.

Le *musc proprement dit* et les substances qui lui ressemblent le plus, la *civette* et le *castoréum*, sont sécrétés par des organes spéciaux. L'*hyraceum*, qui s'en éloigne par plusieurs caractères, est fourni par les organes digestifs. Il en est de même de l'*ambre gris*.

Tous les animaux producteurs du *musc* ou d'une matière *mos-choïde* appartiennent à la classe des Mammifères (1).

Nous étudierons dans autant de chapitres séparés : 1° le *musc*, 2° la *civette-parfum*, 3° le *castoréum*, 4° l'*hyracœum*, 5° l'*ambre gris*.

⸹ I. — Du musc.

1° ANIMAL. — Le *Chevrotain porte-musc* (2) est un mammifère de l'ordre des Ruminants et de la famille des Moschidés.

Il habite les montagnes boisées du Tibet et de la Chine. Buffon a décrit un de ces animaux que le duc de la Vrillière garda pendant trois années dans son château de l'Hermitage, près de Versailles, où il paraissait acclimaté.

Cet animal (fig. 20) présente la taille d'un chevreuil de six mois.

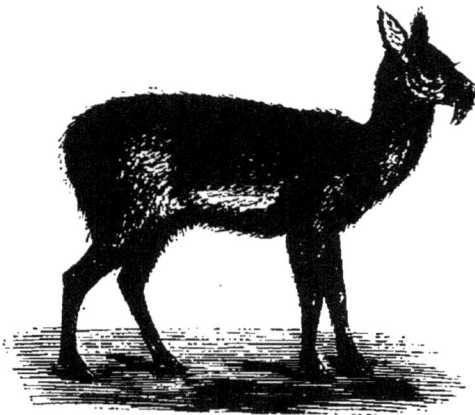

Fig. 20. — *Musc.*

Son poil est noirâtre, mélangé de jaune et de roussâtre. Il varie assez : dans les jeunes, il paraît d'un gris roux avec des taches blanchâtres disposées par lignes ; dans les vieux il devient d'un brun noirâtre. Le caractère le plus constant du pelage est d'offrir toute la vie, sous le cou, depuis la gorge jusqu'au poitrail, deux bandes blanches bordées de noir, enfermant entre elles une bande noire. La queue et une place autour en forme de cœur sont nues dans le mâle,

(1) On trouve encore des sécrétions plus ou moins musquées dans d'autres mammifères, par exemple dans la *Genette*, la *Moufette*, les *Desmans*, le *Blaireau*, les *Musa-raignes*, le *Rat musqué*, l'*Ondatra*, le *Bœuf musqué*. La *Huppe*, l'*Hoazin* et le *Crocodile* exhalent aussi une odeur de musc. Il en est de même de la liqueur de plusieurs *Céphalopodes* et de celle de quelques *Insectes*, particulièrement de l'*Aromia moschata*, mais on n'a pas essayé d'employer ces divers animaux ou leurs produits comme antispasmodiques. Cependant la queue du *Desman de Moscovie*, ou *Rat musqué de Russie* (*Mygale Moscovita* Geoffr.), est recherchée comme parfum. Elle doit son odeur à une matière sécrétée par une double série de petits follicules glanduleux placés au-dessous de sa base. Cette odeur est si forte, qu'elle pénètre la chair des brochets et autres poissons qui ont mangé ce mammifère. Pallas rapporte qu'un thermomètre dont il s'était servi pour reconnaître la température d'un individu en resta imprégné quatorze ans !

(2) *Moschus moschiferus* Linn., vulgairement, en Chine, *Che-hiang* (c'est-à-dire *Daim qui décoche de l'odeur*); on l'appelle aussi *Xé*. C'est le *Toorgo* ou le *Gifar* des

et toujours mouillées d'une humeur odorante. La femelle, toute la vie, et les mâles, jusqu'à deux ans, ont au contraire la queue couverte de poils en dessus et de laine en dessous. L'animal n'a pas de cornes. Sa bouche est fendue jusqu'aux molaires. Le mâle a deux canines à la mâchoire supérieure, développées en forme de défenses ; ces dents font saillie de chaque côté de la bouche et sont dirigées vers le bas, recourbées en arrière et tranchantes à leur bord postérieur. Les yeux paraissent grands proportionnellement et ont une pupille longuement fendue. Les oreilles, assez longues, présentent au-dessus des poils noirs roussâtres et en dedans de longs poils d'un blanc grisâtre. Les jambes de derrière sont plus longues et plus fortes que celles de devant. On a signalé comme un caractère ostéologique important la présence d'un péroné styliforme, étendu depuis la tête du tibia jusqu'auprès de son extrémité astragalienne. Les pieds sont petits. Les antérieurs offrent deux ergots qui touchent à terre, dont l'extérieur est le plus grand. Les postérieurs ont des sabots inégaux, l'interne beaucoup plus long que l'externe.

Le *Chevrotain porte-musc* est un mammifère nocturne, timide, très léger à la course ; il saute, en courant, à peu près comme les lièvres ; il vit presque isolé, excepté en automne ; il se nourrit de feuilles, d'écorces et de racines ; sa chair est très bonne à manger.

Appareil du musc (fig. 21). — C'est une poche qui n'existe que chez le mâle ; elle est placée sur la ligne médiane du ventre, entre l'ombilic et la verge, mais plus rapprochée de cette dernière. Cette poche paraît proéminente, ronde ou ovoïde, presque plane et nue par sa face supérieure ou adhérente ; convexe et couverte de poils par sa face inférieure ou libre. Chez les adultes, cette poche présente de 55 à 68 millimètres de grand diamètre sur 35 à 47 de petit et 14 à 20 de hauteur. Quand on enlève la peau qui l'entoure et la protége, on rencontre d'abord deux faisceaux musculaires qui partent des aines et viennent la contourner (Pallas). Immédiatement au-dessous, on découvre l'enveloppe propre de la poche, laquelle constitue un sac complet, composé de trois membranes. La première (*enveloppe fibreuse*, Pereira) offre à l'extérieur quelques plis longitudinaux, et à l'intérieur des dépressions nombreuses en forme de mailles ; elle reçoit des ramuscules de l'artère iliaque (Pallas). La seconde (*enveloppe nacrée*, Pereira) est mince, blanchâtre, avec des saillies exté-

Tartares, le *Kudari* des Kalmoucks et des Mongols, le *Dsaanja* des Tungousses du Jenisci, le *Houde* de ceux du Baïkal, le *Dsehija* de ceux de la Ceula, le *Gloa*, ou *Glao*, ou *Alath* des Tanguts, au Thibet, le *Bjos* des Ostiaks, le *Kaborga* des Russes au Jenisci, et leur *Saïga* sur les bords du Baïkal.

rieures correspondant aux excavations de la première membrane,
et de nombreux sillons en rapport avec ses ramuscules vasculaires.
Enfin, la troisième (*enveloppe épidermoïdale*, Pereira) est encore plus
délicate que la seconde ; on a cru y distinguer une couche extérieure argentée et une couche intérieure d'un brun rouge plus ou

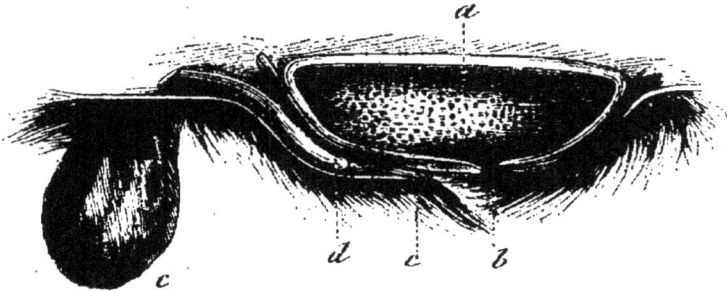

Fig. 21. — *Appareil du musc* (*).

moins jaunâtre. A la surface interne de la poche, on remarque des
excavations et des plis très marqués. Chaque excavation contient
deux ou plusieurs corpuscules ovalaires, aplatis, et d'un brun
rouge jaunâtre. Ces petits corps sont autant de glandules organisées
pour la sécrétion du musc. Ils paraissent composés d'une membrane très mince, renfermant une masse brunâtre. Vers le milieu
de la face externe ou convexe de la poche se voit un canal court,
un peu oblique, large de 2 millimètres ; son ouverture interne est
entourée d'un certain nombre de poils convergents. Un peu en
arrière de cet orifice se trouve celui du prépuce, espèce de fente
bordée d'un pinceau de poils rayonnés, de couleur rousse.

Musc. — Dans l'animal vivant, le *musc* présente une consistance de miel, une couleur rouge brunâtre et une odeur extrêmement forte.

Les missionnaires chinois prétendent que l'humeur dont il s'agit,
repoussante pour les mammifères carnassiers, les éloigne du *Chevrotain* qui la produit, et devient ainsi pour cet animal un moyen
efficace de défense. Pallas suppose que cette matière est destinée à
exciter la volupté, chez les femelles, durant l'accouplement. Il paraît
que, pendant cet acte, la poche moschifère est comprimée, et qu'une
partie de la substance demi-fluide s'en échappe et lubrifie l'organe

(*) *a*, poche du musc coupée verticalement. — *b*, son orifice. — *c*, orifice du prépuce
avec un pinceau de poils. — *d*, gland dépassé par le prolongement filiforme de l'urèthre.
— *e*, testicule.

excitateur masculin. Oken compare le *musc* à la matière sébacée sécrétée par le prépuce.

Quand le musc est sec, il devient presque solide, granuleux et d'un brun noirâtre. Il paraît onctueux et un peu gras au toucher. Il a une saveur amère et aromatique. Son odeur paraît encore bien forte ; une très petite quantité suffit pour parfumer des corps d'une grande étendue et pendant un temps très long. Cette odeur devient agréable quand elle est très affaiblie.

Chaque poche (fig. 22) ne contient pas plus de 24 grammes dans les adultes et 8 grammes dans les vieux.

Dans le commerce, on connaît deux sortes de musc : 1° le *tonquin*, ou musc de Chine, et 2° le *kabardin*, ou musc de Russie. Le tonquin est beaucoup plus estimé que le kabardin. Cette matière n'est pas toujours entourée de sa poche

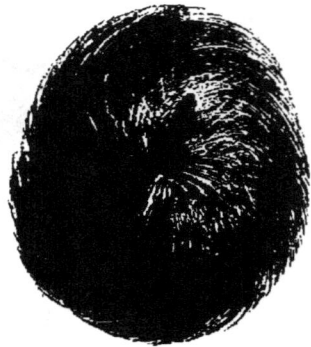

Fig. 22. — *Poche de musc.*

naturelle. Aussi les droguistes distinguent-ils le *musc en vessie* et le *musc hors vessie*.

Le *musc* contient de l'ammoniaque, une huile volatile, de la stéarine, de l'oléine, de la cholestérine, de l'huile unie à l'ammoniaque, de la gélatine, de l'albumine, de la fibrine, une matière soluble dans l'eau et insoluble dans l'alcool, du chlorhydrate d'ammoniaque et divers sels (Blondeau et Guibourt). D'après le docteur Hanle, les amandes amères, introduites avec le *musc* dans une potion, neutralisent presque complétement l'odeur de ce dernier. Il paraît cependant que cette odeur n'est pas détruite, parce qu'elle reparaît aussi forte, quand l'acide cyanhydrique est dissipé. Le soufre doré d'antimoine, mêlé au *musc*, lui enlève aussi son odeur. Le kermès minéral lui donne une odeur d'oignon (Bley). Ce sont les Arabes qui les premiers ont introduit le *musc* dans la thérapeutique.

On falsifie le *musc* en introduisant dans les poches, de la terre, du sable, même du fer ou du plomb. On remplace quelquefois une partie de la matière odorante par du sang desséché, de la chair musculaire, de la gélatine, de la cire, de l'asphalte, du styrax, du benjoin...

2° AUTRES ESPÈCES. — On cite comme pouvant donner du *musc*, trois autres espèces de *Chevrotains* : 1° le *Napu*, 2° le *Kranchil*, 3° le *Chevrotain de l'Altaï*.

1° Le *Napu des Malais*, ou *Chevrotain de Java* (1), se trouve à Java et à Sumatra, dans les bois, et vit des baies d'une espèce d'*Ardisia*. Il est long de 54 centimètres et haut de 35; brun, jaspé de noir sur le dos, gris varié de blanc sur les flancs, et blanc sous le ventre et à la partie interne des cuisses. A l'angle postérieur de la mâchoire inférieure, on voit une raie blanche qui s'étend de chaque côté du menton. Un trait noir unit l'œil avec les narines. Ses cornes sont courtes et droites. Sa queue est touffue et blanche à la pointe, ainsi qu'en dessous.

2° Le *Kranchil* (2) habite Sumatra, dans les forêts, où il se nourrit des fruits du *Gmelina villosa*. Il est long de 40 centimètres et large de 25. Son pelage est d'un roux brun, tirant sur le noir dans la région dorsale, blanc sous le ventre et à la face interne des cuisses. La raie de chaque côté de la mâchoire se prolonge jusqu'à l'épaule. Il n'a pas de trait noir entre l'œil et les narines. La queue est touffue et blanche à l'extrémité.

3° Le *Chevrotain de l'Altaï* (3) habite, comme son nom l'indique, sur les monts Altaï (Jobst). Il présente deux raies blanches à son cou.

§ II. — De la civette-parfum.

Le genre *Civette* (*Viverra*) appartient à l'ordre des Carnassiers et à la tribu des Digitigrades. Il est caractérisé par trois fausses molaires en haut, quatre en bas, dont les antérieures quelquefois caduques; deux tuberculeuses assez grandes en haut, une seule en bas : en tout, 40 dents. Ce genre comprend deux espèces qui nous intéressent : 1° la *Civette ordinaire*, 2° la *Civette Zibeth*.

1° CIVETTE ORDINAIRE (fig. 23). — La *Civette ordinaire*, ou *vraie Civette* (4), habite la Guinée, le Congo, l'Éthiopie.

Ce petit mammifère offre environ 75 centimètres de longueur, non compris la queue, et une hauteur de 27 à 32 au garrot. On l'a comparé au Renard, mais il est plus allongé et moins haut sur pattes. Son poil, un peu grossier, est assez long; il forme le long du dos une sorte de crinière qui va se confondre avec la queue. Cette crinière se redresse quand on irrite la *Civette*. Le pelage de

---

(1) *Moschus Javanicus* Raffles.
(2) *M. Kranchil* Raffles.
(3) *M. Altaïcus* Esch.
(4) *Viverra Civetta* Schreb. — Dans le Darfour, elle est appelée *Gatt* (*Chat*) par les Arabes, et *Mzourou* par les nègres. On la nomme aussi *Kaukau* en Éthiopie, *Nzime* ou *Nzfusi* au Congo, et *Kastor* en Guinée.

cet animal est d'un cendré brun foncé, varié de taches et de bandes d'un brun noirâtre. Toute l'échine paraît d'un noir brun ; les flancs sont tachetés irrégulièrement de la même couleur. Ces taches s'allongent en bandes noires sur le poitrail, les épaules et les fesses. Deux bandes obliques, également noires, se voient de chaque côté

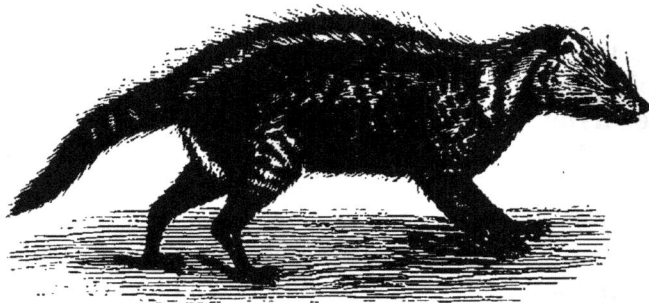

Fig. 23. — *Civette.*

du cou ; elles sont séparées par un espace gris blanc. La tête est allongée, blanchâtre ; mais le tour des yeux, les joues et le menton sont bruns, ainsi que les pattes et la moitié postérieure de la queue : cette dernière offre trois ou quatre anneaux plus clairs vers la base. Le museau de la *Civette* est pointu, mais un peu moins que celui du Renard ; elle a de longues moustaches et une queue plus courte que le corps.

Ces animaux sont assez farouches ; cependant on en élève en domesticité. Ils ont de la souplesse et de l'agilité. Ils peuvent courir comme les chiens et sauter comme les chats. Leurs yeux brillent dans l'obscurité. Pendant la nuit, ils chassent les petits quadrupèdes et les oiseaux.

Appareil de la civette (fig. 24). — Ce sont deux bourses placées dans le voisinage des organes génitaux. Elles existent dans les deux sexes.

Ces bourses ont chacune le volume d'une amande. Leur paroi interne est percée de plusieurs trous qui communiquent avec autant de follicules glanduleux, lesquels sécrètent la matière odoriférante. Ces follicules sont enveloppés par une tunique très vasculaire. Un muscle recouvre l'appareil et peut comprimer les follicules sécréteurs, ainsi que la bourse, et en faire sortir la *civette.*

Ces bourses s'ouvrent dans une espèce de cloaque ou poche peu profonde, située entre l'anus et les organes génitaux.

Outre ces deux organes odorifères, l'animal offre de plus, de chaque côté de l'orifice anal, un petit trou d'où suinte une humeur noirâtre très puante. Ce petit trou est en communication avec une glande arrondie plus petite que celle de la *civette*.

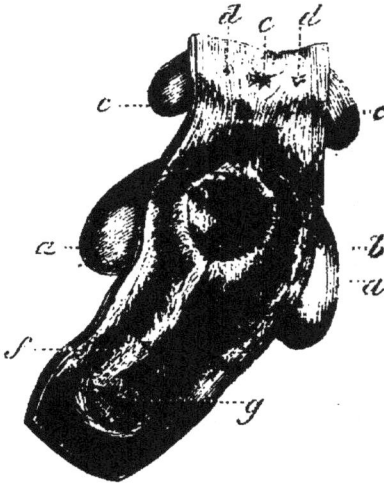

Fig. 24. — *Appareil de la civette* (*).

Civette-parfum. — La *civette-parfum* (1) est une matière onctueuse, de nature adipo-résineuse, d'abord demi-fluide et jaunâtre, puis très épaisse et plus ou moins brune. Elle offre une odeur ammoniacale désagréable, souvent très forte, qui semble participer du musc et de la matière fécale. Sa saveur est âcre et chaude.

La *civette* se compose d'ammoniaque, d'élaïne, de stéarine, de mucus, de résine, d'huile volatile, de matière colorante jaune, de sous-carbonate et de phosphate de chaux et d'oxyde de fer (Boutron-Charlard).

Dans plusieurs parties de l'Afrique, on élève en domesticité des **Civettes** pour avoir leur parfum. Certains marchands en ont jusqu'à trois cents. Ils les nourrissent exclusivement de viande, aliment qui donne au parfum une odeur très pénétrante (Aucapitaine). Tous les huit jours, on racle l'humeur amassée dans la poche avec une petite cuiller ou une tige creuse de bambou, après avoir attaché l'animal.

2° CIVETTE ZIBETH (fig. 25). — La *Civette Zibeth* ou *Zibet* (2) habite les deux presqu'îles de l'Inde, les îles Moluques et les Philippines.

Cet animal est long de 30 à 40 centimètres et haut de 35; il n'a pas de crinière; son pelage est d'un gris jaunâtre, avec de nombreuses taches noires, quelquefois assez rapprochées pour former des lignes continues, particulièrement vers les parties postérieures. La queue est noire en dessus dans toute sa longueur, mais marquée

(1) *Zebed* des Arabes, *viverreum* Gerv.

(2) *Viverra Zibetha* Linn. — C'est le *Gool* ou *Baar* des Arabes, et le *Sawadu Pùnée* des Malabares.

(*) *a,a*, glandes de la civette. — *b*, leurs orifices s'ouvrant dans la poche. — *c,c*, glandes anales. — *d,d*, leurs orifices. — *e*, anus, — *f*, vulve. — *g*, clitoris.

de noir et de blanc sur les côtés; elle semble offrir des demi-anneaux; le ventre est gris; une bande noire, naissant derrière la partie supérieure de l'oreille, décrit un arc de cercle jusqu'au devant du bras, et forme la bordure de la robe tachetée, qu'elle

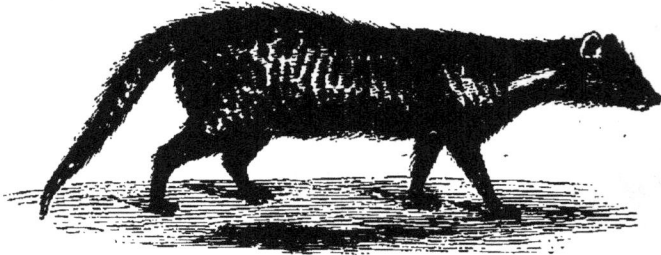

Fig. 25. — *Zibeth*.

sépare du blanc pur des côtés et du dessous du cou. Une autre bande un peu plus large, naissant derrière le bas de l'oreille, et réguliè-rement concentrique à l'autre, dont elle est séparée par un arc blanc de la même largeur, se réunit sous le cou à celle du côté opposé. Une troisième descend verticalement d'un peu au-dessous de l'oreille. Enfin une quatrième, qui sépare le gris des joues du blanc du cou, correspond à la branche montante de la mâchoire.

Cet animal est nocturne; il paraît omnivore, cependant il semble préférer les fruits.

Le *Zibeth* diffère principalement de la Civette par l'absence de la crinière, par un poil plus court, par les bandes latérales du cou et par les demi-anneaux de la queue.

On l'élève comme la Civette; son parfum est recueilli de la même manière; on étale cette substance sur des feuilles de poivre pour en séparer les poils, et on la lave, dit-on, avec de l'eau salée ou du suc de limon avant de la renfermer dans des boîtes de plomb.

Le *zibeth-parfum* ressemble à la civette. On falsifie l'une et l'autre substance avec le labdanum et le storax; d'autres fois avec du sang desséché, de la graisse, de l'huile de muscade et un peu de musc.

§ III. — Du castoréum.

ANIMAL. — Le *Castor* (1) appartient à l'ordre des Rongeurs et à la famille des Sciuridés.

Ce mammifère habite les contrées incultes du Canada et de la Sibérie. On en trouve quelques-uns en Prusse, en Pologne et en

_____
(1) *Castor Fiber* Linn.

France, où on les nomme *Bièvres*. On croit que la petite rivière de Bièvre, qui se jette dans la Seine à Paris, doit son nom à ce qu'elle a été fréquentée par des *Castors*. Les derniers Castors observés en France ont été trouvés sur les bords du Rhône et du Gardon. Quelques auteurs regardent le *Castor* de France comme une espèce distincte du *Castor* de Canada.

Le *Castor* (fig. 26) a de 9 à 12 décimètres de longueur, du museau à l'extrémité de la queue, et 30 à 40 centimètres de largeur vers la poitrine; son pelage présente deux sortes de poils : l'un serré, très fin et gris; l'autre plus long, grossier et brun. Sa tête ressemble à

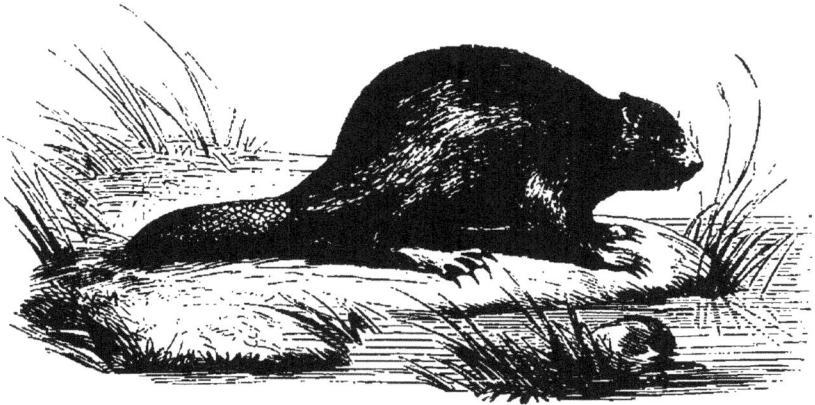

Fig. 26. — *Castor.*

celle d'une Marmotte; elle est presque aussi longue que large; ses oreilles sont courtes; chaque mâchoire est garnie de dix dents, dont deux incisives sur le devant et quatre molaires de chaque côté. Les incisives d'en bas sont longues de 27 millimètres et plus; celles d'en haut n'en ont que 23 ; toutes sont taillées en biseau de dedans en dehors et tranchantes, d'un jaune safrané extérieurement et blanches intérieurement. Les molaires paraissent directement opposées les unes aux autres, à couronne plate : on dirait un ruban osseux replié sur lui-même, de manière à offrir dans les supérieures trois échancrures au bord externe et une au bord intérieur, et une disposition inverse dans les inférieures (Cuvier). Les mamelles, au nombre de quatre, sont placées deux entre les pattes antérieures près du cou, et deux sur la poitrine. Les pieds présentent cinq doigts courts, bien distincts et garnis d'ongles très forts aux membres antérieurs; ils sont plus longs et réunis par une membrane aux membres postérieurs. La queue est ovale, plate, épaisse et couverte d'écailles. Cette queue est à la fois une rame et une truelle ; l'animal s'en sert habilement pour nager et pour gâcher la terre qu'il emploie à construire son habitation.

Les *Castors* ressemblent aux animaux terrestres par les parties antérieures, et tiennent des animaux aquatiques par les parties postérieures. Ils vivent solitaires ou par couples pendant l'été, dans des terriers près des eaux. Aux approches de l'hiver, ils se réunissent en grand nombre sur le bord de leur rivière ou d'un lac. Si l'eau est tranquille et dormante, ils élèvent leurs cabanes sur les rives ; si, au contraire, c'est une eau rapide et peu abondante, ils bâtissent d'abord au travers une forte digue, composée d'arbres renversés, de branches, de pierres et de limon, le tout crépi et revêtu d'un enduit solide. Cette digue est toujours perpendiculaire du côté du courant, et en talus ou en dos d'âne du côté opposé. Dès qu'elle est construite, les *Castors* y adossent leurs cabanes : celles-ci sont composées des mêmes matériaux, mais plus petits ; elles ont plusieurs étages ; chacune est assez grande pour loger huit ou dix *Castors*. Tous ces travaux ont lieu seulement pendant la nuit et s'exécutent avec une rapidité surprenante. Cependant les *Castors* n'ont pour outils que leurs ongles, leurs dents et leur queue (1). Lorsqu'ils ont construit leur digue et leurs habitations, ils s'approvisionnent d'écorces pour l'hiver et se renferment dans leurs maisons.

Appareil du castoréum (fig. 27). — Le *castoréum* est sécrété par deux grosses glandes placées dans le voisinage des organes sexuels. Les anciens prenaient ces glandes pour les testicules de l'animal.

Sous la queue du *Castor*, on remarque une poche commune, peu profonde, comparable au cloaque des oiseaux (Adanson), dans laquelle s'ouvrent l'anus et les parties de la génération. L'orifice anal paraît en arrière, tout à fait à la naissance de la queue. Vers le milieu, à droite et à gauche, sont les orifices de plusieurs petites glandes appelées *anales*, qui sécrètent une humeur huileuse jaune, désagréable, différente du *castoréum*. Ces glandes sont oblongues, lobées et accompagnées chacune d'une ou deux glandules accessoires. Tout à fait en avant de la poche commune se voit l'orifice génital ; celui-ci communique avec le canal préputial. Ce dernier est cylindrique et couvert de petites papilles dirigées en arrière, pointues et noirâtres. C'est à droite et à gauche de ce fourreau qu'on rencontre les glandes du *castoréum*. Ces glandes sont des espèces de poches obovées-oblongues ou pyriformes, inégales, qui s'ouvrent

---

(1) « *Architectura in construendo domos ad ripas superat omnium animalium, excepta hominis.* » (Linn.)

dans le fourreau préputial par deux larges orifices. Celles de l'animal adulte atteignent au moins 8 centimètres de longueur; elles
peuvent arriver jusqu'à 13; elles sont plus grandes que les testicules, et ne peuvent pas être confon-
dues avec ces derniers. On les ob=
serve, du reste, chez les femelles
comme chez les mâles, mais elles y
sont un peu moins développées. Leur
surface externe est un peu ondu=
leuse; l'intérieure présente des replis
membraneux déliés et vermiculés qui
produisent le *castoréum*.

Castoréum. — Dans l'animal vivant, le *castoréum* paraît comme une
matière presque fluide, onctueuse,

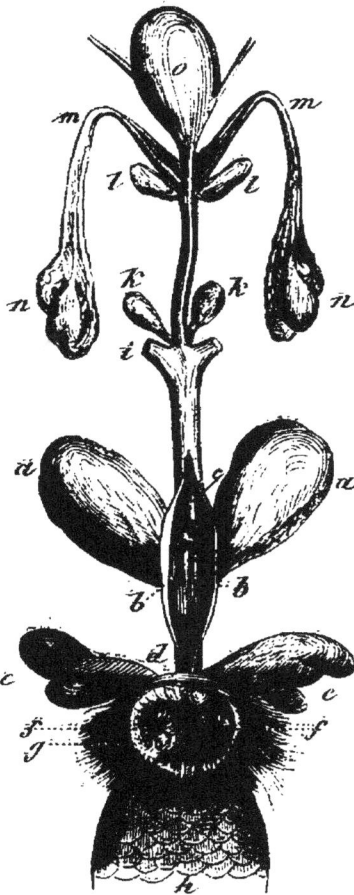

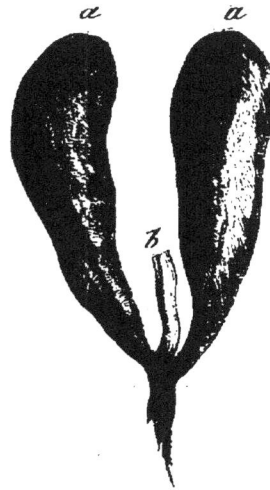

Fig. 27. — *Appareil du castoréum* (*).   Fig. 28. — *Glandes du castoréum* (**).

d'une odeur forte, pénétrante, même fétide. Le *castoréum* du commerce est desséché dans ses deux poches, encore unies ensemble à
la manière d'une besace (fig. 28). Ces poches sont pyriformes-

(*) a,a, glandes du castoréum. — b,b, leurs orifices dans le canal préputial. — c, la
verge avec son prépuce particulier. — d, ouverture du canal préputial. — e,e, glandes
anales. — f,f, leurs orifices. — g, anus. — h, portion de la queue. — i, prostate
enfermée dans ce renflement. — k,k, glandes de Cowper. — l,l, vésicules séminales.
— m,m, canaux déférents. — n,n, testicules. — o, vessie.

(**) a,a, glandes du castoréum desséchées. — b, portion du canal préputial.

allongées, un peu comprimées et plus ou moins ridées, d'un brun noirâtre à l'extérieur et d'un brun fauve ou rougeâtre intérieurement. Si on les coupe en travers, le contenu paraît comme une masse compacte, résineuse et entremêlée de membranes ou fibres blanchâtres. Son odeur est très pénétrante, peu agréable, presque fétide ; sa saveur est âcre et amère.

Le *castoréum* varie en qualité suivant son ancienneté, suivant l'âge de l'animal qui l'a fourni et peut-être suivant que celui-ci était plus ou moins éloigné du temps de la reproduction. Il perd rapidement ses propriétés quand il a été conservé dans un endroit humide.

Linné croit que cette substance est meilleure chez les Castors qui se nourrissent principalement d'écorce de peuplier. M. Paul Gervais, ayant eu l'occasion de disséquer des Castors du Rhône, a été frappé de l'analogie qui existe entre l'odeur de leur *castoréum* et celle que répandent les pousses du saule ou l'écorce de cet arbre en macération. Les substances végétales qui viennent d'être citées entrent pour une grande proportion dans l'alimentation de ces animaux.

On distingue deux qualités principales de *castoréum* : 1° celui d'*Amérique*, 2° celui de *Russie*. On a subdivisé le premier en *castoréum du Canada*, et *castoréum de la baie d'Hudson*.

Le *castoréum* contient de la castorine, de l'huile volatile, de la salicine, de l'acide phénique, de l'acide benzoïque, de l'albumine, une matière grasse, du mucus, du carbonate d'ammoniaque, des sels de soude et de potasse.

La castorine a été découverte par Brandes et Bizio ; elle cristallise en longs prismes diaphanes et fasciculés ; son odeur est la même que celle du *castoréum;* sa saveur est cuivreuse. Elle est insoluble dans l'alcool froid et dans l'eau. Elle se dissout dans l'alcool bouillant et dans les huiles volatiles.

Le *castoréum* est falsifié de plusieurs manières : 1° On fend les poches, on en retire la matière odorante et on la remplace par du sang desséché, par du galbanum ou par de la gomme ammoniaque. 2° On fabrique des poches artificielles avec des scrotums de bouc ou des vésicules biliaires de divers animaux, et dans ce cas on falsifie à la fois le contenant et le contenu.

On administre le *castoréum* de diverses manières, en lavements, en potions, en pilules. On prépare avec cette substance une eau distillée, une teinture ordinaire, une teinture éthérée et un sirop.

§ IV. — De l'hyraceum.

ANIMAL. — Le *Daman du Cap* (1) a été regardé par Pallas et
Erxleben comme un Rongeur, et par Cuvier et Illiger comme un
Pachyderme. M. Is. Geoffroy Saint-Hilaire, se basant sur son organisation et sur ses mœurs, le considère comme formant le passage
entre ces deux ordres. Ce mammifère présente à ses doigts des productions cornées et dissimilaires, en partie sabots et en partie ongles.

Le *Daman du Cap* habite le cap de Bonne-Espérance, l'Abyssinie
et même le Liban. Il ne descend jamais dans les plaines.

Ce petit mammifère (fig. 29) est grand comme une Marmotte
(Pallas). A la corne près, c'est un Rhinocéros en miniature
(Cuvier). Il est lourd
de formes, court et
bas sur ses pattes.
Son pelage est com-
posé de poils soyeux
assez serrés, longs et
doux, et de poils lai-
neux, peu fournis et
très fins ; sa couleur
générale est d'un gris
brun. Sa tête est
épaisse et terminée
par un museau très
obtus. Les oreilles
sont peu élevées,

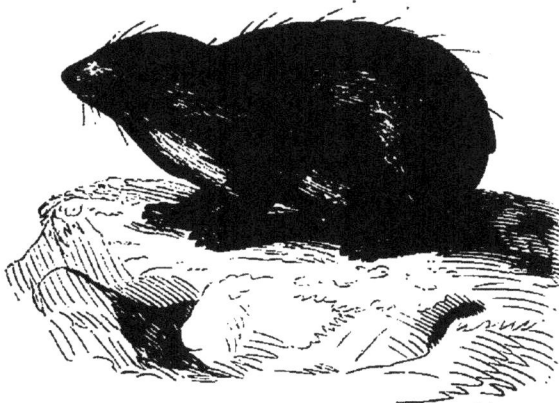

Fig. 29. — *Daman.*

rondes et bordées de poils très fins; le cou est court et plus haut que
large. La mâchoire supérieure a deux fortes incisives recourbées vers
le bas, et dans la jeunesse deux très petites canines ; l'inférieure,
un peu plus courte que la supérieure, a quatre incisives et manque de
canines (Cuvier). On remarque à la lèvre supérieure de longues
soies, roides et noires. Il y a aussi de grandes soies sous les sourcils
et sous la gorge. L'abdomen paraît très dilaté. Tous les pieds ont la
plante nue et revêtue d'une peau douce. Ceux de devant ont quatre
doigts et ceux de derrière seulement trois ; ces doigts sont terminés
par de très petits sabots minces et arrondis, excepté le doigt interne
de derrière, qui est armé d'un ongle oblique et crochu. Il n'y a

(1) *Hyrax Capensis* Ehr. (*Cavia Capensis* Pall.), vulgairement *Blaireau de rocher*
(*Klipp-daas, Klip-dasje* ou *Klip-dasse*) ou *Marmotte du Cap.* Les Abyssins le nomment
Gihé, suivant Shaw, et *Ashkoko,* suivant Bruce ; les Libanais, *Mouton d'Israël (Gannim
Israël).*

pas de queue apparente ; le coccyx est réduit à un petit tubercule. Les mamelles sont au nombre de trois de chaque côté, l'antérieure axillaire, les deux autres inguinales.

Le *Daman* a beaucoup d'agileté et de propreté. Quoique sauvage et craintif, il s'apprivoise sans peine. Il est même susceptible d'attachement. Sa nourriture consiste en fruits et en racines de plantes aromatiques ; il mange surtout le *Cyclopia genistoides*, élégant arbrisseau de la famille des papilionacées.

Origine de l'hyraceum. — Cette substance se rencontre en petites masses sur le versant des montagnes pierreuses, dans les fentes des rochers, dans des cavernes, et généralement dans les régions habitées par les *Damans*. Les paysans ramassent ces morceaux, quand ils sont encore frais, mous et en quelque sorte glutineux.

Sparmann, Thunberg, Burchell et Lichtenstein s'accordent pour regarder le *Daman du Cap* comme le producteur de l'*hyraceum*.

Mais comment ce mammifère forme-t-il cette substance ? a-t-il des glandes particulières, un appareil spécial comme le *Chevrotain porte-musc*, la *Civette* et le *Castor* ? L'anatomie de son appareil génital, que Pallas a publiée, s'oppose à cette conclusion.

L'*hyraceum* est-il simplement l'urine desséché du *Daman* ? Au rapport de Sparmann et de Thunberg, les Hollandais désignent cette substance sous le nom de *pissat de blaireau* (*Dassen-pissat* ou *dasjespis*) ; ils croient que les *Damans* ont l'habitude de verser leur urine toujours dans le même endroit, et que cette urine dépose en se séchant une certaine matière qui se condense peu à peu, et finit par constituer l'*hyraceum*. On verra plus loin que cette explication est vraie jusqu'à un certain point.

Krauss soupçonne que ce pourrait être le flux menstruel de l'animal. Rien ne prouve cette détermination.

Le docteur Edward Martiny considère l'*hyraceum* comme sécrété par des glandes préputiales, et probablement vaginales, très développées. Mais ces glandes n'auraient pas échappé aux dissections de Pallas.

Plusieurs auteurs modernes admettent, je crois, avec raison, que le produit dont il s'agit n'est autre chose que les excréments de notre petit mammifère mêlés à son urine, desséchés et déposés dans les trous de rochers et les cavernes fréquentés par cet animal (Pereira, Verreaux). L'examen physique de l'*hyraceum* (L. Soubeiran) et son analyse (Schrader, Reichel) confirment pleinement cette manière de voir.

Hyraceum. — C'est une substance solide, dure, pesante, d'un brun noirâtre, offrant, sur certaines parties plus claires ou plus brillantes, l'aspect résinoïde. Elle se laisse entamer par le couteau et se ramollit entre les doigts. Elle ressemble un peu au bdellium de l'Inde et à la myrrhe noire (Guibourt). Exposée à l'air humide, elle se ramollit aussi et devient plus ou moins glutineuse. Son odeur est assez vive et assez mauvaise, un peu analogue à celle du castoréum, mais moins forte et légèrement urineuse. Sa saveur est amère et sensiblement astringente, même un peu âcre.

L'*hyraceum* est très soluble dans l'eau, qu'il colore en jaune, surtout quand on opère à chaud ; il y laisse un résidu d'un jaune brunâtre assez clair. Il se dissout à peine dans l'alcool et dans l'éther, auxquels il donne une très légère teinte jaunâtre (L. Soubeiran).

Quand on l'examine au microscope, on y découvre des fragments de végétaux, par exemple des glumes de graminées, des débris de tissu cellulaire et fibreux, et des portions de trachées encore très nettement appréciables. On y remarque aussi des poils, des parcelles de sable siliceux et des granules d'acide urique (L. Soubeiran).

L'analyse chimique démontre que l'*hyraceum* est composé d'une matière jaune odorante, soluble dans l'alcool ordinaire et dans l'eau ; d'une matière brune, soluble dans l'eau ; de résine verte, soluble dans l'alcool ; d'une faible quantité de matière grasse et d'un résidu considérable insoluble, dans lequel se trouvaient des fibres végétales et du quartz (Schrader).

L'*hyraceum* du commerce arrive dans des boîtes cylindriques de fer-blanc, qui en renferment à peu près 450 grammes.

Cette matière a été proposée comme succédané du castoréum ; elle a pu jouir d'une certaine vogue il y a quelques années, à une époque où le castoréum avait atteint un prix très élevé. Aujourd'hui on ne s'en sert que très rarement, et tout permet de supposer que, dans un avenir prochain, elle ira rejoindre ces nombreux produits qui, après avoir été vantés comme des panacées, sont relégués dans les collections de matière médicale (L. Soubeiran).

§ V. — De l'ambre gris.

1° ORIGINE DE L'AMBRE GRIS. — On a émis bien des hypothèses relativement à l'origine de l'*ambre gris*.

Avicenne et Sérapion assuraient que c'est un baume qui croît sur les rochers, comme les champignons sur les arbres, et qui tombe ensuite dans la mer.

Cardan prétendait que c'est la bave desséchée des veaux marins.

Fernandez Lopez le regardait comme les excréments de quelques oiseaux qui avaient mangé des herbes odoriférantes.

Pomet suppose que c'est un mélange de cire et de miel parfumé qui *se cuit et s'ébauche au soleil*, et qui se perfectionne dans la mer par l'agitation des flots et par l'*esprit salé*. Mais d'où viennent cette cire et ce miel, et quelle est la cause du mélange?

D'autres ont considéré l'*ambre gris* comme une écume de mer condensée ou une graisse de terre endurcie, comme un bitume, comme une résine, comme une gomme, comme le sperme de la Baleine ou comme la fiente des Crocodiles.....

Virey admet que l'*ambre gris* est une sorte d'adipocire, résultant de la décomposition spontanée de plusieurs Poulpes odorants de la haute mer. Ce qui semblait donner quelque vraisemblance à cette explication, c'est la découverte faite plusieurs fois, dans des morceaux d'ambre, de mandibules cornées offrant tous les caractères de celles qu'on observe chez les Céphalopodes.

Pelletier et Caventou, auxquels on doit un bon travail analytique sur l'*ambre gris*, présentent cette substance comme un calcul biliaire.

C'est à Serval Marel, bourguignon, qu'est dû l'honneur d'avoir reconnu le premier la vraie origine de la matière odorante dont il est question. Elle est produite, suivant lui, par plusieurs grands animaux de l'ordre des Cétacés. C'est un résultat de leur digestion, une sorte de calcul intestinal, un *coprolithe*.

Cette assertion a été confirmée par Swediaur et par Romé Delile. On sait, du reste, que les Japonais appellent l'*ambre gris*, *kuusura no fuu*, c'est-à-dire, *excrément de la Baleine* (Kœmpfer).

L'*ambre gris* se forme en boules dans le tube digestif des *Cachalots* (1), et il est rendu avec les excréments. Les uns pensent que tous les Cachalots produisent normalement cette substance; d'autres supposent qu'elle est le résultat de certaine maladie, et par cons quent un produit accidentel.

Les *Cachalots* peuvent en fournir d'assez grandes quantités. Un baleinier en retira 20 kilogrammes des intestins d'un seul individu, et 52 de ceux d'un autre.

On trouve l'*ambre gris*, tantôt flottant sur la mer ou déposé sur la plage parmi les excréments des Cétacés; tantôt, comme je viens de le dire, dans les entrailles même de ces animaux. C'est sur les côtes du Japon, des îles Moluques, de l'Inde, de Madagascar et du Brésil qu'on récolte habituellement cette substance. Quand on ouvre

(1) Voyez page **74** et fig. **13**.

les *Cachalots*, on découvre l'*ambre gris* dans leur cæcum, et jamais dans les autres parties du canal alimentaire.

La nourriture prise par les Cétacés semble influer sur la production de l'*ambre*. Il paraît que ce sont les Poulpes musqués (*Éledons*), les Sèches et autres mollusques, même de petits poissons avalés et mal digérés, qui donnent naissance à cette matière. On sait que, parmi ces animaux, il en est un certain nombre qui exhalent une odeur musquée plus ou moins forte. Lorsque les pêcheurs américains découvrent l'*ambre gris* dans un parage, ils en concluent aussitôt qu'il doit être fréquenté par quelque Cétacé.

Les uns ont cru que les Cachalots seuls peuvent donner de l'*ambre gris;* les autres admettent, avec plus de raison, qu'il est fourni à la fois par les Cachalots et par les Baleines. Les principales espèces qui le produisent paraissent être le *Cachalot macrocéphale* (1) et la *Baleine franche* (2).

2° AMBRE GRIS (*ambra cinerea*). — C'est une matière solide, assez dure, grasse, cireuse, plus légère que l'eau, susceptible de se ramollir à une faible chaleur, se fondant ensuite. Sa couleur est d'un gris noirâtre, un peu cendré, quelquefois jaunâtre ou brunâtre, souvent masquée par une efflorescence blanche qui se forme à sa surface et qui pénètre même un peu à l'intérieur. L'*ambre gris* a une odeur douce, suave, susceptible d'une grande expansion et une saveur presque nulle. Il est plus ou moins soluble dans l'huile et dans l'alcool, selon sa pureté.

L'*ambre gris* forme des masses irrégulières, composées tantôt de couches concentriques, comme superposées, à la manière des bézoards ou des calculs, tantôt de petits grains inégaux plus ou moins arrondis. On trouve quelquefois dans son intérieur des débris de mollusques et de poissons, tels que des mandibules, des écailles, des arêtes. Ces masses pèsent habituellement de 50 à 500 grammes. On en trouve cependant de 5 à 10 kilogrammes. Un Cachalot échoué en 1744, près de Bayonne, présenta dans ses intestins un morceau d'ambre du poids de 5^{kil},30. On a cité des masses de 50 et même de 100 kilogrammes. La Compagnie des Indes orientales en avait une, en 1695, du poids de 73 kilogrammes. En 1721, Valmont de Bomare en vit un bloc de 100 kilogrammes. On a parlé d'un autre pesant 393 kilogrammes, ce qui paraît bien extraordinaire.

L'*ambre gris* contient de l'ambréine, une substance balsamique, une matière soluble mêlée d'acide benzoïque et de sel marin (John).

(1) Voyez page 74 et fig. 13.
(2) Voyez page 75 et fig. 14.

L'ambréine a été découverte par MM. Pelletier et Caventou ; ses propriétés ont de l'analogie avec celles de la cholestérine. Cette matière est blanche et insipide ; elle offre une odeur suave ; elle est insoluble dans l'eau ; elle se dissout dans l'alcool et dans l'éther.

On prétend que les Renards sont très friands de l'*ambre*, qu'ils le viennent chercher sur les côtes, le mangent et le rendent tel qu'ils l'ont avalé, quant à son parfum, mais altéré dans sa couleur. C'est au résultat de ce goût qu'on attribue l'existence de quelques morceaux d'*ambre* blanchâtres qu'on trouve à une certaine distance de la mer, dans les Landes aquitaniques, et que les habitants du pays appellent *ambre renardé* (Bory)?

CHAPITRE III.

DES INSECTES VÉSICANTS.

Les *Insectes vésicants* ou *épispastiques* sont ceux qui peuvent déterminer sur la peau une inflammation vésiculeuse. Ces insectes sont des agents précieux employés extérieurement. On les administre rarement à l'intérieur.

Les *Insectes vésicants* sont les *Cantharides*, animaux de l'ordre des Coléoptères et de la tribu des Hétéromères.

Ces insectes faisaient d'abord partie du genre *Meloe* de Linné, caractérisé par un thorax subarrondi et une tête infléchie. Ce groupe a été divisé en treize genres. Les *Insectes vésicants* forment neuf de ces genres, parmi lesquels quatre, plus importants que les autres, méritent une attention particulière. Ces genres sont : 1° *Cantharide*, 2° *Mylabre*, 3" *Cérocome*, 4° *Méloé*. Les caractères qui les distinguent sont fournis principalement par les ailes et les antennes. Voici ces caractères en abrégé :

Ailes	normalement développées.	Antennes.	filiformes	1. *Cantharide*.
		claviformes. Articles.	onze	2. *Mylabre*.
			neuf	3. *Cérocome*.
	nulles			4. *Méloé*.

Les cinq autres genres doués de propriétés plus ou moins vésicantes sont *Hycleus*, *Decatoma*, *Lydus*, *OEnas* et *Tetraonix*.

Dorthes assure que les anciens employaient comme succédané des *Cantharides* la chenille du *Pityocampe* (1).

(1) *Phalœna Pityocampa* Fabr. (voy. livre IV, § 1, chap. 8). — D'après Hentz, il existe aux États-Unis d'Amérique une Aranéide (*Tegeneria medicinalis* Walck.) dont les habitants se servent pour composer des vésicatoires. Cette espèce est commune dans les caves, aux environs de Philadelphie. On attribue les mêmes propriétés à la *Clubione médicinale* (*Clubione medicinalis* Walck.).

§ I. — Des Cantharides.

1° CANTHARIDE ORDINAIRE (1). — Cet insecte peut être regardé comme l'animal vésicant par excellence.

Aldrovande, Johnston, Gesner et les anciens compilateurs ont décrit sous le nom de *Cantharides* plusieurs coléoptères différents, quelquefois même des insectes appartenant à d'autres ordres.

1° *Habitation*. — Les *Cantharides ordinaires* sont communes dans les contrées méridionales. On les trouve sur les frênes, les lilas, les troënes, les jasmins. On les rencontre encore sur les sureaux, les rosiers, les pommiers, les saules, les peupliers. Richard en a trouvé sur le chèvrefeuille et le chamæcerasus. D'autres en ont observé, mais plus rarement, sur les noyers, la cynoglosse et même le blé. Elles sont réunies souvent en très grand nombre, et dévorent le parenchyme des feuilles assez rapidement. Paul Hermann a vu périr un grand frêne entièrement dépouillé par ces insectes.

2° *Description*. — La *Cantharide ordinaire* (fig. 30) est un coléoptère long de 15 à 22 millimètres, large de 4 à 6. Son corps est allongé et cylindroïde ; sa tête, grosse, un peu inclinée en dessous, figure à peu près un cœur ; elle porte des antennes assez longues, filiformes, composées de onze articles. Le corselet est plus étroit que la base de la tête, petit et offre un prothorax presque carré. Une ligne profondément enfoncée se voit sur le milieu de la tête, ainsi que sur le corselet. Les élytres sont de la longueur de l'abdomen, flexibles, finement guillochés et pourvus de deux nervures longitudinales vers le bord interne ; ils recou-

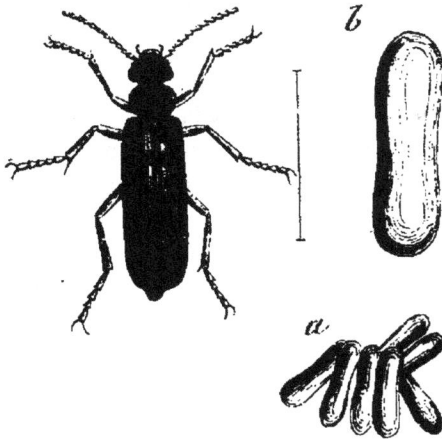

Fig. 30. — *Cantharide* (*).

(1) *Lytta vesicatoria* Fabr. (*Meloe vesicatorius* Linn., *Cantharis vesicatoria* Latr.), vulgairement *Cantharide des boutiques*, *Mouche d'Espagne*, *Mouche cantharide*.

(*) *a*, plusieurs œufs agglomérés, grossis. — *b*, un œuf isolé, considérablement grossi.

vrent des ailes membraneuses et transparentes. Les pattes sont
grêles, à tarses filiformes, terminés par une paire de crochets très
recourbés et couverts en dessous de poils serrés. On compte cinq
articles aux tarses des deux premières paires de pattes et quatre seulement à la dernière. La couleur du corps et des élytres est d'un
vert doré à reflets métalliques ; mais les antennes sont noires.

L'animal exhale une odeur très forte, vireuse, pénétrante, désagréable, qui se répand assez loin.

Les mâles sont plus petits que les femelles. Audouin a bien décrit
l'accouplement de ces insectes ; il l'avait observé sur une branche
de lilas. Le mâle harcèle la femelle, laquelle oppose d'abord de
l'apathie et plus tard de la résistance. Il monte sur son dos et saisit
ses deux antennes avec les pattes de devant. Il existe au premier
article du tarse de ses pattes une profonde échancrure, et à la
jambe une forte épine ou crochet qui, en se repliant, vient fermer
cette échancrure et la convertir en un véritable trou. C'est avec
ces espèces de pinces que le mâle accroche les antennes de sa
femelle, qu'il les tiraille et les manie, comme deux rennes. Devenu maître de la situation, l'accouplement a bientôt lieu. Il dure
quatre heures environ. Après ce temps, la femelle, jusqu'alors
immobile et comme indifférente, s'agite avec force. Le mâle affaibli,
tombe ; mais son pénis s'est rompu, et demeure engagé dans le
vagin.

Après l'accouplement, la femelle s'enfonce dans la terre, où elle
pond une quantité considérable de petits œufs cylindriques, légèrement aplatis sur les côtés, un peu courbés, jaunâtres et agglutinés
les uns aux autres (fig. 30, *a*, *b*).

Les larves qui en sortent ont un corps allongé, mou, d'un blanc
jaunâtre, composé de treize anneaux et muni de six pattes courtes
et écailleuses ; elles offrent une tête arrondie, pourvue de deux
petites antennes filiformes, et une bouche avec deux mâchoires
assez solides et quatre palpes. Certains auteurs prétendent que ces
larves se nourrissent de racines ; d'autres croient qu'elles vivent en
parasites. Adanson assure qu'elles dévorent les fourmis.

3° *Récolte.* — La récolte des *Cantharides* se fait le matin, avant le
lever du soleil, lorsque ces insectes sont encore engourdis. Pour
les recueillir, on étend de grands draps au pied des arbres et des
arbrisseaux, et l'on secoue fortement ces derniers.

Quelques auteurs recommandent aux personnes chargées de ce
genre de récolte de se munir de masques et de gants. Ces précautions sont tout à fait inutiles (Berthoud).

On fait périr les *Cantharides*, soit en les trempant dans l'eau

bouillante ou le vinaigre chaud, soit en les exposant à la vapeur
de ce dernier, après les avoir placées dans des nouets de linge
ou tout simplement sur un tamis de crin. M. Lutrand recommande
de les plonger dans une atmosphère de chloroforme. On les fait
ensuite sécher dans une étuve.

Par la dessiccation, ces animaux perdent beaucoup de leur poids,
au point qu'il en faut environ treize pour peser un gramme.

On les enferme dans des flacons bouchés.

On doit choisir les *Cantharides* nouvelles, sèches et bien entières.
Car, dès qu'elles ont trois ou quatre ans, elles sont attaquées par
divers petits insectes qui les rongent presque en entier, ne respec-
tant que les élytres et les autres parties dures. Les vases les mieux
fermés ne les garantissent pas toujours. Elles sont dévorées par
l'*Anthrène des musées*, par des *Ptinus*, par des *Dermestes*. On a proposé divers moyens pour les garantir, et malheureusement, ces
moyens sont souvent insuffisants. Le camphre, qui est excellent
contre les Mites, n'a pas la même vertu contre les Anthrènes. On
dit qu'un peu de mercure placé au fond du bocal est un excellent
moyen de conservation (Soubeiran).

On trouve souvent, mêlés avec les *Cantharides*, des *Cétoines dorées*
et des *Callichromes musqués* (Guibourt). On y rencontre aussi des
Chrysomèles fastueuses (Emmel).

4° *Partie active.* — Les anciens croyaient que les propriétés vésicantes des *Cantharides* résidaient dans les poils rares et ténus qui
couvrent ces insectes. Le principe actif de ces animaux a été découvert, en 1810, par Robiquet : c'est la *cantharidine*. Ce principe
est blanc, cristallisé, d'une saveur excessivement âcre. Appliqué
à la peau, il fait naître rapidement des ampoules ; pris à l'intérieur,
c'est un poison violent. La cantharidine fond à $+ 210°$; elle est
très volatile et même elle se dissipe complètement à l'air, à la
température ordinaire. L'eau ne la dissout pas ; elle est soluble
dans l'alcool, plus à chaud qu'à froid. L'éther la dissout.

La cantharidine se trouve-t-elle indistinctement dans toutes les
parties de l'animal? Hippocrate regardait comme inertes, les
antennes, la tête, les élytres, les ailes et les pattes, et conseillait
de les jeter. Schwilgué a reproduit cette opinion. Linné assure,
au contraire, que le principe vésicant réside à peu près également
dans tout le corps de l'insecte. H. Cloquet et Audouin partagent
cette manière de voir. Cependant M. Farines a constaté que l'application, pendant trente heures, d'un emplâtre préparé avec la poudre
des antennes, des élytres, des ailes et des pattes, ne produisait
aucun effet. M. Berthoud s'est livré tout récemment à de nouvelles

expériences. 250 grammes de thorax et d'abdomens, qu'il appelle *parties molles*, lui ont donné 0gr,423 de cantharidine, et 125 grammes d'antennes, de têtes, d'élytres, d'ailes et de pattes, qu'il appelle *parties cornées*, lui en ont fourni 0gr,053 ; ce qui présente un rapport de 4 à 1.

Les *Cantharides* anciennes perdent-elles, par vétusté, leur principe vésicant? Forster assure que lorsque ces insectes sont tombés tout à fait en poussière, leurs débris n'ont plus aucune action. Mais M. Duméril a employé, avec succès, des *Cantharides* conservées depuis vingt-quatre ans. Toutefois il ne faut pas croire, avec quelques pharmaciens, que le principe actif de ces insectes n'est pas mangé par leurs parasites ; parce que s'il en était ainsi, les *Cantharides* rongées, au lieu de diminuer de valeur, devraient au contraire devenir de plus en plus actives. L'observation démontre, en effet, que les excréments des insectes rongeurs et leurs débris ne sont pas vésicants, et comme ils sont mêlés aux fragments des *Cantharides*, les détritus, restés dans le bocal, ne peuvent offrir qu'une bien faible action vésicante. D'après M. Farines, la vermoulure des *Cantharides* présente une vertu moindre que celle de la poudre ordinaire, dans le rapport de 7 à 10,5. D'un autre côté, Robiquet, M. Guibourt et Virey ont trouvé très peu de cantharidine dans la vermoulure qu'ils ont analysée. M. Berthoud a retiré 0gr,094 de cantharidine de 125 grammes de vermoulure, c'est-à-dire tout près des trois cinquièmes de ce que fournirait un même poids de *Cantharides* entières. Il est donc évident que la vermoulure de ces insectes ne doit pas être sans action (1).

2° AUTRES ESPÈCES. — Le genre *Cantharide* est assez nombreux en espèces. Dejean en compte 30 ; Audouin porte ce nombre à 64. Mais on n'emploie guère que la *Cantharide ordinaire*, dont il vient d'être question.

Dans les provinces méridionales de la France, on rencontre sur la luzerne une autre espèce appelée *Cantharide douteuse* (2). Celle-ci a le corps noir et la tête rougeâtre, partagée en deux parties par une ligne longitudinale noire.

D'après M. Courbon, la *Cantharide pointillée* (3), de Montevideo, peut produire une excellente vésication, et, ce qui est digne de remarque, dans un temps plus court que la *Cantharide ordinaire*.

(1) M. Limousin-Lamotte avait annoncé à la Société de pharmacie de Paris, que des vésicatoires préparés avec la vermoulure avaient produit de bons effets. Ce résultat fut vivement combattu, puis confirmé par M. Dubuc.
(2) *Lytta dubia* Oliv. (*Cantharis dubia* Fabr.).
(3) *Lytta adspersa* Klug. (*Epicauta adspersa* Dej.).

Cette troisième espèce vit sur la betterave ; elle est longue de 13 à 16 millimètres. Sa tête, son corselet et son abdomen sont d'un gris cendré, uniformément criblé de petits points noirs. Ses antennes sont noires et ses pattes roussâtres.

D'autres *Cantharides* ont été signalées comme vésicantes, par exemple celle de *Syrie* (1) et celle des *moissons* (2)..... M. Leclerc indique dans sa thèse (1835) sept espèces dont il a expérimenté les propriétés..... M. Courbon mentionne encore la *Cantharide à points enfoncés* (3) et la *Veuve* (4), l'une et l'autre des environs de Montevideo.....

§ II. — Des Mylabres.

Le nombre des Insectes appartenant au genre *Mylabre* (*Mylabris*) est assez considérable. Olivier en a décrit une soixantaine. On en compte aujourd'hui près de deux cents. Il est peu de groupes dont les espèces aient été plus confondues et dont la synonymie soit plus embrouillée (Guérin).

Le corps de ces animaux est généralement noir. Ils ont des élytres d'un jaune plus ou moins foncé, avec des bandes ou des taches noires.

Ces Insectes sont fort timides : dès qu'on s'approche pour les prendre, ils replient leurs pattes et leurs antennes, se laissent tomber et font les morts.

1° MYLABRE DE LA CHICORÉE (5) (fig. 31). —C'est l'espèce la plus commune et la mieux étudiée. On soupçonne que l'insecte désigné par Dioscoride et par Pline sous le nom de *Cantharide* n'en diffère pas.

Habitat. —Ce *Mylabre* se trouve dans les diverses parties chaudes de l'Europe. Il se tient sur les fleurs de la chicorée sauvage et sur plusieurs autres plantes de la famille des Composées.

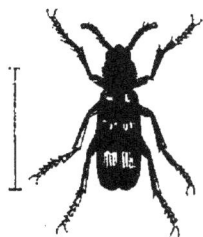

Fig. 31. — *Mylabre.*

Description. — Ses élytres sont d'un jaune obscur, avec trois larges bandes noires transversales, un peu en zigzag. La première de ces bandes est interrompue et quelquefois réduite à trois ou quatre taches.

Ce *Mylabre* est employé en Italie, en Grèce, en Égypte et jus-

(1) *Lytta Syriaca* Fabr.
(2) *Lytta segetum* Fabr. (d'Arabie).
(3) *Epicauta cavernosa* Reiche.
(4) *Lytta vidua* Klug. (*Causima vidua* Dej.).
(5) *Mylabris cichorii* Fabr. (*Meloe cichorii*, partim, Linn.).

qu'en Chine. Cependant quelques auteurs croient que l'insecte de France diffère de celui de la Chine, et que ce dernier seul constitue le vrai *Mylabre de la chicorée*. Les autres formeraient une espèce ou deux espèces différentes. Il paraît certain que Linné a confondu plusieurs *Mylabres* sous le nom de *Meloe cichorii*.

2° AUTRES ESPÈCES. — Les espèces les plus voisines du *Mylabre de la chicorée* sont :

1° Le *Mylabre variable* (1), sur lequel le docteur Bretonneau a appelé l'attention des médecins ;

2° Le *Mylabre du Sida* (2), grande espèce qui vit en Chine, et dont on fait un commerce assez étendu. D'après Soubeiran, celle-ci est très employée en Allemagne ; elle est fournie aux officines par les négociants anglais.

3° Le *Mylabre bleuâtre* (3), recommandé par M. Farines, pharmacien de Perpignan.

Voici en abrégé les caractères distinctifs de ces trois espèces, mis en regard de ceux de l'espèce commune :

Avec	des bandes.	Élytres. . .	jaune d'ocre.	Première bande	interrompue .	1..*Mylabre de la chicorée.*
					entière . . .	2. *Mylabre variable.*
			brun rougeâtre			3. *Mylabre du Sida.*
	des points					4. *Mylabre bleuâtre.*

Suivant le docteur Collas, on emploie avec succès à Pondichéry le *Mylabre indien* (4).

M. Guérin-Méneville a signalé comme vésicant le *Mylabre de l'olivier* (5), qui se trouve en Algérie (6).

§ III. — Du Cérocome.

Le *Cérocome de Schœffer* (7) (fig. 32) est un petit insecte qui vit

---

(1) *Mylabris variabilis* Pall.

(2) *M. Sidæ* Fabr. (*M. pustulata* Oliv.).

(3) *M. cyvnescens* Illig.

(4) *M. Indica* Füssl. (*M. punctum* Fabr.).

(5) *M. oleæ* Chevrol.

(6) Le remède contre la rage, administré par le monastère de Phanéromène, non loin d'Éleusis, est composé, d'après M. Ch. Laurent, du *Mylabris bimaculata* Oliv., pilé avec une plante de la famille des asclépiadées, le *Cynanchum excelsum*, sur laquelle il vit. Ce prétendu spécifique doit rentrer dans la catégorie des innombrables remèdes proposés sans succès jusqu'à ce jour contre cette cruelle maladie (Duméril), parmi lesquels nous trouvons la *Cétoine dorée*, des *Proscarabées*, des *Téléphores*.....

(7) *Cerocoma Schœfferi* Fabr. (*Meloe Schœfferi* Linn.).

sur les graminées, les ombellifères et les composées. Il enfonce sa tête dans les fleurs. On le trouve aux environs de Paris.

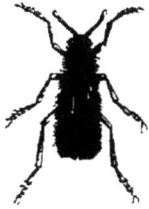

Fig. 32. — *Cérocome.*

Cet insecte présente de 10 à 15 millimètres de longueur; il est pubescent et d'un vert doré; il a une tête petite, noire; son corselet offre la même couleur; ses antennes et ses pattes sont jaunes; ses élytres ont la longueur de l'abdomen et sont très flexibles. Cet animal vole avec agilité.

Le genre *Cérocome* présente, en France, en Espagne et en Orient, d'autres espèces, mais elles n'ont pas été essayées.

§ IV. — Des Méloés.

On donne le nom de *Méloés* (*Meloe*) (1) à des insectes voisins des Mylabres et des Cantharides, remarquables par la brièveté des élytres et par l'absence des ailes.

La couleur de ces Insectes est généralement noire, mais cette teinte offre quelquefois des reflets verdâtres ou bleuâtres. Leurs élytres sont souvent ponctués ou rugueux.

Les *Méloés* sont très féconds. Godard a vu une femelle pondre en deux fois 2242 œufs. Ces œufs sont très petits.

Les larves, en naissant, s'accrochent aux hyménoptères récoltants et vont vivre et se développer dans leur terrier. D'après M. Fabre, la larve des *Méloés*, avant d'arriver à l'état de nymphe, passe par quatre formes : la larve primitive, la seconde larve, la pseudo-chrysalide et la troisième larve. La larve primitive est coriace et s'établit sur le corps des hyménoptères; son but est de se faire transporter dans une cellule pleine de miel. Arrivée dans la cellule, elle dévore l'œuf de l'hyménoptère. La seconde larve est molle et diffère totalement de la première extérieurement; elle se nourrit de miel. La pseudo-chrysalide possède un corps revêtu de téguments cornés et privé de mouvement; elle est à demi invaginée dans la peau fendue de la seconde larve. La troisième larve ressemble à la seconde; elle est à moitié renfermée dans les téguments pseudochrysalidaires fendus, comme ceux-ci le sont à leur tour dans la peau de la seconde larve. A partir de ce dernier état, les métamorphoses suivent leur cours habituel; la larve devient une vraie nymphe, et la nymphe un insecte parfait.

(1) Vulgairement *Proscarabées, Escarbots onctueux, Vers de mai.*

Quand on irrite les *Méloés* ou quand on veut les prendre, ils font sortir de chaque genou une liqueur visqueuse couleur de gomme-gutte et d'une odeur d'ambre ou de violette ; cette liqueur est âcre. Un entomologiste de Montpellier, qui avait touché des *Méloés* sans précaution, eut le lendemain les mains couvertes d'une éruption pustuleuse. Amoreux et H. Cloquet assurent cependant avoir manié souvent des *Méloés*, et n'avoir jamais éprouvé le moindre accident.

ESPÈCES. — On emploie surtout quatre espèces de *Méloés*, dont voici les caractères abrégés :

$$\text{Antennes} \begin{cases} \text{épaissies} \begin{cases} \text{au milieu (noir violet)} \dots & \text{1. } \textit{Méloé proscarabée.} \\ \text{au sommet (noir mat)} \dots & \text{2. } \textit{Méloé rugueux.} \end{cases} \\ \text{filiformes,} \begin{cases} \text{entier (noir verdâtre)} \dots & \text{3. } \textit{Méloé varié.} \\ \text{à sommet} \begin{cases} \text{échancré (noir mat avec des} \\ \text{bandes rouges)} \dots \dots & \text{4. } \textit{Méloé maïal.} \end{cases} \end{cases} \end{cases}$$

1° Le *Méloé proscarabée* (1) (fig. 33) porte des élytres légère-ment rugueux. Il est assez commun en France. Le *Meloe Gallicus* Dej. pa-raît en être une variété.

2° Le *Méloé rugueux* (2) présente des élytres extrêmement rugueux. Il n'est pas rare dans le Midi, par exemple aux environs de Montpellier.

3° Le *Méloé varié* (3) offre des ély-tres un peu rugueux. On le trouve autour de Paris.

4° Le *Méloé maïal* (4) se distingue surtout des trois premiers par la pré-sence à l'abdomen de bandes rouges transversales. Cet insecte se rencontre en Espagne.

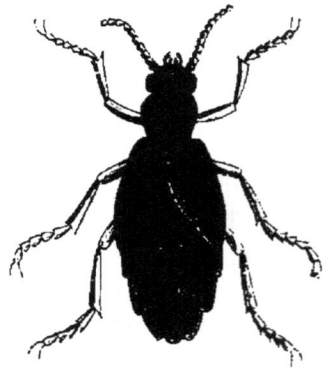

Fig. 33. — *Méloé.*

On a recommandé encore le *Meloe autumnalis* Oliv., qui se trouve aux environs de Paris ; le *Meloe punctatus* Oliv., sous lequel on a confondu deux espèces : le *Tuccius* de Rossi et le *coriarius* d'Hof-mansegg ; et le *Méloé algérien* Linn., qui habite la Sardaigne.

(1) *Meloe Proscarabæus* Linn.
(2) *M. rugosus* Marsh.
(3) *M. variegatus* Donav.
(4) *M. maialis* Linn.

CHAPITRE IV.

DES SANGSUES.

Les *Sangsues* sont des Annelides abranches, de la famille des Hirudinées (1) et du genre *Hirudo*.

On les trouve dans les mares, les fossés, les étangs, les ruisseaux, les petites sources.

Ces animaux sont allongés, subdéprimés, rétrécis graduellement en avant, obtus en arrière, un peu mollasses, visqueux, glissants, composés de 95 anneaux quinés, égaux, très distincts et saillants sur les côtés. Les *Sangsues* prennent, en se contractant, la forme d'une olive. Leur couleur est plus ou moins verdâtre. Leur dos offre six bandes longitudinales, parallèles, rousses ou brunâtres, tachetées de noir, continues ou interrompues, quelquefois réduites à des points. Leur ventre est unicolore ou marbré de noir, et bordé des deux côtés par une bande de la même couleur, droite ou flexueuse.

L'extrémité antérieure présente une ventouse orale peu concave, en forme de bec de flûte, à lèvre supérieure presque lancéolée. Dans la bouche existent trois mâchoires garnies de denticules. Les yeux, au **nombre** de dix, mais peu visibles, sont placés sur la lèvre **supérieure, où ils** forment une ligne courbe ; les six antérieurs sont les plus **grands**. L'extrémité postérieure du corps se termine par une autre ventouse obliquement terminale et arrondie, à la racine de laquelle en dessus se trouve l'orifice anal.

Les *Sangsues* sont androgynes. Les orifices sexuels se montrent vers le tiers antérieur du ventre : le mâle entre le 27ᵉ et le 28ᵉ anneau, le féminin cinq anneaux plus loin. Le premier est un pore entouré d'un bourrelet, et le second une petite fente transversale.

L'accouplement de ces animaux est double. Dans cet acte, deux individus se rapprochent, ventre contre ventre et en sens inverse ; de telle sorte que la ventouse orale de chacun est tournée ou à peu près tournée vers la ventouse anale de l'autre. Dans cette position, les *Sangsues* s'enlacent, et l'accouplement a lieu.

La durée de la gestation est de vingt-cinq à quarante jours. Quand une *Sangsue* a conçu, il se forme, autour des ouvertures sexuelles,

(1) Quelques naturalistes écrivent *Hirudinés* au lieu de *Hirudinées*, attendu que, suivant eux, les noms de familles, chez les animaux, *doivent* être masculins ; mais le mot *Sangsue* est féminin, soit en latin, soit en français, pourquoi en serait-il autrement du nom de sa famille ?

un gonflement olivaire, plus ou moins pâle, qui a reçu le nom de *ceinture* (*clitellum*).

Au moment de la ponte, les *Sangsues* sortent de l'eau, et cherchent, ou se creusent, dans la terre humide, une cavité ou une galerie ; elles laissent couler ensuite de leurs poches mucipares un liquide clair, blanchâtre, transparent, qui se transforme bientôt en écume blanche (Ebrard). Cette écume a tous les caractères de la glaire d'œuf battue (Wedecke). L'animal fait éprouver à son extrémité antérieure une série de mouvements d'avant en arrière, lesquels facilitent la sortie de l'humeur dont il s'agit (Ebrard). La *Sangsue* est entourée de cette bave. Sa ceinture se gonfle, une pellicule se forme à sa surface. L'annelide paraît souffrir ; elle se tord en tous sens, la partie postérieure de son corps demeurant à peu près immobile et servant de point d'appui. Au bout d'un certain temps, la *Sangsue* retire brusquement son extrémité céphalique de la pellicule cutanée dont il vient d'être question, laquelle est tout à fait détachée de la ceinture. La *Sangsue* sort à reculons de cette espèce de fourreau. Il se produit ainsi une sorte de bourse ovoïde, ouverte à chaque extrémité. Les deux orifices se ferment aussitôt par un épaississement brunâtre en forme de bouton. Avant que l'animal sorte du fourreau membraneux, il pond dans l'intérieur un certain nombre de petits œufs, accompagnés d'une assez grande quantité de matière albumineuse. La bourse prend un peu de consistance, brunit et se convertit en une capsule fermée de toutes parts (*embryophore*, Fermond). Cette espèce de coque, comme on le voit, n'est pas du tout analogue à la membrane de l'œuf des ovipares : c'est une simple sécrétion de la peau ; c'est une tunique qui rappelle la membrane caduque des mammifères. La matière écumeuse dont la coque est entourée se dessèche, devient rousse, puis brune et finit par produire un réseau spongieux qui transforme la capsule en une sorte de *cocon*.

Cependant la dessiccation de cette mucosité écumeuse ne doit pas être suffisante pour produire le tissu dont il s'agit. Il est probable que la capsule influe sur sa formation, car le tissu spongieux commence toujours à s'organiser de dedans en dehors, en sorte qu'on rencontre souvent la partie la plus profonde convertie en éponge, tandis que la plus superficielle reste encore à l'état d'écume. Si la transformation en éponge provenait uniquement de la dessiccation, il est évident que cette transformation commencerait par le dehors (Weber). Peut-être le dépôt de la matière écumeuse est-il fait à plusieurs reprises, et la partie non desséchée appartient-elle à la dernière sécrétion ?

Chaque *Sangsue* produit un ou deux cocons, rarement trois.

Chaque cocon renferme de 10 à 18 germes. Châtelain en a compté jusqu'à 21, et Charpentier jusqu'à 26.

L'éclosion a lieu du vingt-cinquième au vingt-huitième jour (Achard, Châtelain). La température paraît influer un peu sur leur développement. A cette époque, les jeunes *Sangsues* font tomber les boutons ou opercules placés aux extrémités de la capsule, traversent le tissu spongieux, serpentent quelque temps à travers ses mailles, et sortent par divers points de sa surface.

A leur naissance, les *Sangsues* présentent environ 2 centimètres de longueur. Elles sont filiformes, transparentes et d'une couleur cendrée tirant sur le blanc. Quelques-unes paraissent un peu rougeâtres. Leurs yeux se distinguent assez bien. Au bout de quelques jours, paraissent les bandes ou les points de la région dorsale; et peu à peu le nouveau-né adopte la livrée de ses parents.

Pendant les premiers temps, quand les jeunes *Sangsues* sont effrayées ou poursuivies par quelque ennemi, elles reviennent vers leur cocon, et se mettent à l'abri dans son tissu spongieux.

1° ESPÈCES. — Les auteurs ont décrit un assez grand nombre de *Sangsues*, au moins une cinquantaine. Parmi ces espèces, beaucoup sont des variétés à peine caractérisées. Dans un ouvrage récent, on a réduit le nombre à dix-sept. Parmi ces dix-sept, plus de la moitié se trouvent encore très mal connues.

Trois *Sangsues* principales, assez distinctes, sont employées en France. Ce sont : 1° la *Sangsue grise*, 2° la *Sangsue verte*, 3° la *Sangsue dragon*. Voici leurs caractères abrégés :

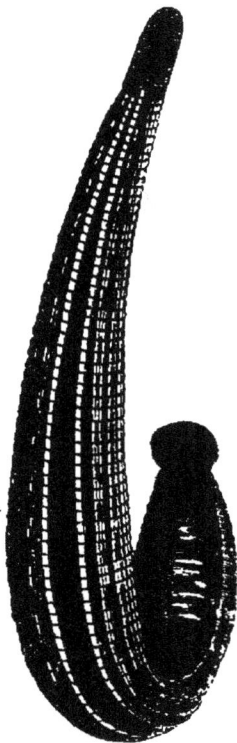

Bandes latéro-abdominales		
droites.		en zigzag.
	Ventre	
maculé.	non maculé.	
1. Sangsue grise.	2. S. verte.	3. S. dragon.

Fig. 34.—*Sangsue grise.*

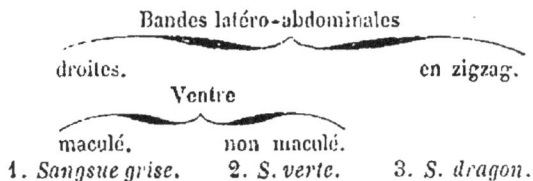

1° La *Sangsue grise* ou *médicinale* (1) (fig. 34) habite l'Europe et

(1) *Hirudo medicinalis* Linn. (*Sanguisuga medicinalis* Sav., *Iatrobdella medicinalis* Blainv.).

quelques parties de l'Afrique septentrionale. Elle a le corps olivâtre plus ou moins gris et plus ou moins foncé. Son dos présente six bandes rousses généralement continues ; ses bords sont olivâtres. Son ventre est maculé de noir.

2° La *Sangsue verte* ou *officinale* (1) (fig. 35) se rencontre dans les mêmes endroits que la précédente. Elle a le corps olivâtre plus ou moins verdâtre et plus ou moins clair. Son dos présente six bandes rousses généralement continues. Les bords sont olivâtres ; il en est de même de son ventre. Cette espèce diffère à peine de la *Sangsue grise*.

Fig. 25.
Sangsue verte.

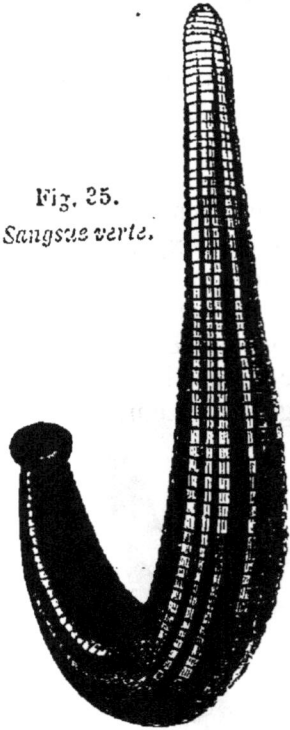

3° La *Sangsue dragon* ou *truite* (2) (fig. 36) se trouve en Algérie et dans presque toute la Barbarie. Elle a le corps verdâtre, plus ou moins clair et plus ou moins brillant. Son dos présente six rangs de points ou d'yeux généralement distincts ; ses bords sont orangés ou rougeâtres. Son ventre est maculé ou n'est pas maculé de noir.

Cette dernière espèce a été regardée, pendant longtemps, comme d'une qualité inférieure. Des expériences récentes ont démontré qu'elle est tout aussi bonne que la *Sangsue grise* (Milton, Tripier).

Fig. 36.
Sangsue dragon.

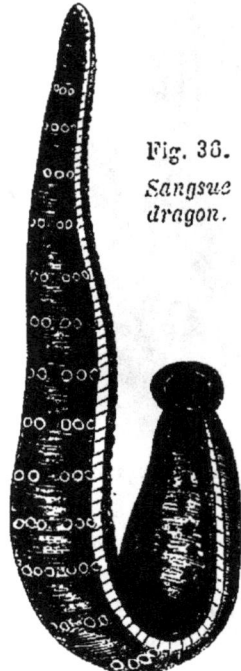

Ces trois *Sangsues* offrent des variétés nombreuses décrites dans les monographies spéciales. Les couleurs des bandes, leurs modes d'interruption, la forme des taches ont été le prétexte d'une foule de noms qui ne méritent pas une attention sérieuse. Le climat, les eaux, le terrain, paraissent influer sur ces nuances. On

(1) *Hirudo officinalis* Moq. (*Sanguisuga officinalis* Sav.).

(2) *Hirudo troctina* Johns. (*Sanguisuga interrupta* Moq.).

désigne quelquefois les *Sangsues* d'après le pays d'où elles viennent ; il y a des *Sangsues d'Espagne*, de *Portugal*, de *Hongrie*, d'*Afrique*, d'*Algérie*, du *Maroc*..... Les marchands distinguent ces annelides en *petites*, en *moyennes* et en *grosses*. Les très petites sont appelées *filets;* celles qui viennent de naître, *germement*, et les très grosses, *vaches*.

Les industriels gorgent souvent avec du sang des abattoirs les *Sangsues* qu'ils livrent au commerce ; c'est ainsi qu'avec des filets ils font des petites, et avec des petites, des moyennes.

M. de Filippi a fait connaître, il y a quelques années, sous le nom d'*Hæmenterie* (*Hæmenteria*), un nouveau genre d'Hirudinées américaines qui diffère des Sangsues ordinaires par la structure de l'appareil buccal, lequel possède un petit suçoir exsertile, roide et pointu, au lieu de trois mâchoires. Ce savant zoologiste en a décrit trois espèces, l'*Hæmenterie de Ghilian* (1), la *Mexicaine* (2), et l'*officinale* (3). La première se trouve dans le rio des Amazones ; les deux autres sont du Mexique. Je parlerai tout à l'heure des avantages que présentent ces espèces.

2° Action sur l'homme. — On sait, depuis longtemps, que les *Sangsues* percent la peau de l'homme de même que celle des Vertébrés supérieurs, et en sucent le sang. Aussi l'attention des observateurs a-t-elle été tournée de bonne heure sur les organes de ces animaux disposés pour entamer nos téguments. Mais les premiers naturalistes n'avaient à leur disposition ni loupe ni microscope, et les organes des *Sangsues* sont très petits et cachés profondément.

Arnaud de Villeneuve croyait que la *Sangsue grise* avait dans la bouche une petite *trompe* semblable à celle des Cousins. Gesner supposait qu'elle était munie d'une langue fourchue et fistuleuse. Poupart imaginait que l'animal n'avait pas d'instruments tranchants, et qu'il déterminait des déchirures profondes par une succion extrêmement violente. Rondelet est un des premiers qui aient signalé trois petites dents ou mâchoires ; mais il n'avait observé ces organes que très imparfaitement : Muralto les a mieux examinés. Dom Allou, Morand, Braun, Kunzemann et Brandt ont décrit les mâchoires des *Sangsues* avec plus ou moins d'exactitude.

1° *Mâchoires* (fig. 37). — Les mâchoires des *Sangsues* sont au nombre de trois et placées longitudinalement : une supéro-médiane, les deux autres inféro-latérales. Si l'on fend la ventouse orale, on

(1) *Hæmenteria Ghiliani* Fil.
(2) *H. Mexicana* Fil.
(3) *H. officinalis* Fil.

trouve ces organes rapprochés par l'extrémité postérieure et divergeant par l'extrémité antérieure.

Les mâchoires des *Sangsues* sont des corps demi-lenticulaires, assez comprimés, cartilagineux, médiocrement durs, à peu près lisses, blanchâtres, offrant un côté fixe, droit, pourvu d'une racine assez forte implantée dans les chairs, et un bord libre, arrondi, tranchant.

La racine va en s'élargissant; elle est sans branches. Le bord convexe présente une rangée de denticules serrées les unes contre les autres. Dom Allou et Carena croyaient à l'existence de deux rangées; c'était une illusion d'optique, produite par la forme bizarre des petits corps dont il s'agit. M. Brandt n'a figuré que 35 denticules; j'en ai compté 46, 70, 79 et 83 : moyenne, 66 ou 67. Ces denticules ressemblent à de petites équerres ou chevrons en forme de V renversé, placés comme à cheval et parallèlement sur le bord tranchant de l'organe (fig. 37, *d*), ayant leur angle tourné vers l'axe de la bouche. Vues de côté,

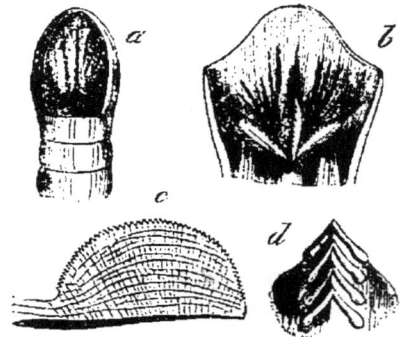

Fig. 37. — *Mâchoires d'une Sangsue* (*).

ces denticules paraissent comme autant de mamelons allongés, émoussés et renflés à la base, pointus au sommet, arrangés symétriquement comme les dents d'un peigne, mais rayonnant un peu. Vues en dessus, à un faible grossissement, leurs renflements basilaires peuvent ressembler à deux rangées de saillies parallèles.

Les denticules sont de grosseur inégale. Les plus petites se trouvent antérieurement. Elles augmentent de volume en allant d'avant en arrière, c'est-à-dire vers le fond de la bouche. Les deux extrémités de l'organe n'en ont pas. On a comparé physiologiquement ces denticules aux incisives des mammifères.

Les mâchoires sont logées dans une espèce d'enfoncement dont les bords s'élèvent de très peu au-dessus de leur niveau.

Chaque mâchoire possède à sa base un petit faisceau musculaire dont les fibres divergent en arrière, et se confondent avec les muscles postérieurs du pharynx (fig. 37, *b*).

(*) *a*, ventouse orale. — *b*, ventouse orale ouverte pour montrer les trois mâchoires. — *c*, mâchoire grossie, vue de profil. — *d*, portion de mâchoire considérablement grossie, vue de manière à montrer les chevrons denticulaires.

On observe aussi, dans le tissu même de ces organes, des fibrilles, les unes transversales, qui vont d'une extrémité à l'autre, les autres longitudinales et obliques, qui se rendent de chaque denticule à la base de la mâchoire.

Un peu en avant des organes maxillaires, il existe dans la ventouse un anneau tendineux assez fort qui forme la circonférence de la bouche.

2° *Morsure.* — Lorsqu'une *Sangsue* veut mordre, elle allonge sa ventouse orale, elle contracte ensuite l'extrémité des deux lèvres qui se replient en dehors. La supérieure se raccourcit un peu plus que l'inférieure, de manière que l'organe cesse d'offrir la figure d'un bec de flûte, et devient plus ou moins orbiculaire.

La *Sangsue* fait alors entrer dans sa bouche une portion de peau, sous forme de mamelon arrondi (Poupart).

Les trois mâchoires sont portées en avant ; elles sortent de leurs gaînes et s'appliquent contre le mamelon cutané. Les fibres musculaires de la ventouse et l'anneau tendineux qui s'y trouve se contractent et se resserrent alternativement. En même temps, les muscles particuliers des mâchoires tirent fortement celles-ci d'avant en arrière, et le mamelon est déchiré en trois endroits.

Les denticules de l'extrémité postérieure commencent l'incision. Ce sont les plus fortes et les plus aigües.

Le point d'appui a lieu sur les anneaux de la ventouse, qui sont alors très rapprochés, très serrés et fixés à la peau d'une manière solide.

Dans le mécanisme de cette morsure, les mâchoires agissent comme des *moitiés de petites roues dentées*, ou comme des scies très fines fortement courbées en arc.

Les denticules des *Sangsues* étant éloignées du degré de dureté que l'on rencontre dans la plupart des dents des animaux, on est étonné de voir des corps si peu solides déterminer des incisions si profondes. Thomas, qui avait mal observé ces parties et qui les regardait comme des *stries très mousses*, s'est contenté d'admettre une *puissance d'érection* qui s'éteint avec la vie et dont le résultat est de roidir et d'aiguiser les denticules. Derheims croit que l'organe est une espèce de vésicule lancéolée, creuse, qui se remplit d'air, se gonfle et se tend comme un ballon. Par suite de ce gonflement, la mâchoire prend une forme très conique et une pointe très aiguë. Blainville pense que le tissu fibro-cartilagineux des denticules doit son roidissement à la contraction de fibres musculaires qui s'y trouvent. Cette opinion paraît la plus vraisemblable. Si l'on fait contracter à la fois les fibrilles transversales et les fibrilles longitudinales qui les croisent, la mâchoire se roidira nécessairement. Il y a plus, les fibrilles longitudinales étant obliques, l'effet de leur contraction devra en même temps relever et rendre plus saillantes les extrémités plus ou moins aiguës des chevrons denticulaires.

La personne mordue éprouve d'abord un sentiment de pression à l'endroit où l'annelide s'est fixée. Le tiraillement devient bientôt un peu plus fort ; puis on ressent une douleur vive, pénétrante, qui ressemble à la fois à celle des piqûres et à celle des déchirures.

3° *Blessure.* — La blessure produite par les *Sangsues* ne présente pas la figure d'un triangle, comme on le voit dans le mémoire de Thomas, et comme l'ont dit plusieurs auteurs, mais l'aspect de trois déchirures linéaires, qui s'unissent ensemble dans un centre commun, formant trois angles à peu près égaux entre eux (fig. 38). Aldrovande a parfaitement décrit cette blessure (1).

Comme ces lignes s'élargissent en s'approchant du centre, comme leurs bords sont un peu sinueux (car la blessure est plutôt *machée* que franchement incisée), et comme la petite croûte qui les recouvre dépasse légèrement ces mêmes bords, il arrive souvent que les trois angles sont en partie comblés et que la blessure tend à devenir un peu triangulaire.

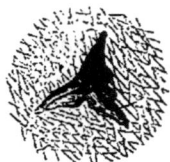

Fig. 38.—*Blessure.*

On sait aussi que, dans beaucoup de circonstances, cette blessure s'enflamme et se déforme ; qu'elle peut déterminer une suppuration légère et même donner lieu à une sorte d'érysipèle.

Les *Hœmenteries* dont j'ai parlé plus haut ne produisent pas de vraie morsure. D'après les expériences de M. Craveri, leur blessure est petite et ne *laisse pas de traces* (!).

4° *Succion.* — Une *Sangsue* ayant percé la peau, sa bouche, aidée des fibres musculaires qui constituent la ventouse, et surtout de l'anneau dont celle-ci est entourée, se met à opérer la succion.

Morand prétendait que la ventouse antérieure agissait comme une pompe, et qu'elle était aidée par la *langue*, qui lui servait de piston. Malheureusement pour cette explication, les *Sangsues* n'ont pas de langue. Morand avait pris, pour cette dernière, les ganglions sous-œsophagiens (placés en dehors de l'œsophage).

Durondeau croyait que tout le système digestif, *depuis la queue jusqu'à la tête*, servait à attirer le sang. Mais un simple fait a suffi pour renverser sa théorie : c'est qu'une *Sangsue*, coupée en deux,

---

(1) « *Sugendo trifidum vulnusculum imprimunt, ita ut radii ab uno centro terni œque distantes procedant.* »

continue souvent à sucer. D'ailleurs la structure de l'appareil alimentaire s'oppose physiquement à ce mouvement général d'aspiration.

Les expériences de Swayne et de Johnson ont démontré que, dans l'opération dont il s'agit, l'annélide ne retire pas ses mâchoires de la plaie, ainsi que plusieurs auteurs l'ont avancé. J'admets ce fait, que j'ai d'ailleurs vérifié, mais je pense que les fibres musculaires qui entraînent les mâchoires d'avant en arrière et les rapprochent vers un point commun, se relâchant un peu, les organes maxillaires reviennent vers le commencement des incisions, et laissent à nu, en s'écartant, toute la partie moyenne de la blessure. Or, cette partie est la plus large et la plus profonde ; c'est elle qui fournit principalement le courant du sang pompé.

5° *Quantité de sang sucé.* — On n'a jamais été bien d'accord sur la quantité de sang que peut tirer une *Sangsue.*

Tyson avait remarqué que cet animal *mange plus pesant que lui, dans un repas.* Il le compare à un ver à soie qui dévore, dans une journée, une quantité de feuilles d'un poids supérieur à celui de son corps.

Ray a prétendu qu'une *Sangsue* de 1 gros pompait environ 3 gros de sang. Adanson assure qu'un de ces animaux du poids d'un demigros absorbe jusqu'à 4 gros de sang, c'est-à-dire 8 fois son poids. Simon Bonnet croit que la moyenne est de 6 à 9 grammes ; mais comme il s'écoule autant de sang de la blessure abandonnée à elle-même, le malade perd de 12 à 18 grammes de sang par piqûre. Suivant l'auteur de la *Cinquième lettre alsacienne,* une grosse *Sangsue* peut absorber 15 grammes de sang. D'après M. Alphonse Sanson, elle en prendrait 16 grammes ; d'après mon calcul, ce serait 15^{gr},75.

Braun fait observer que la quantité proportionnelle de sang sucé n'augmente pas avec la taille. Suivant cet auteur, une *Sangsue* petite prend 3 fois son poids, et une adulte seulement 2 fois. D'après des expériences que j'avais faites, en 1826, j'avais cru reconnaître, pour les petites 2 fois 1/2, pour les moyennes 2 fois, et pour les grosses une fois. Malheureusement je m'étais servi de *Sangsues* en partie gorgées. D'après M. Alphonse Sanson, les petites prennent 3 fois et 4/5es, les petites moyennes 4 fois et 2/3, les grosses moyennes, 7 fois, et les grosses 5 fois et 1/3. J'ai répété ces expériences. M. Sanson avait opéré sur dix individus, j'ai fait mon calcul avec vingt. Voici mon résultat : Petites *Sangsues,* 2 fois 1/2 ; petites moyennes, 4 ; grosses moyennes, 5 fois 1/2 ; grosses, 5 fois et 1/11e. On voit, en définitive, que les grosses moyennes sont les *Sangsues* qui pompent le plus de sang relativement.

Je dois faire observer que ces résultats doivent varier suivant les espèces ou les races employées, suivant que ces animaux sont robustes ou malades, suivant qu'ils ont été ou qu'ils n'ont pas été partiellement gorgés, et suivant qu'ils sortent d'un marais naturel, d'un bassin artificiel ou d'une pharmacie.

Le système digestif des *Sangsues* présente onze paires de poches stomacales. Ces poches sont d'autant plus grandes qu'elles sont plus postérieures. Les dernières sont énormes relativement aux avant-dernières. Cette organisation explique parfaitement la quantité considérable de sang que peuvent avaler et retenir ces animaux.

Pendant longtemps on a jeté les *Sangsues* après les avoir employées. Aujourd'hui on dégorge ces animaux et on les livre de nouveau à la consommation. Le dégorgement s'opère de différentes manières : avec le sel, l'alun, le sucre, les cendres, le tabac, l'ipécacuanha, la craie, la chaux, le charbon, la sciure de bois ; ou bien avec l'eau salée, l'eau de mer, le vinaigre affaibli, le vin, la bière, l'infusion d'absinthe... Quelques-uns ont conseillé le frottement, la pression et même la ponction. Un des meilleurs moyens de dégorgement consiste à plonger les *Sangsues* dans une dissolution de 16 parties de sel marin dans 100 parties d'eau, à 40° ou 45°. On presse légèrement ces annelides, puis on les trempe dans l'eau fraîche.

Dans certains endroits, on se borne à jeter les *Sangsues* dans des bassins de digestion où on les laisse en repos pendant quelques mois.

Les *Sangsues* gorgées sont excellentes pour la reproduction.

3° HIRUDINICULTURE. — La consommation considérable des *Sangsues* et leur rareté de plus en plus grande ont engagé plusieurs industriels, à élever ces annelides et à les faire reproduire artificiellement. L'hirudiniculture est devenue, depuis plusieurs années, une branche de commerce assez considérable, surtout dans le département de la Gironde et dans quelques autres départements méridionaux.

On rassemble les *Sangsues* dans de grands marais artificiels dans lesquels on maintient un niveau d'eau à peu près constant. On a soin de placer dans le fond et sur les rives, de l'argile ou de la tourbe. On y met des plantes aquatiques qui servent à purifier le liquide, et au milieu desquelles les *Sangsues* vont se frotter ou se réfugier.

M. Vayson (de Bordeaux) a imaginé, tout récemment, un petit marais domestique (*vaysonier*) qui sera très utile aux pharmaciens et aux personnes qui veulent élever les *Sangsues* en petit. Cet appareil se compose d'un vase de terre cuite, en forme de cône tronqué renversé. L'extrémité inférieure est percée de quelques trous assez étroits pour ne pas laisser passer les *Sangsues;* on remplit ce vase de terre tourbeuse, et l'on y dépose un certain nombre d'annelides qui s'installent de leur mieux dans cette terre. On ferme l'orifice supérieur du vase avec une toile grossière. Quand on veut expédier au loin les *Sangsues*, on humecte la terre et l'on emballe le vase dans une caisse ou un panier. Quand on désire conserver les animaux sur place, on pose l'extrémité inférieure du vase dans un baquet dont l'eau a un décimètre environ, et on l'abandonne ainsi sans autres soins. Grâce à l'infiltration, les couches inférieures du marais domestique sont bientôt presque délayées, les supérieures demeurant à peu près sèches. Les *Sangsues* savent fort bien choisir, entre ces deux extrêmes, la zone qui leur convient le mieux et s'y creuser des galeries où elles vivent, se développent et produisent des cocons. Le vaysonier peut donc servir à la fois à la conservation des *Sangsues*, à leur transport et à leur multiplication.

CHAPITRE V.

DES EXCROISSANCES GALLIQUES.

Les *excroissances galliques* (1) sont des expansions plus ou moins grandes du tissu des plantes, qui doivent leur naissance à la piqûre de certains insectes, et sont destinées à loger et à nourrir leurs larves. Ces excroissances sont creuses et composées d'un tissu plus ou moins astringent.

J'en distinguerai deux sortes : 1° les *galles*, 2° les *coques*.

Les premières sont plus ou moins arrondies, à parois très épaisses, et produites par des *Cynips*.

Les secondes sont plus ou moins allongées, à parois très minces, et produites par des *Pucerons*.

§ I. — Des galles.

1° CYNIPS. — Les *Cynips* (*Cynips*) sont de petits Hyménoptères de la section des Térébrants et de la famille des Pupivores.

Ces insectes ont la tête fort petite et le thorax dilaté supérieurement ; ils paraissent comme bossus ; leur abdomen est comprimé en carène et tranchant à sa partie inférieure, tronqué obliquement et très obtus à son extrémité.

Les *Cynips* piquent les végétaux à l'aide d'un instrument particulier ; ils introduisent un ou plusieurs œufs dans la petite cavité

(1) Ces produits appartiennent au domaine de la Botanique, aussi bien qu'à celui de la Zoologie,

qu'ils ont produite. Ces œufs augmentent bientôt de volume ; il en sort des larves sans pattes, mais pourvues souvent de mamelons qui en tiennent lieu. Ces larves sont enfermées dans une *galle* qui se forme autour d'elles ; elles y restent cinq à six mois ; les unes subissent leur métamorphose dans cette espèce de prison, les autres en sortent pour s'enfoncer dans la terre.

Cynips de la galle ordinaire (1) (fig. 39). — C'est un des plus intéressants parmi ces petits insectes. Il est d'un jaune pâle et couvert d'un duvet blanchâtre et soyeux ; il a le dessous de l'abdomen noirâtre et brillant ; les nervures de ses ailes supérieures sont brunes.

Tarière (fig. 40). — L'instrument avec lequel les *Cynips* percent

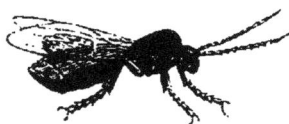

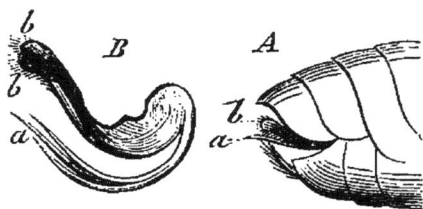

Fig. 39. — *Cynips.*   Fig. 40. — *Tarière du Cynips* (*).

les végétaux pour produire les *galles* n'existe que chez les femelles. C'est une sorte de tarière placée à l'extrémité du corps, courbée en arc dans l'intérieur de l'abdomen, à sa base ; son extrémité postérieure est logée sous l'anus, dans une coulisse du ventre, entre deux valvules allongées et ciliées qui lui forment chacune un demi-fourreau. Cette tarière paraît d'une seule pièce, très déliée (Latreille) ; mais en l'examinant avec une forte loupe, on reconnaît bientôt qu'elle est composée de trois soies capillaires, très pointues, dont l'intermédiaire dépasse un peu les latérales.

Les *Cynips* enfoncent ce petit instrument dans le parenchyme végétal.

Aussitôt qu'un rameau ou une feuille ont été piqués, les sucs nourriciers affluent vers la blessure, et une excroissance se forme de plus en plus grande et de plus en plus dure.

2° GALLES. — Il est peu de végétaux qui ne présentent pas de

_____

(1) *Cynips gallætinctoriæ* Linn. (*Diplolepis gallætinctoriæ* Oliv.), vulgairement *Mouche de la galle, Cynips de la galle à teinture.*

(*) A, extrémité de l'abdomen, considérablement grossie : — *a*, tarière. — *b*, valvules allongées. — B, tarière isolée, encore plus grossie : — *a*, les trois soies de la tarière. — *b,b*, valvules allongées.

galles. On en trouve surtout sur les chênes, les peupliers, l'orme, le bouleau, les pins, les rosiers, le lierre, les joncs...

Ces excroissances offrent tantôt une cavité unique, habitée par une seule larve ; tantôt plusieurs cavités communiquant entre elles ou séparées, formant autant de loges qu'il y a d'individus. Les larves rongent petit à petit l'intérieur de leur maison, sans nuire à la solidité et au développement de celle-ci, qui augmente de volume à mesure que l'animal grandit.

Réaumur fait observer que l'espèce d'insecte influe beaucoup sur la forme et sur la consistance de la *galle*, ce qui fait que plusieurs excroissances produites sur une même feuille sont : les unes ligneuses, les autres herbacées, celles-ci lisses ou tuberculeuses, celles-là glabres ou poilues.

Au point de vue médical, on peut diviser les galles en *ordinaires* ou *proprement dites*, et en *chevelues* ou *bédégars*.

1° *Galles proprement dites.* — Ce sont des excroissances, connues de tout le monde, plus ou moins arrondies, régulières ou irrégulières, et plus ou moins solides. La plus commune est la *galle d'Alep* (1) (fig. 44), qui se trouve sur le chêne des teinturiers (2). Elle est produite par le *Cynips* dont il a été question plus haut. Cette *galle* a la grosseur d'une noisette ; elle est très pesante, globuleuse, glabre, et présente çà et là quelques tubercules irréguliers. Sa couleur est d'un vert noirâtre ou jaunâtre, et sa propriété très astringente. On a soin de la récolter avant la sortie de l'insecte.

Les *galles* oubliées sur l'arbre, et que l'on cueille après le départ du *Cynips*, sont reconnaissables au trou rond laissé par ce dernier et à leur légèreté. Ces *galles* sont peu astringentes et blanchâtres (*galles blanches*).

Les *galles* les plus estimées viennent de Syrie ; celles de *Smyrne* ou de Morée sont plus grosses, moins pesantes et de moins bonne qualité.

Si l'on coupe en travers une *galle*, on y remarquera (fig. 42) : 1° au centre, une petite cavité où se trouvait la larve ; 2° une couche peu épaisse, légèrement spongieuse, jaune ou brunâtre dans sa substance et blanche à sa surface, placée autour de cette cavité : cette couche renferme un peu d'amidon (Guibourt) et paraît destinée à la nutrition de l'animal (3) ; 3° de grandes loges, au nombre de trois ou quatre, qui semblent formées par l'écartement ou le dé-

(1) Vulgairement *noix de galle, galle des teinturiers, galle du Levant, galle noire, Galle verte.*

(2) *Quercus infectoria* Willd.

(3) Cette couche de matière pèse, en moyenne, 86 milligrammes (Lacaze-Duthiers et Riche).

doublement d'écailles conchoïdes charnues, et qu'on suppose servir à la respiration de la larve; 4° une autre substance assez abon-

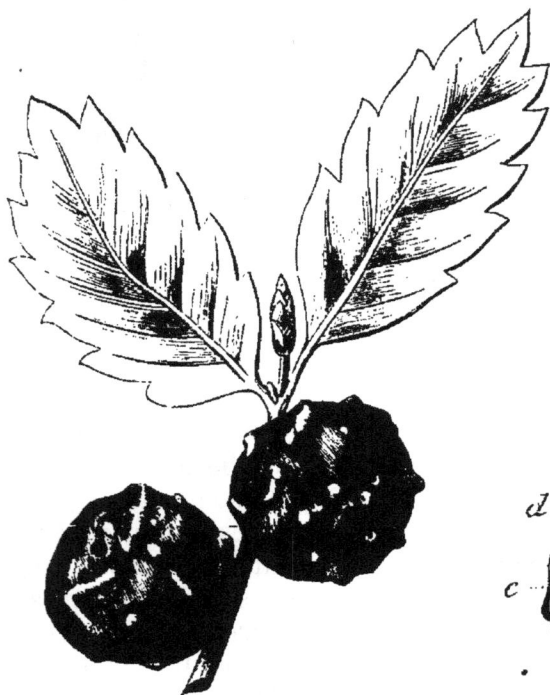

Fig. 41.— *Galle ordinaire.*   Fig. 42. — *Coupe d'une galle* (*).

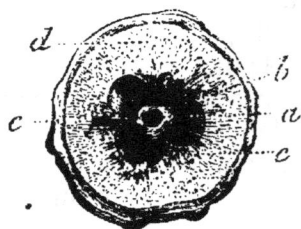

dante, compacte, à structure radiée, laquelle paraît formée, à la loupe, par des particules brillantes; 5° tout à fait à l'extérieur, une enveloppe verte, contenant de la chlorophylle et une huile volatile.

Les diverses espèces de chênes produisent un grand nombre de *galles* plus ou moins semblables aux *galles ordinaires* (1). Quelques-unes ont été l'objet d'un examen particulier.

La *galle lisse*, que Réaumur appelait *galle du pétiole du chêne*, croît sur les jeunes rameaux du chêne rouvre (2), aux environs de Paris, et sur ceux du chêne tauzin (3), près de Bordeaux. Elle a de

(1) Ces autres *galles* doivent leur origine à d'autres espèces de *Cynips*, parmi lesquels on a distingué celui du chêne ordinaire (*C. quercus folii* Linn.) et celui du tauzin (*C. quercus tojæ* Fabr.).

(2) *Quercus sessiflora* Smith.
(3) *Quercus Pyrenaica* Willd.

(*) *a*, cavité. — *b*, couche nutritive. — *c*, loges aériennes. — *d*, substance radiée.
— *e*, enveloppe.

15 à 20 millimètres de diamètre. Elle est légère, sphérique, sans tubercules, de couleur rougeâtre et spongieuse. Elle offre tantôt une seule cavité centrale et un seul insecte, tantôt trois ou quatre cavités et trois ou quatre *Cynips*.

On peut rapprocher de cette espèce, la *galle ronde des feuilles de chêne*, et celles que Réaumur appelle *galle cerise* et *galle en grain de groseille*, qui n'en diffèrent que par la taille.

La *galle couronnée* ou *en couronne* est produite probablement par la piqûre des bourgeons au commencement de leur développement. Sa forme est subsphérique, elle a un court pédicule; en haut, on y remarque comme une couronne de spinules émoussées ou de tubercules plus ou moins égaux. Telle est la *petite galle couronnée d'Alep*.

La *galle corniculée*, distinguée par M. Guibourt, paraît comme assise par le milieu sur une très jeune branche. Elle est irrégulière; elle semble formée par la réunion d'un certain nombre de corps dilatés à la base et cornus au sommet. Elle est légère, assez ligneuse, jaunâtre, et creusée à l'intérieur d'un grand nombre de petites loges entourées chacune de substance radiée. Chaque loge s'ouvre à l'extérieur par un trou particulier.

La *galle hongroise* (1) est une excroissance très irrégulière qui vient sur le gland du chêne rouvre, après la fécondation de l'ovaire. Cette *galle* occupe tantôt la moitié de la cupule, le reste du gland se développant à côté, tantôt la cupule tout entière. Elle présente à son centre une petite cavité entourée d'une couche demi-ligneuse; la cavité prend l'air par le sommet.

La *galle squameuse*, que Réaumur nomme *galle en artichaut*, se trouve aussi sur le chêne rouvre. Elle ressemble à un cône de houblon; elle provient du développement anormal de l'involucre de la fleur femelle avant la fécondation. On y remarque intérieurement une sorte de réceptacle ligneux que Réaumur compare au fond de l'artichaut, et qui résulte du développement monstrueux de la base même de l'involucre. Ce réceptacle se relève un peu sur les bords en forme de coupe (2).

On pourrait résumer de la manière suivante les caractères abrégés de toutes les *galles* dont il vient d'être question :

(1) Aussi nommée *galle de Hongrie* et *gallon de Piémont*.
(2) D'après Tournefort, on recueille, à Scio, les galles du *Salvia pomifera* Linn., pour en faire une espèce de confiture. Suivant Lesson, on pourrait tirer le même parti de celle du lierre terrestre (*Glechoma hederacea* Linn.).

				tuberculeuses.	1. *D'Alep.*
			sphériques,	non	
		régulières,		tuberculeuses.	2. *Lisse.*
	d'une		non		
seule pièce,			sphériques	3. *Couronnée.*
Galles		irrégulières,	avec cornes	4. *Corniculée.*
			sans cornes	5. *Hongroise.*
	de plusieurs				
	pièces				6. *Squameuse.*

Les *noix de galle* sont composées de tannin, d'acides gallique, ellagique, lutéo-gallique; de chlorophylle, d'huile volatile, de matière extractive, de ligneux, de gomme, d'amidon, de sucre liquide, d'albumine, de sels divers; entre autres, de gallates de potasse et de chaux. Berzelius y admet en outre un peu d'acide pectique combiné avec le tannin.

M. Pelouze a étudié avec beaucoup de soin le tannin des *galles.* Cette substance est solide, incolore, inodore, non cristallisable; elle a une saveur astringente et non amère; elle rougit le tournesol; l'eau la dissout en très grande quantité; elle est à peine soluble dans l'éther; elle précipite en noir ou en vert les sels de peroxyde de fer. C'est un des plus puissants astringents que l'on connaisse.

On compose avec les noix de galle ou avec le tannin, des pilules, une pommade, un électuaire, plusieurs potions et plusieurs gargarismes; on en prépare encore la pommade antihémorrhoïdale de Cullen et une poudre pour les embaumements.

2° *Bédégars* (1). — On désigne sous ce nom des espèces de *galles* ou *fausses galles* chevelues, c'est-à-dire couvertes de poils nombreux, serrés et plus ou moins feutrés.

Les *bédégars* les plus connus sont ceux des rosiers; ils sont produits par le *Cynips rosæ* Linn. (2), petit hyménoptère d'un noir luisant, avec les pattes et l'abdomen, sauf l'extrémité, d'un brun ferrugineux et les ailes diaphanes, légèrement enfumées (3). MM. Brandt et Ratzebourg en ont donné une bonne description.

Les *bédégars* sont des excroissances arrondies ou ovoïdes, plus ou moins irrégulières, ressemblant quelquefois à des nèfles (Blanchard), revêtues de prolongements piliformes ou squamiformes, souvent ramifiés, plus ou moins verts, rougeâtres ou violacés. Dans l'intérieur se trouvent un certain nombre de larves, vivant dans des cellules particulières à parois épaisses et dures. Elles y passent l'hiver à l'état de nymphes.

(1) Vulgairement *pommes mousseuses, éponges végétales.*
(2) *Diplolepis rosæ* Oliv.
(3) Dans ces excroissances, on trouve souvent le *Diplolepis bedegaris* Oliv., petit insecte d'un vert doré éclatant, parasite du premier.

On employait autrefois les *bédégars* en médecine, à cause de leur astringence prononcée.

§ II. — Des coques.

Les *coques* ou *vésicules* (*folliculi*, Linn.) diffèrent des galles, non-seulement par leur forme moins arrondie, par leur défaut d'épaisseur et par le genre d'animaux qui les produisent, mais encore par leur cavité toujours plus grande et pouvant loger un assez grand nombre, une colonie entière d'individus.

1° Pucerons. — Les *Pucerons* (*Aphis*) logés dans les *coques* sont de petits Hémiptères de la section des Homoptères et de la famille des Hyménélytres.

Ils ont un corps mou et ovoïde ; une tête petite, avec des antennes plus longues que le corps ; un corselet à second segment grand et élevé ; des élytres et des ailes membraneuses. Ils offrent à l'extrémité de l'abdomen deux cornes creuses, par où s'échappent de petites gouttes d'une liqueur sucrée assez abondante.

Ces insectes se nourrissent de la séve des végétaux. Ils vivent en troupes nombreuses. Chaque société offre, au printemps et en été, des demi-nymphes aptères, mais qui seront plus tard ailées, et des individus toujours sans ailes. Tous ces individus sont des femelles ovovivipares, *sans accouplement préalable*. (Les petits sortent à reculons du ventre de leur mère.) Les mâles ne paraissent qu'à la fin de la belle saison ; ils sont également ailés ou aptères ; ils fécondent la dernière génération produite par les individus précédents, et ces femelles fécondées sont ovipares. L'influence d'un accouplement s'étend sur plusieurs générations successives, sur huit ou neuf (Bonnet, Duvau) !

Les *Pucerons* multiplient beaucoup. Réaumur a calculé que cinq générations provenant d'une seule mère pourraient donner, si elles ne rencontraient aucun obstacle, le nombre effrayant de 5 904 900 000 individus.

Bec. — Cet organe, presque perpendiculaire, prend naissance à la partie la plus inférieure de la tête, entre les pattes antérieures ; il est composé de trois articles.

Les *Pucerons* s'en servent pour piquer les feuilles et les jeunes tiges des végétaux (1).

2° Coques. — Une des plus curieuses, c'est celle qui a été désignée sous le nom de *galle de Chine* (2) (fig. 43).

---

(1) La maladie de certains arbres, appelée *miellat*, est produite par des *Pucerons*.
(2) Vulgairement, en Chine, *Yen-fou-tszé*.

Cette *coque* croît sur les feuilles du *Distylium racemosum* Zucc. (1), grand arbre du Japon, de la famille des hamamélidées (Decaisne) (2). D'après M. Guibourt, il se développe aussi sur ses bourgeons.

L'insecte producteur de ces coques appartient au genre *Puceron* ou à quelque genre voisin (Doubleday) ; il a été désigné sous le nom de *Puceron chinois* (3).

C'est un insecte très petit, ovoïde, tronqué postérieurement, à antennes médiocres, composées de cinq articles inégaux.

Les *galles de Chine* sont grandes : il y en a de la grosseur d'une châtaigne et d'autres de celle du poing (Duhalde). Leur forme est oblongue, irrégulière, avec des protubérances anguleuses plus ou moins pointues, quelquefois en forme de cornes; certaines sont entières et d'autres bifurquées; il y en a de divisées en trois ou plusieurs lobes. La couleur de ces coques paraît d'abord d'un vert obscur, qui jaunit ensuite, et devient d'un gris plus ou moins roussâtre. Leur surface est douce au toucher, comme veloutée ; quand on l'examine à la loupe, on la voit couverte d'un duvet très court et très serré. La cavité de cette excroissance est très grande, ce qui résulte de la minceur de ses parois (1 à 2 millimètres). Le tissu qui la constitue est ferme, dur et cassant. Lorsqu'on brise une *galle de Chine*, on trouve sa substance blanchâtre, translucide et d'apparence résineuse. Son goût est astringent, sans aucune odeur ni saveur résineuses (Guibourt). Sa surface interne est ordinairement revêtue d'une matière d'aspect crétacé (Pereira). A l'intérieur on observe les débris d'un grand nombre de *Pucerons*.

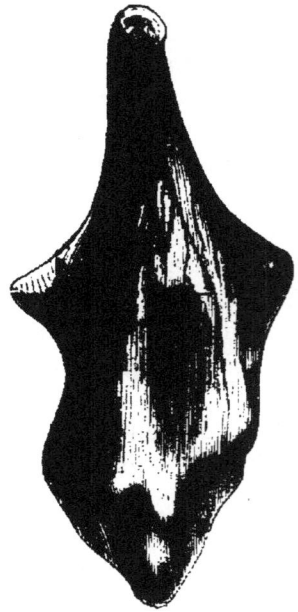

Fig. 43. — *Galle de Chine.*

On récolte les *galles de Chine* avant les premières gelées; on fait mourir les insectes qu'elles renferment en les exposant quelque temps à la vapeur de l'eau bouillante.

Les *coques* dont il s'agit sont très utiles; elles jouissent d'une

(1) Vulgairement, au Japon, *Ou-pey-tsé, Ou-pei-tsé, Woo-pei-tszé.*
(2) Suivant M. Schenk, ce serait une térébinthacée, le *Rhus semialata* Murr. var. β *Osbekii* DC.
(3) *Aphis Chinensis* Bell.

grande célébrité en Chine, comme puissant astringent, non-seulement dans la thérapeutique, mais encore dans la teinture.

On doit rapprocher des *galles de Chine* certaines excroissances qui se trouvent en Orient et aussi dans le midi de la France, qui sont produites par un autre Puceron : ce sont les *vésicules* ou *galles des pistachiers*. Ces fausses galles se rencontrent sur le *pistachier commun* (1), le *térébinthe* (2) (fig. 44) et le *lentisque* (3). L'insecte qui leur donne naissance est le *Puceron du pistachier* (4), petit animal noir, à corselet verruqueux, à jambes très longues et à ailes blanches (5).

Les *coques des pistachiers* sont d'abord vertes et puis rouges, mamelonnées, légères, d'une saveur térébinthacée et très astringentes.

On les a distinguées, d'après la forme, en trois sortes : celles *en silique*, qui croissent à l'extrémité des rameaux ; les *globuleuses*, qui naissent sur les pédoncules, et celles *en bourrelet*, qui viennent sur les feuilles. Les premières présentent jusqu'à 8 centimètres de longueur et ressemblent quelquefois au fruit du caroubier. Elles sont connues dans la Judée sous le nom de *caroub*. Les secondes et les troisièmes rappellent souvent le fruit du térébinthe. Celles-ci sont connues sous le nom de *baisonges* (6).

Fig. 44. — *Galle du térébinthe.*

Les hommes et les femmes, en Orient, mâchent ces excroissances. On les a souvent employées comme succédanées des galles ordinaires. On s'en sert aussi pour la teinture rouge.

Il croît encore sur le pistachier une autre fausse galle qui est *cornue* et noire.

(1) *Pistacia vera* Poir.
(2) *P. Terebinthus* Linn.
(3) *P. Lentiscus* Linn.
(4) *Aphis Pistaciæ* Linn.
(5) Il est probable que Linné a compris plusieurs espèces sous le même nom et que celle-ci est particulière au *lentisque*.
(6) Dans le Levant, les Arabes les appellent *egi, engi* ou *basengi*, et les Turcs *badzenge*.

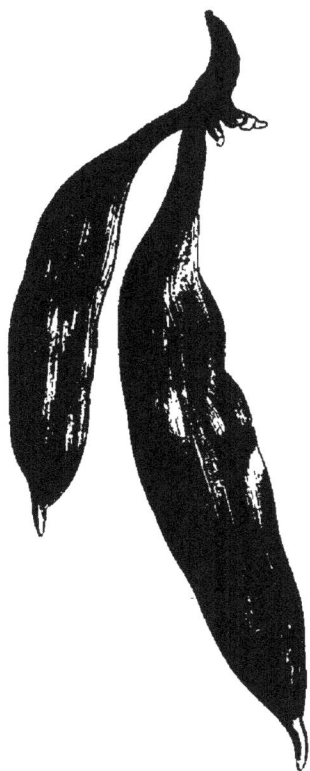

CHAPITRE VI.

DU TRÉHALA.

Le *tréhala* ou *tricala* (1) est une coque singulière, bien connue à Constantinople et dans une partie de l'Orient.

A la dernière exposition universelle, figuraient un certain nombre de ces coques envoyées de Turquie par M. Della Sudda, comme une *manne* particulière, sans autre indication que le mot de *tréhala*.

Cette production se trouve décrite dans la *Pharmacopée persane* du frère Ange, de Toulouse, sous le nom de *schakar el ma-ascher*. Elle est comparée à une dragée formée sur un noyau de pistache. La matière agglomérée, blanche et douce, qui entre dans la composition du *tréhala* est appelée par les Persans *schakar tigal*, ce qui veut dire *sucre de nids*.

On avait cru d'abord que le *tréhala* était récolté sur une onopordone. On a découvert plus tard qu'il se trouvait sur une échinope syrienne (Decaisne). Il est attaché aux rameaux de cette plante. On le rencontre principalement dans le désert qui sépare Alep de Bagdad (Bourlier).

Le *tréhala* est produit par un insecte dont je vais dire quelques mots.

1° LARIN. — Cet insecte n'est ni un Cynips, ni un Puceron, mais un Coléoptère tétramère, de la famille des Rhynchophores, voisin des Charançons. Il appartient au genre *Larin* (*Larinus*). Il n'est pas très éloigné du *Larin de l'onopordone* (2). M. Chevrolat l'a nommé *Larin subrugueux* (3).

Le *Larin subrugueux* (fig. 45) est oblong et noir. Il porte une trompe assez saillante; ses antennes sont attachées vers le milieu de cette dernière. Ses élytres recouvrent exactement la partie postérieure de l'abdomen; ils sont oblongs, à peu près de la largeur du corselet et terminés chacun par une pointe mousse un peu recourbée. Leur surface est marquée de dix lignes ponctuées qui partent du bord antérieur et vont se joindre avant d'être arrivées à l'autre extrémité.

2° COQUE (fig. 46). — Qu'on se figure un renflement à peu près ovoïde, appliqué dans le sens de sa longueur contre un rameau.

---

(1) Les Arabes de Syrie l'appellent *thrdne*, d'où l'on a fait, par corruption, *thrale*, *tréhala* et *tricala*.

(2) *Larinus Onopordonis* Germ.

(3) *Larinus subrugosus* Chevrol. (*L. nidificans* Guib.).

Ce renflement offre un grand diamètre de 15 à 20 millimètres ; il a une surface externe très grossièrement rugueuse ou pralinée, et une couleur d'un blanc grisâtre. On y remarque un aplatissement

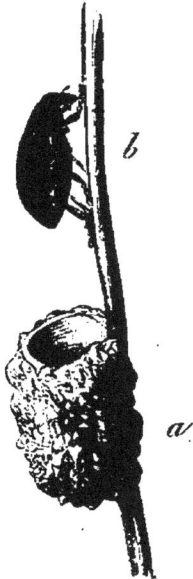

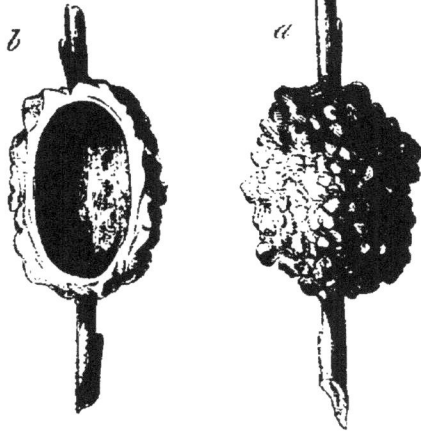

Fig. 45. — *Larin du tréhala* (*).   Fig. 46. — *Tréhala* (**).

du côté du rameau, et un fort sillon à l'endroit où se trouve ce dernier. Quand on détache le rameau, on voit que la *coque* est fendue. A l'une des extrémités existe, quelquefois, un grand trou circulaire par où l'insecte est sorti. La *coque* ressemble alors à la cupule tuberculeuse de certains glands (fig. 45, *a*.)

La capacité du *tréhala* est grande. On y découvre souvent un insecte parfait près de sortir.

Sa surface interne paraît lisse, blanchâtre ou rougeâtre.

Son tissu est un peu épais, inégal, d'apparence amylacée, dur. Il craque sous la dent ; il offre une saveur sucrée ; il fournit du mucilage.

A la température ordinaire, l'eau tuméfie le *tréhala*, mais elle ne le dissout qu'incomplétement ; elle le change en une bouillie mucilagineuse. L'iode le colore en bleu foncé, et dans quelques cas en rouge vineux.

L'analyse y a montré de la gomme, un amidon particulier, beau-

---

(*) *a*, coque. — *b*, *Larin subrugueux* au moment où il vient de sortir.
(**) *a*, *tréhala* avant la sortie de l'insecte. — *b*, coupe verticale d'une coque.

coup moins attaquable par l'eau que celui de la pomme de terre, et un sucre nouveau cristallisable, analogue au sucre de canne, mais beaucoup plus stable, que M. Berthelot a désigné sous le nom de *tréhalose*.

C'est pendant son état de larve que le *Larin subrugueux* se construit cette curieuse *coque*.

Le *tréhala* se forme-t-il tout seul à la suite de la morsure de l'insecte? Est-ce une excroissance analogue aux galles des Cynips et aux coques des Pucerons? ou bien est-ce un nid fabriqué par le *Larin* lui-même? M. Guibourt admet le second mode de formation. Ce qui fortifie cette manière de voir, c'est que le *tréhala* n'est pas attaché par un point ou un pédicule, comme les expansions galliques; il est appuyé dans le sens de sa longueur contre un axe qu'il embrasse avec une sorte de gouttière. Il paraît que la larve du *Larin* récolte des quantités considérables de matière amylacée et sucrée, qu'elle tire de l'échinope même, et qu'elle maçonne sa demeure en dégorgeant cette matière et en la façonnant avec le bec.

M. Bourlier pense que la formation du sucre de la *coque* pourrait être expliquée par la présence des matières albumineuses dans la salive dont la larve s'est servie pour réunir les parties féculentes.

Le frère Ange et M. Guibourt supposent que ce nid sert au *Larin* pendant toute sa vie; je suis tenté de croire avec M. Bourlier que l'insecte en sort après sa transformation en animal parfait. Comment pourrait-il s'accoupler, s'il en était différemment, puisque chaque *coque* ne contient qu'un seul individu? Du reste, la plupart des nids que j'ai examinés étaient percés à une extrémité et vides.

On recueille généralement le *tréhala* avant que l'animal soit éclos.

En Turquie et en Syrie, on concasse 15 grammes environ de coques de *Larin;* on les met dans un litre d'eau bouillante, on agite pendant un quart d'heure, et l'on obtient ainsi un décocté que l'on donne aux personnes dont les organes respiratoires sont affectés, principalement à celles qui sont atteintes de bronchites catarrhales.

Le *tréhala* est employé encore dans l'alimentation. Son usage est aussi répandu en Orient que le sont en France le salep et le tapioka (1).

(1) Un insecte voisin, le *Larinus odontalgicus* de Dejean, dont on a formé le genre *Rhinocellus*, est réputé odontalgique (Gerbi, Latreille). On a préconisé comme jouissant de la même vertu, des *Carabes*, des *Chrysomèles* et des *Coccinelles* (Caradori, Hirsch.)

SECTION IV.

DES ANIMAUX OU PRODUITS ANIMAUX D'UN EMPLOI ACCESSOIRE EN MÉDECINE.

Certains produits animaux sont usités plutôt comme aliments que comme remèdes; ils nous intéressent au point de vue de l'hygiène plutôt qu'au point de vue de la thérapeutique. Ils entrent quelquefois, il est vrai, dans la composition de plusieurs médicaments; mais ils y jouent le rôle d'excipients, d'intermèdes, de lien, et non celui d'élément actif ou médical; quelques-uns servent simplement à extraire, à clarifier ou à colorer d'autres médicaments.

Ces divers produits pourraient être rangés sous douze classes générales : 1° les *os*, 2° le *sang*, 3° la *chair*, 4° l'*albumine*, 5° la *gélatine*, 6° les *graisses*, 7° les *huiles*, 8° le *lait*, 9° les *œufs*, 10° le *miel*, 11° la *cire*, 12° les *poils* et *autres parties cornées*.

§ I. — Des os.

Les *os* sont employés à la préparation de la gélatine. On extrait cette dernière par deux procédés. Le premier (*procédé de Papin*) consiste à faire bouillir les *os* concassés à une température supérieure à 100°, obtenue par une augmentation de pression, à l'aide d'un autoclave. Le second, dans lequel on débarrasse d'abord, par l'acide chlorhydrique dilué, la matière chondrineuse, des phosphate et carbonate calcaires contenus dans le tissu osseux, pour la transformer ensuite en gélatine par une ébullition prolongée sous la pression ordinaire. Ce procédé ne vaut pas le précédent.

Calcinés en vase clos, les *os* laissent un résidu formé de charbon, et environ les sept dixièmes de leur poids de sels calcaires. Ce charbon est désigné sous les noms de *charbon animal* et de *noir d'os*. Il est imprégné de sulfure de calcium et de matières empyreumatiques qui le rendent impropre à la décoloration des liquides, auxquels il communiquerait une saveur désagréable. Il faut le traiter par l'acide chlorhydrique, pour le débarrasser à la fois des phosphate et carbonate et du sulfure de calcium, ainsi que de la matière empyreumatique ; traitement qui présente le double avantage de le dépouiller de toute odeur, et d'augmenter, mais non proportionnellement cependant, son pouvoir décolorant.

On sait que le charbon animal sert à décolorer les liquides, et no-

tamment les sirops de sucre. Dans ces derniers temps, M. Lebour-
dais s'en est servi pour l'extraction des alcaloïdes.

C'est aux os de mouton, plus facilement attaquables, assure-t-on,
par les acides, que l'on a conseillé de donner la préférence pour la
préparation du phosphore.

§ II. — Du sang.

Les anciens recommandaient le *sang* des animaux, même celui de
l'homme, dans un certain nombre de maladies. Nous avons dit plus
haut que l'usage de ce fluide était aujourd'hui entièrement abandonné (1).

On mange le *sang* des mammifères et des oiseaux en le prépa-
rant de diverses manières, surtout après l'avoir fait coaguler et
l'avoir mêlé avec des épices.

On emploie le *sang* à la clarification des sirops de sucre et à la
préparation, par sa calcination avec le phosphate de chaux, la craie
et surtout la potasse, de certaines variétés de charbon animal qui
jouissent au plus haut degré de la propriété décolorante (2).

Décomposé au rouge en présence du fer et du carbonate de potasse, le *sang*, comme toutes les matières azotées d'origine animale,
donne du cyanoferrure de potassium.

Le sérum du *sang* a été employé en grand dans la peinture (Car-
bonel). Mêlé avec de la chaux vive ou de la chaux éteinte réduite
en poudre, et jusqu'à consistance convenable, on en compose un
enduit qui résiste à l'action du soleil et de la pluie; mais cet enduit
n'appartient plus à nos études.

§ III. — De la chair.

La *chair* des animaux est d'une haute importance en hygiène et
en médecine. Elle varie quant à son pouvoir nutritif et à son degré
de digestibilité.

On trouve dans la viande en quantité variable : 1° des substances
à base de protéine (l'albumine, la fibrine, la caséine), 2° de la gélatine, 3° des matières grasses, 4° de l'osmazôme. L'albumine, la
fibrine et la caséine sont des matières de digestion plus ou moins
facile; mais elles n'offrent pas une grande puissance nutritive. La
gélatine est un aliment qui se digère facilement, mais qui ne présente pas non plus un grand pouvoir nutritif. Les matières grasses

---

(1) Voyez page 48.
(2) Voyez page précédente.

sont d'une digestion pénible et nourrissent assez peu. L'osmazôme ou extrait de viande est un aliment de facile digestion et d'une nature excellente.

Les viandes dont l'homme se nourrit peuvent être groupées sous sept chefs principaux : 1° les *viandes proprement dites*, 2° la *chair des volailles*, 3° celle des *gibiers*, 4° celle des *Poissons*, 5° celle des *Mollusques*, 6° celle des *Annelés*, 7° celle des *Radiés*. Je laisse de côté les viandes ou les animaux que l'on mange pour ainsi dire par exception : par exemple, les *Tortues*, plusieurs grands *Reptiles*, les *Grenouilles*, quelques *Insectes* (1).

1° Les *viandes proprement dites* ou *de boucherie* se trouvent au nombre de cinq, et sont, par ordre de digestibilité : 1° le *Mouton*, 2° le *Bœuf*, 3° l'*Agneau*, 4° le *Veau*, 5° le *Porc*. La chair musculaire de ces animaux présente, pour 180 parties :

	Eau.	Albumine.	Gélatine.
Celle de Mouton. . .	71 parties.	22 parties.	7 parties.
Celle de Bœuf. . . .	74 —	26 —	6 —
Celle d'Agneau . . .	75 —	27 —	6 —
Celle de Veau. . . .	75 —·	19 —	6 —
Celle de Porc. . . .	76 —	19 —	5 —

Les mammifères très jeunes fournissent des aliments de facile digestion, mais peu nutritifs; ce qui résulte de ce que leur *chair* renferme plus de gélatine, plus de graisse, mais moins d'albumine, de fibrine et d'osmazôme. Les animaux très âgés donnent des éléments nourrissants, mais d'une pénible digestion, leur fibrine étant plus dure et plus dense et leur osmazôme plus abondant. Cependant le Cochon de lait est moins facile à digérer que le Porc adulte, ce qui tient principalement à la prédominance de la gélatine.

La partie du tissu des mammifères la plus facile à digérer et la plus nourrissante, c'est la fibre musculaire ou la fibrine ; puis viennent le foie, le rein, le pancréas, la rate, le cerveau ; puis les tendons, les aponévroses, les poumons.

La quantité de viande consommée en France en 1830 a été évaluée à 8 226 350 quintaux métriques, parmi lesquels 6 936 350 fournis par les espèces porcine, bovine, ovine et caprine (J. Rey-

_____

(1) Ce sont surtout les *Tortues franche* ou *verte* (*Chelonia Midas* Latr.), si communes dans certains parages de l'océan Atlantique, les *Iguanes* des Antilles et du Brésil (*Iguana delicatissima* Laur., *tuberculata* Laur., *cornuta* Lacép., *cærulea* Daud., *fasciata* Brongn.), le *Basilic* des Moluques (*Basilicus cristatus* Bory), les *Criquets* voyageurs (*Gryllus migratorius*, *Ægyptius* et *Tataricus* Linn.), etc.

naud). J'ai disposé les noms de ces espèces d'après leur importance.

2° La *chair des volailles* appartient à quatre espèces principales, qui sont par ordre de digestibilité : 1° le *Poulet*, 2° le *Dindon*, 3° le *Canard*, 4° l'*Oie*.

Ces oiseaux présentent une fibrine peu dense, une faible quantité de gélatine et peu d'osmazôme. Leur chair est de facile digestion. D'après Brande, 180 parties de Poulet donnent 73 parties d'eau, 20 d'albumine et de fibrine, et 7 de gélatine.

Comme la viande de boucherie, la digestibilité des volailles est d'autant plus grande que l'animal est plus jeune. L'éducation domestique rend généralement les chairs plus molles et plus attaquables par le suc gastrique. Quand les volailles sont renfermées et gorgées, elles grossissent et se chargent de graisse. Quelquefois certains de leurs organes, particulièrement le foie, s'hypertrophient (*Oies*, *Canards*). Les tissus deviennent alors de plus en plus indigestes.

3° *Gibier.* — Les principales espèces sont, parmi les mammifères : 1° le *Chevreuil* (1), 2° le *Lièvre* (2), 3° le *Lapin* (3); et, parmi les oiseaux : 1° la *Perdrix* (4), 2° le *Faisan* (5), 3° le *Coq de bruyère* (6), 4° le *Pigeon* (7), 5° la *Bécasse* (8).

Le gibier donne, en général, une chair de facile digestion. Il faut en excepter toutefois les oiseaux à long bec. La chair du gibier ne présente que très peu de gélatine et très peu de graisse. Sa digestion, pour être facile, exige, du reste, qu'on en prenne avec modération (9).

4° *Chair des Poissons.* — L'homme mange un assez grand nombre de poissons. Parmi ces poissons, douze espèces principales mé-

(1) *Cervus Capreolus* Linn.
(2) *Lepus timidus* Linn.
(3) *Lepus Cuniculus* Linn.
(4) Nous avons en France quatre espèces de *Perdrix* : la *grise* (*Perdix cinerea* Lath.), la *Bartavelle* (*P. saxatilis* Mey.), la *rouge* (*P. rubra* Briss.), et le *Gambra* (*P. petrosa* Lath.). Cette dernière est de passage très accidentel.
(5) *Phasianus Colchicus* Linn.
(6) Nous avons en France trois espèces de *Coqs de bruyère* : le *grand* (*Tetrao Urogallus* Linn.), le *petit* (*T. tetrix* Linn.), et le *Lagopède* (*T. Lagopus* Linn.).
(7) Nous avons en France quatre espèces de *Pigeons* : le *Ramier* (*Columba palumbus* Linn.), le *Colombin* (*C. Œnas* Linn.), le *Biset* (*C. Livia* Linn.), et la *Tourterelle* (*C. Turtur* Linn.).
(8) *Scolopax rusticola* Linn.
(9) En 1857, la seule ville de Paris a consommé pour 17 052 013 francs de gibier et de volailles.

ritent d'être signalées ; ce sont : 1° le *Merlan* (1), 2° la *Merluche* (2), 3° la *Morue fraiche* ou *Cabeliau* (3), 4° la *Sole* (4), 5° le *Carrelet* (5), 6° la *Truite* (6), 7° le *Brochet* (7), 8° la *Carpe* (8), 9° le *Turbot* (9), 10° le *Saumon* (10), 11° le *Maquereau* (11), 12° le *Hareng* (12).

D'après Brande, sur 180 parties, le *Merlan* donne 82 parties d'eau, 13 d'albumine et de fibrine, et 5 de gélatine ; et la *Sole*, 79 parties d'eau, 15 d'albumine et de fibrine, et 6 de gélatine.

Suivant leur ordre de digestibilité, les poissons peuvent être classés de la manière suivante : 1° les poissons de mer à chair blanche ; 2° les poissons de mer plats, aussi à chair blanche ; 3° les poissons d'eau douce ; 4° les poissons à chair rougeâtre.

La chair de ces animaux est ordinairement moins nourrissante que celle des autres vertébrés (13).

5° *Chair des Mollusques*. — Parmi ces animaux, nous trouvons : 1° les *Huîtres*, 2° les *Clovisses*, 3° les *Moules*, 4° les *Limaçons*, 5° *diverses autres espèces fluviatiles et marines*. Ces animaux sont disposés d'après l'ordre de leur digestibilité.

Les espèces d'*Huîtres* (14) qu'on mange en France sont, sur les côtes de l'Océan, l'*Huître commune* (15) et le *Pied de cheval* (16) ; sur les côtes de la Méditerranée, l'*Huître méditerranéenne* (17) et le

---

(1) *Merlangus vulgaris* Cuv. (*Gadus Merlangus* Linn.). — On mange aussi le *Charbonnier* ou *Merlan noir* (*M. Carbonarius* Cuv.), et le *Lieu* ou *Merlan jaune* (*M. Pollachius* Cuv.).

(2) *Merlucius vulgaris* Cuv. (*Gadus Merlucius* Linn.).

(3) *Morrhua vulgaris* H. Cloq. (*Gadus Morrhua* Linn.).

(4) *Solea vulgaris* Cuv. (*Pleuronectes Solea* Linn.).

(5) Jeune âge de la *Plie* ou *Franche* (*Platessa vulgaris* Cuv., *Pleuronectes Platessa* Linn.).

(6) *Salar Ausonii* Valenc. (*Salmo Fario* Linn.).

(7) *Esox Lucius* Linn.

(8) *Cyprinus Carpio* Linn.

(9) *Rhombus maximus* Cuv. (*Pleuronectes maximus* Linn). Ce poisson et la *Sole* sont désignés communément sous le nom de *Poissons plats*. Il en est de même de la *Barbue* (*Rhombus vulgaris* Cuv.), du *Flet* ou *Picaud* (*Platessa Flesus* Cuv.), de la *Limande* (*P. Limanda* Cuv.),... qui sont tous plus ou moins recherchés pour le bon goût de leur chair.

(10) *Salmo Salmo* Valenc. (*Salmo Salar* Linn.).

(11) *Scomber Scombrus* Linn.

(12) *Clupea Harengus* Linn.

(13) En 1857, la seule ville de Paris a consommé pour 9 169 547 francs de marée.

(14) Voyez page 69.

(15) *Ostrea edulis* Linn.

(16) *O. Hippopus* Linn.

(17) *O. rosacea* Fav. non Desh. (*O. Mediterranea* M. de Serres).

Péloustiou (1). On consomme en Corse l'*Huître lamelleuse* (2). On trouve encore dans la Méditerranée l'*Huître en crête* (3) et l'*Huître plissée* (4).

Sous le nom d'*Huître commune* on comprend des variétés assez distinctes, car l'*Huître* dite de *Cancale*, celle de *Marennes* et celle d'*Ostende* sont différentes les unes des autres.

A Rome, on estimait surtout les *Huîtres* du lac Lucrin (*nobilissimus cibus*). Néron préférait à ces dernières les huîtres de la Corse. Naples retire du lac Fusaro des *Huîtres* qui jouissent d'une certaine réputation (Coste). En Algérie, près de Bone, on trouve des *Huîtres* excellentes. Celles des côtes du Languedoc sont d'une qualité inférieure. Cependant, à Cette, on estime assez les *Péloustious*. A Paris et dans le nord de la France, on fait une consommation immense d'*Huîtres de Marennes*, de *Cancale* et d'*Ostende*.

Les *Huîtres* fraîches se digèrent facilement, pourvu toutefois qu'on n'en prenne pas une quantité trop considérable. Elles doivent leur digestibilité à l'eau salée qu'elles contiennent et au suc biliaire dont leur énorme foie est pénétré.

On mange généralement les *Huîtres* tout entières et encore vivantes (5). Quelques personnes enlèvent aux grosses espèces ou variétés le pourtour du manteau et les branchies, et ne mangent que le *coussinet*.

Les *Huîtres* crues sont un aliment délicat, savoureux et analeptique. Adolphe Pasquier et Sainte-Marie les ont recommandées comme remèdes. Elles conviennent dans les dyspepsies, dans certaines affections chroniques des voies digestives, même dans les maladies de poitrine. On les conseille souvent pendant la convalescence.

Les *Huîtres* cuites sont indigestes.

Ostréiculture. — La reproduction artificielle des *Huîtres* est devenue l'objet d'une industrie fort importante (6). Déjà, du temps de Rondelet, on connaissait l'art de *semer* ces mollusques. De nos jours, on a perfectionné les procédés de cet art et pratiqué la multiplication de ces mollusques sur une grande échelle. On divise les bancs naturels en plusieurs zones qu'on exploite successivement et qu'on laisse reposer pendant un temps déterminé, de manière qu'elles puissent se repeupler facilement et régulièrement. On favorise, on active ce

---

(1) *Ostrea lacteola* Moq.
(2) *O. lamellosa* Brocchi (*O. Cyrnusii* Payr.).
(3) *O. cristata* Born.
(4) *O. plicata* Chemn. (*O. plicatula* Gmel.).
(5) *Vivæ epulæ* Linn.
(6) En 1857, la seule ville de Paris a consommé pour 2 033 379 francs d'Huîtres.

repeuplement. On crée aussi des bancs artificiels qui sont fractionnés en zones comme les bancs naturels.

A l'exemple des Romains, on dispose les *Huîtres* dans de grands réservoirs pour les faire grossir et *verdir; cela* s'appelle *parquer les Huîtres* A Marennes, ces réservoirs portent le nom de *claires*. Ce sont comme autant de champs inondés, établis çà et là sur les deux rives de l'anse de la Seudre; ces claires diffèrent des viviers et des parcs ordinaires en ce qu'elles ne sont pas submergées, comme ces derniers, à chaque marée (Coste). Il faut deux ans de séjour pour qu'une *Huître*, âgée de six à huit mois, atteigne la grandeur et la *perfection* convenables. Mais la plupart de celles qui sont livrées à la consommation sont loin d'offrir les qualités requises. Placées adultes dans les réservoirs, elles verdissent en quelques jours (Coste).

On sait que la coloration des *Huîtres vertes* n'est pas générale. Elle se montre particulièrement sur les quatre feuillets branchiaux. On en trouve aussi des traces à la face interne de la première paire de palpes labiaux, à la face externe de la seconde et dans une partie du tube digestif.

On a cru, pendant longtemps, que la *viridité* des *Huîtres* était due au sol même des réservoirs ou bien à la décomposition des ulves et des autres hydrophytes, ou bien encore à une maladie du foie, à une sorte d'ictère qui teindrait en vert le parenchyme de l'appareil respiratoire. Gaillon a prétendu qu'elle venait d'une espèce d'animalcule naviculaire, le *Vibrio ostrearius*, qui pénétrait dans la substance de l'animal. Bory de Saint-Vincent a prouvé que le vibrion dont il s'agit n'était pas normalement vert, mais coloré dans certaines circonstances, comme l'*Huître*, et par la même cause. Suivant ce naturaliste, la source de la viridité est une substance moléculaire (*matière verte* de Priestley) qui se développe dans toutes les eaux, par l'effet de la lumière. Suivant M. Valenciennes, cette couleur est formée par une production animale distincte de toutes les substances organiques déjà étudiées. M. Berthelot a analysé cette matière et reconnu qu'elle présentait en effet des caractères particuliers. Elle ne ressemble ni à l'élément colorant de la bile, ni à celui du sang, ni à la plupart des matières colorantes organiques.

Les molécules vertes dont il s'agit pénètrent dans les branchies par l'effet du mouvement respiratoire, s'y arrêtent, les gorgent, les obstruent et les colorent. En même temps, le pauvre animal, gêné dans une de ses fonctions essentielles, s'infiltre, se dilate et subit une sorte d'anasarque qui rend son tissu plus tendre et plus délicat (1).

(1) Voyez page 69.

Les *Clovisses* et les *Moules* sont loin d'avoir la réputation des *Huitres*. On mange ces mollusques crus et cuits.

Les *Clovisses*, ou *Vénus* se récoltent en quantités considérables et sont consommées surtout par la classe pauvre.

On en pêche principalement deux espèces : la *Vénus virginale* (1), connue dans le bas Languedoc sous le nom de *Arceli*, et la *Vénus croisée* (2), qui est un peu plus grande.

Les *Moules* (3) sont recherchées dans beaucoup de pays. Un pharmacien d'Orléans a publié un travail sur l'emploi de ces mollusques dans les affections des voies respiratoires.

On mange encore d'autres bivalves d'eau douce ou d'eau salée : par exemple, des *Mulettes*, des *Anodontes*, des *Pèlerines*, des *Bucardes*, des *Avicules*...

Les *Limaçons* (4) qu'on recherche en France sont, dans le Nord,

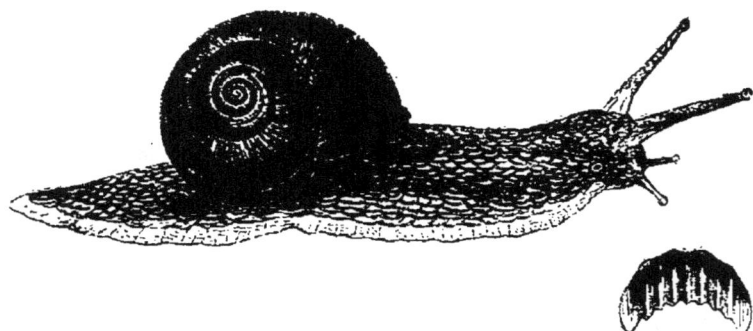

Fig. 47. — *Hélice vigneronne* (*).

l'*Hélice vigneronne* (5) (fig. 47), la *sylvatique* (6) et la *némorale* (7) ; à Montpellier, la *chagrinée* (8), la *vermiculée* (9), la *rhodostome* (10) et même la *variable* (11) ; dans le département de Vaucluse, la *chagrinée*, la *vermiculée*, la *rhodostome*, la *variable*, le *ruban* (12),

(1) *Venus virginea* Linn.
(2) *V. decussata* Linn.
(3) *Mytilus edulis* Linn.
(4) Voyez page 66.
(5) *Helix Pomatia* Linn.
(6) *H. sylvatica* Drap.
(7) *H. nemoralis* Linn.
(8) *H. aspersa* Müll.
(9) *H. vermiculata* Müll.
(10) *H. Pisana* Müll.
(11) *H. variabilis* Drap.
(12) *H. ericetorum* Müll.

(*) Animal dans l'extension, et sa mâchoire isolée.

et quelquefois le *Zonite peson* (1); dans la Provence, ces dernières espèces, et de plus l'*Hélice naticoïde* (2) et la *mélanostome* (3); à Bonifacio, la *chagrinée*, la *vermiculée*, la *naticoïde*, et plus rarement la *rhodostome*; dans certaines localités, on mange aussi l'*Hélice des gazons* (4) et la *maritime* (5), et dans d'autres, la *jardinière* (6) et la *porphyre* (7).

Tous les *Limaçons* ne présentent pas la même chair. Les amateurs estiment beaucoup l'*Hélice vermiculée* appelée à Montpellier *Mourguéta* (petite religieuse), parce que l'animal se retire assez profondément dans sa coquille. On regarde comme encore plus tendre et plus délicate la *naticoïde*, appelée en Provence *Tapádu* (bouchée), à cause du couvercle crétacé qui ferme sa coquille. L'espèce la plus dure est la *vigneronne*.

On ramasse principalement les *Limaçons* à la fin de l'hiver, lorsqu'ils n'ont pas encore pris de nourriture. On prétend que les individus des lieux élevés sont les meilleurs; on assure aussi que l'animal conserve la saveur et le parfum des végétaux qu'il a mangés. Voilà pourquoi, sans doute, les *Limaçons* de certains pays ou de certaines localités ont une réputation particulière.

Les *Limaçons* offrent en général une chair coriace et une saveur à peu près insipide. On est obligé de les préparer avec les assaisonnements les plus actifs, dans lesquels le jambon, les anchoix, le persil, les plantes aromatiques, le poivre et l'ail ne sont pas épargnés. C'est, du reste, un mets d'une assez lourde digestion.

A diverses époques, on s'est occupé des moyens d'obtenir ces mollusques en grande quantité.

Les Romains les élevaient dans des parcs ou *escargotières* (*cochlearia*, Varron) (8). Ils les engraissaient avec diverses plantes mêlées de son bouilli. On y ajoutait un peu de vin et quelques feuilles de laurier, pour rendre leur saveur plus agréable. Ces parcs étaient des lieux humides, ombragés, entourés par un fossé ou par un mur. Pline n'a pas oublié de nous transmettre le nom de l'inventeur des *escargotières* (9). Addison a décrit avec détail celle des capucins de Fribourg.

(1) *Helix Algira* Linn. (*Zonites Algirus* Moq.).
(2) *H ap rta* Born.
(3) *H melanostoma* Drap.
(4) *H. cespitum* Drap.
(5) *H. lineata* Oliv.
(6) *H. hortensis* Müll.
(7) *H. arbustorum* Linn.
(8) *Cochlearum vivaria* (Pline).
(9) Il s'appelait *Fulvius Hispinus*.

N'oublions pas de rappeler qu'on mange aussi beaucoup de Gastéropodes qui vivent dans la mer : par exemple, des *Rochers*, des *Turbos*, des *Littorines*, des *Buccins*, des *Tonnes*, des *Cassidaires*, des *Strombes*, des *Patelles*...

6° *Chair des Annelés.* — Parmi ces animaux, nous avons : 1° l'*Écrevisse* (1), 2° les *Crevettes* (2), 3° la *Langouste* (3), 4° le *Homard* (4), 5° les *Crabes* (5).

Tous les Annelés présentent des fibres serrées, dures, qui résistent plus ou moins à l'action des sucs gastriques. Cependant, les *Ecrevisses* ne sont pas très difficiles à digérer; mais les autres espèces, les *Homards* et les *Crabes* surtout, sont la source de fréquentes indigestions.

7° *Chair des Radiés.* — Dans ce groupe, nous trouvons d'abord plusieurs *Oursins*. On estime en Provence et en Languedoc, le *comestible* (6), le *livide* (7) et le *granuleux* (8). Cette dernière espèce est recherchée à Naples et sur les côtes de la Manche. On sert sur les tables, en Corse et en Algérie, l'*Oursin melon* (9); on mange encore un certain nombre d'*Holothuries*, qui sont, à Naples, la *tubuleuse* (10), aux îles Mariannes, celle de *Guam* (11), et en Chine, le *Trépang* (12).

BOUILLON. — La chair des animaux sert à préparer le *bouillon*, aliment liquide très nourrissant, très réparateur et très utile, soit aux malades, soit aux convalescents.

Le *bouillon* est une solution aqueuse dont la chair forme la base. On le compose en faisant cuire, dans une certaine quantité d'eau, à petit feu et pendant un temps plus ou moins long, un poids variable de viande. Le *bouillon* contient toujours de la gélatine, de la graisse et de l'osmazôme. Généralement, on ajoute à la viande quelques substances végétales (carottes, navets, laitues) qui modifient très peu sa composition. Le principal *bouillon* est composé avec le Bœuf. Cet

---

(1) Voyez page 78. — M. Lereboullet en a décrit tout récemment deux espèces nouvelles, l'*Astacus longicornis* et l'*Astacus pallipes*.

(2) *Palæmon serratus* Leach (*Astacus serratus* Linn.), *Crangon vulgaris* Fabr. (*Astacus Crangon* Leach).

(3) *Palinurus vulgaris* Latr. (*P. Locusta* Oliv.).

(4) *Astacus marinus* Fabr. (*Cancer Gammarus* Linn., *Homarus vulgaris* Edw.).

(5) *Cancer Mænas* Linn. (*Carcinus Mænas* Leach).

(6) *Echinus esculentus* Linn.

(7) *E. lividus* Deslong.

(8) *E. granularis* Lamk.

(9) *E. melo* Lamk.

(10) *Holothuria tubulosa* Blainv.

(11) *H. Guamensis* Quoy et Gaim.

(12) *Trepang edulis* Jæger (*Holothuria edulis* Less.).

aliment est d'autant plus nutritif qu'il est plus concentré. 100 kilogrammes de viande fournissent deux cents bouillons d'un demi-litre et 50 kilogrammes de bouilli. Le même poids de viande fournirait 27^{kil},33 de rôti.

On fait aussi du *bouillon* avec des os, une faible quantité de viande et beaucoup de légumes. Le nombre des *bouillons* produit par les os est à celui de la viande comme 3 est à 2. 45 kilogrammes de viande, dont le quart est employé à faire du bouillon avec un kilogramme de gélatine d'os, donneraient deux cents bouillons et 5 kilogrammes de bouilli, et le reste de la viande fournirait environ 20 kilogram. de rôti.

Il existe d'autres espèces de *bouillons* dont quelques-unes sont employées plus rarement ; tels sont (1) :

1° Le *bouillon de Veau*. Il contient peu de gélatine, peu de graisse et peu d'osmazôme. Il n'a du reste qu'une faible puissance nutritive. On l'emploie plutôt comme tisane que comme aliment. Quand il est très délayé, il constitue l'*eau de Veau*. On prépare aussi un bouillon de *mou de Veau*.

2° Le *bouillon de Poulet*. Il renferme de la gélatine, un peu de graisse et un peu d'osmazôme. Il est encore plus léger et moins nutritif que le précédent.

3° Le *bouillon de Tortue*, préparé avec la chair de la *Grecque* (2), de la *Moresque* (3) et de la *bordée* (4). Ces espèces sont terrestres et communes en Algérie ; la troisième se trouve aussi en Morée. On peut les remplacer par des *Tortues* paludines, telles que la *Cistude bourbeuse* (5), du midi de l'Europe, ou que les *Émydes Caspienne* (6) et *Sigris* (7), l'une de l'Europe orientale, l'autre de l'Espagne et de l'Algérie.

4° Le *bouillon de Vipère* (8), composé avec l'animal privé de sa tête, de sa peau et de ses intestins. On regardait ce *bouillon* comme un remède énergique dans les gonorrhées rebelles, ou bien pour ranimer les forces épuisées par des excès. Il est presque banni de la thérapeutique.

5° Le *bouillon de Grenouille*, décoction qui contient de la gélatine

---

(1) Le *bouillon de Cheval* jouit d'une certaine réputation, depuis quelque temps surtout (Is. Geoffroy Saint-Hilaire).

(2) *Testudo Græca* Linn.

(3) *T. Mauritanica* Dumér.

(4) *T. marginata* Schœpf.

(5) *Cistudo orbicularis* (*Testudo orbicularis* Linn., *T. lutaria?* Linn., *Cistudo Europœa* Gray), vulgairement *Tortue jaune, orbiculaire, d'eau douce*.

(6) *Emys Caspica* Schw. (*Testudo Caspica* Gmel.).

(7) *E. Sigris* Dumér.

(8) *Vipera Aspis* Merrem.

et un peu d'osmazôme. Il est fade, il offre un pouvoir nutritif très faible. Il passe pour rafraîchissant; on le prépare avec la *Grenouille verte* ou *commune* (1) et aussi avec la *rousse* (2); on met 125 grammes de cuisses de *Grenouilles* dans 500 grammes d'eau.

6° Le *bouillon de Limaçons*, décoctum encore moins nourrissant que celui des grenouilles. Dans le Nord, on emploie dans sa composition l'*Hélice vigneronne*, et, dans le Midi, les *Hélices chagrinée* et *vermiculée* (3); à l'île de France, on se sert de la *Navicelle elliptique* (4).

7° Le *bouillon d'Huîtres*. Il passe pour restaurant et même pour aphrodisiaque (5).

8° Le *bouillon d'Écrevisse*, bouillon analeptique anciennement recommandé dans la phthisie pulmonaire, dans la lèpre et dans les affections du système cutané (6).

§ IV. — De l'albumine.

L'*albumine* est une matière incolore, inodore et insipide; elle se coagule par la chaleur. Cette coagulation arrive vers + 40° environ, mais elle n'est parfaite qu'entre + 60° et 70°. Quand la dissolution est très étendue, la chaleur ne la trouble pas; mais si, après l'avoir chauffée, on l'évapore dans le vide, on obtient, pour résidu, de l'*albumine* insoluble. L'alcool précipite l'*albumine* de ses dissolutions. Si l'on met de l'eau sur le dépôt, on constate qu'une partie peut se redissoudre. Une autre portion a été changée en *albumine* coagulée. Cette dernière présente toutes les propriétés de l'*albumine* soluble, moins la solubilité. L'*albumine* contient du soufre et du phosphore.

Elle est très utile dans la première période du traitement de l'empoisonnement par les dissolutions de cuivre ou de mercure. Délayée dans beaucoup d'eau, on l'administre souvent avec succès comme émolliente. Quelques médecins l'ont recommandée dans certains cas de fièvre jaune. Mêlée avec de l'huile, on assure qu'elle peut calmer les douleurs dans les parties brûlées; on l'ordonnait aussi dans les maladies des yeux. Dans certains cas de fracture, on enduisait d'*albumine* les bandelettes de linge dont on entourait les

(1) *Rana esculenta* Linn.
(2) *R. temporaria* Linn.
(3) Voyez pages 67, 68, 147.
(4) *Navicella Porcellana* Desh. (*Nerita Porcellana* Chemn., *Navicella elliptica* Lamk.
(5) Voyez pages 69, 144.
(6) Voyez page 78.

membres ; on s'en est également servi dans le pansement des excoriations légères de la peau. Mais son principal emploi est pour clarifier les vins, la bière, les sucs d'herbes. J'ai déjà parlé de ses propriétés comme aliment, seule ou unie à d'autres principes immédiats des animaux (1).

§ V. — De la gélatine.

C'est une matière que l'on obtient en faisant bouillir dans l'eau, la peau, les ligaments, les tendons, les membranes, le tissu cellulaire, les os des animaux (2); on obtient d'abord une dissolution, laquelle, concentrée par l'évaporation, se prend en gelée quand elle se refroidit, et devient la *gélatine*.

La *gélatine* existe-elle toute formée dans les parties des animaux qui la fournissent, ou bien est-elle le résultat d'un changement de composition que ces parties éprouveraient dans l'eau bouillante ? Cette dernière opinion paraît la plus vraisemblable ; mais ce changement est un simple mouvement moléculaire, car la composition de la *gélatine* ne diffère pas de celle des tissus qui la produisent.

La gélatine pure est solide. mais de dureté et de consistance variables, plus pesante que l'eau, demi-transparente, incolore, inodore, insipide. Elle possède à un haut degré la propriété collante : c'est avec cette substance qu'on prépare la *colle forte*, la *colle de Flandre*, la *colle à bouche* et les *tablettes alimentaires*.

La *gélatine* se dissout mal dans l'eau froide, mais facilement dans l'eau bouillante. Pour qu'une dissolution chaude puisse se prendre en gelée en se refroidissant, il faut qu'elle en absorbe au moins, 2,50 pour 100. Il ne faut pas toutefois qu'elle ait bouilli trop longtemps, car alors elle fixe une certaine quantité d'eau, s'altère et ne peut plus se mettre en gelée.

La *gélatine* se dissout assez bien dans l'alcool affaibli, mais non pas dans l'alcool concentré ; elle est précipitée par le tannin.

Les ligaments et les tendons donnent, par ébullition, une variété de *gélatine* que Mudler a désignée sous le nom de *chondrine*. Elle diffère principalement de la *gélatine* proprement dite en ce qu'elle n'est pas précipitée par le tannin.

Ce sont les mammifères principalement qui fournissent la *gélatine* du commerce et des pharmacies.

La *gélatine* la plus pure a reçu le nom de *grénétine;* on l'emploie surtout pour les gelées pharmaceutiques.

CORNE DE CERF (*cornu Cervi*). — Tout le monde connaît le *Cerf*

(1) Voyez page 141.
(2) Voyez page 140.

commun (1). Ce mammifère présente, en été, un pelage d'un fauve brun, avec une ligne noire sur l'épaule, et une rangée de petites maculations d'un fauve pâle de chaque côté. En hiver, il est d'un gris brun uniforme. Le derrière de la croupe, les fesses et la queue paraissent en tout temps d'une teinte roussâtre pâle. Le Cerf porte sur la tête un *bois* ramifié, très usité anciennement pour les gelées animales médicamenteuses et pour les boissons adoucissantes. Ce bois tombe, chaque année, au printemps, et repousse pendant l'été. Ces espèces de cornes sont d'abord presque simples et portent le nom de *dagues*. Elles donnent, avec l'âge, à leur face interne, des branches qui s'appellent *andouillers*. La tige principale est dite *perche* ou *merrain*. Les extrémités des andouillers ont reçu en pharmacie le nom de *cornichons*. Dans la quatrième année, les bois se couronnent d'une *empaumure* un peu élargie, divisée en plusieurs pointes. La *meule* est une partie saillante, rugueuse, cannelée, qui existe à la base du bois. La femelle du *Cerf*, ou *Biche*, ne porte pas de bois.

On réduit les cornichons en parcelles plus ou moins ténues, à l'aide d'un couteau ou d'une râpe (*râpure de corne de Cerf*); on plonge ces parcelles quelque temps dans l'eau bouillante. Par l'effet de l'ébullition, la râpure cède à l'eau son principe gélatineux. Le bois de *Cerf* est assez généralement remplacé par l'ichthyocolle.

Outre la gélatine, le bois de *Cerf* fournissait encore plusieurs préparations qui ne sont plus que d'un usage assez rare. C'étaient : 1° l'*esprit volatil de corne de Cerf*, qui n'est autre chose qu'un sous-carbonate d'ammoniaque huileux ; 2° l'*huile volatile de corne de Cerf*, très analogue à l'huile animale de Dippel, sous-carbonate d'ammoniaque concret.

On calcinait aussi les andouillers (*cornu ustum*), on les porphyrisait et l'on en formait des trochisques.

On attribuait anciennement aux bois de l'*Élan* (2), du *Daim* (3) et du *Renne* (4), les mêmes propriétés qu'au bois du *Cerf*.

ICHTHYOCOLLE. — L'*ichthyocolle*, ou *colle de Poisson*, n'est autre chose que la vessie natatoire préparée d'un *Esturgeon*. Les *Esturgeons* (*Acipenser*) appartiennent à la grande division des Poissons chondroptérygiens ou cartilagineux et à la tribu des Sturioniens.

Ces animaux présentent une chair assez bonne et assez estimée. Leur fécondité est très remarquable. On a compté dans une femelle

(1) *Cervus Elaphus* Linn.
(2) *C. Alces* Linn.
(3) *C. Dama* Linn.
(4) *C. Tarandus* Linn.

1 467 856 œufs. Ces œufs sont la base d'un mets connu sous le nom de *caviar*.

L'espèce qui fournit principalement l'*ichthyocolle* est le *grand Esturgeon* ou *Hausen*. On en retire aussi de l'*étoilé*, du *Strélet* et de l'*Esturgeon commun*. Voici les caractères abrégés de ces quatre espèces :

Lèvres { entières. { Muscau { court . . . . 1. *Esturgeon Hausen*.
allongé { droit et subulé. . . . . . 2. *Esturgeon étoilé*.
courbe et spathulé. . . . 3. *Esturgeon Strélet*.
fendues . . . . 4. *Esturgeon commun*.

L'*Esturgeon Hausen* (1) se rencontre dans les versants de la mer Caspienne et de la mer Noire. On en pêche quelquefois dans le Pô.

Il a le dos d'un bleu presque noir et le ventre d'un jaune clair. Son corps paraît assez allongé, sa tête grosse et son museau très obtus. Sa taille est de 3 à 5 mètres ; son poids, de 400 kilogrammes. On en a vu atteindre jusqu'à 9 mètres, et dépasser 1000 kilogrammes.

L'*étoilé* (2) habite les fleuves qui se jettent dans la mer Noire et dans la mer Caspienne, surtout le Volga et le Danube.

Son dos est brunâtre et son ventre blanc. Sa taille dépasse rarement 1^m,23.

Le *Strélet* (3) se trouve dans la mer Caspienne, dans le Volga et dans l'Oural.

Il se fait distinguer par son dos noirâtre, à boucliers jaunes et par son ventre blanc tacheté de rose. Ses nageoires supérieure et caudale sont grises, et les inférieures rouges. Les plaques de son corps paraissent sur trois rangs.

Il a la taille de l'espèce précédente. Les individus de 2^m,50 sont extrêmement rares. Son poids atteint de 14 à 16 kilogrammes.

L'*Esturgeon commun* (4) (fig. 48). Cette espèce se trouve dans l'Océan, la Méditerranée, la mer Rouge, le Pont-Euxin et la mer Caspienne. Au printemps, elle remonte les grands fleuves, particulièrement le Volga, le Tanaïs, le Danube, le Pô, la Garonne, la Loire, le Rhin... (Lacépède).

Les plaques de son corps forment cinq rangées. Les individus de 4 à 5 mètres sont assez communs. Celui qu'on prit dans la Loire et

---

(1) *Acipenser Huso* Linn.
(2) *A. stellatus* Pall.
(3) *A. Ruthenus* Linn.
(4) *A. Sturio* Linn. — *Stor* ou *Store* des habitants du Nord, *Sturione* des Italiens, et *Créac* vers l'embouchure de la Garonne

qui fut pré-enté à François I.ᵉʳ en offrait près de 6. On dit qu'on en a vu de 8 mètres.

Pour obtenir l'*ichthyocolle*, on nettoie la vessie natatoire des *Esturgeons;* on la sépare de sa membrane extérieure, qui est brune,

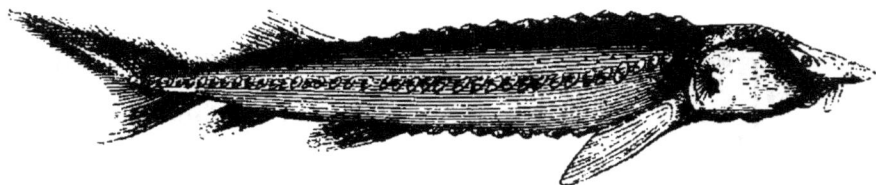

Fig. 48. — *Esturgeon commun.*

et de tout le sang qu'elle peut contenir. On la fend longitudinalement, on la coupe par morceaux, on la lave, on la ramollit dans les mains, on la façonne et on la fait sécher graduellement à l'ombre.

Dans le commerce, on trouve quatre sortes principales d'*ichthyocolle* brute : 1° l'*ichthyocolle en lyre*, qui est en petits cylindres roulés sur eux-mêmes et courbés en dehors, de manière à imiter grossièrement une lyre antique ; 2° l'*ichthyocolle en cœur*, qui diffère très peu de celle en lyre ; les extrémités des cylindres sont enroulées en dedans ; 3° l'*ichthyocolle en livre*, qui est en lames plus ou moins minces, non roulées, pliées en carré comme une serviette, et fixées à l'aide d'un bâton qui les traverse ; 4° l'*ichthyocolle en feuilles*, qui ne diffère de cette dernière qu'en ce que les lames sont séparées. La première est la plus pure et la plus estimée.

On vend aussi une *ichthyocolle* dite *en tablettes*, qui passe pour la moins bonne ; celle-ci est préparée avec les nageoires, la tête et les autres parties des *Esturgeons*, qu'on fait bouillir, que l'on rapproche et que l'on étend ensuite sur des planches.

On blanchit l'*ichthyocolle* avec l'acide sulfureux. On la coupe en lanières filiformes et l'on prépare la colle de poisson dite *anglaise*, qui est fort belle.

On purifie encore l'*ichthyocolle* pour en former la colle de poisson *vitreuse*, qui est la plus *resplendissante*, pour employer un terme d'épicier.

On a calculé que 1000 grands *Esturgeons* donnaient environ 120 kilogrammes d'*ichthyocolle*, c'est-à-dire à peu près 120 grammes par individu. 1000 *Strélets* n'en produisent que 40 kilogrammes, c'est-à-dire le tiers, et par conséquent 40 grammes par individu.

L'*ichthyocolle* nous est fournie principalement par les Russes, qui la reçoivent des bords de la mer Caspienne. Autrefois les **Hollandais** s'occupaient de ce genre d'industrie, mais leurs produits étaient d'une qualité inférieure.

L'*ichthyocolle* est formée presque entièrement par une matière animale qui se transforme en gélatine avec facilité.

L'*ichthyocolle* est légère, coriace, blanchâtre, demi-transparente, semblable à du parchemin, insipide, inodore, insoluble dans l'eau froide ; elle se dissout dans l'eau bouillante et forme par le refroidissement une gelée transparente.

Quand on veut s'en servir, on la coupe par petits morceaux avec des ciseaux. On jette ces morceaux dans l'eau, qu'on fait bouillir très peu de temps. Pour donner à 30 grammes d'eau une bonne consistance, il suffit d'un gramme d'*ichthyocolle*.

On pourrait retirer l'*ichthyocolle*, non-seulement de toutes les espèces d'*Esturgeons*, mais encore des vessies natatoires des autres poissons, puisque cette vessie est toujours composée en très grande partie de gélatine. Mais cette *ichthyocolle* serait moins bonne que celle des *Esturgeons*. Ainsi, on en prépare avec certaines espèces de *Silures*, particulièrement avec les *Machoirans*. On fait à Lyon, avec les écailles de la *Carpe*, une *ichthyocolle* fort transparente, semblable à du verre.

On a répandu dans le commerce une mauvaise *ichthyocolle*, faite avec des vessies natatoires de *Morue*, et de l'*ichthyocolle* falsifiée, préparée avec des estomacs de veau. Pereira décrit, sous le nom d'*ichthyocolle du Para*, une fausse *ichthyocolle* qui paraît tirée des ovaires d'un *Vastrès*.

L'*ichthyocolle* sert à clarifier une foule de liquides. C'est avec cette substance qu'on prépare le *taffetas gommé*. On a essayé aussi d'en composer une tisane adoucissante. On en fabrique des gelées dont on peut varier à l'infini la saveur, des sirops et des blanc-manger (Soubeiran).

Dans les arts, on l'emploie pour donner de l'apprêt et du corps à certaines étoffes légères.

L'*hippocolle*, ou *colle de peau d'Ane* (1), qui nous arrive de l'Inde et de la Chine, est retirée des cartilages de l'*Ane* ou du *Zèbre ;* elle sert aux mêmes usages. Elle passait pour un astringent doux.

PEAU. — La peau de certains mammifères est employée à divers usages.

Celle du *Chamois* (2), recherchée dans l'industrie pour sa grande

---

(1) On la connaît aussi sous le nom de *hockiak* ou *hokiak*. Les Chinois l'appellent *ngo-kiœo* ou *hoki-hao*. C'est une gélatine fortement aromatisée.

(2) *Antilope rupicapra* Pall.

souplesse, sert à débarrasser le mercure des métaux étrangers qu'il renferme et à le purifier.

Celle de la *Gazelle* (1) enveloppe les aloès hépatique et succotrin livrés au commerce.

La peau du *Mouton* (2) fournit, suivant les modes de préparation, le parchemin, le chamois, le maroquin. Elle donne à la pharmacie un des éléments des écussons et des emplâtres.

NIDS DES SALANGANES. — On peut rapprocher de l'ichthyocolle, dont ils ont tout à fait l'apparence, les nids des *Salanganes*, petits oiseaux de l'ordre des Chélidons et de la famille des Hirondinides.

On connaît cinq espèces de *Salanganes*, qui se trouvent presque toutes dans l'archipel des Indes. Une seule se rencontre dans l'île de France. Les principales sont la *Salangane ordinaire* (3), remarquable par la tache blanche basilaire de ses pennes caudales, et la *fuciphage* (4), qui est d'un brun uniforme.

Les nids des *Salanganes* (5) ressemblent à des bénitiers ou bien à de petits hamacs. Ils ont de 6 à 7 centimètres de grand diamètre et à peu près 4 de largeur. Ils adhèrent fortement aux rochers. Ils sont jaunâtres, demi-transparents, d'une consistance ferme et tenace. Leur bord libre est un peu épais, leur surface rude et leur cassure vitreuse. Ils sont formés de couches successives semblables à des bandelettes longitudinales superposées ; il en résulte des rides concentriques, imbriquées, qui rappellent les plis de quelques coquillages.

Plusieurs naturalistes ont regardé ces nids comme composés avec le frai de certains poissons ou avec le mucilage de divers zoophytes ; d'autres ont cru que l'oiseau les construisait avec le suc d'un arbre, avec les lanières d'un lichen ou avec des algues gélatineuses... Il est reconnu aujourd'hui que les *Salanganes*, à l'époque de la nidification, dégorgent une humeur muqueuse, sécrétée par leurs glandes salivaires ou par les cryptes de leur jabot (6), humeur analogue à celle dont se servent les Hirondelles de l'Europe pour pétrir et rendre solide la terre de leur maçonnerie (7).

On fait chaque année trois récoltes de ces nids. Ceux de la pre-

(1) *Antilope Dorcas* Pall.
(2) *Ovis Aries* Linn.
(3) *Callocalia esculenta* Gray (*Hirundo esculenta* Linn.).
(4) *Callocalia fuciphaga* C. Bonap. (*Hirundo fucifaga* Thunb., *Callocalia nidifica* Gray).
(5) *Niduli esculenti* (Rumphius).
(6) E. Home, Blyt, Laidley, Itier.
(7) D'après un médecin chinois, ces nids sont formés de *suc gastrique pur et concret* (Itier).

mière ponte sont les plus purs et les plus estimés; ceux de la dernière sont mêlés à des plumes et à des brins d'herbes. Dans certains on a observé des fragments d'algues et de lichens (Guibourt) (1).

Il est probable que les nids des cinq espèces ne se ressemblent pas.

La substance des nids des *Salanganes* est insoluble dans l'eau froide; elle se ramollit par l'humidité; elle se dissout dans l'eau bouillante, à la manière de la gélatine. On trouve dans cette substance 90,25 pour 100 de matière animale et quelques sels (Mulder). On attribue à ces nids des vertus restaurantes (Cuvier). On en fait des potages avec du bouillon de poulet, et divers ragoûts auxquels on ajoute des épices. On les apprête aussi comme des champignons. Leur substance ramollie ressemble aux vermicelles.

§ VI. — Des graisses.

La *graisse* est sécrétée par le tissu adipeux des animaux. C'est une partie épaisse dont la fluidité varie entre $+ 15°$ et $+ 40°$. Elle est abondante sous la peau, à la surface des muscles, dans l'épiploon, à la base du cœur, près des reins.

La *graisse de Porc* a reçu le nom d'*axonge* (2), surtout quand elle est purifiée. Celle de *Mouton* s'appelle *suif*.

On extrait la *graisse* pure en la séparant mécaniquement des substances étrangères, en la coupant par petits morceaux, en la faisant fondre à une douce chaleur avec une certaine quantité d'eau, en la décantant et en la passant à travers un linge serré. Dans cette opération, on distingue deux procédés : l'un (*procédé des cretons*) consiste à faire chauffer simplement le tissu qui renferme la *graisse;* les membranes se crispent et laissent suinter le corps gras; l'autre (*procédé à l'acide*) recommande d'opérer la fonte dans l'eau aiguisée d'acide sulfurique (d'Arcet).

La *graisse* offre, en général, une consistance molle qui varie un peu suivant les animaux et suivant les organes. Elle est plus légère que l'eau, incolore ou jaunâtre, tantôt odorante, tantôt inodore, d'une saveur douce et fade. Elle est composée essentiellement d'élaïne, qui est fusible à $+ 8°$ et peu soluble dans l'alcool, même bouillant; et de stéarine, qui fond à $+ 38°$ et présente encore

---

(1) Particulièrement avec l'*Alectorie cheveu* (*Alectoria crinalis* Ach.), la *Gélidie cornée* (*Gelidium corneum* Lamx.), la *Spongodie bourse* (*Spongodium bursa* Lamx.) et les *Gracilaire lichénoïde* (*Gracilaria lichenoides* Grev.) et *comprimée* (*Gracilaria compressa* Grev.).

(2) *Saindoux, adeps porcinus.*

moins de solubilité dans l'alcool. Traitées par la potasse, ces deux substances se changent en deux acides : l'oléique, qui paraît surtout formé par l'élaïne ; et le margarique, qui paraît produit en grande partie par la stéarine.

L'*axonge* est un corps gras, blanc, mou, demi-transparent, à odeur fade, presque molle. Elle se fige à + 26° ou 27°.

Le *suif* est un corps blanc, un peu ferme ; il se fige à + 37° ou 44°.

La *graisse de Bœuf* est d'un jaune pâle ; elle offre à peine de l'odeur ; elle entre en fusion à + 38°.

La *graisse d'Ours* est d'un blanc jaunâtre, demi-fluide, d'une odeur faible particulière et d'une saveur presque repoussante.

La *graisse d'Oie* est jaune et d'une odeur désagréable. Elle fond au-dessus de + 27°.

La *graisse d'Autruche* (1) est blanche, fine, de consistance ferme, d'une odeur faible qui ressemble à celle de la *graisse* précédente. Elle fond à + 26° environ (2) (Duroziez).

Les auteurs parlent de plusieurs autres graisses anciennement préconisées par les médecins ; j'en ai donné la liste dans le premier livre de cet ouvrage (3).

On emploie l'*axonge* dans les onguents gris, rosat, rhazis, mercuriel..., dans la pommade oxygénée et dans celle de garou...

Au bout d'un certain temps, la graisse se modifie et devient plus ou moins jaune ; elle *rancit* (4). Pour s'opposer autant que possible au rancissement de l'*axonge*, on a soin de recouvrir exactement les pots qui la contiennent et de les placer dans un lieu frais. M. Deschamps (d'Avallon) conseille de la pénétrer des principes odorants et résineux des bourgeons des peupliers ou du benjoin. Il assure qu'elle se conserve ainsi plusieurs années. La *graisse populinée* s'obtient en employant 12 pour 100 de bourgeons. Cette graisse est verdâtre et ne peut pas servir à la préparation des pommades blanches. Elle devient orangée quand on la mêle avec des alcalis. La *graisse benzinée* se prépare en chauffant au bain-marie, pendant deux ou trois heures, 4 parties de benjoin concassé et 100 parties de *graisse* récente, passant sans expression et agitant pendant le refroidissement. Cette dernière résiste moins à la rancidité que la *graisse populinée*. M. Soubeiran propose de remplacer le benjoin

---

(1) *Struthio Camelus* Linn.

(2) Une *Autruche* peut en fournir presque le tiers de son poids total (Gosse).

(3) Voyez page 50.

(4) MM. Fl. Prévost et Em. Rousseau assurent que la *graisse d'Autruche* rancit difficilement.

par le baume de Tolu épuisé dans la préparation du sirop. Il en mêle à l'*axonge* 1/100ᵉ de son poids dissous dans l'alcool. Il faut agiter et chauffer jusqu'à volatilisation du véhicule.

On falsifie l'*axonge*, soit avec des graisses inférieures, soit avec du sel marin. On a aussi quelquefois mêlé l'*axonge* avec du plâtre. Ces deux dernières sophistications sont facilement décelées par la fusion dans l'eau. Le sel se dissout et le plâtre se précipite (Chevallier).

§ VII. — Des huiles.

Les huiles animales (1) sont des substances grasses, caractérisées par une si grande fusibilité, qu'elles demeurent liquides à une température inférieure à + 15° et + 10°.

Les huiles animales sont produites surtout par la *Baleine* et le *Marsouin*.

L'*huile de Baleine*, connue sous le nom d'*huile de Poisson*, se retire de la *Baleine franche* (2) et aussi des *Rorquals*, espèces de Baleines à gorge et ventre plissés. On enlève par tranches le lard de ces animaux ; on le dépose dans des barils, puis on le fait fondre.

Cette huile est épaisse, plus ou moins brune, d'une odeur de poisson rance ; elle se condense à la température de zéro. Une Baleine produit une quantité d'huile très considérable ; un seul individu peut suffire pour charger un vaisseau (3).

L'*huile de Marsouin* (4) est d'un jaune citrin, d'une pesanteur spécifique de 0,91 à la température de + 20°. Elle est très soluble dans l'alcool. Elle renferme une moins grande quantité de cétine (5) que l'huile de *Baleine*, et beaucoup plus de phocénine.

D'après M. Berthelot, ce dernier principe s'y trouve pour un dixième ; dans une autre espèce, probablement le *Marsouin bordé* (6), le même chimiste n'en a constaté qu'un centième. On sait que la phocénine n'existe qu'à l'état de traces dans les autres Cétacés.

On retire aussi de l'huile du *Dugong* (7) et du *Cachalot* (8) (fig. 49).

On rencontre encore de l'huile toute formée dans quelques

(1) Voyez page 83.
(2) Voyez page 75.
(3) *Pinguedo copiosissima, ut ex unico sœpe oneretur navis* (Linn.).
(4) *Delphinus globiceps* Cuv.
(5) Voyez page 77.
(6) *Delphinus marginatus* Duvern.
(7) *Halicore Dugong* Illig. (*Trichecus Dugong* Gmel.), vulgairement *Vache marine, Sirène.*
(8) Voyez page 74.

organes ou produits des autres animaux. Il y en a, par exemple, dans les jaunes d'œufs des oiseaux, qu'il est facile d'extraire par simple pression.

En soumettant à la distillation les matières organiques azotées (sang, os, muscles), on en retire une huile épaisse, brune et d'une

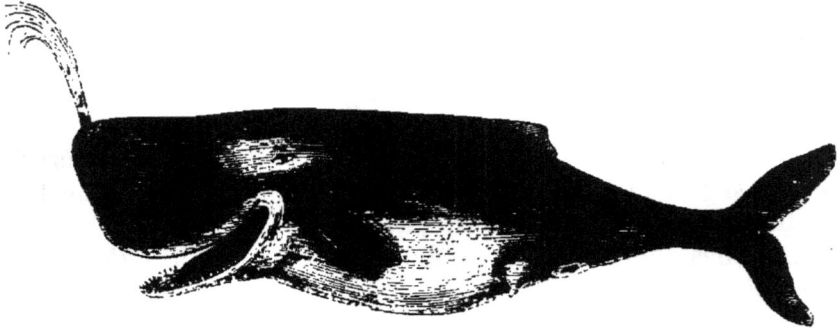

Fig. 49. — *Cachalot.*

odeur extrêmement fétide. Distillée à plusieurs reprises, elle forme cette liqueur incolore connue depuis longtemps sous le nom d'*huile animale de Dippel* (*huile pyrozoonique rectifiée*), qui jouissait autrefois d'une assez grande célébrité dans le traitement des maladies du système nerveux.

§ VIII. — Du lait.

Le *lait* est un liquide émulsif sécrété par les glandes mammaires des femelles des mammifères. Ce liquide est plus dense que l'eau, opaque, légèrement visqueux, blanc, d'une odeur agréable qui se dissipe par la chaleur, et d'une saveur douce et sucrée.

Le lait est composé d'une dissolution mucilagineuse, qui tient en suspension une matière grasse divisée en très petits globules sphériques.

Il est formé d'eau, de caséum, d'albumine, de beurre, de sucre de lait et de plusieurs sels.

Lorsqu'on le fait évaporer, il se forme une pellicule qui ne tarde pas à être remplacée par une seconde, si on l'enlève. Cette pellicule est presque entièrement composée de matière caséeuse et de crème.

Les principaux laits sont : celui de *Vache*, celui de *Brebis*, celui de *Chèvre*, celui de *Femme*, celui d'*Anesse* et celui de *Jument*.

1° Le *lait de Vache* a une densité de 1,0324. Il est d'un blanc jaunâtre mat très opaque, d'une saveur douce. Il contient en moyenne, sur 1000 parties, 885 parties d'eau, 35 de matière caséeuse soluble et insoluble et d'albumine, 30 de beurre, 40 de sucre de lait, de phosphates de chaux, de magnésie, de potasse, de soude et de fer, de chlorures de potassium et de sodium, et de soude.

Dès que le lait est abandonné à lui-même, sa surface se couvre peu à peu d'une couche épaisse et onctueuse jaunâtre : c'est la *crème*, formée par les plus gros globules de la matière butyreuse. Cette crème s'isole lentement, parce que sa densité diffère peu de celle du lait; elle est composée de matière butyreuse et de lait. Quand on l'agite vivement, le beurre se sépare, et il reste un liquide appelé *lait de beurre*. Ce liquide contient tous les principes du lait, mais peu de matière caséeuse et une proportion assez forte d'acide butyrique. Lorsque presque tout le beurre a été enlevé, le lait est dit *écrémé*. Si l'on abandonne ce lait à lui-même, il s'y développe des acides acétique et lactique qui coagulent la matière caséeuse. Il s'en sépare alors un liquide d'un jaunâtre clair et d'une saveur sucrée : c'est le *petit-lait*. Ordinairement, on détermine la coagulation de la matière caséeuse (*lait caillé*) par des moyens artificiels.

Quand on filtre le lait, il reste la matière caséeuse insoluble et les globules de matière grasse; il passe une dissolution claire qui se trouble ou se coagule par la chaleur, suivant la quantité d'albumine qui s'y trouve. Quand on chauffe le lait, il se recouvre d'une pellicule qui se renouvelle au fur et à mesure qu'on l'enlève.

La matière caséeuse, ou caséine, existe dans le lait, en très grande partie, sous la forme de globules extrêmement fins; elle est insipide et inodore. Sa composition est la même que celle de l'albumine.

Le beurre (1), ou matière grasse du lait, s'y trouve sous la forme de globules dont la grosseur varie entre 1/100° et 1/600° de millimètre. Il est composé de trois corps gras : l'oléine, la stéarine et la butyrine.

Le sucre de lait, ou sel de lait (*lactine*), est solide, d'une saveur sucrée, sans odeur. Il craque sous la dent. Il cristallise en prismes réguliers blancs, demi-transparents. A la température ordinaire, l'eau en dissout le neuvième de son poids. On trouve quelquefois dans le lait une petite quantité de sang (Lepage). On y rencontre aussi, mais plus rarement, des animalcules infusoires qui en altèrent la couleur.

2° Le *lait de Brebis* a une densité de 1,0409. Il fournit plus de crème et de beurre que celui de Vache ; mais son beurre est plus mou et plus fusible, et son caséum plus gras et plus visqueux.

---

(1) La ville de Paris a consommé, en 1857, pour 19 551 366 francs de beurre.

3° Le *lait de Chèvre* a une densité de 1,0340. Il exhale une odeur de Chèvre. Sa graisse est épaisse, son beurre ferme et blanc, mais moins abondant que dans les deux précédents.

4° Le *lait de Femme* a une densité de 1,023. Il contient beaucoup de sucre de lait et fort peu de caséum. Ce dernier paraît très mou, visqueux et tremblant. Ce lait a beaucoup de crème.

5° Le *lait d'Anesse* a une densité de 1,0355. Il offre la consistance, l'odeur et la saveur du lait de femme. Il a moins de crème; celle-ci paraît peu épaisse; son beurre est peu consistant, blanc et fade; son caséum est peu abondant et mou.

6° Le *lait de Jument* a une densité de 1,0346. Il présente très peu de beurre; son caséum est mou; son sérum paraît assez abondant. Les Kalmoucks font aigrir et fermenter ce lait, et en obtiennent l'*araka* (Pallas).

LACTODENSIMÈTRE. — Quevenne a inventé un instrument pour déterminer la densité du lait. Cet instrument est désigné sous le nom de *lactodensimètre*. C'est un aréomètre. La densité de l'eau étant 1000, la densité moyenne du lait de Vache pur est de 1031, et celle du lait écrémé, 1033 (la température étant à + 15°). Pour plus de facilité, on a supprimé les deux chiffres de gauche. Par conséquent, lorsque l'instrument marque 25 ou 30 degrés, cela signifie que la densité du lait examiné est 1025 ou 1030, ou qu'un litre de ce lait pèse, soit 1025 grammes, soit 1030. La densité du lait non écrémé doit varier entre 29 et 33 degrés; celle du lait écrémé entre 32,5 et 37,5. Il suffit de l'addition d'un dixième d'eau à du lait pur pour faire descendre l'indicateur de trois degrés, et à du lait écrémé pour avoir un abaissement de 3,25.

CRÉMOMÈTRE. — C'est encore un instrument proposé par Quevenne. Comme le lait écrémé devient plus dense, on pourrait dénaturer ce produit en lui ôtant une partie de sa crème et en y mêlant une certaine quantité d'eau. C'est malheureusement ce qui arrive tous les jours. Le lactodensimètre ne peut fournir l'indication de cette double fraude; elle est donnée par le crémomètre.

Ce dernier instrument consiste en une sorte d'éprouvette assez large, divisée en 100 parties. On y laisse reposer le lait, au frais, pendant douze heures. La crème monte à la surface. La moyenne de la crème, en volume, est de 11 à 12 pour 100. Tout lait qui présente un chiffre au-dessous a été plus ou moins écrémé. Un des inconvénients de l'instrument dont il s'agit, c'est de ne fournir les indications demandées qu'au bout de douze heures. On a conseillé de le remplacer simplement par le battage. On fait bouillir pendant cinq minutes une certaine quantité de lait, ayant soin de l'agiter continuellement. On l'introduit ensuite dans un flacon. Quand il est refroidi à + 20°, on bouche le flacon et on le secoue jusqu'à ce que le beurre soit bien séparé. On passe à travers un linge fin. On lave le beurre, on le presse, puis on le pèse. On doit retirer au moins 30 grammes de beurre par litre.

LACTOSCOPE. — Cet instrument est destiné à donner en quelques instants la richesse du lait en beurre. Il a été imaginé par M. Donné. Il est fondé sur l'opacité que ce liquide reçoit de la présence des globules gras. L'instrument se compose de deux glaces planes, entre lesquelles on verse le liquide dont il s'agit : on place l'instrument dans l'obscurité, et l'on regarde la flamme d'une bougie à travers cette couche. On éloigne les glaces l'une de l'autre, jusqu'à ce que l'opacité soit telle qu'on cesse d'apercevoir la lumière. L'épaisseur de la couche nécessaire pour arriver à ce point doit être d'autant moindre que la proportion de matière grasse est plus considérable. L'une des glaces est fixe, l'autre est montée sur un pas de vis assez fin pour qu'un tour entier corresponde à une épaisseur de $0^m,5$. La circonférence est divisée en 50 parties égales qui constituent les degrés. Un bon lait doit marquer 34 degrés. Malheureusement pour la certitude du lactoscope, l'opacité du lait n'est pas due seulement aux globules gras, mais encore à la matière caséeuse tenue en suspension ; elle est due aussi aux diverses matières que les laitières introduisent dans le lait falsifié.

Falsification. — Les falsifications du lait ont été bien étudiées dans ces derniers temps. On l'écrème et on le mêle avec de l'eau, et, pour rétablir sa consistance et son opacité, comme aussi pour faire disparaître la teinte bleue qu'il a prise, on y jette du sucre de canne, de la glycose, de la farine, de la dextrine...; on a recours encore aux infusions de riz, d'orge, de son..., aux matières gommeuses, à l'albumine, à la colle de poisson, au jus de réglisse, à la teinture de souci, aux carottes cuites au four (Chevallier).

Conservation. — Le lait se conserve d'autant mieux que la température est plus basse ; mais, pour le garder pendant un temps plus ou moins long sans altération, on a imaginé plusieurs procédés.

1° On le concentre au tiers ou à la moitié, puis on le met dans des flacons bien bouchés qu'on expose pendant deux heures au bain-marie (*procédé Appert.*)

2° On le fait évaporer à basse température, en insufflant des masses d'air qui facilitent son épaississement (*procédé Gallais*).

3° Les deux procédés qui viennent d'être indiqués sont à peu près abandonnés. Les suivants sont bien meilleurs. On ajoute par litre de lait 75 à 80 grammes de sucre. On opère la concentration à la vapeur dans un vase à fond plat où le liquide est sans cesse agité pour éviter la formation des pellicules. Réduit au cinquième de son volume, on le verse dans des boîtes de fer-blanc que l'on traite suivant la méthode d'Appert (*procédé Lignac*).

4° On charge le lait d'acide carbonique au moyen de la machine dont on se sert pour la fabrication de l'eau de Seltz, et on le met en bouteilles, à la manière ordinaire (*procédé Bethel*).

5° Enfin on le conserve sans addition d'aucun corps étranger, sans soustraction de crème, ni évaporation de la partie aqueuse. On le place tout simplement dans un vase de fer-blanc muni d'un tube d'étain. On le chauffe pendant trois quarts d'heure au bain-marie pour en expulser tout l'air, puis on ferme hermétiquement le tube en rapprochant ses parois à l'aide d'une tenaille (*procédé Mabru*).

§ IX. — Des œufs.

Les œufs employés en médecine sont les *œufs de Poule* (1).

L'œuf est composé d'une enveloppe calcaire ou *coque;* d'une enveloppe membraneuse demi-opaque qui revêt la face interne de la coque; de ligaments glaireux, ou *chalazes*, moyens d'adhérence entre les enveloppes et les parties enveloppées; du blanc, ou *albumen*, liqueur transparente à peine jaune verdâtre, contenue dans des cellules lâches dont la densité n'est pas la même dans toutes les couches; du jaune, ou *vitellus*, masse globuleuse opaque et dorée, enveloppée d'une membrane très mince (*membrane vitelline*) suspendue au milieu de l'albumen; enfin du rudiment de l'oiseau, ou *cicatricule*, petit corps arrondi, blanchâtre, adhérent à un des points du jaune.

Les *œufs de Poule* contiennent en moyenne 23 grammes 6 décigrammes de blanc, et 15 grammes 2 décigrammes de jaune.

La coque présente une matière animale, du carbonate de chaux, un peu de carbonate de magnésie et de phosphate de chaux, et quelques traces d'oxyde de fer. Dans la matière animale, on trouve du soufre qui se dégage à l'état d'hydrogène sulfuré, quand on traite par les acides des coques d'*œufs* préalablement calcinées.

La membrane interne paraît de nature albumineuse (Vauquelin). Elle contient aussi un peu de soufre Elle se dissout avec facilité dans la potasse, sans donner de l'ammoniaque.

Le blanc est une dissolution d'albumine en quantité considérable,

(1) *Gallus ferrugineus* Gmel. (*Phasianus Gallus* Linn.).

présentant quelques sels, un peu de sucre et probablement de la soude carbonatée. Il se dissout presque complétement dans l'eau froide ou tiède ; il ne reste que quelques parties membraneuses. On sait que dans l'eau bouillante, il se prend en masse compacte et blanche, par la coagulation de son albumine.

Le jaune est composé d'une grande quantité d'eau, de vitelline, de margarine et d'oléine, d'une matière visqueuse, de cholestérine, d'osmazôme, de matière colorante, des sels ordinaires à l'économie et de quelques traces d'acide lactique (Gobley).

L'huile de jaune d'œuf se compose d'oléine, de margarine, d'un peu de cholestérine et de la matière colorante.

Les matières colorantes du jaune sont de deux sortes : l'une, rouge, contient du fer et ressemble à la matière colorante du sang ; l'autre est jaune, et paraît l'analogue de la matière colorante de la bile.

Les œufs sont appelés *frais* quand ils ont été pondus depuis deux jours en été, et depuis six en hiver.

Les œufs s'altèrent à mesure qu'on s'éloigne du moment de leur ponte. L'évaporation de l'eau intérieure s'effectue à travers la coquille, qui est poreuse, et il se forme un vide à une des extrémités (*chambre aérienne*). Si l'on fait coaguler le blanc d'un œuf qui n'est pas frais, on voit, après avoir cassé la coquille, une dépression ou troncature plus ou moins forte à un des bouts. Quand les œufs sont un peu anciens, les chalazes se relâchent, n'ont plus la force de soutenir le jaune, et celui-ci, en vertu de sa pesanteur spécifique, descend dans la partie inférieure. Les fermiers et les marchands reconnaissent très bien ce caractère, en regardant un œuf devant une bougie allumée ou seulement devant le soleil.

L'œuf frais secoué légèrement, dans le sens de sa longueur, ne laisse distinguer aucun ballottement intérieur. Les vieux, au contraire, font sentir un léger choc résultant du déplacement des matières contenues. M. Delaruc (de Dijon) a publié le procédé suivant, pour reconnaître si les œufs sont frais. On fait dissoudre 125 grammes de sel de cuisine dans un litre d'eau pure, et lorsque la solution est complète, on y plonge l'œuf. S'il est du jour, il se précipite au fond du vase ; s'il est de la veille, il n'atteint pas le fond ; s'il a trois jours, il flotte dans le liquide ; s'il a plus de cinq jours, il vient à sa surface, et la coque ressort d'autant plus que l'œuf est plus âgé.

On conserve les *œufs* frais, pendant toute l'année, en bouchant les pores de la coque à l'aide d'un vernis, d'une couche de cire ou d'un corps gras. Cadet Gassicourt conseille de placer les *œufs* dans un vase par couches, et d'y verser de l'eau de chaux, contenant un petit excès de chaux pulvérulente, de manière qu'ils soient couverts de 15 à 18 centimètres de liquide.

On croit qu'il se produit, dans ce cas, un dépôt de carbonate calcaire qui obstrue les pores de la coque, la rend imperméable à l'air, et préserve ainsi la matière animale. Mais pourquoi les œufs d'autruche ne se conservent-ils pas par le même moyen ?

Voici un procédé proposé par M. Delarue. On prend 100 grammes de chaux éteinte pour 200 œufs. On mêle à cette chaux, aussi intimement que possible, 10 grammes de sucre en poudre ; on délaye le tout dans assez d'eau pour que les œufs y soient plongés. Quinze jours après, l'effet est produit. La petite quantité de saccharate de chaux qui se forme pénètre la coque et empêche l'accès de l'air.

Les Chinois plongent les œufs dans de l'eau tenant en dissolution un dixième de sel marin, jusqu'à ce que leur densité soit devenue plus grande que celle du liquide.

On peut encore les conserver en les plaçant dans de la cendre, du sable sec, du son, du petit millet, de la sciure de bois, du poussier de charbon...

Les parties des œufs employées en médecine sont le blanc et le jaune.

Le blanc sert à clarifier les sirops et beaucoup d'autres liqueurs ; ce qui a lieu par l'effet de la coagulation que lui font éprouver la chaleur, les acides ou les liqueurs alcooliques. En se condensant, il se forme comme un réseau qui entraîne les substances impures (1).

Le jaune entre dans la composition de certains loochs. Il sert d'excipient pour émulsionner les résines, les gommes-résines et les huiles volatiles. Le jaune se divise parfaitement dans l'eau. Délayé dans une certaine quantité de ce dernier liquide chaud, sucré et aromatisé, il forme cette émulsion adoucissante et agréable, appelée vulgairement *lait de poule*.

On compose avec les *œufs* une eau albumineuse, un sirop, une huile, une pommade pour la brûlure.

On sait que les *œufs* fournissent à l'alimentation humaine une des ressources les plus précieuses et les plus abondantes. La consommation annuelle des *œufs de Poule*, à Paris seulement, est d'environ 115 par individu (2). Dans le reste de la France, surtout dans les campagnes, ce chiffre doit être porté au double. Le calcul des

---

(1) Voyez page 151.
(2) Cette ville en a consommé, en 1857, pour 9 524 114 francs.

œufs consommés dans notre pays donne le chiffre de 7 231 160 000. On ne compte pas ceux employés à la reproduction, ni ceux exportés à l'étranger.

§ X. — Du miel.

Les animaux mellifères sont les *Abeilles*, les *Guêpes* et quelques insectes voisins.

Les *Pucerons* sécrètent aussi une humeur sucrée, à l'aide de deux glandes abdominales qui communiquent avec deux petits tubes terminaux.

On assure que certaines *Fourmis* exotiques présentent du miel dans leurs galeries, mais on ignore si elles ne l'ont pas *volé* à quelque autre animal. Quoi qu'il en soit, les Mellifères les plus parfaits sont les *Abeilles*.

1° ABEILLES. — L'*Abeille commune*, ou *Mouche à miel* (1), est un insecte de l'ordre des Hyménoptères et de la famille des Anthophiles.

Les *Abeilles* paraissent originaires de la Grèce, d'où elles ont été transportées dans les différentes parties de l'Europe.

Tout le monde connaît ces insectes : ils ont le corps velu, d'un brun noirâtre, avec une bande transversale veloutée grisâtre. Leurs antennes sont filiformes, moins longues que la tête et le corselet réunis. Leurs petits yeux, disposés en triangle, sont placés sur le front dans les femelles, et sur le vertex dans les mâles.

Les *Abeilles* vivent en société; ces sociétés forment des *essaims*. Les essaims, logés artificiellement, composent des *ruches*. Dans les essaims se trouvent des espèces de nids, dont la structure est assez compliquée. Qu'on se figure des panneaux en forme de cloisons, composés de cellules hexaédriques ou *alvéoles*. Ces cloisons sont disposées perpendiculairement, et présentent chacune deux rangées opposées de loges qui se correspondent par le fond. Elles sont situées parallèlement entre elles, de manière que les alvéoles sont horizontaux. On désigne ces cloisons sous le nom de *rayons* ou *gâteaux*.

C'est dans l'intérieur des alvéoles que sont placés les œufs et la matière nutritive.

Les essaims présentent trois sortes d'individus : 1° la *femelle*, 2° les *mâles*, 3° les *ouvrières* (fig. 50).

La *femelle*, dont les anciens faisaient un *roi*, et que les modernes appellent *reine*, se trouve seule dans chaque essaim; elle est grande,

(1) *Apis mellifica* Linn.

forte, un peu allongée; elle possède un dard; elle est chargée de la ponte.

Les *mâles* ou *faux bourdons* sont au nombre de 500 ou de 1000

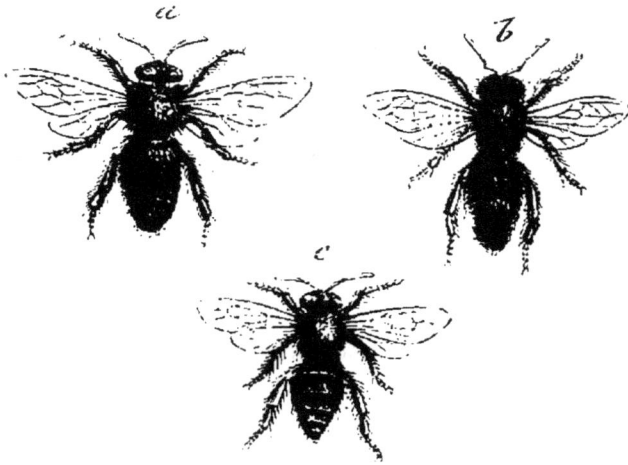

Fig. 50. — *Abeilles* (*).

dans chaque essaim. Ils paraissent plus petits, moins robustes que la femelle et pourvus d'un abdomen plus court. Ils ne présentent pas de dard. Ils ont pour fonction de féconder la reine.

Les *ouvrières* ou *neutres* sont au nombre de 12 000, de 20 000, et même de 30 000; ce sont les plus petits individus de la peuplade. Les ouvrières ont un dard. Elles sont chargées des œufs, des petits et des constructions de la communauté. Ordinairement elles se partagent le travail : les unes soignent les larves, leur donnent à manger, et s'occupent presque exclusivement de l'éducation des enfants et des exigences du ménage : ce sont les *nourrices*. Les autres récoltent le nectar des fleurs, le pollen et les éléments, soit du miel, soit de la cire, c'est-à-dire préparent les vivres et les matériaux de construction : ce sont les *cirières*.

Beaucoup d'auteurs regardent l'association des *Abeilles* comme une république. Linné appelle ce gouvernement une *république gynécocratique*. Ce célèbre naturaliste croit que la reine est *gardée à vue* par les ouvrières et ne peut pas sortir de ses États; c'est là une erreur. Cette association des *Abeilles* paraît plutôt une véritable monarchie, à la tête de laquelle est placée une souveraine seule de

(*) *Abeille commune.* — *a*, mâle ou *faux bourdon.* — *b*, femelle ou *reine.* — *c*, ouvrière ou *neutre.*

son sexe dans le royaume, et occupée seulement à *faire des œufs*. Mais qui gouverne l'association? Elle se gouverne toute seule ; chaque séxe, chaque individu exécute instinctivement, nécessairement, fatalement, les fonctions qui lui sont départies ; chacun apporte dans l'accomplissement de ses devoirs la même ardeur, la même dextérité et la même perfection.

L'accouplement a lieu, au commencement de l'été, hors de la ruche. La femelle s'élève dans l'air, à perte de vue, entourée d'un cortége de mâles (Huber). Un seul de ces derniers est appelé à jouir de ses faveurs. Ce mâle appartient ordinairement à une autre ruche (Hamet). La femelle rentre bientôt, emportant avec elle, à l'extrémité de l'abdomen, les parties génitales masculines détachées.

Dès que la femelle est fécondée et que les mâles ne sont plus utiles à la communauté, les ouvrières les mettent à mort en les perçant de leur aiguillon. C'est pendant le mois d'août ordinairement que ce carnage a lieu. Les alentours de la ruche sont alors couverts de cadavres.

Deux jours après la fécondation, la ponte s'effectue. Dès que la femelle a commencé à pondre, elle devient un objet de respect et d'attention pour toute la colonie. Les ouvrières la nettoient en la frottant avec leur trompe, et lui présentent de temps en temps du miel qu'elles dégorgent.

Les pontes sont nombreuses. Réaumur évalue à 12 000 le nombre des œufs qu'une femelle peut donner dans trois semaines. En général, elle en dépose de 200 à 400 par jour (1). Ces œufs sont oblongs, un peu arqués, atténués vers le bout qui les colle à la cellule et légèrement transparents. Il en sort des neutres et une femelle.

D'après des observations récentes, il a été constaté que la reine peut pondre des œufs avant l'accouplement, comme après qu'il a eu lieu, et quand l'humeur séminale a perdu ses propriétés fécondantes ; mais de ces œufs il ne sort que des individus mâles. On pense encore qu'elle peut, tout étant fécondée, empêcher la liqueur séminale de se mettre en contact avec ses œufs, et qu'ainsi elle pond à volonté des germes masculins.

Les neutres, qui sont des femelles incomplètes, c'est-à-dire arrêtées dans leur développement, ne possèdent pas de vésicule copulatrice. Cependant, dans certaines circonstances, elles pondent des œufs, mais ce sont toujours des œufs mâles.

Des alvéoles convenables ont été préparés pour recevoir la nouvelle progéniture. Chaque œuf a sa loge particulière. Les cellules

---

(1) Linné dit que chaque reine en donne 40 000 par an.

pour les ouvrières sont régulièrement polyédriques et parfaitement égales. Celles pour les mâles sont un peu plus grandes ; celles pour les femelles sont encore plus grandes, moins régulières, presque cylindriques et comme guillochées. Les cellules des mâles sont éparses au milieu de celles des ouvrières. Les cellules des femelles sont pendantes sur les bords.

Les œufs éclosent au bout de quatre ou cinq jours. Il en sort une petite larve un peu arquée, composée de 14 anneaux, blanchâtre, pourvue d'une tête écailleuse et privée de pattes. Cette larve demeure immobile dans sa loge. Les ouvrières lui donnent la pâtée : c'est une sorte de bouillie composée de miel et de pollen, dont la quantité varie suivant l'âge.

Cinq ou six jours après leur naissance, le moment de la transformation arrivant, les ouvrières bouchent chaque cellule, en adaptant à son ouverture un couvercle bombé, une sorte de calotte composée d'une lame de cire.

Les larves filent autour de leur corps une coque de soie, et au bout de trois jours elles se transforment en nymphes.

Après être restées sept jours et demi dans ce nouvel état, elles subissent leur dernière métamorphose et se changent en *Abeilles*. Elles rongent alors leur couvercle et sortent de leur loge.

Les mâles emploient vingt et un jours depuis la sortie de l'œuf jusqu'à l'état parfait. Il n'en faut que treize pour les femelles. La nourriture exerce, du reste, une très grande influence sur la durée dont il s'agit. En variant la bouillie qu'elles donnent aux larves, les ouvrières peuvent produire à volonté des ouvrières ou des reines, c'est-à-dire des femelles arrêtées dans leur évolution ou des femelles normalement développées. Lorsqu'un essaim a perdu sa reine, les ouvrières démolissent plusieurs cellules ordinaires pour en former une cellule royale. Elles nourrissent la larve qui s'y trouve avec une alimentation convenable, et cette larve, au lieu de produire une simple ouvrière, se transforme en une femelle-reine.

Dès que l'éclosion a eu lieu, les ouvrières nettoient aussitôt les alvéoles pour les rendre aptes à recevoir d'autres œufs. Mais il n'en est pas de même pour les cellules royales, elles sont détruites. Il en est construit une nouvelle pour chaque ponte.

Quand une reine est née dans une ruche, on voit se manifester une grande agitation, toute la colonie semble en mouvement : d'une part, la vieille reine cherche à s'approcher de sa rivale pour la percer de son aiguillon ; d'un autre côté, des phalanges d'ouvrières s'interposent pour la défendre. Quelques-unes apportent de la cire et paraissent vouloir la claquemurer dans sa loge et la protéger en la retenant prisonnière. Bientôt la vieille reine sort de la ruche avec toute l'apparence de la colère; elle est suivie d'une grande partie de la communauté. Elle va se suspendre avec ses partisans à quelque distance de la ruche, et puis fonder une nouvelle colonie. La jeune reine, restée dans la maison, se trouve bientôt à la tête d'une association nombreuse, par l'éclosion successive des nymphes appartenant à sa génération. Il en résulte un jeune essaim qui prend possession de la ruche du premier.

S'il naît deux ou trois reines à la suite d'une même ponte, elles se battent à outrance; celle qui a le bonheur de vaincre ses rivales devient la souveraine de la nouvelle société.

Quand une reine surnuméraire est introduite dans une ruche, elle est, ou bien tuée par la reine légitime, ou bien par un certain nombre d'ouvrières qui se précipitent sur elle, l'enserrent et lui plongent leur aiguillon dans le corps (Huber, de Beauvoys).

Quelquefois une colonie en attaque une autre pour piller ses provisions. Si elle est victorieuse, elle enlève tout le miel de l'ennemi et le transporte dans sa ruche. Les *Abeilles* passent l'hiver dans un état d'engourdissement. Tout récemment on a eu l'idée de les conserver, pendant leur léthargie, dans des espèces de silos.

2° ORGANES DU MIEL (fig. 51). — Les *Abeilles* possèdent une trompe; cette trompe est l'analogue de la lèvre inférieure des autres insectes.

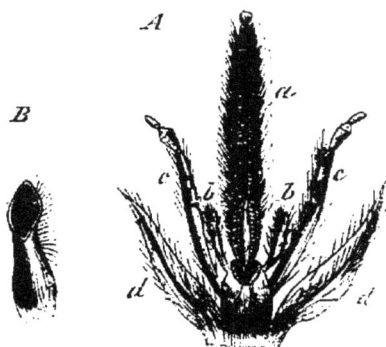

Fig. 51. — *Appareil buccal* (*).

Swammerdam croyait la trompe tubuleuse et percée à son extrémité; par conséquent organisée pour prendre le suc des fleurs à la manière d'une pompe. Suivant ce célèbre anatomiste, les pièces extérieures formant étui n'avaient d'autre usage que d'écarter les pétales, et les divisions les plus internes étaient destinées à presser la pompe et à faire monter l'humeur sucrée. Cette succion était favorisée par la pression de l'air extérieur et par la dilatation de l'abdomen qui opérait le vide dans la pompe.

Réaumur a mieux observé l'organisation et le jeu de ces parties.

(*) A, appareil buccal d'une ouvrière : a, languette; b, b, paraglosses; c, c, palpes labiaux; d, d, mâchoires. — B, mandibule d'une ouvrière.

Il nous a appris que la trompe est une sorte de langue velue, laquelle, en léchant ou lapant, se charge de la liqueur miellée; que cette liqueur passe entre les pièces extérieures ou mâchoires, et gagne ainsi une ouverture basilaire qui avait échappé à Swammerdam.

D'après ce qui précède, on voit que l'instrument dont se servent les *Abeilles* pour recueillir le suc des fleurs ne doit pas porter le nom de *trompe*. Les entomologistes le désignent sous celui de *languette*.

La *languette* est un corps allongé, étroit, lancéolé, linéaire, obtus, déprimé, strié transversalement, et couvert de poils dirigés de la base au sommet. Cette espèce de langue se rétrécit vers son origine, et semble articulée sur un pédicule court tronqué en avant, atténué en arrière, puis brusquement et considérablement dilaté. A droite et à gauche de la partie atténuée naissent deux appendices ou *paraglosses* en forme d'oreillettes très courtes, à peu près lancéolées, obtuses et légèrement velues. Plus en arrière, à l'endroit dilaté, se remarquent les *palpes labiaux*. Ceux-ci sont beaucoup plus longs que les oreillettes, mais plus courts que la languette; ils se dirigent d'arrière en avant et de dedans en dehors; ils sont subulés et composés d'articles inégaux. Encore plus en arrière se trouvent les deux *mâchoires*, qui sont lancéolées, subulées et comme pourvues d'une nervure médiane.

L'ouverture buccale existe tout à fait à la base supérieure de la langue; elle paraît assez grande; elle est fermée par un petit lobe charnu triangulaire, nommé *langue* par Réaumur (1). Cette ouverture, qui est l'entrée pharyngienne, communique avec un œsophage délié. Quand on presse une Abeille entre les doigts, on fait souvent sortir par cet endroit une gouttelette de miel.

Le nectar des fleurs et les divers sucs visqueux et sucrés des végétaux, léchés et avalés par l'*Abeille*, se modifient dans son estomac (Réaumur) et se transforment en miel. Celui-ci est dégorgé et déposé par l'animal dans des alvéoles particuliers, préparés à cet effet dans les rayons de leurs gâteaux.

3° MIEL. — Le *miel* (*mel*) est une substance sucrée et parfumée, demi-fluide, de consistance sirupeuse, jaune ou jaunâtre, presque toujours un peu dorée.

La récolte du miel se fait dans les mois de septembre et d'octobre. Pour obtenir ce produit, on procède de plusieurs manières différentes. Anciennement le moyen mis en usage n'était pas sans danger pour les opérateurs et pour les *Abeilles*. On se couvrait la tête

(1) *Épipharynx* ou *épiglosse* (Savigny).

avec un masque, les mains avec des gants et les jambes avec des serviettes. On enfumait ensuite la ruche. Lorsque les *Abeilles*, chassées par la fumée, s'étaient retirées au sommet de leur habitation, on renversait la ruche sens dessus dessous. On coupait alors les gâteaux, et pour que les insectes ne fussent pas blessés par l'instrument tranchant, on les forçait à s'éloigner en les enfumant de nouveau, au moyen d'un linge qu'on enflammait au bout d'un bâton et qu'on dirigeait vers le gâteau où ils se trouvaient. Cette mauvaise habitude d'étouffer les *Abeilles* dans leurs ruches portait une atteinte très forte à leur multiplication. Aujourd'hui on s'y prend différemment. La veille au soir, on a détaché doucement la ruche de dessus la table, on l'a renversée sur le côté et on l'a laissée pendant la nuit dans cette situation. Le lendemain, de grand matin, on frotte de miel une ruche vide ; on l'assujettit fortement de manière que son ouverture soit en haut. On place ensuite sur elle la ruche où se trouvent les rayons et les *Abeilles*, de façon que les deux ouvertures se trouvent en contact. Cela fait, on retourne les deux ruches, sans les séparer. Alors celle qui est pleine se trouve au-dessous de l'autre et renversée. On frappe à petits coups répétés avec une baguette sur la ruche qui renferme les *Abeilles*. Ces animaux passent dans la ruche supérieure. Quand on suppose que toutes les *Abeilles*, ou le plus grand nombre, se trouvent dans la ruche vide, on détache celle-ci et on la place sur la table où était la ruche pleine. On renverse cette dernière sur un linge, sur lequel on fait tomber les gâteaux. On force les *Abeilles* retardataires à s'éloigner, en les balayant avec une plume ou en leur envoyant de la fumée. Quelques personnes recommandent la fumée de tabac, d'autres l'emploi du chloroforme.

Pour extraire le miel des gâteaux, on prend la partie supérieure des rayons, et on les place sur des claies ou dans des sacs de toile grossière, exposés à une douce chaleur ou simplement au soleil ; il en découle un liquide visqueux, qui est le *miel vierge* ou *miel de goutte*. C'est le plus pur et le plus estimé.

Lorsqu'il ne s'écoule plus de miel, on divise les rayons et on les laisse égoutter de nouveau. On peut augmenter un peu la chaleur.

On presse ensuite les rayons, après avoir eu soin d'en séparer le couvain. On en retire un autre miel plus abondant, mais de qualité inférieure. Ce dernier tient toujours en suspension des matières hétérogènes, qui surnagent ou tombent au fond. Il faut le garder en repos pendant quelque temps, l'écumer et le décanter.

Le miel est d'autant meilleur en général, qu'il a fallu, pour l'extraire, moins de chaleur et moins de pression.

Le miel de bonne qualité est mou, d'un blanc jaunâtre, grenu, formant quelques masses plus denses dans une partie demi-liquide. Il est soluble en totalité dans l'eau, et susceptible de la fermentation alcoolique. Sa saveur est douce, sucrée, agréable et plus ou moins aromatique.

Les auteurs distinguent six espèces de miel : 1° celui du mont Hymette, du mont Ida, de Mahon et de Cuba, 2° celui de Narbonne, 3° celui du Gâtinais, 4° celui de Saintonge, 5° celui de Bourgogne, 6° celui de Bretagne.

Le miel du mont Hymette était connu dès la plus haute antiquité. Martial, Horace, Silius Italicus ont vanté sa douceur et son parfum. Ce miel est liquide, blanc et transparent.

Le miel de Narbonne jouit en pharmacie d'une réputation bien méritée. Il paraît un peu compacte. Il est blanc, très grenu, très odorant et d'un goût aromatique quelquefois légèrement piquant. Il renferme un peu de cire et d'acide. Ce miel vient presque exclusivement de la petite ville de Corbières.

Le miel du Gâtinais est le plus estimé après celui de Narbonne. Il paraît moins grenu que ce dernier, plus coloré et moins aromatique. Sa teinte est d'un jaune très pâle et son goût très suave. Il provient de la partie du département de Seine-et-Marne située au sud de la Seine et d'une partie de l'Orléanais. On le vend souvent à Paris sous le nom de miel de Narbonne. C'est du reste le meilleur pour la préparation des sirops.

Le miel de Saintonge est d'une consistance très grande ; on le trouve moins grenu que celui de Narbonne, mais presque aussi blanc. Il a une odeur très aromatique et une saveur très agréable. Il offre une grande analogie avec celui du Gâtinais, mais il n'est pas aussi coloré. On emploie ce miel principalement dans le pays qui le produit.

Le miel de Bourgogne a moins de réputation que ceux dont il vient d'être question.

Le miel de Bretagne passe pour le moins bon. Il est d'un rouge brun plus ou moins foncé. Il présente une saveur un peu âcre et une odeur caractéristique de pain d'épice, quelquefois peu gracieuse. Il renferme une substance granuleuse fusible, soluble dans l'eau et dans l'alcool. On l'emploie rarement en pharmacie. On le réserve plus spécialement pour l'usage vétérinaire.

La nature des fleurs influe sur la couleur du miel, sur son goût, sur son parfum et sur ses qualités.

Il y a des miels presque blancs; il y en a d'un beau jaune doré, de rougeâtres, de fauves, de bruns et même de noirs. Une *Abeille* de

Madagascar et de l'île Bourbon (*Apis unicolor* Latr.) produit du miel vert (1).

Toutes choses égales d'ailleurs, le miel préparé avec le nectar des labiées est un miel très parfumé ; celui du midi de la France paraît devoir ses bonnes qualités au grand nombre de ces plantes qui se trouvent dans la campagne, surtout dans les *garrigues*. L'odeur aromatique qui caractérise le miel des environs de Mont-pellier, particulièrement celui de la *source du Lez*, paraît due à cette circonstance. Sauvages rapporte qu'ayant planté une haie de romarin devant un rucher dont le miel n'offrait aucune odeur particulière, depuis cette époque ce produit fut parfumé. M. Biot a observé dans les îles Baléares, et de Candolle dans les Corbières, près de Nar-bonne, que le miel de ces pays devait sa supériorité à la même labiée. Olivier a constaté que celui de la haute Provence, dont la qualité est excellente, est récolté sur la lavande. On assure que la bonté du miel de Cuba est déterminée par la fleur de l'oranger. Bosc assure qu'une cause semblable rend délicieux le miel élaboré dans le voisinage de l'orangerie de Versailles. On dit que c'est le blé noir ou sarrasin qui donne au miel de Bretagne ses qualités infé-rieures. On prétend que les fabricants de pain d'épice, à Reims, payent plus cher le miel du printemps, provenant du saule marceau, que celui d'automne, formé aux dépens du sarrasin (Allaire). L'odeur et la saveur aromatiques que possède le miel du Gâtinais semblent produites par les fleurs de safran que ce pays fournit en quantité. L'if, selon Virgile, et le buis, selon Pline, procurent une saveur amère au miel de Corse. Dioscoride attribuait l'amertume de celui d'Ogliastra, en Sardaigne, à l'abondance de l'absinthe.

Aristote a prétendu qu'en un certain temps de l'année, le miel des contrées voisines du Caucase rendait insensés ceux qui en mangeaient. Xénophon et Diodore de Sicile racontent que des soldats devinrent ivres furieux pour avoir pris du miel aux environs de Trébizonde. Ces récits ont été confirmés par plusieurs auteurs modernes. Tournefort croit que les propriétés délétères dont il s'agit viennent des fleurs de l'*Azalea Pontica;* d'autres pensent que le *Rhododendrum Ponticum* y est pour une très grande part. Gul-denstaedt a goûté lui-même du miel recueilli sur un de ces arbris-seaux. Il l'a trouvé d'un brun noir et d'une saveur amère; il a constaté qu'il occasionnait des étourdissements et des vertiges. Smith-Barton a décrit en détail les effets produits sur l'économie par un miel vénéneux qui se trouve dans la partie occidentale de la

_____

(1) Il est récolté sur le *Mimosa heterophylla* et sur le *Weinmannia glabra.*

Pensylvanie, près de l'Ohio. Pendant son voyage au Brésil, Auguste de Saint-Hilaire est resté dans le délire plusieurs heures pour avoir pris deux cuillerées à café seulement d'un miel d'une douceur agréable, recueilli par l'*Abeille Lécheguana* (1) sur une sapindacée (2).

Beaucoup d'auteurs ont publié des faits qui établissent que les miels puisés sur des plantes narcotiques ou vénéneuses déterminent des nausées, des coliques et même de véritables empoisonnements. Lambert dit que le miel recueilli sur un certain arbre de la Colchide occasionne des vomissements. Labillardière soupçonne que des empoisonnements sont causés dans l'Asie Mineure par le *Cocculus suberosus*. Au Brésil, on compose avec du miel sauvage et des fruits un breuvage nommé *grappe*, lequel provoque le vomissement (Roulox Barro). Le miel de la Pensylvanie, de la Caroline méridionale, de la Géorgie et des deux Florides, lorsqu'il a été recueilli sur les *Kalmia angustifolia, latifolia, hirsuta* et sur l'*Andromeda mariana*, occasionne des maux d'estomac, des vomissements, des convulsions et quelquefois la mort. Haller a cité deux bergers des Alpes qui furent empoisonnés par du miel recueilli sur des fleurs d'aconit. Scringe raconte que deux vachers suisses qui avaient mangé du miel sucé sur les *Aconitum Napellus* et *lycoctonum* (3) éprouvèrent de violentes convulsions, furent atteints d'un horrible délire, et que l'un d'eux, qui ne put vomir, mourut en rendant par la bouche une écume teinte de sang.

Les qualités et les effets du miel sont très variables. Telle qualité excellente à une époque de l'année peut devenir nuisible à une autre époque. Tous les agronomes savent que la même ruche donne, pour ainsi dire, chaque mois des produits un peu différents ; ce qui dépend des fleurs sur lesquelles les *Abeilles* ont butiné.

Le miel est un mélange, en proportions très variables, de deux sucres différents : la glycose, qui est solide, cristallisable et tout à fait semblable au sucre solide de raisin ; l'autre qui est liquide, non cristallisable, et qui possède un pouvoir rotatoire vers la gauche presque double de celui du sucre interverti. Soubeiran y a reconnu un troisième sucre qui se distingue du sucre en grains en ce qu'il est intervertible par les acides, et du sucre liquide, en ce qu'il exerce la rotation vers la droite. On y découvre aussi une faible quantité d'un acide végétal et des principes colorants et odorants qui ont

---

(1) *Polistes Lecheguana* A. St-Hil. (*Chartegus Brasiliensis* Blanch.).
(2) Le *Paullinia australis.*
(3) C'était du miel de *Bourdon commun* (*Bombus terrestris* Fabr.).

une assez grande influence sur les qualités de ce produit. D'après M. Guibourt, certains miels semblent renfermer aussi de la mannite.

On falsifie le miel en y ajoutant de l'eau et de l'amidon, de la pulpe de châtaignes, de la farine de haricots ou de maïs jaune; on y mêle aussi de la gomme adragante et du sable. On reconnaît la falsification en le dissolvant dans l'eau : l'amidon se dépose. On peut le mettre en contact avec l'iode, qui lui donnera une couleur bleue. On falsifie encore le miel avec le sucre de fécule. Dans ce cas, il offre un aspect particulier et une saveur peu agréable. Sa solution dans l'eau se précipite abondamment par l'oxalate d'ammoniaque et les sels de baryte, à cause du sulfate de chaux qui s'y trouve.

On vend souvent, sous le nom de miel de Narbonne, divers miels blanchâtres, de mauvaise qualité, auxquels on a donné le parfum particulier aux miels du Midi en les coulant sur des fleurs de romarin.

§ XI. — De la cire.

Les animaux cérifères ou producteurs de la *cire* par excellence sont les *Abeilles* (1).

On sait depuis longtemps que plusieurs végétaux, par exemple le *Ceroxylon andicola* et le *Benincasa cerifera*, produisent une matière qui est un mélange de *cire* et de quelques autres principes (2). On sait aussi que les tiges, les feuilles et les fruits de beaucoup de plantes sont revêtus d'une poussière appelée *glauque*, qui n'est autre chose qu'une matière cireuse peu différente de celle des Abeilles. On avait conclu de ces faits que ces derniers insectes recueillent la *cire* toute faite sur les végétaux; il est démontré aujourd'hui que cette matière est une production animale. Sans doute l'Abeille en puise les éléments sur les plantes, mais elle les modifie et les transforme.

Bonnet et Hunter avaient avancé que la *cire* était une sécrétion. Mais c'est aux expériences de Huber (de Genève) qu'on doit la démonstration matérielle de ce fait. Il renferma un essaim d'Abeilles dans une ruche neuve, et ne lui donna pour toute nourriture que du miel et de l'eau. Au bout de quelques jours, ces insectes avaient construit des rayons formés d'une *cire* extrêmement pure. MM. Du-

(1) Voyez page 168.

(2) La cire en fayon se trouve dans le fruit du *Rhus succedaneum*. La cire du *Myrica* est fournie par les bois du *Myrica cerifera*. D'autres cires sont extraites du *Croton sebiferum*, du *Celastrus ceriferus*, du *Myristica sebifera* et du *Myristica Bicuhyba*.

mas et Milne Edwards ont répété cette expérience, soit avec du miel, soit avec du sucre, et ont obtenu le même résultat.

1° ORGANES DE LA CIRE. — Hunter et Huber ont prétendu que l'élaboration de la cire avait lieu par huit petites poches placées entre les segments inférieurs de l'abdomen. M. Léon Lufour a constaté que ces prétendues poches *ceripares* n'existent pas. Quelques auteurs, se fondant sur ce que l'on rencontre dans beaucoup d'autres insectes des produits sécrétés de la nature de la *cire*, qui transsudent à travers la peau, sans que ces animaux possèdent d'appareil glanduleux spécial, ont supposé que la *cire* des Abeilles s'accumulait par exsudation à la face interne des membranes minces qui relient entre elles les différentes parties des pattes. Suivant M. Léon Dufour, l'Abeille avale du pollen et d'autres matières végétales qui contiennent les éléments de la *cire*. Elle rend ensuite cette matière tout élaborée par la bouche, à l'état de pulpe. Cette pulpe est déposée, et en quelque sorte jetée au moule, dans des *aires cirières* placées sur les parties latérales de l'abdomen. Elle y prend la forme et la consistance de petites lamelles.

Les pattes des Abeilles, et surtout la paire postérieure (fig. 52), sont admirablement organisées; elles présentent une dilatation du premier article des tarses. Cette dilatation est surtout remarquable chez les ouvrières; on l'appelle *pièce carrée*. Cette pièce offre à sa face interne plusieurs rangées transversales de poils roides, parallèles, qui ont fait donner à cette face le nom de *brosse*. La jambe est dilatée et forme une *palette triangulaire;* sa face externe paraît légèrement concave et bordée de longs poils un peu recourbés; on la désigne sous le nom de *corbeille.*

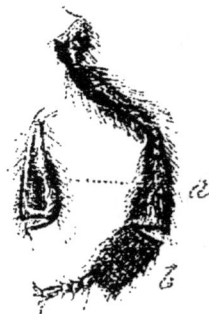

Fig. 52. — *Patte d'Abeille* (*).

C'est au moyen de cet appareil très simple que les ouvrières font la récolte du pollen et de la poussière glauque des plantes. Ce pollen, fourni par les étamines des fleurs, et ce glauque, qui tapisse les feuilles et les fruits, s'attachent naturellement aux poils de l'Abeille. Ils sont balayés à l'aide des brosses qui les rassemblent en globules ou *pelotes* déposées successivement dans la corbeille par la seconde paire de pattes. On voit souvent des ouvrières revenir

(*) Patte postérieure d'une ouvrière : *a, corbeille* vue du côté convexe (elle est représentée vis-à-vis, du côté concave). — *b, brosse.*

de la récolte, portant leurs corbeilles pleines. Réaumur a calculé que 8 pelotes de pollen égalent le poids de 5 centigrammes. Chaque Abeille peut faire quatre ou cinq voyages par jour ; elle porte 2 pelotes par voyage ; par conséquent, 18 000 ouvrières, dans l'espace d'un mois, peuvent ramasser plus de 40 kilogrammes de cette matière.

Tels sont les organes qui servent aux Abeilles à recueillir et transporter les éléments de la cire, et telle est la manière dont ces insectes balayent, accumulent et charrient ces précieux matériaux.

On a vu plus haut comment l'animal prépare, dégorge la cire élaborée, et comment il la place dans les moules de son abdomen.

Les lamelles de cire sont petites et comme formées de fibres perpendiculaires (Dujardin).

Les Abeilles présentent à leurs palettes un petit crochet, à l'aide duquel elles retirent de leurs flancs les lamelles dont il s'agit. L'insecte dépose ces dernières les unes sur les autres, comme des briques de champ, les assujettit et en forme ainsi les parois de ses alvéoles.

Dans ce travail, l'Abeille se sert de ses mandibules (1). Ces derniers organes, très petits chez les mâles et chez les femelles, se trouvent assez développés chez les ouvrières. Ils sont creusés d'une fossette, divisée en deux portions par une arête longitudinale. Lorsque les mandibules sont rapprochées, il en résulte d'un côté une pince tranchante, et de l'autre une sorte de gouttière. C'est avec ces instruments que ces animaux construisent les admirables cellules de leurs rayons.

Je disais plus haut que 18 000 ouvrières, dans l'espace d'un mois, peuvent apporter dans leur ruche plus de 40 kilogrammes de pollen. Or, au bout d'une année, le même nombre d'insectes n'a donné que 1000 grammes de vraie cire. Que sont devenus les autres 39 000 grammes ? Évidemment ils ont été consommés comme aliment ou rejetés comme inutiles.

2° CIRE. — La cire est donc cette matière combustible dont les Abeilles composent les rayons ou gâteaux qui doivent recevoir dans de petites loges leurs larves et leurs aliments.

Quand on a extrait le miel de ces rayons, on les fait fondre à une douce chaleur ; il leur faut + 62° à 63°. On les coule dans des moules et l'on en forme des pains : c'est la *cire jaune* ou *brute*. Elle doit sa couleur et son odeur à des corps étrangers (2).

(1) Voyez page 172, fig. 51, *B*.
(2) On la falsifie quelquefois avec la fécule de pomme de terre (Delpech).

Pour la purifier, on l'aplatit et la met en rubans, ou bien on la fait fondre et on la verse toute liquide sur un cylindre de bois mû horizontalement dans l'eau, qui la divise en grumeaux. On place les rubans ou les grumeaux sur des châssis de toile, et on les expose dans un pré à l'action de l'air et de la lumière, en ayant soin de les arroser tous les soirs. Petit à petit la cire perd sa couleur jaune, et blanchit. Le ruban ou le grumeau se décolore d'abord à la surface. Dans le commencement, quand on le casse, on le trouve jaune ou jaunâtre en dedans. Ce procédé a l'inconvénient d'entraîner des délais plus ou moins longs. On lui a substitué, dans certaines fabriques, le blanchiment par le chlore. L'immersion des rubans ou des grumeaux dans une dissolution chlorique, ou leur exposition à l'action du chlore gazeux, produisent en peu de temps ce que l'étalage sur le pré ne donne qu'à la longue. On réussit aussi avec d'autres agents chimiques.

On y mélange assez communément une petite quantité de suif pour lui rendre le liant qu'elle a perdu. Trop souvent on dépasse un peu les limites du mélange.

La cire tout à fait décolorée est dite *cire vierge* ou *blanche*.

La cire vierge doit être solide, opaque, blanche, cassante, sans odeur ni saveur marquées. Elle se ramollit et devient malléable à une douce chaleur. Elle se fond vers + 65°. Projetée sur des charbons ardents, elle s'enflamme et brûle.

Vue en minces copeaux sous le microscope, la cire blanche paraît comme une substance amorphe. Mais si on la fait fondre sur la plaque de verre du porte-objet, elle montre au contraire une structure cristalline. Cette structure devient plus manifeste, si on l'observe dans la lumière polarisée, et si l'on superpose une de ces lames minces de gypse que M. Biot nomme *lames sensibles* (Dujardin).

La cire est composée de trois principes particuliers, qui sont la cérine, la myricine et la céroléine. La cérine, ou acide cérotique, forme la plus grande partie du mélange; elle fond à + 78°; elle se dissout dans l'alcool bouillant, qui la laisse reposer en se refroidissant. La myricine est blanche, inodore et insipide; elle fond à + 72°; il faut 200 parties d'alcool bouillant pour la dissoudre. La céroléine entre pour une faible proportion dans la constitution de la cire, environ 4 ou 5 pour 100; elle fond à + 28°,5; elle est molle et très soluble, soit dans l'alcool, soit dans l'éther, même à froid.

La cire est une des bases des cérats. Elle entre dans un grand nombre de préparations onguentaires et emplastiques. On l'a même recommandée comme médicinale et proposée en électuaires, en émulsions et en pilules.

AUTRES CIRES. — Certaines *Cochenilles* (*Coccus*) exsudent une matière cireuse qui offre un peu l'apparence du blanc de baleine, et dont on fait des bougies. Le *Coccus Sinensis* (Westw.) fournit la *cire de la Chine*, dont M. l'abbé Perny nous a communiqué dernièrement de très beaux échantillons. Le *Coccus ceriferus* (Fabr.), qui vit au Bengale, produit aussi une matière analogue. Dans la *Cochenille ordinaire* (1), principalement dans la variété *grise* ou *jaspée*, on remarque sur les femelles une poussière fine, blanchâtre, qui n'est autre chose que de la cire.

§ XII. — Des poils et des autres parties cornées.

Les poils, les fanons et les plumes sont bannis, depuis longtemps, du domaine de la thérapeutique (2); cependant les parties cornées des animaux nous rendent des services importants.

On sait l'emploi des *crins* ou des *poils* pour les sommiers, les fauteuils, les vêtements et diverses sortes de tissus élastiques.

La *bourre* de Bœuf, préalablement calcinée, a été mise à profit, il y a quelques années, par M. Liance, dans un procédé de préparation du kermès minéral.

Je me bornerai à rappeler les usages nombreux auxquels sont appliqués les *fanons* des Baleines (3), espèces de lames cornées parallèles, longues de 2 à 3 mètres, attachées verticalement et un peu obliquement à la face palatine des os maxillaires (fig. 53). Ces lames ont leur tranchant interne effilé et une grande quantité de crins ou barbes qui ne sont autre chose que l'extrémité libre des fibres qui composent chaque fanon. Quand la bouche s'est fermée sur une troupe de mollusques ou sur un banc de petits poissons, l'eau comprimée s'échappe d'abord à travers le chevelu des franges, puis par l'intervalle des lames. Ainsi, l'ensemble de ces franges forme, dans le cétacé vivant, un immense crible, lequel, en tamisant l'eau, retient tout ce qu'elle contenait (Desmoulins).

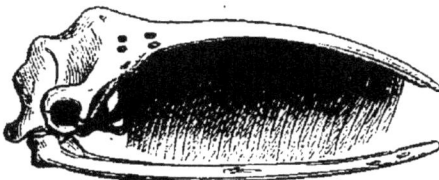

Fig. 53.—*Fanons.*

Les *plumes* des Oiseaux sont recherchées autant que le crin ou la bourre; on en fait des matelas, des coussins, des édredons,

(1) Voyez page 58.
(2) Voyez page 50.
(3) Voyez page 76.

des fourrures,... et surtout des ornements... On se sert des plumes ordinaires du corps (*Poules, Grèbes, Manchots*), du duvet interposé entre elles (*Oie, Éider*), des grandes pennes des ailes et de la queue (*Autruches, Oies, Corbeaux*), et des couvertures qui protégent la base de ces dernières (*Paon, Aigrette, Marabout*).

Les plumes sont devenues une branche de commerce assez considérable. On assure qu'il est entré en France, en 1833, 104 390 kilogrammes de plumes de toute espèce, représentant une valeur de 703 639 francs.

LIVRE IV.

DES ANIMAUX NUISIBLES NON VENIMEUX ET NON PARASITES.

CHAPITRE PREMIER.

DES ANIMAUX NUISIBLES PENDANT LEUR VIE.

Observations générales.

Les animaux nuisibles non venimeux et non parasites sont ceux chez lesquels il n'existe pas de glande spéciale destinée à la sécrétion d'un venin quelconque, et qui n'habitent pas d'une manière permanente à la surface de notre corps ou dans son intérieur.

Quelques espèces occasionnent cependant une douleur et même des accidents qui semblent annoncer, dans leur piqûre, autre chose qu'une action purement mécanique. Leur salive, déposée au fond de la blessure, possède probablement un caractère particulier.

Le nombre de ces animaux est assez considérable. Beaucoup d'espèces, grandes ou petites, que tout le monde connaît, nous blessent avec les cornes, ou les dents, ou le bec, ou les griffes, ou avec des instruments particuliers... Il est parfaitement inutile d'entasser ici leurs noms. En général, tous ces animaux fuient l'homme. Ils ne le blessent que lorsqu'ils sont attaqués, tourmentés, mutilés, ou lorsqu'ils veulent échapper à la main qui les a pris.

On a prétendu que plusieurs grandes Chauves-souris, sans queue, de l'Amérique méridionale, et particulièrement le *Vampire* (1) et le

---

(1) *Vampyrus spectrum* Spix (*Vesper̃tilio Vampyrus* Linn.), vulgairement, au Brésil, *Andiraguaça, Roussette.*

Fer-de-lance (1), pouvaient faire périr l'homme en le suçant. Il est démontré, aujourd'hui, que ces Mammifères se bornent à produire de petites plaies circulaires ou elliptiques, peu profondes, de 2 à 3 millimètres de diamètre, lesquelles sont douloureuses et quelquefois accompagnées d'une inflammation locale considérable (Azara, Tschudi), et, dans des cas très rares, envenimées par le climat (Cuvier).

Les *Musaraignes* et les *Rats*, même les *Écureuils* peuvent mordre jusqu'au sang..... Il en est de même de certains Oiseaux et de quelques grands Lézards...

D'autres Oiseaux se défendent, soit avec l'ergot de leurs tarses, soit avec les piquants de leurs ailes.

Plusieurs *Raies* blessent avec l'aiguillon dentelé de leur queue, et les *Vives* avec les rayons épineux de leurs nageoires.

Les *Torpilles* et les *Gymnotes* donnent des commotions électriques.

Les *Crustacés* saisissent vigoureusement les téguments ou les doigts avec leurs fortes pinces.

Beaucoup d'*Insectes* mordent, piquent, égratignent...

On a singulièrement exagéré le mal que peuvent produire les *Fourmis*. Les morsures des petites espèces sont tout à fait insignifiantes, du moins dans nos pays. Celles des *Fourmis* étrangères sont plus désagréables, surtout quand ces insectes sont en grand nombre : tels sont les *Fourmis* de l'Afrique occidentale, dont parle le père Labat; les *Flammants*, des bois de Cayenne, qui déterminent, suivant Barrère, des mouvements fébriles, et les *Fourmis de feu*, de Surinam, sur lesquelles le voyageur Stedmann nous a donné quelques renseignements. Adanson rapporte que certaines *Fourmis rouges* du Sénégal, logées dans les branches d'un chrysobalane (où elles forment avec les feuilles une espèce de nid), se jettent sur les personnes qui ont l'imprudence d'approcher, et les mordent cruellement. Ce célèbre naturaliste a été envahi, une fois, par ces insectes ; son visage et ses mains furent couverts d'ampoules semblables à des brûlures.

On sait qu'il s'exhale du corps des *Fourmis* une vapeur acide (acide formique). Cette vapeur n'est pas un venin, mais elle peut exercer une légère action sur nos organes (2), même y faire naître de petites ampoules accompagnées d'un prurit particulier. On assure qu'un grand nombre de ces insectes réunis sur un même point, ou bien la

---

(1) *Phyllostoma hastatum* Cuv. et Geoffr. (*Vespertilio hastatus* Gmel.).

(2) Quand on fait marcher des *Fourmis fauves* (*Formica rufa* Linn.) sur du papier de tournesol, elles y déterminent une trace rouge.

vapeur produite par une fourmilière, sont capables de donner une sorte d'érysipèle.

Les *Mouches* de notre pays piquent quelquefois désagréablement, surtout vers l'automne et lorsque le temps est couvert. Mais ces insectes sont plutôt incommodes que réellement nuisibles.

Une des espèces le plus à redouter, c'est la *météorique*, qui paraît vers le milieu de l'été, et qui vole en troupes nombreuses autour de la tête des chevaux et des bêtes à cornes ; elle se jette aussi sur le visage de l'homme.

Il existe des insectes qui exhalent une odeur puante, extrêmement désagréable. Cette odeur est produite par une liqueur qu'ils dégorgent ou qu'ils laissent transsuder de certaines parties du corps, principalement quand on les touche. Les *Silphes* et les *Carabes* jettent par la bouche une humeur très fétide. Les *Ditiques* font jaillir par l'anus une matière encore plus repoussante. Les grosses *Cigales* lâchent un fluide qu'on serait tenté de prendre pour une sécrétion urinaire. Les *Blattes* portent à côté de l'orifice anal deux vésicules qui donnent à nos aliments une odeur détestable. Les *Coccinelles* laissent échapper de dessous le corselet et des articulations des pieds antérieurs une liqueur amère et pénétrante...

Enfin les *Diptères* et les autres insectes qui fréquentent les cadavres, les latrines, les ordures, peuvent, en se transportant sur nos organes, plus ou moins sains, y déposer le germe de maladies plus ou moins graves.

Dans ce quatrième livre, j'examinerai avec détail : 1° les *Candirous*, 2° l'*Hœmopis*, 3° les *Punaises*, 4° la *Nèpe*, 5° l'*Hippobosque*, 6° la *Tsetsé*, 7° les *Cousins*, 8° les *animaux urticants*, 9° les *larves de Mouches*, 10° les *insectes introduits accidentellement dans les cavités naturelles*.

§ I. — Des Candirous.

Les *Candirous* (*Pygocentrus*) sont des poissons de la famille des Salmonidés. Ils vivent par troupes et sont carnivores. Ils attaquent avec acharnement les animaux qui arrivent accidentellement dans leurs eaux, même l'homme. Ils s'attachent à la peau et la déchirent avec leurs dents triangulaires et tranchantes.

Si un animal ou un homme se trouve à leur portée, il est assailli dans l'instant même. Leur morsure est tellement prompte et si vive, qu'on la sent aussi peu que la coupure d'un rasoir (A. de St.-Hilaire).

Une des espèces les mieux connues est le *Piranha*, ou *Poisson diable* (1), observé par M. de Castelnau dans l'Uruguay, dans le Tocantins et dans l'Amazone.

(1) *Pygocentrus Piraya* Müll. (*Serrasalme Piraya* Cuv., *Serrasalmus Piranha*

Lorsqu'un objet est jeté dans l'eau habitée par les *Candirous*, ces poissons accourent en troupe et se précipitent dessus. Un des compagnons de M. de Castelnau, pressé par la chaleur, ayant voulu se baigner, fut presque aussitôt attaqué et mordu par une légion de *Candirous*, et vit son sang couler en abondance et rougir les eaux de la rivière. Il se précipita vers le rivage, qui fort heureusement n'était pas éloigné, échappant ainsi à une mort certaine (de Castelnau).

§ II. — De l'Hæmopis.

1° L'HÆMOPIS CHEVALINE, ou *Sangsue de cheval* (1) (fig. 54), se rencontre dans presque toutes les parties de l'Europe. On la trouve en Suède et dans le midi de l'Espagne, en Portugal, en Turquie. Elle est très commune aussi dans le nord de l'Afrique, le long du littoral ; elle a été aperçue dans toutes les eaux qui ont été visitées par nos troupes, dans leurs marches les plus avancées vers le désert. Larrey l'a observée en Égypte, et Barker Webb aux îles Canaries.

Les *Hæmopis* habitent dans les mares, les fossés, les petites sources. Les adultes s'enfoncent ordinairement dans la vase. Les jeunes semblent préférer les eaux vives ; elles se tiennent toujours à fleur d'eau, prêtes à se précipiter dans le plus léger courant (Guyon).

Description. — Le corps de l'*Hæmopis* est allongé, graduellement rétréci antérieurement, subdéprimé, mollasse ; quand on presse l'animal entre les doigts, il ressemble à une Sangsue médicinale morte ou malade. Ce corps offre de 95 à 97 anneaux, courts, peu distincts, et une lèvre supérieure formée de trois segments. Le dos paraît brun, brun verdâtre, tirant quelquefois sur le roussâtre ou la terre de Sienne, d'autres fois sur l'olivâtre ou sur le vert. Il présente généralement des rangées longitudinales de points noirs très rapprochés et très petits, plus ou moins effacés. Il y en a six rangées, quel-

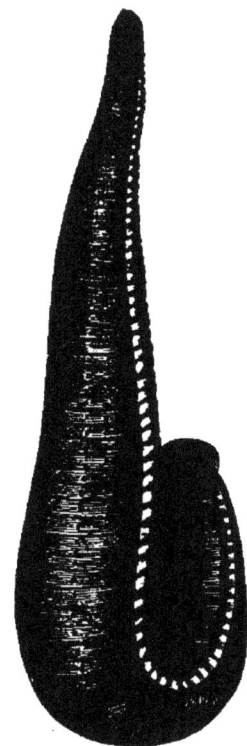

Fig. 54. — *Hæmopis.*

Spix). — C'est la *Piranha* des Brésiliens, le *Coïcoa* des Chavantes et la *Djuta* des Carajas (de Castelnau).

(1) *Hæmopis sanguisuga* Moq. (*Hirudo sanguisuga* Bergm., *H. sanguisorba* Lamk, *Hæmopis sanguisorba* Sav., *Hippobdella sanguisuga* Blainv.).

quefois quatre, plus rarement deux. Dans plusieurs individus, les rangées sont remplacées par une ou deux larges bandes d'un roux plus ou moins vif, généralement un peu fondues sur les bords. Dans d'autres individus, beaucoup plus rares, le dos est tout à fait unicolore. Les bords sont à peine saillants, avec une bande étroite, orangée, jaunâtre ou brun-rouge, bien tranchée (1), très rarement de la couleur du dos. Le ventre est uni, d'un noir d'ardoise, ordinairement plus foncé que le dos, quelquefois un peu roussâtre ou olivâtre, d'autres fois d'un noir très mat ; tantôt marqué de quelques points obscurs, isolés, irréguliers, tantôt immaculé. Les ventouses sont lisses, l'anale de moitié plus grande que l'orale, mince et de la couleur du ventre. Les yeux, au nombre de dix, assez distincts, forment une ligne très arquée. Six sont rapprochés sur le premier segment.

A l'époque de la reproduction la ceinture paraît plus pâle que le reste du corps ; elle commence après le 22e anneau et finit au 28e. Les orifices masculin et féminin sont placés, le premier entre le 24e et le 25e anneau, et le second entre le 29e et le 30e.

Les cocons sont ovoïdes, plus petits et plus courts que ceux de la Sangsue médicinale, et recouverts d'un tissu plus lâche et moins régulier. Dans un, j'ai trouvé huit embryons

On a souvent confondu la *Sangsue de cheval* avec les vraies Sangsues. Elle en diffère : 1° par la taille, qui est un peu plus grande ; 2° par ses mâchoires plus petites, moins fortes et armées de denticules moins nombreuses (une trentaine au lieu d'une soixantaine) et moins aiguës (fig. 55) ; 3° par un corps moins ferme, non susceptible de se contracter en amande et sans rigidité par-

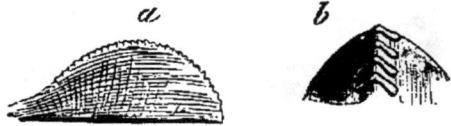

Fig. 55. — *Mâchoire d'Hæmopis* (*).

ticulière ; 4° par des anneaux moins marqués, moins coriaces et formant dans les contractions des rides moins apparentes ; 5° par des tubercules cutanés plus petits et moins saillants ; 6° par l'absence des bandes dorsales, rousses ou brunes ; 7° par le ventre plus foncé que le dos, et n'offrant pas à droite et à gauche une bande noire marginale.

2° ACTION SUR LES VERTÉBRÉS. — Aldrovande croyait que neuf

(1) *Margine laterali flavo* (Linn.).

(*) *a*, mâchoire vue de côté. — *b*, vue de manière à montrer les chevrons denticulaires.

Hæmopis suffisaient pour tuer un cheval. Cette assertion, répétée par Gisler, par Weser, par Müller et par beaucoup de médecins, a été combattue dans ces derniers temps. On l'a trouvée d'abord empreinte d'exagération, puis on l'a rejetée. On a même prétendu que ces annelides n'entamaient pas la peau des vertébrés et ne suçaient pas leur sang.

La *Sangsue de cheval* est avide du fluide sanguin, comme la *Sangsue médicinale*, cela est bien démontré aujourd'hui ; mais cette dernière possède des instruments assez forts pour déchirer la peau sur tous ses points, même le cuir plus ou moins épais des pachydermes, tandis que l'*Hæmopis*, avec ses mâchoires peu développées, faibles et armées d'un petit nombre de denticules, ne peut inciser que les muqueuses. De là le besoin pour cette espèce de s'introduire dans les cavités naturelles des chevaux, des bœufs et des autres vertébrés.

Le docteur Guyon a observé souvent, aux environs d'Alger, des *Sangsues de cheval* logées dans le nez, le pharynx et les voies aériennes des bestiaux abattus pour le service des troupes et de la population civile. Un bœuf, entre autres, présentait une douzaine d'*Hæmopis* dans la bouche et l'arrière-bouche, cinq sur le rebord antérieur de l'épiglotte, quatre dans les ventricules du larynx et six du quatrième au cinquième anneau de la trachée-artère ; en tout, vingt-sept. Douze heures après la mort du bœuf, ces Sangsues étaient encore attachées.

Les chameaux et les mulets sont souvent tourmentés par les *Hæmopis* qui pénètrent dans leurs fosses nasales et dans leurs voies aériennes. Ces annelides s'introduisent avec une facilité extrême dans la bouche des bestiaux qui viennent se désaltérer. Quelle que soit la partie du corps dans laquelle elle se loge, l'*Hæmopis* se fixe toujours par la ventouse anale, qui se colle à la muqueuse avec une grande solidité. La ventouse orale s'applique çà et là tout autour, suivant le caprice de l'hirudinée. Aussi, à l'examen de la muqueuse où siége une *Hæmopis*, on aperçoit toujours un certain nombre de petites plaies et de cicatrices (Guyon). Quand les *Hæmopis* sont suffisamment gorgées, elles se détachent de leur victime, lorsque celle-ci revient à l'abreuvoir, et rentrent alors dans leur habitation normale.

Le docteur Guyon a fait quelques expériences avec ces hirudinées. Il en a introduit dans l'œsophage et l'oviducte de plusieurs poules, ainsi que dans les fosses nasales et le rectum de quelques lapins. Treize jours après, ces animaux paraissaient beaucoup amaigris ; ils mangeaient peu, ils étaient tristes. Les poules périrent au bout de trente jours et les lapins au bout de quarante.

J'ai essayé moi-même plusieurs expériences; j'ai placé deux grosses *Sangsues de cheval* dans l'arrière-bouche de deux petits lapins. Ces annelides pénétrèrent dans la trachée-artère; l'une s'arrêta à l'entrée de ce canal, l'autre s'y introduisit en entier. Le premier lapin mourut au bout d'une heure et demie, l'autre fut étouffé après trois quarts d'heure.

La *Sangsue de cheval* entre pour une grande part dans les maladies des bestiaux en Algérie. Je ne pense pas que neuf individus soient suffisants pour tuer un cheval, ainsi que l'affirmait Aldrovande, puisque nous venons de voir qu'un bœuf en portait vingt-sept sans paraître incommodé. Toutefois je conçois qu'ils pourraient le rendre malade ; je conçois aussi que, si les neuf individus étaient de grosse taille, et s'ils se portaient dans les voies aériennes et vers le même point, l'animal pourrait éprouver le sort de mes lapins : il serait suffoqué.

3° ACTION SUR L'HOMME. — Les *Hæmopis* s'introduisent aussi dans la bouche, le pharynx, les fosses nasales, le larynx, la trachée-artère de l'homme. La plupart des faits (peut-être tous) rapportés par les auteurs, relatifs à des *Sangsues* logées dans les voies digestives ou aériennes de notre espèce, doivent être attribués à des *Hæmopis*. Lorsqu'on se trouve dans un pays où ces animaux sont abondants, il ne faut boire dans les sources, et surtout dans les mares, qu'avec beaucoup de précautions.

Ces annelides qui, dans leur jeunesse, n'atteignent quelquefois que 2 ou 3 millimètres de longueur et qui ont à peine l'épaisseur d'un fil, sont entraînées par l'eau et avalées sans qu'on s'en doute. Elles s'arrêtent bientôt et se fixent à divers points de la cavité buccale, particulièrement au fond.

On sent d'abord un léger picotement dans l'arrière-bouche, et, plus tard, comme la présence d'un corps étranger plus ou moins volumineux.

On a prétendu que la morsure des *Hæmopis* était plus douloureuse que celle des *Sangsues médicinales* (Savigny, Audouin). J'avais cru d'abord que cette différence résultait de ce que ses mâchoires sont moins comprimées et ses denticules moins aiguës, ou bien de ce que les membranes muqueuses incisées sont ordinairement assez sensibles. Mais M. Guyon s'est assuré que leurs blessures ne font pas beaucoup de mal; seulement leur présence dans les fosses nasales, et surtout dans les voies aériennes, est toujours fort incommode ; quelquefois même il y a imminence de suffocation.

Les plaies faites par les *Hæmopis* guérissent rapidement dès qu'elles sont débarrassées de la cause qui les entretient.

La *Sangsue de cheval* a été observée en 1756, au siége de Mahon.
Depuis cette époque, un grand nombre de soldats, de pèlerins, de
voyageurs, en ont été tourmentés après avoir bu imprudemment
dans des flaques d'eau et dans des mares. Larrey en Égypte, Bory
Saint-Vincent en Espagne, Barny en Algérie, ont été souvent con-
sultés par des soldats qui avaient des *Hæmopis* au fond de la bouche
ou dans les voies de la respiration. Un certain nombre de Biskris
(habitants du pays de Biscara) qui vinrent à Alger il y a quelques
années, portaient au fond du gosier quelques-unes de ces mauvaises
bêtes.

Le docteur Guyon a vu une de ces hirudinées sur la conjonctive
d'un soldat, qui l'avait prise en se lavant la figure. Il en a retiré une
autre du vagin d'une jeune femme qui était restée quelque temps
dans l'eau.

Ce même savant a cherché vainement à faire mordre les *Hæmopis*
sur les parties extérieures du corps humain. J'ai essayé aussi, de
mon côté, plusieurs fois, et toujours sans aucun succès. J'ai placé
des individus de tailles diverses, tantôt sur moi-même, dans les
parties du corps où la peau est la plus fine, tantôt sur le bras ou la
cuisse d'un enfant, l'annelide n'a jamais mordu. Une fois j'avais
mouillé avec du sang la face interne de mon avant-bras. L'hirudinée a flairé, a senti le liquide ; elle a même dilaté sa ventouse
antérieure, mais n'a pas incisé la peau, ni même tenté de le faire.

La *Sangsue de cheval* n'est pas employée en médecine (1). On
en conçoit facilement la raison. Toutefois, dans les pays où elle est
très abondante, on pourrait s'en servir comme succédanée des
Sangsues ordinaires, dans le petit nombre de cas où l'application
doit avoir lieu sur une muqueuse à l'entrée d'une cavité. Mais il
faudrait bien surveiller l'annelide, pour l'empêcher de s'enfoncer
trop en avant.

§ III. — Des Punaises.

Le genre *Punaise* (*Cimex*) appartient à l'ordre des Hémiptères
et à la famille des Géocorises.

Linné, fondateur du groupe *Cimex*, lui avait donné pour caractères : un bec infléchi, des antennes plus longues que le thorax,
quatre ailes en croix, dont les supérieures coriaces ; un dos aplati
et des pieds coureurs.

Ce genre comprenait 121 espèces. Il était peu naturel. Linné

---

(1) Gisler prétend que les Norvégiens emploient cette hirudinée à la place de la
Sangsue médicinale. Ce fait me paraît plus que douteux.

avait été obligé de le diviser en douze sections, d'après la présence ou l'absence des ailes, la nature des élytres, l'épaisseur du corps, sa forme et la nature des antennes. Aujourd'hui, le groupe linnéen répond à plus de 40 genres, lesquels comprennent plus de 1000 espèces !

1° PUNAISE COMMUNE (fig. 56). — Tout le monde connaît la *Punaise commune* ou *Punaise des lits* (1), cet insecte si puant et si désagréable. Il n'est peut-être personne qui n'ait été au moins une fois piqué et sucé par des *Punaises*.

La *Punaise* habite dans les fentes et les angles des vieux bois, derrière les tapisseries, les glaces, les tableaux, dans les cadres vermoulus et les meubles abandonnés, surtout dans les bois de lit. Sa forme aplatie lui permet de pénétrer dans les fissures les plus étroites.

Cet animal fuit la lumière (2); il se cache pendant le jour. Il est rare qu'il en reste sur notre corps ou dans nos habits.

On assure que la *Punaise* a été introduite en Europe. Cependant Aristote, Pline et Dioscoride en parlent d'une manière assez claire. Les anciens la désignaient sous le nom de *Coris*. Ce qu'il y a de sûr, c'est qu'on ne connaissait pas cet insecte, en Angleterre, avant le XVIIe siècle. On dit qu'il y a été importé d'Amérique, en 1666, avec un chargement de bois (3). D'autres le croient originaire des Indes orientales.

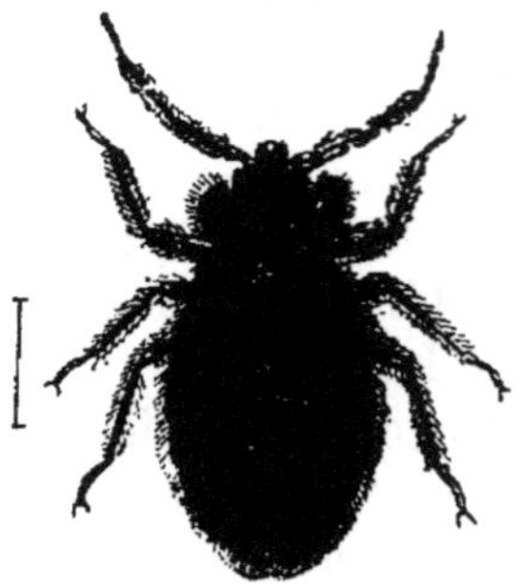

Description. — La *Punaise des lits* présente un corps ovale, long d'environ 5 millimètres, un peu étroit en avant, à bords

Fig. 56. — *Punaise.*

minces, très déprimé, assez mou, de couleur rougeâtre ou d'un brun plus ou moins foncé, comme ferrugineux. Elle est hérissée de poils fort courts. La tête s'avance en carré, et produit, à l'origine du bec, un chaperon en forme de capuchon, qui sert d'étui à la base de ce dernier. Ses yeux sont arrondis et noirs; ses antennes presque sétacées et composées de quatre articles cylindriques : le premier très court, noduleux; le second épais et fort long, cylindrique, légère-

(1) *Acanthia lectularia* Fabr. (*Cimex lectularius* Linn.)
(2) *Nocturnum fœtidum animal* (Linn.).
(3) Linné assure, d'après Southal, que cet insecte a été introduit en Angleterre un peu avant 1670. Mouffet raconte qu'en 1503, deux dames ayant été piquées, la nuit, par deux *Punaises*, appelèrent un médecin pour savoir *ce qu'étaient ces petits animaux*. Ce fait prouve que l'introduction de ces insectes est antérieure à 1666.

ment velu ; le troisième très long, beaucoup plus mince que les précédents, et le dernier se dilatant à peine vers l'extrémité. Ces deux derniers sont velus. Le corselet offre un premier segment échancré antérieurement et tronqué en arrière, et des côtés dilatés, arrondis et membraneux. L'animal porte des élytres petits et rudimentaires. Il n'a point d'ailes. Les pattes sont moyennes et noires à l'extrémité ; elles ont des tarses courts, à trois articles : le premier peu développé, le second cylindrico-conique, le dernier un peu plus court que le second, cylindrique et muni de deux forts crochets. L'abdomen est grand, orbiculaire, à huit segments, frangé sur les bords, très déprimé, et s'écrase facilement sous les doigts. Il est marqué d'une tache noire en arrière.

L'odeur de ces insectes est due à un fluide sécrété par une glande pyriforme, rougeâtre, placée au centre du métathorax et aboutissant entre les pattes postérieures.

Les *Punaises* pondent vers le mois de mai. Leurs œufs ont une forme oblongue et une teinte blanche. Ils sont légèrement rétrécis à une extrémité, où se trouve un petit opercule arrondi, à peine convexe, qui ferme l'orifice par où la larve doit sortir. Vue au microscope, la coque de ces œufs paraît couverte de petites aspérités.

Les larves diffèrent de l'état parfait par l'absence des élytres et par une teinte beaucoup plus pâle, plus ou moins jaunâtre.

Appareil buccal (fig. 57). — Cet appareil consiste en un bec

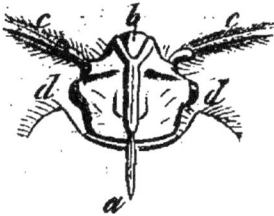

Fig. 57. — *Rostre* (*).

(*rostre*) court, qui ne dépasse pas la base des cuisses antérieures. Dans l'état de repos, il est courbé directement sous la poitrine et s'applique dans un léger sillon. On remarque dans ce bec trois articles : le premier et le second cylindriques, un peu déprimés et presque d'égale longueur ; le second plus large et le dernier conique, un peu plus long que les autres. Cet appareil renferme trois soies roides et pointues.

Action sur l'homme. — On sait avec quel empressement les *Punaises* piquent l'homme et avec quelle avidité elles le sucent. Elles tourmentent aussi les jeunes pigeons et quelques autres animaux.

L'odeur de l'homme attire ces insectes. Quand on a le malheur

(*) *a,* extrémité du rostre. — *b,* sa base. — *c, c,* portions des antennes. — *d, d,* yeux.

de coucher dans une chambre habitée par des *Punaises*, elles sortent de leurs retraites dès que la lumière est éteinte, et accourent en foule vers le lit. Quelques-unes montent le long des murs, atteignent le plafond et se laissent tomber perpendiculairement.

Arrivées près de la personne endormie, elles cherchent les endroits les plus favorables à la succion, enfoncent leur rostre dans la peau et se gorgent du sang de leur victime.

Ces animaux n'attirent pas le fluide sanguin par une aspiration proprement dite, comme le font les Sangsues. L'organisation de leur appareil buccal (qui, du reste, se retrouve à peu près le même chez presque tous les insectes suceurs) ne permet pas ce genre de fonction. Les soies du bec, appliquées les unes contre les autres, exercent une sorte de mouvement de va-et-vient qui fait monter le sang dans l'œsophage, à peu près comme l'eau dans une pompe à chaîne (Duméril). Cette ascension est favorisée par la nature visqueuse du fluide et surtout par ses globules. Un homme d'esprit disait que ces globules cheminaient à l'aide des soies, comme les grains de riz dans la bouche des Chinois, à l'aide de leurs petits bâtons. Cette comparaison n'est pas exacte, car les grains de riz ne forment pas une colonne parallèle aux bâtons qui la produisent.

Les *Punaises* abordent peu les parties génitales, ainsi que le voisinage de l'orifice anal. Mais elles peuvent s'introduire dans les oreilles, dans le nez, et remonter jusque dans les sinus frontaux, au moins quand elles sont jeunes (Raspail); mais elles ne s'y arrêtent pas longtemps.

M. Duméril a trouvé des œufs de *Punaise* sous l'ongle du gros orteil d'un cadavre. Ce fait est exceptionnel, ces insectes n'habitant pas en permanence sur l'homme. Ils s'en vont dès qu'ils ont sucé.

La piqûre des *Punaises* est assez douloureuse; elle produit une tache rougeâtre avec un point foncé au milieu. Elle détermine souvent une petite ampoule.

2° AUTRES ESPÈCES. — M. Signoret a fait connaître une seconde espèce qui vit dans l'île de la Réunion; il l'a désignée sous le nom de *Punaise arrondie* (1).

Celle-ci est plus petite que la commune, moins pubescente et plus rougeâtre; elle offre une forme moins orbiculaire. Les deux derniers articles de ses antennes sont amincis et filiformes. Son prothorax a des bords arrondis et non marginés. Son abdomen est rétréci postérieurement. Ses élytres sont plus clairs et ses pattes fauves.

(1) *Acanthia rotundata* Sign.

M. Eduard Eversmann a décrit et figuré, sous le nom de *Punaise ciliée* (1) une troisième espèce qui vit dans les maisons, à Kasan.

Elle est aussi plus petite que la commune ; elle en diffère encore par sa forme largement ovale et sa couleur d'un gris roux. Elle est couverte de poils gris ou jaunâtres, plus longs sur les bords ; elle porte un rostre assez fort.

Cette espèce ne vit pas en société dans les rebords et les fentes des vieilles boiseries, mais se promène seule sur les murs et sur les couvertures. Elle est paresseuse et marche à pas lents. Elle semble stupide et comme un insecte engourdi par le froid.

Sa piqûre produit sur l'homme des enflures fortes, de longue durée, et beaucoup plus douloureuses que celles de la *Punaise des lits* (Eversmann).

3° INSECTES VOISINS. — On peut rapprocher des *Punaises* les *Réduves* et les *Notonectes*.

1° Le *Réduve masqué*, ou *Punaise-mouche* (2) (fig. 58), est un insecte commun en France. On le rencontre de temps en temps aux environs de Paris. Il se tient dans les maisons, surtout près des fours et des cheminées.

· Cet animal est long de 15 à 20 millimètres, oblong, aplati en dessus, brun ou brunâtre, avec quelques taches à peine marquées

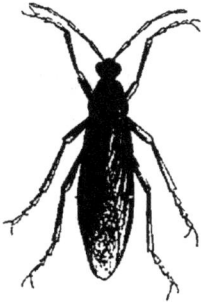

Fig. 58. — *Réduve.*

sur le corselet. Il ressemble à une longue mouche. Il a une tête étroite, portée par un cou distinct, des yeux composés, arrondis, et deux petits yeux simples. Son corselet est presque triangulaire, très distinct, à peu près bilobé ; le lobe antérieur ordinairement plus petit et séparé du postérieur par un sillon. Ses élytres sont de la longueur de l'abdomen, horizontaux et peu épais ; ils se croisent en partie. Les ailes sont très développées et servent au vol. Les *Punaises-mouches* produisent en volant un petit bruit semblable à celui des Criocères et des Capricornes, mais dont les tons se succèdent plus rapidement. Ce bruit est produit par le frottement de la tête et du corselet. Les jambes sont longues, grêles, et ont des tarses courts à trois articles. L'abdomen est aplati en dessus et convexe en dessous.

Les *Punaises-mouches* répandent une odeur peu agréable, qu'on a comparée à celle de la souris. Ces animaux se nourrissent en suçant

(1) *Acanthia ciliata* Eversm.
(2) *Reduvius personatus* Fabr. (*Cimex personatus* Linn., *C. quisquilius* de Geer).

les autres insectes. Ils leur font la chasse et les percent avec leur bec pointu.

Leurs larves, qui sont fort laides (1), vivent aussi de rapine ; elles poursuivent même les *Punaises ordinaires* (Linné, Fabricius). Ces larves ressemblent à de petites araignées ; il suinte de tout leur corps une humeur visqueuse qui agglutine la poussière, la terre, les ordures que touche l'animal. Elles se cachent dans les coins ou dans les fentes des murailles et au milieu des balayures (2). Elles attendent qu'un insecte s'approche, et se jettent alors sur lui ; d'autres fois, pressées par la faim, elles s'avancent doucement ou par saccades, mais sans lui inspirer de crainte, s'élancent sur leur victime et la saisissent avec les deux pattes de devant (de Geer).

Appareil buccal (fig. 59). — Le bec du *Réduve masqué* est court (2 millimètres et demi) et arqué. Sa surface est hérissée de quelques poils roides. Il se compose de quatre articles, dont le premier est le plus large, le troisième le plus long, et le quatrième le plus court. Sa base se trouve recouverte par une lèvre supérieure rudimentaire, sans stries ; son extrémité est reçue dans une gouttière au-dessous du corselet. Ce suçoir renferme quatre soies roides, écailleuses, à extrémité lancéolée et très pointue. Il m'a semblé que cette extrémité

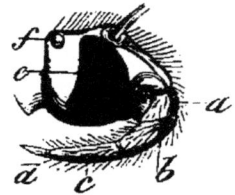

Fig. 59. — *Rostre* (*).

présentait de petites crénelures dans deux de ces soies.

Action sur l'homme. — Les *Réduves* piquent l'homme ; leurs blessures sont très douloureuses. Latreille fut atteint une fois à l'épaule ; il eut sur-le-champ le bras entier engourdi, et cet état dura plusieurs heures.

Les entomologistes s'accordent à dire que ces insectes n'ont pas de venin. En effet, on n'a trouvé, jusqu'à présent, dans leur organisation, ni glande, ni réservoir de ce fluide. Cependant, si la piqûre des *Réduves* était purement physique, comment expliquer la rapidité avec laquelle elle tue ou engourdit les petits insectes (de Geer), et les phénomènes qu'elle détermine dans notre propre espèce ? Ces actions sont probablement produites par la salive de l'animal.

Autres espèces. — Il existe un *Réduve* noir et rouge, le *Réduve*

(1) *Larva horrida, personata* (Linn).
(2) *Cimex stercorarius* Frisch...

(*) *a*, premier article. — *b*, second article. — *c*, troisième article. — *d*, article terminal. — *e*, œil composé. — *f*, œil simple.

ensanglanté (1), dont les piqûres sont également fort douloureuses.

Le major Davis assure qu'on rencontre dans les Indes une autre espèce (2) qui produit de petites commotions électriques.

2° La *Notonecte glauque*, ou *Punaise aquatique* (3) (fig. 60), est un insecte qui s'éloigne beaucoup plus de la *Punaise des lits* que la *Punaise-mouche*.

Cet animal se trouve aux environs de Paris et dans presque toute l'Europe ; il est aquatique ; il vit dans les fossés, les réservoirs, les eaux dormantes. Il se tient ordinairement à la surface de l'eau ; quand on l'approche de trop près, il plonge tout de suite.

Description. — Corps long de 12 à 15 millimètres, oblong, étroit, presque cylindrique, un peu rétréci postérieurement, convexe en dessus, presque plat en dessous, offrant sur les côtés et à l'extrémité de longs cils qui, étendus, servent à soutenir l'animal sur l'eau. Tête grande, d'un gris un peu verdâtre ; yeux gros, oblongs, occupant toute la partie latérale de la tête, d'un brun clair ; antennes plus courtes que cette dernière, composées de quatre articles fili-formes : le premier très court, cylindrique ; le second plus long et un peu renflé ; le troisième cylindrique, un peu moins long et un peu moins gros que le second ; le dernier plus court et plus mince que le troisième. Corselet plus large que long, d'un gris jaune antérieurement,

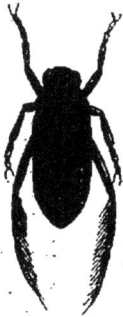

Fig. 60. — *Notonecte.*

gris obscur postérieurement, à écusson noir. Élytres à peu près de la longueur de l'abdomen, en toit, d'un gris verdâtre, avec quelques points noirs sur le bord antérieur. Ailes membraneuses, aussi longues que les élytres, blanches. Pattes glauques ; les quatre antérieures assez courtes et composées comme à l'ordinaire ; les postérieures presque doubles, offrant à la base des cuisses un appendice et de longs cils ; tarses sans crochet : ces dernières pattes ressemblent à des avirons. Abdomen noir en dessus, gris verdâtre à l'extrémité.

Les *Punaises aquatiques*, sous leurs divers états de larve, de nymphe et d'insecte parfait, se nourrissent de petits insectes aquatiques qu'elles saisissent avec les crochets des pattes antérieures et qu'elles piquent avec leur bec. Ces animaux sont très voraces ; à défaut d'autres insectes, ils attaquent leur propre espèce. Ils ont

(1) *Reduvius cruentus* Fabr.
(2) R. *serratus* Fabr.
(3) *Notonecta glauca* Linn. (*Nepa Notonecta* de Geer), vulgairement *Punaise à avirons, Notonecte à tête jaune.*

une singulière manière de nager : ils se placent sur le dos et ordinairement dans une position inclinée, d'où leur est venu le nom de *Notonecte*, qui signifie littéralement *nager de dos*. Leur tête est plus élevée que le reste du corps lorsqu'ils remontent dans l'eau, et un peu plus basse lorsqu'ils restent à sa surface ou qu'ils descendent. Pendant la natation, leurs pattes antérieures sont appliquées contre la poitrine, et il n'y a que les postérieures ou les avirons en mouvement. Mais quand ces animaux se trouvent sur la vase du fond ou sur une feuille, et quand ils marchent, ce sont alors les pattes antérieures qui fonctionnent ; les postérieures, devenues inutiles, demeurent étendues, sans mouvement, et semblent traînées à la suite de l'insecte.

De Geer a décrit les organes mâles de la *Punaise aquatique*. Ils sont contenus dans le dernier segment abdominal. Si l'on presse le ventre, on en fait sortir une grosse pièce écailleuse noire, mobile, fendue à l'extrémité. A cet endroit, on voit entre deux lames un corps saillant qui est le pénis.

Dans l'accouplement, le mâle et la femelle se placent l'un à côté de l'autre, le mâle un peu plus bas ; ils nagent joints de cette manière et avec beaucoup de vitesse.

Les œufs sont déposés sur les tiges et les feuilles des plantes aquatiques, et même sur l'épiderme des insectes ; ils sont oblongs cylindroïdes et jaunâtres ; ils éclosent au commencement du printemps.

Les petites larves se mettent aussitôt à nager ; ces larves ressemblent à l'animal parfait, mais sont privées d'ailes.

Les nymphes présentent des rudiments de ces organes.

Appareil buccal (fig. 61).— Le bec est très fort et très long (2 millimètres et demi), en forme de cône allongé et composé de quatre articles, dont

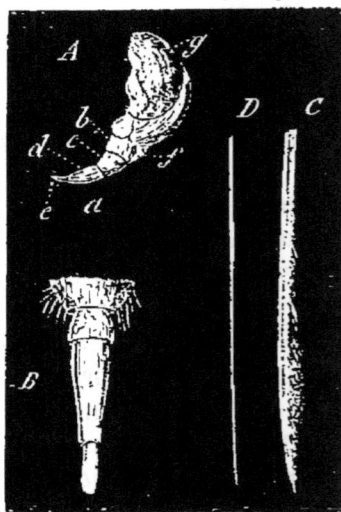

Fig. 61. — *Rostre* (*).

le premier paraît large ; le troisième le plus long de tous, et le dernier fort mince et peu pointu. Le suçoir est formé d'une pièce

(*) A, tête vue de profil. — a, rostre. — b, premier article. — c, second article. — d, troisième article. — e, article terminal. — f, rudiment de la lèvre supérieure. — B, rostre isolé.— C, soie à bords plumeux. - - D, une des deux soies étroites.

supérieure, courte, aiguë et de trois soies aussi longues que la gaîne, grêles et fort aiguës. L'une d'elles est unilatéralement ciliée et comme plumeuse vers l'extrémité.

Action sur l'homme. — Les *Notonectes* piquent fortement; mais ces insectes ne sortent pas de leur élément, et, par conséquent, ne viennent pas dans les maisons, comme les *Réduves*. Ils ne sont dangereux que lorsqu'on cherche à les prendre ou qu'on plonge imprudemment la main dans le milieu qu'ils habitent. La douleur qu'ils occasionnent est assez vive.

Comme les insectes attaqués par les *Notonectes* meurent bientôt, quelques auteurs ont supposé que l'animal versait dans la plaie une liqueur venimeuse. Mais où se trouve l'organe du venin? Serait-ce encore la salive qui aurait une action toxique?

§ IV. — De la Nèpe.

La *Nèpe cendrée* (1) (fig. 62), vulgairement *Scorpion d'eau* ou *Araignée d'eau*, est un Hémiptère de la section des Hétéroptères et de la famille des Hydrocorises, commun dans toute la France. Elle habite dans les petites sources, les mares, les fossés.

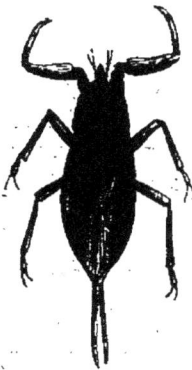

Fig. 62. — *Nèpe.*

Son corps est long de 20 millimètres, oblong-ovale, très déprimé, cendré, et rouge au-dessus de l'abdomen. Il se termine par une queue composée de deux filets sétacés, espèces de tubes qui servent à la respiration. Ses antennes sont très courtes, subtriarticulées et fourchues; son corselet est presque carré; ses élytres sont horizontaux, coriaces, d'un gris sale; ses pattes antérieures, à hanches courtes et à cuisses très larges, sont terminées par de fortes pinces, qui donnent à l'insecte quelque ressemblance avec les Scorpions.

La *Nèpe* nage lentement et difficilement (Lamk); elle marche souvent au fond de l'eau; elle en sort à l'entrée de la nuit et vole avec assez d'agilité.

Les œufs ressemblent à de petites graines couronnées de sept filets à extrémités rongées; la *Nèpe* les enfonce dans les tiges des plantes aquatiques.

Les larves éclosent vers le milieu de l'été; elles diffèrent de l'animal parfait par l'absence des ailes et des filets abdominaux. La nymphe présente des élytres.

(1) *Nepa cinerea* Linn.

Appareil buccal (fig. 63). — Cet appareil est un rostre courbé en dessous, incliné presque perpendiculairement (Lamk), court (1 millimètre et demi), conoïde, pointu et assez robuste. Ce rostre est composé de trois articles, dont le second est le plus long. Il renferme quatre soies grêles et pointues : deux présentent, d'un côté, une sorte de lame étroite et tranchante, et sont très finement denticulées vers la base ; les autres sont plus fines et offrent aussi un rebord mince, mais moins développé que dans les premières ; l'une d'elles est pourvue, vers l'extrémité, de cils dirigés d'arrière en avant.

Action sur l'homme. — Les *Nèpes* piquent très fortement et occasionnent une douleur assez vive, mais leur blessure est sans danger.

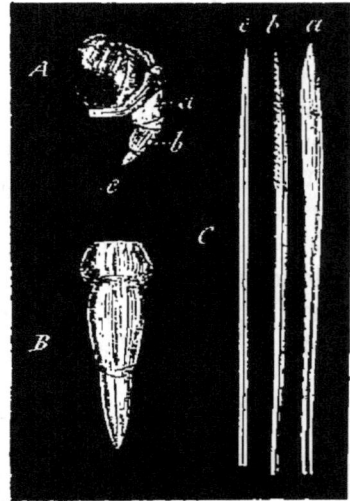

Fig. 63. — *Rostre* (*).

§ V. — De l'Hippobosque.

L'*Hippobosque du cheval*, ou *Mouche-araignée* (fig. 64) (1), est un insecte de l'ordre des Diptères et de la famille des Pupipares.

Cet insecte se tient sur les chevaux et sur les bœufs, ordinairement sous la queue et près de l'ouverture anale ; il recherche les parties de la peau privées de poils.

Description. — L'*Hippobosque du cheval* présente une couleur brune marbrée de jaune et de blanc. Elle a une tête petite, un corselet court et un abdomen aplati. Ses antennes sont en forme de tubercule et reçues dans une petite cavité. On y remarque une soie dorsale. Les yeux sont très distincts, composés, et occupent tout le côté de la tête. Cet insecte n'a point d'yeux simples. Ses ailes sont horizontales, obtuses, un peu croisées et dépassent l'abdomen. Les

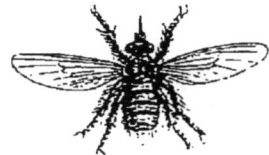

Fig. 64. — *Hippobosque.*

(1) *Hippobosca equina* Linn., vulgairement *Mouche bretonne*, *Mouche d'Espagne*.

(*) *A*, Rostre vu de profil. — *a*, premier article. — *b*, second article. — *c*, article terminal. — *B*, rostre isolé. — *C*, soies contenues dans le rostre. — *a*, une des deux soies à lame latérale. — *b*, soie grêle ciliée. — *c*, soie grêle non ciliée.

deux balanciers se trouvent en dessous de deux éminences écailleuses aplaties; ses pattes sont assez développées, ce qui donne à l'animal l'aspect d'une araignée.

Ces insectes marchent avec vitesse et souvent de travers. Leur vol est brusque et rapide.

La femelle ne pond ni un œuf, ni une larve, mais bien une véritable nymphe. Celle-ci est énorme; elle remplit exactement tout son abdomen; sa peau se durcit après la naissance. L'*Hippobosque* sort de cette nymphe, en détachant une portion de son enveloppe, en forme de calotte (Réaumur).

Appareil buccal (fig. 65). — Cet appareil consiste en un bec (*haustellum*) court, droit, cylindrique, formé par la réunion des deux palpes modifiés. Ceux-ci paraissent comme deux petites lames ou valvules coriaces, plates, en forme de carré long, étroites vers l'extrémité et arrondies au bout; elles partent d'une sorte de chaperon échancré à son bord inférieur; elles se divisent parallèlement l'une à l'autre, et forment, par leur réunion et leur inclinaison, un demi-tube qui recouvre le suçoir.

Le suçoir est une pièce filiforme, longue, cylindrique, arquée, qui naît d'une sorte de bulbe de la cavité buccale. Cette pièce paraît simple au premier abord; mais en l'examinant de près, on reconnaît bientôt qu'elle est composée de deux soies : l'une supérieure, l'autre inférieure. La première offre un canal en dessous qui emboîte la seconde.

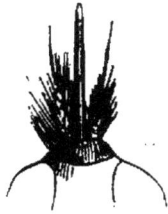

Fig. 65. — *Bec.*

C'est avec cet instrument que l'*Hippobosque* tourmente les chevaux et les bœufs, et les rend souvent furieux. Elle pique comme les *Punaises ailées* et suce le sang avec avidité.

Action sur l'homme. — D'après une expérience de Réaumur, l'*Hippobosque* est aussi avide du sang de l'homme que de celui des mammifères. Cependant, assure ce grand naturaliste, sa piqûre n'est pas plus sensible que celle d'une puce. Réaumur se trompe sur ce dernier point : la piqûre de cet insecte est assez douloureuse.

Paullini rapporte qu'allant un jour, vers la fin de juillet, à Waersberghen, il rencontra près de ce village un jeune enfant qui gardait des cochons et qui fondait en larmes; cet enfant s'était déshabillé et se grattait de toutes ses forces. Paullini s'approcha et vit voltiger autour de sa tête une multitude d'insectes ailés, que l'enfant appelait *Poux volants*. Quelques-uns de ces insectes *mordirent* Paullini *jusqu'au sang*. L'enfant prétendit que, lorsque les cochons

allaient se vautrer dans un certain endroit marécageux, ils en reve-
naient couverts de *Poux volants*.

? VI. — De la Tsetsé.

La *Tsetsé* ou *Tzetsé* (fig. 66) est un Diptère africain très redoutable et très anciennement connu. Bruce, qui l'a observée en
Abyssinie, en donne une mauvaise figure (1),
mais il décrit assez exactement ses mœurs.

MM. Arnaud, Livingstone, Oswald, L. de
Castelnau et Andersson, ont recueilli des
détails fort curieux sur cet insecte. M. West-
wood en a publié une bonne description.

La *Tsetsé* appartient au genre *Glossine*
(*Glossina*). Elle est désignée sous le nom de
Glossine mordante (2).

Presque toutes les contrées centrales de

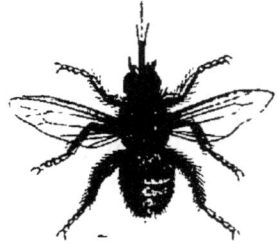

Fig. 66. — *Ts. tsé.*

l'Afrique du Sud offrent quelque partie in-
festée par la *Tsetsé*. Elle est fréquente surtout dans les pays situés
au nord du lac N'gami. On la rencontre encore dans le Soudan et
sous la zone du tropique méridional.

Cet insecte se tient généralement sur les buissons et les roseaux
qui bordent les marais. Il est plus grand que la mouche commune,
d'un jaune blanchâtre, avec un corselet châtain pâle en dessus,
couvert de poils gris, offrant vers le milieu
quatre bandes longitudinales noires interrompues; sa trompe (fig. 67) est une fois
plus longue que sa tête, horizontale et d'une
ténuité extrême. Elle ressemble à une soie
cornée. Ses palpes, très étroits et légèrement velus, sont de la longueur de la trompe
et lui servent de gaîne. Son abdomen est
légèrement jaunâtre, avec des bandes ou
des taches plus ou moins noires. Les ailes
sont un peu enfumées.

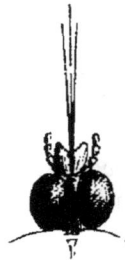

Fig. 67. — *Trompe.*

« Le bourdonnement de la *Tsetsé* est un
mélange de bruit sourd et éclatant qui produit assez de discor-
dance. Ce bourdonnement répand plus de terreur et de désordre

(1) M Andersson vient d'en présenter une très exacte, dans le *Cosmos*.
(2) *Glossina morsitans* Westw. — Cet insecte est appelé *Zebud* par la version
chaldéenne de la Bible, *Zimb* par la version arabe, et *Tsaltsalya* par l'éthiopienne. Les
Grecs le nomment *Cynomya*, et les nègres *Tsé-tsé*.

parmi les hommes et les animaux que tous les monstres des contrées qu'elle habite ne pourraient en causer, quand ils seraient le double plus nombreux (Bruce). » Elle jouit d'une vue perçante et s'élance avec la rapidité d'une flèche sur l'animal qu'elle veut attaquer. Elle pique habituellement l'entre-deux des cuisses et le ventre. Il se forme bientôt une tumeur à l'endroit de la blessure.

Le cheval, le bœuf, le chien, après avoir été atteints, maigrissent rapidement et meurent au bout de quelques jours. Ceux qui sont gras et en bon état périssent presque aussitôt, et les autres traînent pendant quelques semaines leur vie, qui s'éteint à vue d'œil. Trois ou quatre mouches suffisent pour produire ces résultats déplorables. Le sang des individus qui succombent est diminué et altéré. La graisse de l'endroit piqué devient jaunâtre, molle et visqueuse. Le plus souvent quelque partie des intestins se gonfle énormément. La chair se putréfie avec rapidité (de Castelnau). Les animaux qui meurent ont le cœur, le poumon et le foie plus ou moins affectés. La chèvre est le seul mammifère domestique qui puisse impunément vivre au milieu de ces diptères. Les chiens échappent au danger lorsqu'on les nourrit exclusivement de gibier; mais si ces animaux ont été alimentés avec du lait, ils succombent infailliblement, tandis que le veau, au contraire, n'a rien à craindre tant qu'il tette.

La piqûre de la *Tsetsé* est sans danger pour les animaux sauvages. L'éléphant, le zèbre, le buffle et toutes les espèces d'antilopes et de gazelles qui abondent dans les contrées habitées par ce diptère, n'en ressentent aucun mal.

Au clair de la lune et pendant les nuits les plus froides, ces insectes ne piquent pas.

Action sur l'homme. — La *Tsetsé* attaque aussi notre propre espèce, mais son action sur l'homme paraît peu dangereuse. Sa piqûre offre assez d'analogie avec celle des Cousins (1), mais la douleur est moins persistante (de Castelnau). Cependant M. Arnaud, qui a été piqué par un de ces insectes, en a souffert pendant plusieurs mois.

M. Chapmann, l'un des voyageurs qui ont pénétré le plus loin dans l'intérieur de l'Afrique méridionale, raconte qu'étant à la chasse, et ayant dans son vêtement un trou presque imperceptible fait par une épine, il voyait souvent une *Tsetsé*, qui paraissait connaître qu'elle ne pouvait traverser le drap, s'élancer et venir (sans jamais manquer son but) le piquer dans le petit espace qui n'était pas défendu.

(1) Voyez page 205.

La *Tsétsé* est-elle un animal venimeux? Ses effets sur les quadrupèdes domestiques sembleraient l'établir, mais son action sur l'homme annonce le contraire. Comment expliquer les résultats funestes de sa piqûre sur les bestiaux? D'un autre côté, ces résultats varient suivant les espèces et sont nuls pour quelques-unes.

§ VII. — Des Cousins.

Les *Cousins* (*Culex*) sont des insectes de l'ordre des Diptères, de la tribu des Némocères et de la famille des Culicidés.

Linné leur avait donné pour caractère des aiguillons sétacés enfermés dans une gaîne flexible.

1° COUSIN ORDINAIRE (fig. 68). — L'espèce la plus commune est le *Cousin ordinaire* (1).

Cet insecte a le corps et les pieds fort allongés, velus et cendrés ; ses antennes sont garnies de poils formant deux panaches (dans

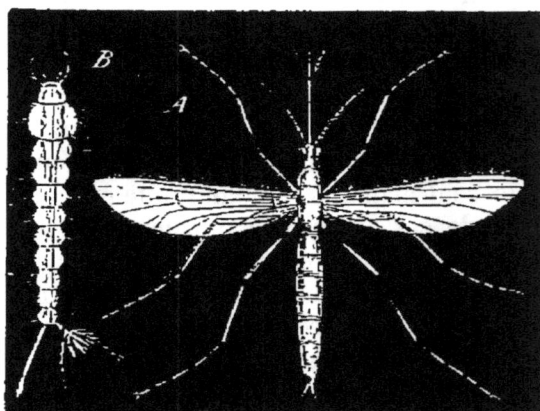

Fig. 68. — *Cousin* (*).

les mâles). Les yeux sont grands et convergent postérieurement. Les palpes sont saillants, filiformes et velus. Son abdomen présente huit anneaux bruns.

Ces insectes sont abondants, surtout dans le voisinage des endroits aquatiques. Ils se réunissent en bandes innombrables, qui exécutent en montant et descendant des tourbillons bruyants et importuns, qui suivent l'homme et les animaux. Ils aiment le sang, mais ils pompent aussi le suc des fleurs.

Leur accouplement se fait vers le déclin du jour. La femelle dépose ses œufs à la surface des eaux, et, croisant ses pattes postérieures, qu'elle écarte peu à peu à mesure qu'ils sont pondus, elle les place les uns à côté des autres, dans une direction perpendiculaire, comme des quilles. Ces œufs sont claviformes, visqueux et

(1) *Culex pipiens* Linn.

(*) A, *Cousin* commun. — B, sa larve.

blancs. La masse qu'ils forment produit comme une petite barque flottant sur l'eau. Chaque femelle pond environ 300 œufs par année.

Ces œufs éclosent au bout de deux jours. Les larves fourmillent dans les eaux croupissantes des mares et des étangs, surtout au printemps. Ces larves portent à la tête des organes ciliés qui leur servent à attirer les substances alimentaires. Leur abdomen est cylindrique allongé, et terminé par un tube respiratoire. L'animal se suspend à la surface de l'eau, la tête en bas, pour respirer. Ces larves nagent par soubresauts. Dès qu'on agite le liquide, on les voit se précipiter au fond avec une grande agilité, en faisant des zigzags (Lamarck). Elles se transforment en une nymphe qui a la faculté de se mouvoir à l'aide de sa queue et de deux appendices en forme de nageoires, et qui présente sous le thorax deux espèces de cornes tubulaires. Lamarck fait observer avec raison que ce second état du *Cousin* n'est, à proprement parler, ni une larve, ni une chrysalide, ni même une nymphe.

Toutes ces métamorphoses s'opèrent dans l'espace de trois ou quatre semaines.

Appareil buccal (fig. 69). — Réaumur a décrit admirablement la bouche du *Cousin* et le jeu de cet appareil. Qu'on se figure une trompe saillante, très allongée, très grêle, composée : 1° d'une sorte de tube cylindrique membraneux, terminé par deux petites lèvres produisant un léger renflement ou bouton ; 2° d'un suçoir ou aiguillon formé de la réunion de cinq filets écailleux et sétacés. Le tube est fendu supérieurement dans toute son étendue, c'est un demi-canal ; mais les lèvres terminales sont soudées en dessus, de manière à entourer annulairement la pointe de l'aiguillon. Parmi les cinq filets, deux sont terminés par une petite dilatation lancéolée ; deux autres

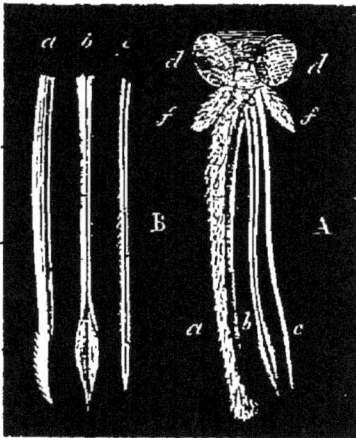

Fig. 69. -- *Trompe* (').

(') A, trompe. — a, lèvre inférieure servant de gaine. — b, mâchoires et mandibules, en forme de soies, réunies ensemble. — c, lèvre supérieure formant une cinquième soie. — d, d, yeux. — e, tête. — f, f, palpes maxillaires. — B, soies isolées. — a, une des deux soies dentées en scie. — b, une des deux soies terminées par une lancette. — c, lèvre supérieure.

présentent vers la pointe, en dehors, des denticules très aiguës
dirigées d'avant en arrière. Le cinquième est sétacé et finement
hispide dans toute sa longueur.

Action sur l'homme. — Les Cousins, dont on ressent à peine les
piqûres dans les contrées tempérées, deviennent insupportables dans
les pays chauds.

Ces animaux nous poursuivent partout, entrent dans les habitations, particulièrement le soir, s'annoncent par un bourdonnement
aigu, et percent notre peau, que les vêtements ne peuvent pas toujours garantir.

Quand le *Cousin* a choisi l'endroit qu'il veut sucer, il applique
contre ce point le bouton terminal de sa trompe, puis il pousse l'aiguillon, qui fait issue du milieu de
ce bouton et pénètre dans la peau.
A mesure que l'aiguillon s'enfonce, le tube protecteur qui est
dehors et dont le bouton est collé
autour de la piqûre, devient plus
long que la portion de l'instrument
non enfoncée (fig. 70, A). Comme
ce tube est fendu en dessus, il
s'écarte de haut en bas de l'aiguillon qu'il met à nu, se coude et fait
d'abord un arc dont l'aiguillon est
la corde ; il forme ensuite un angle
d'abord très ouvert, puis droit, et
enfin plus ou moins aigu. Il arrive
un moment, lorsque la tête de
l'animal est rapprochée le plus

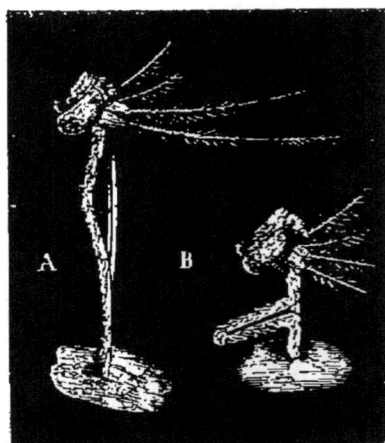

Fig. 70. — *Trompe en action* (*).

possible du bouton, où le fourreau présente, entre cette dernière
et la piqûre, en dessous, une sorte de pli vertical (fig. 70 B).

Réaumur fait observer que le coude formé par la gaîne, dans les
commencements de la piqûre, agit à peu près comme le doigt arqué
de l'horloger, lorsqu'il veut enfoncer dans un corps dur une tige
d'acier un peu trop grêle.

Amoreux regarde le *Cousin* comme un insecte venimeux. Cette
opinion est un peu hasardée, car on n'a pas trouvé chez cet animal
de glande particulière pour la sécrétion d'un venin spécial. Il paraît
cependant que, lorsqu'il a percé la peau, il introduit dans la petite

(*) A, trompe au commencement de l'introduction des soies. — B, trompe quand les
soies sont tout à fait enfoncées.

blessure une gouttelette d'humeur dégorgée, probablement de salive. Les filets sétacés qui composent l'aiguillon laissent entre eux un espace étroit, mais suffisant, pour donner passage à cette humeur. C'est par le même intervalle que le sang est pompé par l'insecte. Réaumur croit que la salive versée par le *Cousin* est destinée aussi à rendre le sang plus fluide. M. Duméril pense qu'elle exerce d'abord une action narcotique qui émousse momentanément la sensibilité locale; ce qui permet à l'insecte de sucer sans qu'on s'en aperçoive; mais plus tard elle détermine une vive inflammation, accompagnée d'une douleur insupportable et d'un petit œdème que tout le monde connaît. On a vu des personnes entièrement défigurées par les rougeurs et les enflures que les *Cousins* leur avaient causées. Ces piqûres, quand elles sont fortes et nombreuses, occasionnent de l'insomnie et même de la fièvre. Les démangeaisons insupportables qu'on éprouve invitent souvent à se gratter, ce qui ne donne qu'un soulagement très imparfait. Plus on se gratte, plus l'inflammation locale et la douleur paraissent augmenter. Cette douleur est, du reste, assez variable : elle dépend non-seulement de la taille et de la force du *Cousin*, mais encore de l'endroit piqué et de la susceptibilité de cet endroit.

2° AUTRES ESPÈCES. — Les principaux *Cousins* de France, indépendamment du *Cousin ordinaire*, sont le *Cousin annelé* (1), qui est brun avec des bandes transversales blanches, et le *Cousin puce* (2), qui est sans bandes, mais avec trois taches obscures. Ce dernier est le plus grand; il habite le Midi, particulièrement les environs de Cette.

Le *Cousin rampant*, qui est noir avec un anneau blanc, qui présente la grosseur d'une puce, et qui se trouve fréquemment en Suède, est devenu le type du genre *Simulie* (3).

Les *Maringouins* de l'Amérique, surtout des Antilles, sont de véritables *Cousins;* les *Moustiques* des colonies françaises paraissent être des *Simulies*. Ces insectes produisent des piqûres extrêmement douloureuses. Les vêtements de drap ne garantissent pas toujours de leurs atteintes. Lorsque ces animaux piquent pendant le sommeil, on s'éveille le corps couvert de petites élévations au milieu desquelles paraît un point noir, ou bien un amas de sérosité noirâtre entouré d'un cercle fauve foncé (Bouffiers). Une vive

---

(1) *Culex annulatus* Fabr.
(2) *Culex pulicaris* Linn. (*Ceratopogon pulicaris* Meig.), vulgairement, dans le Midi, *l'ibou, Arabi*.
(3) *Simulium reptans* Latr. (*Culex reptans* Linn., *Tipula erythrocephala* de Geer, *Bibio erythrocephalus* Oliv.).

démangeaison se fait sentir ; on se gratte, on s'écorche, et l'inflammation devient pour ainsi dire interminable.

Dans les bois humides de l'île de France et de Madagascar, il existe un insecte qui semble peu éloigné des *Cousins*, dont la piqûre produit aussi une douleur insupportable. On le nomme *Bigaye* ou *Bizigaye*.

Je rappellerai, en terminant, que parmi les Diptères se trouvent d'autres animaux moins communs et moins connus que les *Cousins*, qui n'épargnent pas l'homme quand ils en rencontrent l'occasion. Telle est la *Mouche d'automne*, ou *Stomoxe mutin* (1), qui pique fortement les jambes, surtout aux approches de la pluie. Tel est encore le *Taon* proprement dit (2)...

§ VIII. — Des animaux urticants.

Les Chenilles de plusieurs *Bombyces* ou Papillons de nuit, appelées *Processionnaires* (3), qui vivent en société sur les chênes et les pins, protégées par une toile soyeuse (4), sont couvertes de poils très fins qui se mêlent à la tenture de leur nid et au tissu de leurs cocons. Ces petits poils pénètrent dans notre peau et déterminent des démangeaisons assez vives, même des ampoules : on dirait une *urticaire* (5). On cite encore, comme produisant des accidents analogues : la *Bombyce du chêne* (6) ; une *Liparis* (7), dont la chenille vit dans les bois, et une *Lithosie* (8), dont la larve habite sur les murs.

Les anciens connaissaient les Chenilles urticantes : Dioscoride les désigne sous le nom d'*Eutoma;* les Romains les appelaient *Erucæ.*

Lorsque Réaumur étudiait les mœurs des *Processionnaires*, il ressentit aux mains, entre les doigts et sur la figure, notamment aux narines et autour des yeux, des démangeaisons cuisantes. Il éternuait beaucoup et ne pouvait plus ouvrir les paupières qu'à moitié. Sa peau s'enflamma comme dans une fluxion; elle se couvrit de taches rouges et de pustules. Cet état dura quatre ou cinq jours,

(1) *Conops calcitrans* Linn.
(2) *Tabanus bovinus* Linn.
(3) Les principales sont la *Processionnaire proprement dite* (*Phalæna processionea* Linn.), et le *Pityocampe* (*Bombyx Pityocampa* God.).
(4) Il y en a jusqu'à 600, 700 et même 800 dans le même nid (Morren).
(5) *Exuviis tactu inflammationem excitantibus* (Gmelin).
(6) *Phalæna quercus* Linn.
(7) *Liparis auriflua* Ochsen.
(8) *Lithosia caniola* Fabr.

Quand les poils dont il s'agit sont enfoncés dans la peau, dit Réaumur, ce sont autant de petites épines qu'il est difficile d'en tirer.

Une fois, ce célèbre naturaliste occasionna innocemment un exanthème autour du cou et aux épaules de quatre dames qui avaient voulu assister à ses expériences. Cependant ces dames n'avaient touché ni les Chenilles ni les nids.

Charles Bonnet avoue ne s'être pas assez méfié des poils de plusieurs *Chenilles du pin*, en voulant les retirer de l'eau où elles s'étaient noyées. Il sentit, au bout de quelque temps, une sorte d'engourdissement dans les doigts, puis des démangeaisons et des cuissons très fortes qui furent suivies d'enflure.

Charles Morren a fait des expériences décisives sur l'action à distance de ces poils. Comme Réaumur, il a vu sortir des vases où se trouvaient les Chenilles, des flocons volatils extrêmement légers, composés de poils ténus et de quelques écailles ; ces flocons se répandent dans l'air et deviennent la cause de la singulière affection dont il s'agit. Ce ne sont pas les poils ordinaires, les grands poils de la Chenille qui voltigent ainsi et donnent naissance au mal, mais des poils beaucoup plus petits, presque invisibles à l'œil nu, qui se détachent lors de la transformation de l'animal en chrysalide (Réaumur, Morren). Ces poils (fig. 71) sont plus ou moins longs et plus ou moins pointus ; souvent brisés et alors comme tronqués. Les uns paraissent transparents, les autres un peu mats, striés longitudinalement ou finement ponctués. Il y en a qui semblent creux, divisés en compartiments par des cloisons transversales et remplis d'une matière particulière.

Réaumur affirme avoir vu un poil au centre de chaque phlyctène.

Ces poils agissent-ils simplement d'une manière mécanique ? La matière qui remplit quelquefois leur intérieur est-elle pour quelque chose dans le phénomène de l'urtication, ainsi que Charles Morren le suppose ? Est-il vrai qu'on ait reconnu dans plusieurs la présence de l'acide

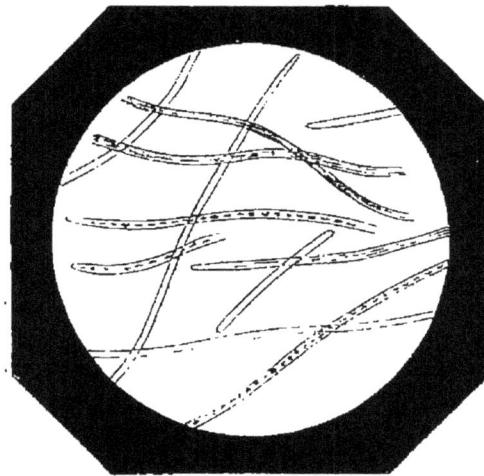

Fig. 71. — *Poils urticants.*

formique? Quoi qu'il en soit, il faut se tenir en garde contre les Chenilles qui viennent d'être signalées, et même, en général, se méfier de toutes celles qui sont velues.

M. Borkhausen n'hésite pas à déclarer que, lorsque l'action des *Processionnaires* se porte à l'intérieur, sur les poumons ou sur le tube digestif, la mort peut arriver (?).

Les anciens ont employé les Chenilles urticantes pour faire des sinapismes (Dioscoride). Réaumur et Dorthes sont d'avis qu'on pourrait les utiliser dans quelques circonstances, en les pulvérisant, comme succédanées des Cantharides (?) (1).

Un certain nombre d'animaux marins, en tête desquels il faut placer les *Actinies* et les *Méduses*, peuvent déterminer aussi des phénomènes d'urtication plus ou moins prononcés. Ces derniers animaux sont appelés vulgairement *Orties de mer* (2).

On a cité particulièrement une *Cyanée* (3), de Pondichéry, qui sécrète une humeur des plus âcres et des plus irritantes.

Les *Physalies* occasionnent également de très fortes démangeaisons. Elles sont connues sous le nom de *petites Galères*: leur crête dorsale oblique et ridée est relevée comme une voile. Lorsqu'on les saisit, elles font éprouver à la main une sensation brûlante, une douleur vive qui se prolonge assez longtemps; il en résulte quelquefois une tendance syncopale (Dutertre, Leblond); mais, généralement, le mal ne s'étend pas au delà de la main. L'espèce la plus commune est la *Physalie rougeâtre* (4) (fig. 72).

Les appareils urticants des *Méduses* sont des coques microscopiques logées dans la peau, sur laquelle elles forment des saillies plus ou moins fortes; on les observe principalement à l'extrémité ou le long des tentacules. Ces coques sont dures et trans-

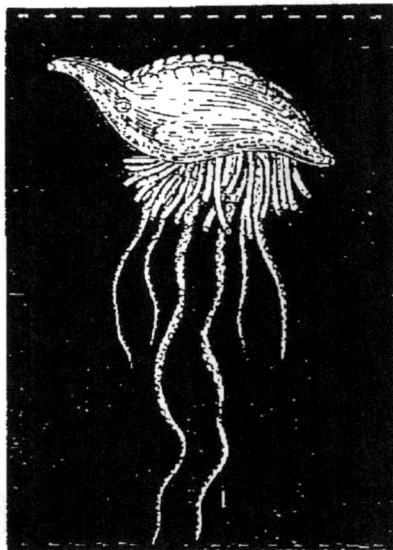

Fig. 72. — *Galère.*

(1) Voyez page 109.
(2) Ce sont les mères des *Polypes*.
(3) *Medusa (Cyanea) caliparea* Reyn.
(4) *Physalia pelagica* Bosc, vulgairement *Galère.*

parentes ; elles contiennent une seconde membrane mince et flexible, au fond de laquelle se trouve un fil long et ténu, enroulé sur lui-même pendant le repos. Ce fil peut sortir de la coque, et l'on voit alors à sa base des pointes aiguës en forme de dards ou de hameçons (*hastœ*, Corda).

Certaines coques présentent un petit poignard porté par une glandule et accompagné de muscles latéraux.

C'est avec ces appareils que les *Méduses* attaquent ou se défendent. La sensation brûlante qu'ils déterminent quand on touche ces animaux, et qui est si forte sur les muqueuses, a été comparée avec raison à celle des orties ; elle peut produire l'effet d'un vésicatoire.

Le *Rhizostome d'Aldrovande* (1), qui vit dans la Méditerranée, et celui de *Cuvier* (2), qui se trouve dans la Manche, sécrètent une bave qui a des propriétés assez irritantes. On assure qu'une seule goutte suffit pour déterminer une inflammation de la conjonctive et même des paupières. Cette bave fait naître sur la main de très petites élevures, accompagnées d'une vive démangeaison.

§ IX. — Des larves de Mouches.

Les *larves* de certaines *Mouches* tourmentent souvent l'espèce humaine. M. W. Hope a publié un travail intéressant sur ce sujet. Il désigne sous le nom de *myasis* les désordres produits par ces animaux et par les autres Diptères.

1° ESPÈCES. — Les *larves de Mouches* qu'on rencontre le plus souvent dans les diverses parties de notre corps se rapportent à quatre espèces principales : 1° la *Mouche carnassière*, 2° la *Mouche bleue*, 3° la *Mouche dorée*, 4° la *Mouche hominivore*. Voici leurs caractères abrégés.

Yeux { très écartés en arrière.		1. *Mouche carnassière.*
très rapprochés en arrière. { noir. Abdomen bleu rayé de noir. . . .		2. *Mouche bleue.*
Thorax. . . . . . { vert doré. Abdomen sans raies.		3. *Mouche dorée.*
bleu foncé. Abdomen rayé de pourpre. .		4. *Mouche hominivore.*

La *Mouche carnassière* ou *vivipare* (3) est assez commune, c'est la plus grande des quatre. Son corps est d'un jaune doré antérieu-

(1) *Rhizostoma Aldrovandi* Per. (*Cephea Aldrovandi* Lamk).
(2) *R. Cuvierii* Per. (*C. Rhizostoma* Lamk).
(3) *Sarcophaga carnaria* Meig. (*Musca carnaria* Linn.).

rement et couvert de poils noirs assez longs et épais. Son thorax est
gris avec quatre raies longitudinales noires, et son abdomen d'un
noir luisant, avec quatre taches carrées blanchâtres sur chaque
anneau.

Cette *Mouche* vole avec rapidité et fait entendre un bourdonnement continuel; elle est ovovivipare.

Elle recherche les cadavres pour y déposer ses larves. Celles-ci
sont des vers blanchâtres,
mous, sans pattes, atténués et
se terminant en pointe antérieurement, gros et comme
tronqués en arrière. Leur bouche est un suçoir accompagné
de deux crochets écailleux, très
propres à déchirer et à diviser
(fig. 73).

La *Mouche bleue*, ou *Mouche
à viande* (1), est une des grandes espèces de la France; sa
taille se trouve cependant plus

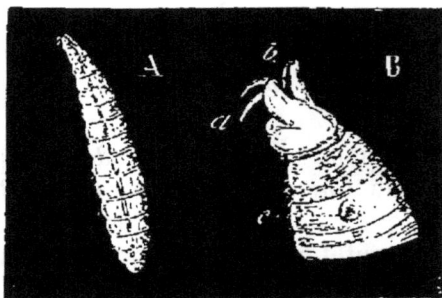

Fig. 73. — *Larve de Mouche* (*).

petite que celle de la *Mouche carnassière*. Elle a la tête brune à
reflets jaunâtres; elle s'annonce par un bourdonnement assez fort;
elle a l'odorat subtil et sent la viande de très loin, surtout la viande
fraîche. Elle est ovipare, ainsi que les
deux espèces suivantes; sa *larve* s'appelle
Asticot ou *Guillot*.

La *Mouche dorée* (2) est de la grandeur
de la *Mouche domestique*. Elle pond principalement sur les charognes. Sa *larve*
dévore les cadavres, même les cadavres
injectés (Raspail).

La *Mouche hominivore* (3) (fig. 74)
habite Cayenne; elle est longue de 9 millimètres; elle présente des palpes fauves,

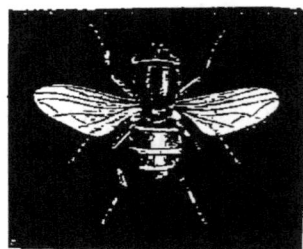

Fig. 74.—*Mouche hominivore.*

une tête très grande, une face et des joues d'un jaune doré, des

---

(1) *Calliphora vomitoria* Rob.-Desv. (*Musca vomitoria* Linn., *M. chrysocephala*
de Geer).

(2) *Lucilia Cæsar* Rob.-Desv. (*Musca Cæsar* Linn.).

(3) *Lucilia hominivora* Coq.

(*) Larve de *Mouche carnassière*. — *A*, larve. — *B*, son extrémité céphalique,
grossie : — *a*, crochets. — *b*, cornes charnues. — *c*, stigmate.

pattes noires, des ailes transparentes, un peu enfumées, surtout à la base (Coquerel).

2° ACTION SUR L'HOMME. — Tous les médecins savent que les *larves* des trois premières espèces de *Mouches* dont il vient d'être question peuvent naître et se développer dans les plaies et dans les cavités naturelles du corps humain.

C'est surtout au milieu des hôpitaux qu'on observe des exemples de ce fâcheux envahissement. Plusieurs chirurgiens en ont signalé aussi en Algérie et en Crimée.

Les faits relatifs à des *larves de Mouches* rejetées par le vomissement ou trouvées dans l'estomac ne sont pas rares. M. Hope en énumère sept ou huit (1). La présence de ces animaux dans les intestins est moins fréquente. Brera en rapporte un exemple et M. Hope un second.

Latham a trouvé des *larves de Mouches* dans le sinus maxillaire d'une femme. Vohlfant et Mangles en ont vu dans les sinus frontaux. Un exemple très curieux de ce dernier genre a été publié par le docteur d'Astros (d'Aix). Une femme, s'étant endormie aux champs, fut assaillie par des *Mouches* qui déposèrent leurs œufs (ou leurs larves) dans son nez. Pendant trois jours elle ressentit une douleur légère, mais sourde, qui semblait partir des sinus frontaux et s'étendre jusqu'à la tempe droite. Cette douleur était suivie d'un fourmillement importun et d'un bruit tout particulier qu'entendaient la malade et les assistants, lequel était comparable à celui des vers *qui rongent le bois*. Les deux jours suivants, à la suite d'une épistaxis, la malade rendit un nombre considérable de *larves de Mouches*. On en compta jusqu'à cent treize (2).

Le docteur Chevreul (d'Angers) a vu sortir du conduit auditif d'un enfant malpropre dix larves de *Mouche carnassière*.

Ruysch en a trouvé dans les voies urinaires.

Le professeur Lallemand a retiré une vingtaine de *larves* de la même espèce du vagin d'une femme atteinte depuis dix-huit mois d'un ulcère au col de l'utérus.

En 1826, à l'Hôtel-Dieu de Montpellier, un interne enleva devant moi une trentaine de *larves de Mouches* du milieu d'un cancer qui avait rongé le bas-ventre d'un pauvre moribond.

(1) Voyez Airel, Osiander, Phelsum, Joërdens. — On dit que la larve de la *Mouche météorique* (*Musca meteorica* Fabr.) se développe quelquefois dans l'estomac de l'homme.

(2) M. Legrand du Saulle a communiqué tout récemment, à l'Institut, un fait analogue. C'est une jeune fille âgée de neuf ans, dont les sinus frontaux renfermaient des *larves* qui avaient déterminé une céphalalgie frontale très opiniâtre, accompagnée de convulsions.

Andry. Panarolus, Lieutaud, Bertrand, Bianchi, Alibert..., ont rapporté des exemples analogues.

Ces faits sont fort heureusement exceptionnels. Mais des ravages moins rares sont ceux qui sont produits par la *Mouche hominivore*. Les larves de cette espèce se développent assez fréquemment à la Guyane, dans les fosses nasales et dans les sinus frontaux. M. Coquerel en a observé une quantité considérable chez un condamné. Elles entraînèrent la mort de ce malheureux. Le docteur Saint-Pair a vu six cas analogues (1855, 1856). Trois malades succombèrent après de cruelles souffrances, deux perdirent complétement le nez, et le dernier en fut quitte pour une déformation de cet organe (1).

Les malades n'éprouvent d'abord qu'un léger fourmillement dans les fosses nasales. Survient ensuite de la céphalalgie, puis un gonflement œdémateux dans la région nasale qui s'étend plus ou moins sur la face ; puis des épistaxis abondantes, une douleur sus-orbitaire très vive que les malades comparent à des coups appliqués avec une barre de fer. On voit naître des ulcérations sur le nez, par où s'échappent un certain nombre de larves. Des symptômes généraux indiquent une réaction inflammatoire très intense ; elle est suivie d'un érysipèle du cuir chevelu et de la face, quelquefois d'une méningite et enfin de la mort.

Dans un des cas recueillis par M. Saint-Pair, on avait déjà fait sortir plus de 300 larves à l'aide d'injections, mais il fut impossible de les expulser toutes. On les vit bientôt gagner le globe de l'œil et ramper entre les deux paupières. La paupière inférieure, gangrenée, tomba en lambeaux ; le bord inférieur de l'orbite resta nu. Les vers envahirent la bouche, corrodèrent les gencives et dénudèrent le maxillaire supérieur. Le malade succomba dix-sept jours après son entrée à l'hôpital.

Un autre individu, traité dans le service du docteur Chapuis, n'a vécu que trois ou quatre jours. *Plus de cent* larves s'étaient développées dans ses fosses nasales et son pharynx. Les muqueuses de ces cavités ne présentaient, à l'autopsie, qu'une masse de chair putréfiée, qu'une bouillie infecte de couleur noirâtre.

Mais les *larves des Mouches* de nos pays ou des pays étrangers peuvent-elles s'introduire dans la peau, quand celle-ci n'est pas malade, et quand elle ne présente ni cavité morbide ou naturelle, ni solution de continuité ? Il existe des faits malheureusement cer-

---

(1) Le docteur Daniel a fait connaître un autre cas suivi de mort, dans lequel l'oreille gauche était remplie de larves.

tains, desquels il résulte que ces animaux sont capables d'entamer l'enveloppe cutanée.

Leeuwenhoeck rapporte que des tumeurs de la grosseur du bout du doigt étaient survenues à la jambe d'une dame, et avaient fini par rendre ce membre monstrueux. Dans une de ces excroissances, il découvrit quelques larves de *Mouche carnassière.*

M. Hope cite l'exemple d'un jeune homme de la Jamaïque qui en avait dans l'épaisseur des joues et dans l'intérieur des gencives. On vient de voir que les larves de la *Mouche hominivore* peuvent, dans quelques cas, après avoir rongé les fosses nasales, produire des ravages exactement semblables.

Saltzmann a vu, à l'hôpital de Strasbourg, un jeune homme dont la peau était labourée sur tous les points par des milliers de *larves.* A l'aine et aux jambes, des plaques entières de chair avaient été détruites. L'œil gauche était dévoré. Le malade succomba.

M. Roulin raconte qu'en 1829, dans le Lincolnshire, un mendiant s'étendit un jour sous un arbre par un temps très chaud, ayant placé entre sa chemise et sa poitrine un peu de pain et de viande, restes de son dernier repas. La viande fut bientôt couverte de *larves de Mouches;* ces larves passèrent dans la chair vive. Bientôt cet homme fut tellement dévoré, que sa mort paraissait inévitable. On le transporta à Altorney, et l'on fit venir un chirurgien qui le pansa et déclara qu'il ne vivrait pas longtemps. Il mourut en effet peu d'heures après. Son aspect était horrible. De gros vers blancs se voyaient dans sa peau et dans sa chair profondément dévorée.

M. J. Cloquet a publié un fait encore plus remarquable. Un chiffonnier d'environ cinquante ans fut trouvé endormi dans un fossé du boulevard, à Paris, près de Montfaucon et porté à l'hôpital Saint-Louis. Il avait le cuir chevelu soulevé par des tumeurs arrondies, avec des perforations irrégulières, à travers lesquelles on voyait la chair devenue purulente et fétide. Une énorme quantité de *larves de Mouches* se remuaient, grouillaient dans ces tumeurs. Quinze à vingt de ces vers s'échappaient de ses paupières singulièrement gonflées et rapprochées. Les cornées, devenues opaques, avaient été perforées, ainsi que la sclérotique. Les yeux paraissaient presque vides. D'autres larves sortaient par le nez et les oreilles. Il y en avait aussi à l'orifice du prépuce et au pourtour de l'anus. Ce malheureux reproduisait, dans toute son horreur, la maladie de Job. Jamais, dit M. Cloquet, il n'avait vu un spectacle plus horrible et plus dégoûtant que cet infortuné dévoré tout vivant par des *larves* de cadavre.

Les faits qui précèdent permettent de ne plus révoquer en doute ce que Plutarque nous apprend relativement aux grands criminels que les rois de Perse condamnaient à être dévorés tout vifs par des larves de Diptères. On faisait placer le coupable entre deux bateaux d'égale longueur, renversés l'un sur l'autre, la tête, les mains et les pieds restant dehors. Sa face était exposée au soleil, enduite de miel. Les larves qui naissaient, entraient dans les chairs du malheureux... Mithridate, exposé par Artaxerce Longue-main à cet horrible supplice, vécut soixante et dix jours dans la plus cruelle agonie. Quand on enleva le bateau supérieur, on vit sa chair et ses entrailles entièrement rongées par des myriades de vers.

A l'exception des *OEstres*, dont je parlerai dans un autre chapitre, on ne peut pas regarder les *Mouches* ou leurs *larves* comme des insectes parasites. On n'observe ces animaux, dans notre corps, que d'une manière accidentelle. Je n'en excepte même pas la *Mouche hominivore*. La plupart du temps, ces *larves* ont été introduites dans nos cavités ou nos tissus, pour ainsi dire malgré elles. D'ailleurs, ce qui constitue le vrai parasitisme, c'est ce fait remarquable, que l'individu vivant aux dépens d'un autre individu ne fait pas périr ce dernier, à moins de circonstances tout à fait particulières. S'il en avait été autrement, l'espèce du parasite ou celle de l'animal qui le nourrit devrait nécessairement disparaître, fait contraire aux lois générales de la nature. Kunzmann remarque, avec raison, que les piqûres produites par les insectes, dans la vue de s'alimenter à nos dépens, n'ont jamais des suites aussi graves que celles qu'ils pratiquent pour se défendre contre nous.

§ X. — Des autres insectes introduits accidentellement dans les cavités naturelles.

Tout ce qui a été dit, dans le chapitre précédent, relativement aux *larves de Mouches* introduites dans les cavités naturelles du corps humain peut s'appliquer à divers insectes des autres ordres. Seulement, quant à ces derniers, ce sont tantôt les larves, tantôt les animaux parfaits. Je ferai remarquer, de plus, que ces faux parasites n'étant pas toujours carnassiers, ils ne peuvent pas se nourrir, dans tous les cas, aux dépens de nos tissus; aussi ne tardent-ils pas à périr par défaut d'alimentation. Leur séjour dans un milieu qui leur est défavorable les tue aussi, le plus souvent.

Beaucoup d'auteurs ont observé ces accidents. Fabrice de Hilden, Tulpius, Lister, Paykull, Rosen, Thompson, Bateman, Lemaout...; en ont signalé des exemples. Les *Ephémérides des curieux de la nature* en ont recueilli un certain nombre. M. Hope a réuni tous les faits de ce genre qui lui ont paru authentiques.

Les cavités de l'organisme envahies, sont d'abord les voies digestives, viennent ensuite les narines, le conduit auditif et les voies lacrymales.

Ces insectes sont surtout des Coléoptères, parmi lesquels on a indiqué principalement le *Sphodre leucophthalme* (1), le *Dytique bordé* (2), l'*Oxypore souterrain* (3), le *Pédère allongé* (4), les *Staphylins poli* (5), *pointillé* (6) et à *pieds bruns* (7), le *Dermeste du lard* (8), le *Géotrupe printanier* (9), le *Blaps porte-malheur* (10), le *Ténébrion de la farine* (11), les *Perce-oreilles grand* et *petit* (12)...

Parmi les Myriapodes ou Mille-pieds, on a cité surtout la *Scolopendre électrique* (13).

Parmi les Lépidoptères ou Papillons, on a indiqué les *Aglosses de la graisse* et *de la farine* (14), le *Papillon du chou* (15).

M. Hope a désigné sous le nom de *canthariasis*, les accidents produits par les Coléoptères et les Myriapodes. MM. Kirby et Spence avaient déjà appelé *scolechiasis* ou *scholechiasis* ceux déterminés par les Lépidoptères.

On comprend aisément la présence, dans l'estomac et dans les intestins, des insectes qui se nourrissent de lard, de graisse, de farine et des diverses substances qui servent à notre alimentation ; mais leur introduction dans les autres cavités naturelles est moins facile à expliquer.

Le séjour de ces insectes dans le tube digestif n'occasionne

---

(1) *Sphodrus leucophthalmus* Clairv. (*Carabus leucophthalmus* Linn.).
(2) *Dytiscus marginatus* Linn.
(3) *Oxyporus subterraneus* Fabr. (*Staphylinus subterraneus* Linn.).
(4) *Paederus elongatus* Fabr.
(5) *Staphylinus politus* Fabr.
(6) *S. punctulatus* Fabr.
(7) *S. fuscipes* Fabr.
(8) *Dermestes lardarius* Linn.
(9) *Geotrupes vernalis* Latr. (*Scarabaeus vernalis* Linn.).
(10) *Blaps mortisaga* Oliv. (*Tenebrio mortisaga* Linn.).
(11) *Tenebrio molitor* Linn.
(12) *Forficula auricularia* Linn. et *minor* Linn.
(13) *Geophilus electricus* (*Scolopendra electrica* Linn., *Geophilus carpophagus* Leach.).
(14) *Aglossa pinguinalis* Latr. (*Papilio pinguinalis* Linn.) et *farinalis* Latr. (*P. farinalis* Linn.).
(15) *Pieris brassicae* Schr. *Papilio brassicae* Linn., *Pontia brassicae* Fabr.).
⁎ A quel insecte appartient la larve qui se loge dans la lame criblée de l'ethmoïde et produit la maladie appelée *Péenash*, dans le nord-ouest de l'Inde? Cette larve est petite, articulée et terminée par une queue tordue en spirale; elle a une bouche et des yeux très apparents (Taruck-Chander-Lahory).

presque jamais de grands désordres, surtout lorsque les animaux (ou leurs larves) sont petits et peu nombreux. Quelquefois, ils sont digérés en tout ou en partie; d'autres fois ils agissent simplement comme corps étrangers qui embarrassent l'estomac ou l'intestin. Cependant, les *Cantharides*, les *Mylabres* ou les *Méloés* avalés imprudemment ou donnés par une main coupable peuvent déterminer une sorte d'empoisonnement, même la mort.

Les insectes adultes rejetés par le vomissement ou rendus par les selles ne paraissent pas généralement avoir séjourné longtemps dans le corps. Rien ne prouve qu'ils y aient subi leur métamorphose. Probablement ils avaient été avalés après leur transformation.

L'introduction de ces animaux dans les autres cavités naturelles est ordinairement plus ou moins grave.

M. Scoutetten rapporte qu'une fermière des environs de Metz ressentait dans les narines un fourmillement très incommode, accompagné d'une sécrétion abondante de mucus. De fréquents maux de tête vinrent s'ajouter à ces symptômes; les douleurs, supportables dans les premiers moments, prirent bientôt de l'intensité et se renouvelèrent, pour ainsi dire, par accès. Les mucosités, mêlées de sang, exhalèrent une odeur fétide. Survinrent un larmoiement involontaire, des nausées et des vomissements. Quelquefois les douleurs étaient tellement fortes, que la malade croyait être frappée d'un coup de marteau ou bien qu'on lui perforait le crâne. Alors les traits de la face se décomposaient, les mâchoires se contractaient, les artères temporales battaient avec force. Les sens de l'ouïe et de la vue étaient dans un tel état d'excitation, que le moindre bruit et la plus faible lumière devenaient insupportables. D'autres fois la malade éprouvait un véritable délire, se pressait la tête avec les mains et ne savait où trouver un refuge. Ces crises se renouvelaient cinq ou six fois dans la journée et autant dans la nuit. Une d'elles dura quinze jours presque sans interruption. Après une année de souffrances, la maladie fut subitement terminée par l'expulsion d'une *Scolopendre électrique* vivante, longue de 60 millimètres (1).

M. Hope ne cite qu'un seul cas de mort produit par la présence, dans les fosses nasales, d'un *Ténébrion de la farine*.

_____

(1) Un exemple analogue est consigné dans l'*Histoire de l'Académie des sciences*, année 1708. Paris, 1709, p. 42.

CHAPITRE II.

DES ANIMAUX NUISIBLES COMME ALIMENTS.

On a beaucoup parlé de plusieurs animaux dont la chair est nuisible lorsqu'elle est prise comme aliment, et peut déterminer des effets funestes regardés comme *toxiques*, tant ils ressemblent aux empoisonnements; mais ces animaux ne sont pas, à proprement parler, des animaux *venimeux* ou *toxicozoaires;* aucun d'eux ne possède ni *venin* ni *organe* producteur de venin. Ainsi qu'on va le voir, la plupart ne présentent le caractère dont il s'agit que dans des circonstances particulières. D'autres sont plutôt indigestes que malsains.

Ces animaux nuisibles sont : 1° des *Poissons,* 2° des *Mollusques,* 3° des *Crustacés.*

I. — POISSONS DANGEREUX. — Il est bien constaté, depuis longtemps, que diverses personnes ont éprouvé des accidents plus ou moins graves après avoir mangé certaines espèces de *Poissons.* Ces accidents, dans quelques cas, ont été suivis de mort. Adanson a vu périr des nègres à la suite de vomissements et de convulsions terribles, trois ou quatre heures après avoir mangé des *Ostracions* ou *Coffres.* Le docteur Praëger signale quatre exemples d'empoisonnement suivis de mort arrivés à des matelots de divers navires danois, hollandais et français, qui s'étaient nourris d'une autre espèce. L'un d'eux n'en avait mangé que le foie.

Cependant les *Poissons* ne sont pas des animaux *venimeux.* Quelle est donc la cause de leur action malfaisante ?

1° On a pensé qu'elle tenait à une altération morbide de leur chair, qui la disposait à une prompte putréfaction (Burrows), et par suite à des effets qui simulaient l'*empoisonnement.* Cette opinion est fondée sur ce que l'on a vu la moitié d'un *Poisson,* mangée fraîche, ne produire aucun inconvénient, tandis que l'autre moitié, le lendemain ou le surlendemain, a déterminé des résultats funestes. On connaît les effets terribles occasionnés par le *Thon* (1), lorsque sa chair commence à s'altérer (Cuvier et Valenciennes).

2° D'autres ont cru que l'animal, à l'époque du frai ou à toute autre époque, acquérait certaines parties plus ou moins actives qui ne pouvaient pas être mangées impunément, tout le reste ne présentant aucun danger. Ils ont expliqué ainsi la différence des effets observés.

(1) *Thymnus vulgaris* Cuv. (*Scomber Thymnus* Linn.).

Par exemple, le *Barbeau* (1) est extrêmement nuisible au moment de la reproduction. Il doit ses propriétés délétères à ses œufs (2). J'ai connu un jeune homme à Toulouse qui ressentit des douleurs stomacales très aiguës, et vomit même un certaine quantité de sang, après avoir mangé la moitié d'un *Barbeau*.

3° Quelques naturalistes ont émis l'idée que les effets funestes des *Poissons* tenaient essentiellement aux substances dont ils s'étaient nourris; qu'ils avaient avalé des matières minérales, végétales ou même animales dangereuses. On a parlé de cuivre sous-marin, de sels de baryte, de sulfate de fer, d'iodures...; on a signalé des fruits ou des plantes narcotiques...; on a indiqué des Crabes, des Annélides, de petites Étoiles de mer, des Méduses microscopiques, des œufs..... On dit que les *Balistes* sont très réfractaires aux fonctions digestives, même vénéneux, quand ils ont mangé certains Zoophytes.

4° Plusieurs médecins ont cru reconnaître que la préparation dont les *Poissons* étaient l'objet suffisait pour faire naître dans leur chair des propriétés plus ou moins dangereuses. On a cité des personnes qui ne pouvaient pas manger du *Poisson* frit sans le vomir (Louyer-Willermay).

5° Enfin, d'autres médecins ont soutenu que les effets dont il s'agit dépendaient d'un état particulier des organes des individus affectés, et non de la nature même du *Poisson* mangé.

Il est très probable qu'il y a du vrai dans toutes ces assertions. Plusieurs des causes qui viennent d'être résumées peuvent même se rencontrer simultanément...

Mais existe-t-il des *Poissons* dangereux dans tous les temps et dans tous les états? Si l'on en croit les voyageurs et les naturalistes, certaines espèces présenteraient ce caractère au moment même où l'on vient de les pêcher, à l'époque du frai et en dehors de cette époque, quels que soient leur âge et leur genre d'aliments, et quel que soit leur mode de préparation. Les espèces signalées comme les plus dangereuses appartiennent aux genres *Mélette* (3), *Sphyrène* (4), *Carangue* (5), *Scare* (6), *Diodon* (7) et *Gnéion* (8).

(1) *Cyprinus Barbus* Linn.
(2) *Ova choleram caussant* (Tim.).
(3) Par exemple, la *Mélette vénéneuse* (*Meletta venenosa* Valenc.), et le *Cailleu-tassart* (*M. Thrissa* Valenc.).
(4) La *grosse Sphyrène* (*Sphyræna Caracuda* Cuv.), et la *Bécune* (*S. Becuna* Lacép.).
(5) La *fausse Carangue* (*Caranx fallax* Cuv.).
(6) Le *Scarus capitaneus* Cuv.
(7) Le *Diodon orbicularis* Bloch. (*D. tigrinus* Cuv.).
(8) Le *Gneion maculatum* Bibron.

Mais le plus grand nombre de *Poissons* dits *vénéneux* ne sont nuisibles que d'une manière intermittente, c'est-à-dire que lorsqu'ils ont mangé certains animaux, lorsqu'ils vont se reproduire, ou dans des circonstances tout à fait particulières. Tels sont la *Vieille* (1), le *Congre* (2), le *Maquereau* (3), le *Hareng* (4)...

C'est surtout dans les pays chauds qu'on doit se tenir en garde contre les accidents produits par ces *Poissons*. M. Foussagrives fait remarquer que les espèces dont il faut le plus se méfier abondent principalement dans les mers tropicales, et que celles déjà dangereuses dans nos climats acquièrent, au milieu de ces contrées, des propriétés encore plus funestes.

Les symptômes produits par les *Poissons* nuisibles sont d'abord un malaise dans la région de l'estomac, puis une douleur plus ou moins vive vers l'épigastre, accompagnée quelquefois d'oppression et de dyspnée, un resserrement à la gorge. Viennent ensuite des inquiétudes générales, des frissons irréguliers, des sueurs froides. La face se colore et se gonfle; des plaques rougeâtres ou des éruptions vésiculeuses se manifestent sur le corps. Ces éruptions sont souvent suivies de démangeaisons plus ou moins fortes, parfois insupportables. Le malade éprouve des nausées, des angoisses, des vomissements, des coliques, des spasmes convulsifs, une sorte de choléra, la dureté de l'ouïe, l'obscurcissement de la vue, un état comateux et une insensibilité particulière. Quand la mort n'arrive pas, la convalescence est longue et difficile.

II. — MOLLUSQUES DANGEREUX. — On a cité deux exemples d'empoisonnements produits par des *Limaçons* qui avaient été recueillis, les uns sur un pied de *belladone*, les autres sur un *redoul* (5). Mais de tous les Mollusques, ceux qui occasionnent les accidents les plus fréquents, ce sont les *Moules* (6) et les *Huîtres* (7). On a été fort embarrassé pour expliquer ce genre d'action : on a accusé tour à tour la présence des pyrites cuivreuses dans les parages qu'elles habitent, leur séjour contre la coque des navires doublés de cuivre, de petits crabes qui se logent en commensaux entre leurs valves, le frai des Étoiles de mer ou de certaines Méduses qu'elles avaient

---

(1) *Balistes vetula* Linn.
(2) *Murœna Conger* Linn.
(3) *Scomber Scombrus* Linn.
(4) *Clupea Harengus* Linn.
(5) *Coriaria myrtifolia* Linn.
(6) Voyez page 147.
(7) Voyez pages 69, 144.

mangé (Lamouroux), une maladie qui leur serait particulière, la fermentation et la corruption de leur tissu, les *phases de la lune*...

III. — CRUSTACÉS DANGEREUX. — Certains *Crustacés* produisent des accidents du même genre que ceux qui viennent d'être signalés. Parmi ces animaux, les principaux sont les *Tourlourous* (1) (lorsqu'ils ont mangé les fruits du mancenillier?) (2) et les *Bernards-l'Hermite* (3).....

On a cité aussi les *Crevettes* (4), mais ces derniers *Crustacés*, ainsi que les *Bernards-l'Hermite*, ne produisent de mauvais effets que très accidentellement.

LIVRE V.

DES ANIMAUX VENIMEUX OU TOXICOZOAIRES.

On donne le nom d'*animaux venimeux* ou *toxicozoaires* à tous ceux qui produisent du venin. Ces animaux possèdent des glandes ou glandules pour sécréter l'humeur toxique et des instruments pour la transmettre. Les uns inoculent le venin avec la bouche ou une partie de la bouche disposée à cet effet ; d'autres sont pourvus d'un organe spécial. La distinction des animaux toxicozoaires en ceux qui transmettent l'humeur venimeuse avec la bouche et ceux qui présentent un appareil particulier, se trouve déjà dans les anciens auteurs.

Parmi les animaux nuisibles non venimeux, quelques-uns, on l'a déjà vu, possèdent une salive qui paraît avoir des propriétés plus ou moins analogues à celles des venins. Tels sont les *Réduves* et les *Cousins* (5).

SECTION PREMIÈRE.

DES ANIMAUX INOCULANT LE VENIN AVEC LA BOUCHE.

Les animaux qui inoculent le venin avec la bouche ou une partie

---

(1) *Gecarcinus ruricola* Latr. (*Cancer ruricola* Linn.).
(2) *Delectatur fructibus mancinellæ et inde sæpe venenatus fertur* (Linn.).
(3) *Pagurus Bernhardus* Fabr. (*Cancer Bernhardus* Linn.).
(4) Voyez page 149.
(5) Voyez pages 194, 203.

de la bouche présentent, dans cette cavité, des dents particulières ou *crochets* organisés pour cet usage, ou bien, à côté de celle-ci, soit des *antennes-pinces*, soit des *pieds-mâchoires*, en rapport, comme les crochets, avec l'organe sécréteur du venin (1).

CHAPITRE PREMIER.

DES TOXICOZOAIRES A CROCHETS.

Les animaux venimeux à crochets sont tous des *Ophidiens* ou serpents. Les plus dangereux sont les *Vipères*. MM. Duméril les comprennent dans le sous-ordre des Solénoglyphes, caractérisé par l'existence, à la mâchoire supérieure, de deux crochets antérieurs creusés d'un canal.

§ I. – Des Vipères.

1° VIPÈRE COMMUNE.— La *Vipère commune*, ou *Aspic* (2) (fig. 75), est un serpent dont on ne saurait trop se méfier. Elle appartient à la famille des Vipériens.

Habitation.— La *Vipère commune* se trouve assez fréquemment dans les Cévennes, la Lozère, l'Aveyron. On la rencontre surtout à Montmorency et dans la forêt de Fontainebleau. Elle se tient ordinairement près des chemins, des petits sentiers, dans les bois élevés et rocailleux, sous les pierres ou sous les buissons.

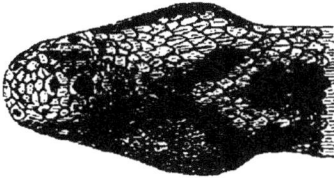

Description.— Elle est longue de 35 à 70 centimètres. Son corps, à l'endroit le plus épais, offre à peine 27 millimètres de diamètre. Sa couleur générale est brune ou roussâtre,

Fig. 75. — *Vipère commune.*

passant tantôt au gris cendré, tantôt au gris noir, avec une ligne irrégulière brune, noirâtre ou noire, flexueuse ou en zigzag, sur le dos, et une rangée de points inégaux de même couleur sur les

---

(1) On assure que certains Mollusques, par exemple des *Cônes* et des *Pleurotomes*, produisent des morsures qui s'enflamment et deviennent dangereuses. On croit que cela tient à un venin (d'où vient-il?) que l'animal introduit dans la blessure. M. Löven suppose que les crochets ou dents dont la trompe est armée s'enfoncent profondément dans la plaie, et que c'est la cause de l'inflammation qui survient. Le capitaine Beecher, retirant de l'eau un *Cône brunette* (*Conus aulicus* Linn.), fut piqué par celui-ci, et sa piqûre produisit un gonflement très douloureux. L'animal a-t-il la faculté de lancer les crochets de sa trompe, comme le pense M. Löven?

(2) *Vipera Aspis* Merrem (*Coluber Aspis* Linn., *Vipera Chersea* Latr.).

flancs. Les individus sont rarement unicolores. Le ventre paraît
d'un gris ardoisé. La *Vipère* présente une tête subtriangulaire légèrement cordiforme, un peu plus large que le cou, obtuse et comme
tronquée en avant, couverte d'écailles granulées. Son museau a
six petites plaques, dont deux perforées pour les narines. Ces dernières forment une tache noirâtre. On remarque en dessus deux
bandes noires réunies en V. La mâchoire d'en haut est blanchâtre
et tachetée de noir, et celle d'en bas jaunâtre. Les yeux, très petits,
vifs et brillants, sont bordés de noir. La langue est longue, fourchue, noire ou grisâtre, molle et rétractile. Les écailles sont
entuilées et carénées, ce qui les distingue de celles des Couleuvres.

Les mâles paraissent en général moins forts que les femelles.

Ce petit reptile aime la chaleur, surtout la chaleur humide ; il
chasse les musaraignes, les mulots, même les taupes, et en détruit
un grand nombre. Il se nourrit aussi de lézards, de grenouilles, de
mollusques, d'insectes et de vers. Il n'aime pas le grand jour ;
c'est le soir seulement qu'il poursuit les animaux dont il fait sa
nourriture.

La *Vipère* paraît timide et peureuse. Sa démarche est brusque,
pesante et irrégulière. Ce serpent a peu d'instinct ; il n'est pas susceptible d'apprivoisement, comme les Couleuvres. Retenu en
captivité, il refuse les aliments qu'on lui présente.

A l'approche de l'hiver, les *Vipères* se retirent dans les trous des
vieux murs, dans des troncs d'arbres vermoulus, même dans la terre
ou sous la mousse ; elles se mettent souvent plusieurs ensemble,
s'enlacent, se pelotonnent, et passent ainsi la mauvaise saison dans
un engourdissement à peu près complet.

Le mâle a deux pénis qui augmentent de volume pendant l'accouplement et fixent assez fortement les deux sexes l'un à l'autre,
à tel point que, si on les dérange, le mâle, qui est moins fort que
la femelle, est entraîné par cette dernière à reculons.

La *Vipère* est ovovivipare (Aristote). Ses petits naissent nus, avec
les fragments de leur enveloppe. Les œufs, un peu avant le moment
de l'éclosion, sont gros comme ceux du roitelet.

2° AUTRES ESPÈCES. — Nous avons, en Europe, deux autres
espèces de *Vipères*, l'*Ammodyte* et la *Péliade*. Voici leurs caractères
mis en regard de ceux de la *Vipère commune*.

$$\text{Tête}\begin{cases}\text{sans plaques.}\begin{cases}\text{Museau.}\begin{cases}\text{tronqué. . . . . .}\\\text{prolongé . . . . .}\end{cases}\end{cases}\\\text{avec plaques. . . . .}\end{cases}$$
1. *Vipère commune.*
2. *Vipère ammodyte.*
3. *Vipère péliade.*

La *Vipère ammodyte* ou *à museau cornu* (1) (fig. 76) habite les montagnes du Dauphiné ; elle présente une tête séparée du corps

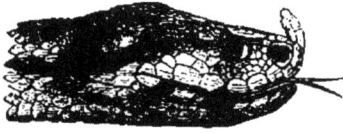

Fig. 76. — *Vipère ammodyte.*

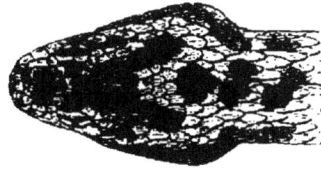

Fig. 77. — *Vipère péliade.*

par un cou assez net. Son museau est prolongé en pointe molle obtuse et relevée.

La *Vipère péliade*, ou *petite Vipère* (2) (fig. 77), se trouve aux environs de Paris. C'est cette espèce qui mordit au pouce, dans la forêt de Sénart, le 14 septembre 1851, mon respectable collègue

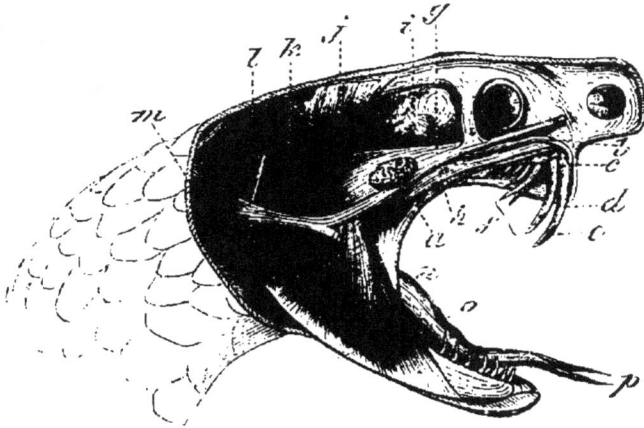

Fig. 78. — *Tête de Vipère* (*).

et excellent ami M. Constant Duméril. Elle offre un corps allongé, avec un fort rétrécissement à la nuque et une ligne brune sur le

(1) *Vipera Ammodytes* Dumér. (*Coluber Ammodytes* Linn., *Echidna Ammodytes* Merrem).

(2) *Pelias Berus* Merrem (*Coluber Berus* Linn., *Vipera Berus* Daud.).

(*) Tête de *Vipère péliade*. — *a*, glande à venin, vue à travers une ouverture faite dans le muscle ptérygoïdien externe. — *b*, son canal. — *c*, terminaison de ce canal dans la base antérieure du crochet. — *d*, crochet. — *e*, son orifice terminal. — *f*, crochets de remplacement. — *g*, muscle ptérygoïdien externe. — *h*, muscle ptérygoïdien interne. *i*, glande lacrymale. — *j*, muscle temporal antérieur. — *k*, muscle élévateur de la mâchoire inférieure. — *l*, muscle abaisseur de la mâchoire inférieure. — *m*, muscle rétracteur de la mâchoire. — *n*, langue. — *o*, son ouverture laryngée. — *p*, sa bifurcation.

dos. Elle a une grande plaque pentagonale échancrée antérieurement sur le sommet et au centre de la tête (1), derrière laquelle se voient deux autres plaques oblongues et très irrégulièrement pentagonales. La tête est un peu convexe (fig. 78).

Les naturalistes la considèrent comme assez différente des deux précédentes pour constituer un genre particulier (*Pelias*).

3° APPAREIL A VENIN. — Cet appareil présente à considérer : 1° la *glande*, 2° le *canal*, 3° le *crochet*.

1° *Glande*. — Elle est située sur les côtés de la tête, en arrière et en partie au-dessous du globe de l'œil, au-dessus du maxillaire supérieur et de l'os transverse, en avant du muscle temporal antérieur ; elle est embrassée par la base dilatée du muscle ptérygoïdien externe, qui forme autour d'elle, surtout en avant, une enveloppe tendineuse, blanchâtre et très résistante. C'est plutôt un assemblage de glandules

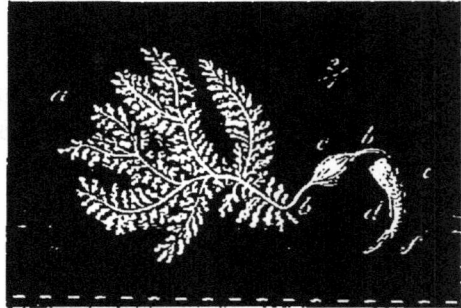

Fig. 79. — *Appareil venimeux* (*).

qu'une glande proprement dite. La substance de cette glande est molle et jaunâtre ; elle a une apparence comme 'spongieuse. Examinée au microscope, elle offre un certain nombre d'ampoules (*acini*) irrégulièrement obovées, entières ou bilobées, composées d'un tissu granuleux. Ces ampoules sont disposées avec beaucoup de régularité le long des canaux excréteurs, comme les barbes d'une plume des deux côtés de son axe, ou mieux encore, comme les folioles d'une feuille pennée. Le nombre des lobes varie suivant les individus. M. Léon Soubeiran l'a trouvé, en général, de 6, 7 et 8, en faisant abstraction d'un certain nombre de lobules secondaires placés à l'origine du canal principal. Les canaux secondaires et tertiaires ressemblent à des bandes et des bandelettes ramifiées ou simples, droites ou flexueuses.

2° *Canal*. — Le conduit de la glande toxifère est un canal étroit

(1) Chez la *Vipère commune*, il existe, au même endroit, une très petite plaque hexagonale.

(*) Appareil venimeux de la *Vipère péliade*, isolé. — *a*, glande ramifiée et pennée. — *b,b*, son canal. — *c*, réservoir placé sur le trajet du canal. — *d*, crochet coupé verticalement. — *e*, son orifice basilaire, recevant le canal de la glande. — *f*, son orifice terminal.

et cylindrique. Il se dirige d'arrière en avant, presque horizontalement, et se rend au crochet du même côté. Vers sa partie moyenne, à peu près au-dessous du bord inférieur de l'orbite, ce canal se dilate en un renflement ovoïde. C'est cette dilatation très faible (1) dans la *Vipère commune* qu'on a décrite sous le nom de *réservoir à venin*. M. L. Soubeiran l'a étudiée tout récemment; il a découvert dans ses parois un système de follicules simples, qui débouchent dans sa cavité et forment un appareil glanduleux spécial, placé sur le trajet du canal excréteur, comme la prostate des gastéropodes sur le trajet de leur canal déférent. Les follicules dont il s'agit paraissent réunis en plus grand nombre vers l'extrémité postérieure. Ils sont très allongés (2) et semblent indépendants les uns des autres.

3° *Crochet.* — Le *crochet* est une espèce de dent faite en forme de corne, beaucoup plus longue que les autres, placée dans la mâchoire supérieure : il y en a un à droite et un à gauche. Ils sont isolés, très pointus, courbes, à convexité antérieure et munis d'un canal étroit qui commence d'une part par une fente placée à la partie antérieure de sa base, et se termine d'autre part à une seconde fente plus étroite vers sa pointe et du même côté. Cette dernière fente ressemble à une petite rigole. Un fin sillon règne dans toute l'étendue de la convexité. Ce sillon s'efface quelquefois.

Dans leurs deux tiers basilaires, les *crochets* sont entourés chacun par un fort repli de la gencive (*saccus*, Mead), qui les embrasse comme l'extrémité d'une manchette embrasse le poignet. Ce repli s'étend en arrière et forme une gouttière ou gaîne qui reçoit et cache la dent quand elle est en repos.

Ces organes sont attachés solidement aux os maxillaires supérieurs et comme ankylosés avec eux. Ces derniers os sont très petits, très courts ; ils jouissent d'une grande mobilité. Deux muscles les mettent en mouvement : ce sont le ptérygoïdien externe, qui sert d'élévateur ou redresseur, et le ptérygoïdien interne, qui sert d'abaisseur.

Derrière les *crochets* se trouvent des dents plus petites (3) ou des germes dentaires destinés à les remplacer lorsqu'ils viennent à tomber (Rosa). Ces autres dents, plus ou moins développées, sont libres et restent renfermées, comme dans un sac, dans le repli de la gencive dont il a été question.

Pendant l'état de repos, les *crochets* demeurent couchés. L'animal les sort de leur gaîne gingivale et les relève lorsqu'il veut s'en

(1) Grand diamètre, 0mm,003 ; petit diamètre, 0mm,001. (L. Soubeiran.)
(2) Leur longueur est de 0mm,04 à 0mm,06, et leur largeur de 0mm,01 à 0mm,02. (L. Soubeiran.)
(3) Dans un *Fer-de-lance*, j'en ai compté quatre assez développées.

servir. Mais c'est à tort qu'on a cru, à cause de cette circonstance, que ces espèces de dents étaient mobiles ; c'est l'os maxillaire uni en un seul corps avec le *crochet*, ainsi qu'on l'a vu plus haut, qui se meut. Du reste, cet os n'a de connexion qu'avec cet organe ; car chez ces animaux, les autres dents du haut de la bouche appartiennent au palais, où elles forment deux rangées.

4° ACTION SUR L'HOMME. — 1° *Morsure.* — Redi paraît être le premier qui ait signalé avec quelque précision l'action et les effets de la *Vipère*. Mead et Fontana ont décrit avec plus d'exactitude encore la morsure et l'inoculation déterminées par ce dangereux serpent.

Les *Vipères* n'emploient habituellement leur arme redoutable que pour s'emparer des petits animaux dont elles se nourrissent. Elles fuient devant l'homme ; mais si l'on appuie imprudemment le pied sur un de ces reptiles, si on le saisit avec la main, s'il croit qu'on veut le prendre ou le blesser, il se défend avec colère et met en usage et ses crochets et son venin.

Quand une *Vipère* frappe, voici comment elle agit. L'animal se roule d'abord sur lui-même, formant plusieurs cercles concentriques ou superposés. Tout le corps est ramassé sous la tête, placée au sommet ou au centre de cet enroulement, et retirée un peu en arrière, semblable à une vedette en observation. Bientôt l'animal se débande comme un ressort. Il allonge son corps avec une telle vitesse, que pendant un instant on le perd de vue. Dans ce mouvement la *Vipère* franchit un espace tout au plus égal à sa longueur ; car il faut bien noter qu'elle n'abandonne jamais le sol, où elle reste toujours appuyée sur la queue ou sur la partie postérieure du corps, prête à s'enrouler de nouveau pour s'élancer encore quand elle a manqué son coup ou qu'elle en veut frapper un second. Pour agir, la *Vipère* ouvre largement sa gueule, redresse ses crochets, les place dans la direction du but qu'elle veut atteindre, les enfonce par le choc de sa tête ou de sa mâchoire supérieure, qui frappe comme un marteau, et les retire sur-le-champ. La mâchoire inférieure, qu'elle rapproche en même temps, lui sert de point d'appui pour favoriser l'introduction des crochets ; mais ce secours est faible, très faible, et l'animal, ainsi que je viens de le dire, agit en frappant plutôt qu'en mordant. Cependant il est des cas où la *Vipère* mord réellement et blesse sans s'enrouler et sans se dérouler : c'est ce qui arrive, par exemple, quand elle rencontre un petit animal dont elle s'empare sans brusquerie et sans colère, ou bien quand un individu, saisi par la queue ou par le milieu du corps, se retourne et enfonce ses crochets. A mesure que ces dernières dents pénètrent dans le tissu, le poison est poussé dans le canal qui les traverse par la contraction des muscles (1), par les mouvements que fait l'animal pour fermer la bouche, et l'injection dans la plaie a lieu avec d'autant plus de force, que le serpent est plus vigoureux, qu'il mord avec plus de colère et qu'il a plus de venin.

2° *Blessure.* — Les blessures produites par la *Vipère* présentent un aspect particulier qui permet presque toujours de les reconnaître à la simple inspection, et de les distinguer de celles d'un serpent non venimeux, d'une Couleuvre, par exemple. En effet, tous les serpents privés de crochets produisent des piqûres opérées par les dents des deux mâchoires, lesquelles forment deux lignes courbes opposées, à concavités qui se regardent. Dans les morsures des *Vipères*, on trouve sur les côtés correspondants à la mâchoire supérieure deux piqûres plus larges et plus profondes produites par les crochets (2).

Les petites plaies dont il s'agit s'enflent, deviennent rouges et ecchymosées, quelquefois livides ; d'autres fois elles s'entourent de phlyctènes et de bulles aqueuses.

Les symptômes généraux qui accompagnent la blessure ont été décrits par beaucoup d'auteurs. La personne mordue éprouve d'abord un sentiment de douleur dans la partie blessée, lequel se répand dans tout le membre et même jusqu'aux organes internes. La tuméfaction, la rougeur et la lividité gagnent peu à peu les parties voisines ; les syncopes arrivent ; le pouls devient fréquent, petit, concentré, irrégulier. On a des soulèvements d'estomac, des vomissements bilieux ; de la difficulté à respirer, des sueurs froides et abondantes ; du trouble dans la vision et dans les facultés intellectuelles ; des convulsions suivies presque toujours d'une jaunisse générale. Il y a quelquefois des douleurs vives dans la région ombilicale. Le sang qui s'écoule de la plaie devient souvent noirâtre ; quelque temps après, il se transforme en sanie, et enfin, dans certains cas, heureusement fort rares, la gangrène se manifeste.

Chez les personnes faibles, maladives, timides, chez celles qui viennent de manger, les symptômes marchent plus vite et sont plus graves que chez les individus robustes, bien portants, courageux et qui sont à jeun.

Les morsures des *Vipères* sont généralement dangereuses.

Ambroise Paré rapporte que, pendant son séjour à Montpellier

---

(1) Le muscle ptérygoïdien externe, en se contractant pour faire relever le crochet, agit en même temps sur la glande qu'il embrasse.

(2) Plutarque parle de *deux piqûres* presque imperceptibles, que l'*Aspic* avait faites sur le bras de Cléopâtre.

avec le roi Charles IX, il fut mordu à l'extrémité de l'index, au moment où il examinait une *Vipère* chez un pharmacien. Il éprouva une douleur vive ; mais une ligature immédiate et un topique de thériaque délayée dans l'alcool guérirent l'accident en peu de jours.

Bernard de Jussieu herborisant, le 23 juillet 1747, sur les buttes de Montmartre, un de ses élèves saisit une *Vipère* qu'il prenait pour une Couleuvre ; le serpent, irrité, le mordit en trois endroits (aux deux pouces et à l'index de la main droite). Il en résulta d'abord de l'engourdissement et de l'enflure, puis des défaillances et une jaunisse bornée à l'avant-bras. Il n'y eut pas d'autres désordres.

Il serait facile de multiplier ces exemples. Toutefois il ne faut pas croire que ces morsures ne soient jamais suivies d'une terminaison funeste. Dans certains cas elles peuvent donner la mort.

Béclard racontait, dans ses leçons, qu'un jeune homme des environs d'Angers, fauchant dans un pré, ayant été mordu, à plusieurs reprises, par une *Vipère*, mourut en peu d'heures.

Une femme, blessée à la cuisse, succomba au bout de trente-sept heures.

M. Dusoard a cité onze exemples, dont quatre mortels...

Matthiole rapporte une observation qui prouve qu'une *Vipère*, même coupée en deux, peut encore mordre quand on la manie sans précautions. Un paysan fauchant un pré coupa par hasard un de ces ophidiens par le milieu ; il saisit maladroitement le tronçon de la tête ; celle-ci se retourna et mordit fortement le doigt de l'imprudent, qui mourut de la blessure (1).

Redi et Saviard parlent aussi de morsures graves faites par des *Vipères* dont la tête avait été séparée du corps.

Le docteur Scoutetten a fait connaître un exemple analogue. En juillet 1837, un jeune homme des environs de Metz, cherchant des vers pour la pêche, aperçut deux serpents qu'il prit pour des Couleuvres. Il les divisa en morceaux avec une pioche ; quelques instants après, ayant saisi une des têtes, il se sentit mordre à l'index droit ; il secoua vivement la main, et ce n'est qu'après plusieurs efforts qu'il parvint à se dégager.

§ II. — Des Serpents étrangers.

Les principaux serpents venimeux étrangers sont : 1° les *Cérastes*, 2° les *Crotales*, 3° les *Bothrops*, 4° les *Naïas*.

1° Les CÉRASTES, ou *Serpents cornus*, sont voisins des Vipères. Ils

---

(1) Matthiole dit *sur-le-champ*, ce qui est bien difficile à admettre.

en diffèrent en ce que leurs plaques sourcilières se relèvent en pointe et simulent une paire de petites cornes.

Les principales espèces sont le *Céraste d'Égypte* (1) (fig. 80) et le *Céraste de Perse* (2).

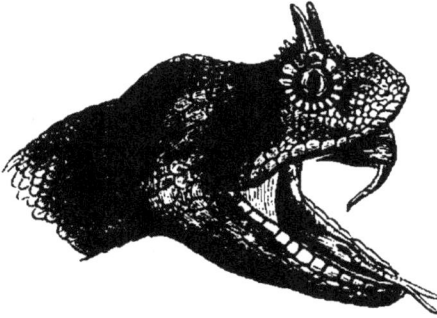

Fig. 80. — *Céraste.*

Ces animaux sont justement redoutés ; on assure que la première espèce, qui se rencontre aussi dans le Sahara algérien et dans le Maroc, peut tuer en quelques heures.

2° Les CROTALES, ou *Serpents à sonnettes*, sont des ophidiens pe la famille des Crotaliens grands et robustes, qui peuvent atteindre jusqu'à 2 mètres de longueur ; ils ont tous le dessus du corps revêtu de plaques simples. L'extrémité de la queue est garnie de plusieurs grelots écailleux, emboîtés lâchement les uns dans les autres, et résonnant légèrement quand l'animal marche : de là le nom de *Serpents à sonnettes* qui leur a été donné. Leurs crochets sont très longs ; leur réservoir à venin est très ample (Duméril).

Les principales espèces sont : le *Durisse* (3) (fig. 81), de l'Amérique septentrionale ; le *Boquira* (4), de l'Amérique intertropicale, particulièrement du Mexique, de la Guyane et du Brésil, et le *Millet* (5), de l'Orégon. On assure que la dernière espèce est la plus dangereuse.

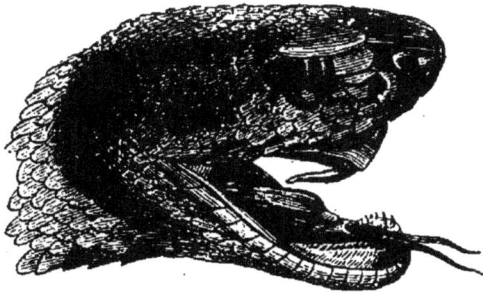

Fig. 81. — *Crotale durisse.*

Les *Crotales* inspirent avec raison un sentiment d'effroi : leur venin tue les bœufs et les chevaux presque instantanément. Les chiens ré-

(1) *Cerastes Ægyptiacus* (*Coluber Cerastes* Linn., *Vipera Cerastes* Daud.).

(2) *Cer. Persicus* Dumér.

(3) *Crotalus Durissus* Linn. (*Caudisona Durissus* Laur.).

(4) *Cr. horridus* Linn. (*Caudisona terrifica* Laur.).

(5) *Cr. miliaris* Linn. — On redoute aussi les *Crotalus confluentus* Say, *tergeminus* Say, et *rhombifer* Latr.

sistent davantage. Un *Crotale* long d'environ un mètre tua un de ces animaux au bout de quinze minutes; un second au bout de deux heures, et un troisième au bout de trois. Quatre jours après, il piqua un chien, qui ne survécut que trente secondes, et un autre qui ne résista que quatre minutes. Trois jours après, une grenouille périt au bout de deux secondes, un poulet au bout de huit minutes, et un amphisbène blanc aussi au bout de huit minutes (Halm). M. Rousseau a tué rapidement des pigeons, en leur enfonçant dans les muscles pectoraux les crochets d'un *Crotale* mort depuis deux jours.

Ces animaux n'attaquent guère l'homme que lorsqu'ils ont été provoqués. Leur venin détermine la mort au bout de deux ou trois minutes. Mais si les remèdes sont employés à temps, il est possible de guérir. Suivant Everard Home, lorsqu'un doigt a été mordu, il tombe complétement en mortification. Dans les autres cas, les bords de la plaie se gangrènent, le tissu cellulaire est détruit, les muscles paraissent très enflammés. Suivant Laurenti, la morsure de ces terribles serpents détermine l'enflure du corps et le gonflement de la langue. La bouche devient brûlante, la soif vive, et le blessé meurt après quelques minutes d'une affreuse agonie. Chez l'infortuné Drake, mordu à la main et cautérisé un quart d'heure après, il y eut des syncopes, une respiration bruyante, un pouls presque nul et des évacuations involontaires. Les yeux étaient fermés, les pupilles contractées, le corps froid et les membres insensibles. Il mourut au bout de neuf heures (Pihorel).

Lorsqu'on a le bonheur d'échapper à la mort, on conserve quelquefois toute la vie une infirmité plus ou moins désagréable. Lesueur, blessé à Timor, éprouvait à Paris, huit ou dix ans après, une grande lourdeur dans le membre qui avait été blessé.

M. Alfred Dugès fut mordu, le 24 août 1857, à Silao (Mexique) par un jeune *Crotale* (1) long de 20 centimètres, à la face supérieure de la deuxième phalange de l'index gauche; il ressentit au moment même une douleur atroce : c'était comme un caustique violent versé sur une plaie récente. (Forte ligature et cautérisation avec du nitrate d'argent.) Grande défaillance, sueur froide, anxiété précordiale insoutenable; bouche extrêmement pâteuse. (Une heure après, seconde cautérisation avec du bromure de fer.) La main était déjà très enflée et le bras douloureux jusqu'à l'aisselle. (Cataplasmes et embrocations d'huile d'olive.) Le 22, l'index et le dos de la main étaient volumineux et ne pouvaient supporter aucune

---

(1) C'était le *Crotalus triseriatus* Wiegm., variété du *Cr. Durissus*.

pression. Cet état pouvait être comparé à une énorme engelure.
Le 23, l'enflure et la douleur se calment un peu. Le 24 et le 25,
la main prend une couleur bistre; elle est encore engourdie. Le 27,
la couleur s'affaiblit, mais le malade éprouve encore de la peine à
fermer le poing. (A. Dugès.)

3° Les Bothrops, ou *Fers-de-lance*, appartiennent aussi à la famille
des Crotaliens; ils se font remarquer par des fossettes creusées
derrière les narines et par un petit aiguillon corné à l'extrémité de
la queue. Ils ont des écailles carénées et n'offrent point de grandes
plaques au-dessus de la tête, si ce n'est sur la carène qui va du nez
aux sourcils et au-dessus des yeux.

L'espèce la plus redoutée est le *Fer-de-lance proprement dit*, ou
Vipère jaune de la Martinique (1).

Ce serpent habite la Martinique et Sainte-Lucie. En 1826, dans
ces îles, on crut devoir accorder une prime de 50 centimes par tête
de serpent. Aux environs du Fort-Royal, on en tua 700 dans un
seul trimestre (Rufz). Ce serpent est long de 2 mètres environ.
Sa couleur varie du jaune clair au brun foncé. Sa tête est assez
grosse.

La blessure du *Fer-de-lance* tue toujours les petits mammifères.
Elle peut faire périr les plus grands, même les bœufs.

Les nègres qui travaillent aux plantations, et les soldats de service à la Martinique, sont souvent frappés par ce dangereux ophi-
dien. M. Blot rapporte trois cas de mort (un nègre, une négresse
et un mulâtre) arrivés presque dans l'instant de la blessure.
M. Guyon a vu périr plusieurs soldats. La mort arrive, en général,
trois heures, douze heures, un jour, plusieurs jours après l'accident.

L'individu piqué ressent ordinairement une vive douleur; cette
douleur est suivie d'une tuméfaction plus ou moins livide. Sa chaleur s'affaiblit et sa sensibilité diminue ou s'éteint. En même temps
surviennent une forte lassitude et un malaise général. Le pouls et
la respiration se ralentissent, les idées se troublent, le coma arrive,
et une teinte plus ou moins bleuâtre se manifeste sur la peau. On
éprouve quelquefois une soif ardente, des paralysies et, dans certaines circonstances, une congestion pulmonaire suivie d'une expec-
toration sanguine plus ou moins abondante. (Guyon.)

On trouve au Brésil un autre *Fer-de-lance*, le *Jararaca* (2), qui
fait aussi beaucoup de mal aux indigènes.

---

(1) *Bothrops lanceolatus* Wagl. (*Vipera lanceolata* Daud., *V. Megœra* Shaw,
Trigonocephalus lanceolatus Opp.), vulgairement *Serpent jaune des Antilles.*
(2) *Bothrops Jararaca* Dumér. (*Cophias Jararaca* Neuw.).

M. le docteur Anzoux a bien voulu me communiquer une tête préparée de ce dernier serpent, d'après laquelle j'ai dessiné la figure ci-contre (fig. 82).

4° Les Naïas, ou *Serpents à lunettes* (1), ont un corps élargi en avant et formant une sorte de disque, ce qui est dû à la singulière propriété dont ils jouissent d'écarter leurs premières paires de côtes. Ces serpents appartiennent à la famille des Conocerques. Ils se rencontrent en Arabie et dans les Indes.

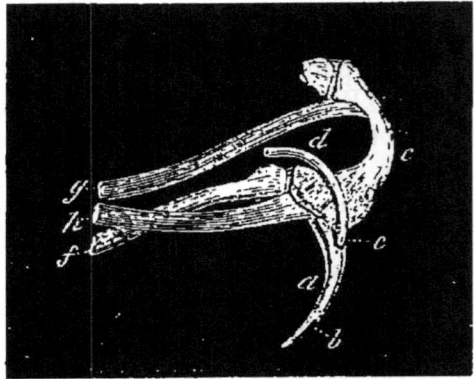

Fig. 82. — Crochet (*).

L'espèce principale est le *Serpent à lunettes proprement dit* (2). Il présente sur son disque cervical une tache brune en forme d'une paire de lunettes.

Ce groupe renferme aussi le serpent *Haje* (3), qui paraît être le véritable *Aspic* de l'antiquité, célèbre par la mort de Cléopâtre.

Les *Naïas* produisent des piqûres dangereuses. La subtilité de leur venin est telle qu'il peut tuer en un instant.

Une poule mordue par un de ces animaux (qu'élevait un jongleur indien) vomit, roidit ses pattes et succomba au bout de dix minutes. Une seconde poule mordillée deux fois par le même individu mourut après huit minutes. (Rondot.)

Il y a quelques années, un gardien de la ménagerie de Reptiles, à Londres, fut blessé par un serpent de ce genre. Au bout d'une demi-heure il avait succombé. Un des phénomènes les plus remarquables qu'il offrit avant sa mort, fut une paralysie des muscles inspirateurs du thorax. (Quain.)

---

(1) Les trois genres précédents sont des Solénoglyphes, comme les *Vipères;* les *Naïas* sont des Protéroglyphes caractérisés par des crochets cannelés, non perforés à la base.

(2) *Naja tripudians* Merrem (*Coluber Naja* Linn.), vulgairement *Cobra de capello, Serpent à coiffe, Naïa baladine.*

(3) *Naja Haje* Schleg. (*Coluber Haje* Linn.).

(*) Portion de l'appareil venimeux du *Bothrops Jararaca.* — *a*, crochet. — *b*, son orifice terminal. — *c*, son orifice basilaire. — *d*, canal du venin. — *e*, os maxillaire. — *f*, os ptérygoïdien. — *g*, tendon du muscle ptérygoïdien externe. — *h*, tendon du ptérygoïdien interne.

CHAPITRE II.

DES TOXICOZOAIRES A ANTENNES-PINCES ET A PIEDS-MACHOIRES.

Les animaux venimeux qui inoculent le venin avec des antennes-pinces ou des pieds-mâchoires sont les premiers, les *Araignées*, et les seconds, les *Scolopendres*. Tous appartiennent à des classes qui ne présentent plus de dents ni même de mâchoires supérieure et inférieure, comme les Vertébrés. Leur système maxillaire se compose de pièces latérales mobiles dans le sens horizontal. Tantôt l'animal porte sur le front des espèces d'appendices ou serres, considérées mal à propos comme des mandibules : ce sont là les *antennes-pinces*, qui produisent et qui inoculent le venin. Tantôt il offre une paire de petits pieds dilatés très rapprochés de l'orifice buccal, terminés par un fort crochet : ce sont là les *pieds-mâchoires*.

§ I. — Des Araignées.

J'ai déjà parlé des *Araignées* et de la toile qu'elles produisent (1).

1° ARAIGNÉE DES CAVES (2). — Cette espèce est une des plus communes. On la trouve en France et en Italie.

Elle a un corps long de 2 centimètres, velu, d'un noir tirant sur le gris de souris. Elle offre une suite de taches triangulaires noires le long du milieu du dos et de l'abdomen. Ses mandibules sont vertes ou d'un bleu d'acier.

2° AUTRES ESPÈCES. — Les plus importantes à connaître sont :

1° Les *Mygales* (*Araignées-crabes* et *maçonnes*) (3), remarquables par l'insertion terminale de leurs palpes.

2° Les *Clubiones*, dont les yeux sont placés sur deux lignes (4);

3° Les *Théridions*, particulièrement la *Malmignatte* (5), de la Corse et de l'Italie, et la *mactante* (6), de l'Amérique méridionale.

4° Les *Pholques*, surtout le *Phalangioïde*, ou *Araignée domestique à longues pattes* (7).

---

(1) Voyez page 80.
(2) *Segestria cellaris* Latr. (*Aranea Florentina* Rossi, *Segestria perfida* Walck.).
(3) *Mygale* Walck.
(4) La *Clubione nourrice* (*Clubione nutrix* Latr.) est surtout dangereuse.
(5) *Theridion* 13-*guttatum* Walck. (*Aranea* 13-*guttata* Rossi).
(6) *Th. mactans* Walck. (*Aranea mactans* Fabr.).
(7) *Pholcus phalangioides* Walck.

5° Les *Épéires*, parmi lesquelles nous trouvons l'*Araignée dia-dème* (1).

6° Enfin les *Tarentules*, auxquelles je consacrerai un article spécial.

3° APPAREIL A VENIN (fig. 83).— La nature a donné aux *Araignées* deux *antennes-pinces* ou chélicères (2), ainsi que je l'ai déjà dit, placées au-devant de l'appareil buccal. Ce sont les organes du venin.

Les glandes (fig. 84) qui pré-parent l'humeur toxique se trouvent à la base de ces pinces; elles se prolongent plus ou moins dans la région céphalique; ce sont des tubes vasculiformes, aveugles, flexueux, plus ou moins recourbés, terminés

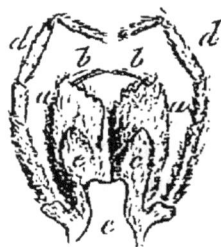

Fig. 83. — *Appareil buccal* (*).

en massue et entourés d'une couche de faisceaux musculaires aplatis, striés ou lisses, disposés en spirale. A leur partie antérieure, ces tubes glanduleux se rétrécissent brusquement et forment un conduit excréteur grêle, qui traverse longi-tudinalement l'antenne-pince et se rend à son extrémité.

Les chélicères sont composées de trois parties, une inférieure, une moyenne et une terminale.

La première partie est courte; la moyenne, grosse, massive et garnie de plusieurs poils. Vers son extré-mité, du côté intérieur, on y re-marque deux rangées de pointes co-

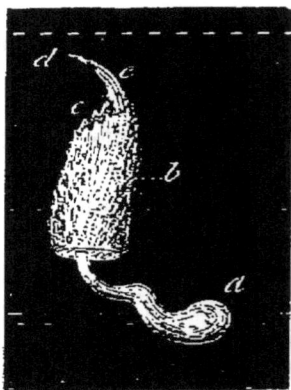

Fig. 84. — *Glande et griffe* (**).

niques, dures, écailleuses, en forme de dentelures. Il y en a trois

---

(1) *Epeira diadema* Walck. (*Aranea diadema* Linn.). — Il y a une *Épéire* à la Nouvelle-Hollande, dont les naturels se nourrissent.

(2) *Pinces frontales, mandibules, tenailles, serres* des auteurs.

(*) *a,a,* mandibules ou antennes-pinces. — *b,b,* leurs crochets. — *c,c, mâchoires.* — *d,d,* palpes maxillaires énormes.

(**) *a,* glande venimeuse. — *b,* partie de son canal placée dans la mandibule. — *c,* crochet. — *d,* son orifice terminal. — *e,* gouttière à bords dentés, recevant le crochet dans le repos.

de chaque côté, et encore une septième inférieurement. La troisième partie, appelée *griffe* ou *onglet*, est mobile et articulée sur
la moyenne. Ce crochet paraît conique, un peu arqué en dedans,
très pointu, lisse et sans poils. Pendant l'inaction, il est replié et
reçu entre les deux rangs de denticules comme dans une gouttière.
Ce crochet offre, près de son extrémité, en dessous, une petite
fente pour la sortie du venin. Leeuwenhoek est le premier qui
ait signalé cette ouverture, qui est très étroite et difficile à voir.
Mead a nié mal à propos son existence.

4° ACTION SUR L'HOMME. — Quand une *Araignée* mord, elle enfonce ses deux griffes dans le tissu de sa victime. Une gouttelette
de venin est déposée en même temps au fond de chaque piqûre.

On a beaucoup parlé du venin des *Araignées*. Latreille a constaté
qu'une seule piqûre d'une espèce de taille moyenne suffit pour
faire périr, dans l'espace de quelques minutes, une mouche domestique. D'autres observateurs nous ont appris que la morsure des
grandes *Araignées* de l'Amérique méridionale (*Mygales*) peut donner
la mort à des colibris, à des fauvettes, et même à des pigeons.

Les *Araignées*, et surtout celles d'Europe, sont-elles dangereuses
pour l'homme ? Est-il vrai que la morsure de plusieurs espèces a
été suivie de résultats fâcheux et même de la mort ?

Martin Lister a vu des piqûres accompagnées d'inflammation. Le
fait est-il bien sûr ? Schurig cite un cas de morsure ayant déterminé
la chlorose. Cromstock parle d'un autre cas qui produisit la danse
de Saint-Guy. Mais ces auteurs et ces exemples me paraissent bien
suspects ! Turner, Scaliger, Flacourt, Brogiani, etc. regardent aussi
les *Araignées* comme des animaux très dangereux !

D'un autre côté, François Bon rapporte qu'il a été piqué plus
d'une fois, et qu'il n'en est jamais résulté le moindre mal. En conséquence, il *ne croit pas ces animaux venimeux*. Robert, Boyle et
Amoreux partagent cette opinion. De Geer, après avoir rappelé
que Clerck a été mordu fort souvent par des *Araignées*, sans en
avoir ressenti aucune incommodité, s'empresse de conclure qu'*elles
ne semblent pas du tout venimeuses*. Enfin, H. Cloquet a remarqué,
sur lui-même, que le poison de ces animaux ne produisait aucun
effet.

Cependant il est bien certain que, dans les pays chauds, les
Araignées peuvent déterminer, surtout chez les enfants et les femmes, d'abord une douleur locale plus ou moins vive et plus ou moins
passagère, et ensuite une petite enflure livide, quelquefois même
une phlyctène. Dans certains cas, on ne trouve qu'un point rouge à
peine perceptible ; d'autres fois il se produit une véritable tumeur.

Rarement, il est vrai, les morsures sont accompagnées de symptômes généraux, et, dans ces cas, ces symptômes sont analogues à ceux que déterminent les différentes espèces de venins.

Latreille pense qu'il faut se méfier des *Araignées*, surtout des grosses espèces, quand on se trouve dans un pays chaud. Rossi prétend que la *Malmignatte* peut déterminer des accidents graves, et même donner la mort. Cette dernière assertion paraît exagérée. Cependant elle est partagée par plusieurs observateurs ·modernes (Cauro, Graëlls, Lambotte). Je dois dire qu'un médecin de Bonifacio m'a cité un fait de ce genre (1852). Suivant Thiébaud de Berneaud, dans l'île d'Elbe, cette Aranéide est aussi redoutée que le Scorpion.

M. Abbot affirme que les morsures des *Malmignattes* d'Amérique sont extrêmement dangereuses.

Faut-il admettre, avec Fabricius, que l'*Araignée chasseuse* de l'Amérique méridionale peut produire chez l'homme un violent accès de fièvre ? Faut-il ajouter foi également au fait signalé par Adanson ? Ce célèbre naturaliste rapporte qu'il a ressenti, *pendant un an*, au Sénégal, une espèce de crispation douloureuse marquée par une traînée rougeâtre sur le dos et sur la poitrine où avait *passé légèrement* (1) une grande *Araignée* de chambre, pendant qu'il changeait de chemise.

J'ai dit ailleurs (2) que la *Tégénérie médicinale* et la *Clubione médicinale* avaient été signalées comme vésicantes. On assure, de plus, que la dernière est narcotique et irrite la vessie. M. Ozanam a publié un mémoire spécial sur l'emploi des Arachnides en médecine.

TARENTULES. — On a cité surtout, comme très venimeuses, les Aranéides connues sous le nom de *Tarentules*.

Ces animaux appartiennent au genre *Lycose* de Latreille, caractérisé par des yeux disposés en quadrilatère aussi long ou plus long que large, dont les deux postérieurs ne sont point portés par une éminence, et par leur première paire de pattes plus grande que la seconde. Les *Tarentules* présentent un abdomen ovalaire, et tout le corps couvert d'un duvet serré.

Elles habitent presque toutes à terre, où elles se pratiquent des trous qu'elles agrandissent avec l'âge, et dont elles fortifient les parois avec une tenture de soie. Il y en a qui s'établissent dans les fentes des murs ou dans les cavités des rochers. Elles se tiennent près de leur demeure et y guettent leur proie, sur laquelle elles

(1) L'animal n'avait donc pas *mordu !*
(2) Voyez page 109.

s'élancent avec une rapidité étonnante. Elles courent du reste très vite.

Le nombre des *Lycoses* est assez considérable. Deux espèces seulement nous intéressent, la *Tarentule ordinaire* et la *Tarentule à ventre noir*.

La *Tarentule ordinaire* (1) habite le midi de l'Italie. Elle est fort commune dans la Pouille et dans la Calabre. Elle présente environ 3 centimètres de longueur. Son corps est entièrement noir, avec le dessous de l'abdomen rouge, traversé par une bande noire médiane.

La *Tarentule à ventre noir* (2) se rencontre dans le midi de la France. Elle est un peu plus petite que la précédente. Elle offre un abdomen tout noir en dessous ; ses bords seulement sont rouges.

On a débité, sur les *Tarentules*, un grand nombre d'histoires plus absurdes les unes que les autres. Beaucoup de médecins ont parlé de cette Aranéide. Des observateurs estimables, parmi lesquels on peut citer Baglivi, ont écrit longuement sur les dangers qu'elle présente (3). Suivant quelques anciens auteurs, le venin de la *Tarentule* produit sur l'homme des symptômes qui approchent de ceux de la fièvre maligne. Suivant d'autres, il ne détermine que des taches érysipélateuses et des crampes légères ou des fourmillements. Un grand nombre pensent que les morsures de cette Aranéide donnent naissance à des accès convulsifs qui poussent les malades à se livrer à des danses désordonnées. Cette maladie a même reçu le nom particulier de *tarentisme*. Les malades ont été appelés *tarentolati*. On a écrit sérieusement que ladite maladie ne pouvait être guérie que par le secours de la musique. Quelques médecins ont poussé l'absurdité jusqu'à indiquer les airs les plus propres à soulager les *tarentolati*. Samuel Hafenreffer, professeur à Ulm, dans son traité des maladies de la peau, n'a pas manqué de noter ces airs.

On est bien revenu de la frayeur que la *Tarentule* inspirait autrefois. Serrao, premier médecin du roi de Naples, a cherché à détromper le public sur les symptômes du tarentisme et sur la thérapeutique de cette maladie. L'abbé Bertholon rapporte qu'un homme de la campagne ayant consenti à se faire mordre, il n'en résulta qu'une légère tuméfaction qui se dissipa dans les vingt-quatre heures. Épiphane Ferdinand avouait, en 1624, que dans l'espace de vingt ans

---

(1) *Lycosa Tarantula* Latr. (*Aranea Tarantula* Linn.).

(2) *Lycosa melanogastra* Latr. (*Tarantula Narbonensis* Walck.).

(3) Il paraît que Baglivi avait en vue la *Tarentule à ventre noir*. Chabrier (de Montpellier) a fait des observations curieuses sur cette même espèce.

il n'avait vu personne, à Naples, mourir des suites d'une piqûre de *Tarentule*. Le docteur Laurent, qui a longtemps habité cette ville, assure que la *Tarentule* ne produit qu'une douleur assez vive analogue à celle de la piqûre de l'abeille, laquelle douleur est suivie d'une légère inflammation, quelquefois accompagnée de phlyctène, et que dissipe l'application de simples émollients, de l'eau pure même (Mérat). Nous connaissons aujourd'hui des exemples authentiques de désordres graves et de convulsions déterminées par les morsures de ces animaux. Comme les *Tarentules* sont de grosses Aranéides et qu'elles habitent les pays chauds, il est très prudent de se méfier de leurs morsures.

Le docteur Salvatore, de Renzi, a lu, il y a quelques années, à l'Académie de médecine de Paris, un mémoire dans lequel il raconte qu'un moissonneur endormi profondément fut mordu au pied; il se réveilla brusquement, sentant une vive douleur à l'endroit de la lésion. Il éprouva bientôt des étourdissements, de l'oppression, de la faiblesse dans le système musculaire et nerveux, et plus tard un abattement général et le délire. On *essaye le remède de la musique!* Le malade danse, transpire abondamment, et la guérison arrive.

Épiphane Ferdinand soutenait que le tarentisme constituait une véritable maladie. Tout récemment M. Ozanam a reproduit cette opinion. Il croit que cette maladie est caractérisée par un état nerveux spécial, sur lequel la musique peut exercer une action salutaire.

§ II. — Des Scolopendres.

1° Les SCOLOPENDRES sont des insectes de l'ordre des Myriopodes et de la famille des Chilopodes. Le peuple les appelle *Millepieds* (1).

Les caractères de ce genre consistent dans un corps allongé, déprimé et composé d'une vingtaine d'articulations, dans des antennes un peu plus longues que la tête, sétacées et formées de dix-sept articles; dans quatre paires de petits yeux lisses, et dans vingt-deux paires de pieds, dont la dernière, rejetée vers la ligne médiane, produit une sorte de queue.

Les *Scolopendres* courent très vite; elles fuient la lumière, et se cachent sous les pierres, sous les vieilles poutres, sous l'écorce des arbres vermoulus. Ces animaux se nourrissent de vers de terre et de petits insectes.

(1) *Centipedes*; *Millepeda* des auteurs anciens.

L'espèce qu'on redoute dans le midi de la France et dans le sud de l'Europe est la *Scolopendre cin-gulée* (1).

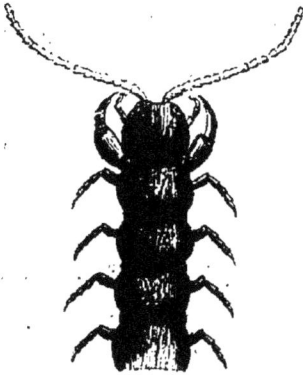

Fig. 85. — *Scolopendre* (*).

La taille de ces insectes varie beaucoup ; les plus grandes *Scolo-pendres* d'Europe n'ont guère que 10 à 12 centimètres (fig. 85) ; celles de l'Inde en atteignent jus-qu'à 20.

2° APPAREIL A VENIN (fig. 86). — La bouche des *Scolopendres* est composée d'une lèvre quadrifide, de deux mandibules, de deux palpes ou petits *pieds-mâchoires*, et d'une seconde lèvre formée par une autre paire de *pieds-mâchoires* dilatés, joints à leur naissance. Ces derniers (*forcipules*) (2) sont les organes qui constituent l'arme redoutable de l'insecte.

La glande vénénifère est logée dans l'intérieur de ces organes, vers la base (3). Elle est obovée, oblongue et pourvue d'un canal excréteur étroit et assez long. Les forcipules sont terminées par un crochet mobile, très fort et très pointu, d'un brun noirâtre, excepté vers la base, lequel présente au-dessous de son extrémité un petit trou oblong qui laisse sortir l'humeur venimeuse (4).

Ce trou, dans la *Scolopendre de Scopoli*, se trouve tout près de la pointe, non pas en dedans de la courbure, laquelle est fortement carénée, mais en dessous de l'organe. Il est obtus en avant et rétréci en arrière ; il en part un sillon très fin, qui traverse

(1) *Scolopendra cingulata* Latr. (*Sc. morsitans* Vill.).

(2) *Pressores seu forcipes* (Leeuwenh.).

(3) M. Lespès a étudié l'appareil vénénifère d'une *Scolopendre* exotique, prise vivante à Bordeaux, dans une balle de peaux de bœuf arrivée de Pondichéry. La glande arrivait jusqu'à la moitié de la grande pièce inférieure du pied, s'appliquant contre son bord extérieur ; elle était oblongue, obtuse à la base, atténuée en avant, et présentait, dans cette partie, un canal oblique qui se rendait au crochet. Elle se composait d'un tissu très mou, ponctué d'un rose violet. Son canal était assez gros, mais très peu solide ; sa longueur n'égalait pas tout à fait le grand diamètre de la glande. Le crochet était robuste, arqué et pointu.

(4) Leeuwenhoek et Mead ont décrit et figuré le crochet d'une *Scolopendre* des Indes orientales. Ils représentent le trou comme je l'ai observé. Dans la *Scolopendre* observée par M. Lespès, le trou s'ouvre aussi en dessous, mais vers la base du crochet, à la naissance d'une fossette allongée.

(*) Tête et partie antérieure d'un *Scolopendra Scopoliana* Koch.

longitudinalement la partie colorée du crochet et se rend ensuite obliquement à sa base intérieure.

3° ACTION SUR L'HOMME. — Les *Scolopendres* mordent, percent la peau et inoculent leur poison comme les Araignées. Au moment de l'action, les crochets se relèvent, saisissent le tissu à droite et à gauche, le pressent horizontalement, produisent deux piqûres latérales, et versent dans chacune une gouttelette de venin.

« Les *Multipèdes*, dit Ambroise Paré, engendrent grande démangeaison, rougeur et tumeur au lieu où elles mordent. »

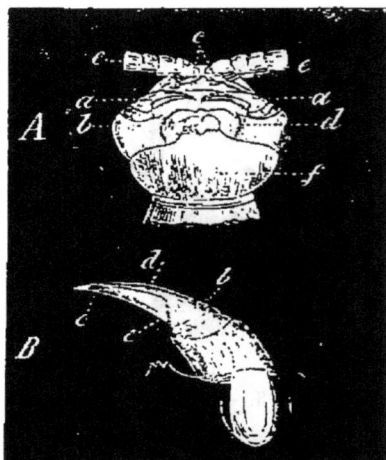

Fig. 86. — *Tête et crochet* (').

Les habitants des pays chauds craignent beaucoup les *Scolopendres*. Les espèces qui se trouvent dans ces pays étant plus grandes que celles du Nord, doivent sécréter plus de venin et probablement un venin plus dangereux.

En général, les *Scolopendres* de nos contrées sont peu dangereuses. Amoreux dit que celles des environs de Montpellier sont *exemptes de venin*. Ce savant naturaliste se trompe évidemment. Ces insectes, dans le midi de la France, sécrètent une humeur venimeuse, comme tous leurs congénères, seulement elle est peu abondante et peu active.

Je me rappelle qu'en 1826, un élève en médecine, dans une herborisation à Maguelonne, fut mordu au doigt, qu'il ressentit une douleur assez violente et que son doigt enfla sensiblement ; mais il n'y eut pas d'autre mal. Le lendemain le doigt avait repris son état habituel ; il offrait seulement une tache un peu livide à l'endroit des deux piqûres.

M. Robelin, appariteur de la faculté des sciences de Montpellier, fut blessé à la deuxième phalange du médius, en dessus, par une grosse *Scolopendre* (elle avait 11 centimètres de longueur). Il éprouva aussi une douleur très vive, suivie d'une enflure qui s'éten-

---

(') *A*, tête de *Scolopendra Scopoliana*, vue en dessous : — *a,a*, crochets. — *b*, mâchoires. — *c*, palpes maxillaires. — *d*, labre. — *e,e*, portions des antennes. — *f*, arceau inférieur du premier anneau. — *B*, pied-mâchoire du côté droit, vu en dessous : — *a*, glande venimeuse. — *b*, son canal. — *c*, ouverture terminale du crochet. — *d*, sillon inférieur. — *e*, déviation oblique de ce sillon.

dit à tout le membre. Il fut obligé de porter le bras en écharpe, et, malgré la cautérisation des deux plaies, les symptômes se firent sentir pendant près de huit jours. (D'hers.)

Les morsures des *Scolopendres* occasionnent souvent un état fébrile, accompagné de frissons plus ou moins forts.

Quelques espèces exotiques, entre autres la *mordante* (1), produisent des blessures encore plus douloureuses et des désordres encore plus graves.

Worbe assure qu'il en existe une au Sénégal qui détermine souvent des accidents très fâcheux; toutefois, malgré l'opinion vulgaire, ces accidents n'entraînent pas la mort. Un jeune Français, récemment arrivé à l'île Saint-Louis, reposait sur un matelas placé sur le parquet, lorsque, une nuit, réveillé par une vive douleur, il jeta un cri perçant et se leva avec brusquerie, se plaignant de souffrances horribles au-dessus du genou. En quelques minutes la partie piquée s'enfla comme le poing, offrant vers son centre un point noir (probablement deux). On employa les remèdes ordinaires. Cinq heures après, la douleur et le gonflement avaient disparu. (Worbe.)

Voici un cas suivi de mort. Vers 1828, un officier du 16e léger, en garnison à Cayenne, sortit d'une salle de bal et alla boire de l'eau à une petite cruche. C'était dans l'obscurité. Une *Scolopendre*, probablement logée dans le goulot de la cruche, pénétra dans sa bouche et s'attacha fortement à son pharynx. Le chirurgien du corps retira l'insecte par morceaux. La douleur était vive et l'enflure énorme. Des accidents nerveux effrayants en furent la suite, et l'officier mourut au bout de peu de temps. (V. Mougeot.)

Faut-il croire, avec Bontius, que les *Scolopendres* des Indes orientales peuvent déterminer une affection qui ressemble à la folie ?

Quelques voyageurs prétendent que dans la composition du poison violent préparé par certaines tribus indiennes du haut Orénoque, du rio Negro et de l'Amazone, connu sous le nom de *curare*, il entre du venin de *Scolopendre* (2). (De Castelnau.)

---

(1) *Scolopendra morsitans* (partim) Linn., vulgairement *Malfaisant*, aux Antilles, et *Mille-pattes* sur les côtes de Guinée.

(2) Les *Iules*, qui appartiennent aussi à la tribu des Myriopodes, ont passé, auprès de certains auteurs, pour des insectes venimeux. Les espèces d'Europe (*Iulus terrestris* Linn., *I. sabulosus* Linn.) sécrètent, il est vrai, une matière odorante qu'on a comparée au deutoxyde d'azote. Cette matière est peu irritante. Dans les Antilles vit un *Iule* dont la sécrétion peut déterminer, sur les yeux, une inflammation assez cuisante (Salé).

SECTION II.

DES ANIMAUX INOCULANT LE VENIN AVEC UN ORGANE SPÉCIAL.

Les animaux qui possèdent un organe spécial pour inoculer leur venin sont : 1° l'*Ornithorhynque*, 2° les *Scorpions*, 3° certains *Hyménoptères*. Chez les premiers, l'organe se trouve aux pieds postérieurs ; chez les seconds et les troisièmes, il est situé à l'extrémité de l'abdomen, tantôt extérieurement et d'une manière permanente (*Scorpions*), tantôt intérieurement et protractile (*Hyménoptères*).

Dans l'*Ornithorhynque*, l'appareil venimeux n'appartient qu'aux mâles ; dans les *Hyménoptères*, il est borné aux femelles ; dans les *Scorpions*, il arme les deux sexes.

CHAPITRE PREMIER.

DE L'ORNITHORHYNQUE.

L'*Ornithorhynque* (1) est un mammifère de l'ordre des Édentés et de la tribu des Monotrèmes.

Il habite les rivières et les marais de la Nouvelle-Hollande, près de Port-Jackson.

C'est un animal fort curieux, remarquable par son corps allongé, déprimé, pisciforme et par son bec corné, aplati, garni sur les bords de petites lames transversales, et semblable à un bec de canard. Il a des dents seulement au fond de la bouche, au nombre de deux partout, sans racines, à couronne plate et composées de petits tubes verticaux. Sa queue est aplatie ; ses pieds présentent une membrane qui réunit les doigts, dépassant de beaucoup les ongles dans ceux de devant, et se terminant à leur naissance dans ceux de derrière.

1° *Appareil à venin.* — Cet appareil se compose d'une glande, d'un canal excréteur et d'un ergot.

La glande est située sous le peaucier, à la face externe du fémur (2) ; elle est grande, triangulaire, convexe en dessus, concave en dessous, lisse, composée de plusieurs lobes, et revêtue d'une membrane mince, mais ferme ; elle offre une couleur brune. Il en

---

(1) *Ornithorhynchus paradoxus* Blum.
(2) *Glandula femoralis* (Meckel).

naît un petit canal à parois épaisses, d'abord assez large, qui descend derrière la cuisse et la jambe, en se rétrécissant, pour se terminer dans un petit sac situé dans l'excavation du pied. Cette poche, de 4 à 5 millimètres de diamètre, est un réservoir dans lequel s'accumule le venin. De sa partie moyenne part un autre canal très petit et membraneux, qui communique avec l'organe d'inoculation.

Celui-ci n'est autre chose que l'éperon ou ergot de l'animal. Cet ergot, attaché au tarse, est gros, conique, pointu et canaliculé. Il se compose d'une lame de substance cornée, et d'un os de même forme, placé dans cette dernière (Van der Hœven). Son orifice paraît vers le sommet, sur la face convexe. Il est assez grand et ovale (Blainville, Meckel).

2° *Action sur l'homme.* — Le venin de l'*Ornithorhynque*, d'après Van der Hœven, n'exerce aucune action funeste sur les hommes, quoique ses effets soient souvent très désagréables. C'est du moins l'opinion généralement répandue à Port-Jackson.

Quand on attaque ce petit mammifère, il frappe avec les pieds postérieurs et cherche à piquer avec son éperon. Les piqûres qu'il cause déterminent une vive douleur accompagnée d'inflammation. La partie s'enfle plus ou moins; mais il n'y a pas d'exemple qu'elle ait causé la mort. Sir J. Jamison, propriétaire à Botany-Bay, ayant blessé un *Ornithorhynque* d'un coup de fusil, une personne qui l'accompagnait, voulant ramasser l'animal, fut frappée au bras. En peu de temps le membre s'enfla, tous les symptômes qui accompagnent la morsure des animaux venimeux se déclarèrent; malgré les remèdes appliqués à propos, le blessé ressentit encore longtemps une douleur assez vive, et fut privé pendant plus d'un mois de l'usage de son membre. (Van der Hœven).

CHAPITRE II.

DES SCORPIONS.

Les *Scorpions* appartiennent à la classe des Arachnides, à l'ordre des Pédipalpes et à la famille des Scorpionidés. Ils ont la tête confondue avec le corselet, le corps allongé et l'abdomen terminé brusquement par une longue queue composée de six articles, dont le dernier renflé, terminé par un aiguillon. Ambroise Paré a très bien décrit cette queue, qu'il signale comme *faicte en manière de patenostres attachées bout à bout.*

Les *Scorpions* se font remarquer par leurs palpes très grands, qui présentent à la base un premier article en forme de mâchoire arrondie et concave, et, au sommet, une pince didactyle avec un doigt mobile.

Sous le corps, près de la naissance de l'abdomen, existent deux organes extraordinaires, appelés *peignes* (1). Dans ces organes, on distingue une *souche* ou base composée de deux *baguettes* articulées, étroitement adossées l'une à l'autre, et une série de *dents* uniformes, contiguës, comme imbriquées, mobiles sur autant de *bulbes* ou tubercules marginaux. On n'est pas bien d'accord sur les fonctions de ces curieux appendices. Amoreux les compare à des nageoires ventrales, et fait observer qu'ils se meuvent comme des pattes. Tulk les considère comme des parties destinées à décrasser les palpes, les tarses et le bout de la queue. Treviranus les regarde comme des organes de volupté. Léon Dufour croit qu'ils servent à la fois à l'appréhension génitale et à la titillation.

Les *Scorpions* habitent les pays chauds ; ils ne s'élèvent jamais dans les montagnes, où croissent les plantes subalpines (L. Dufour). Ils vivent à terre, sous les pierres, les pièces de bois, dans les lieux sombres et frais. Ils fréquentent les maisons, particulièrement les celliers et les caves. Ils ne sortent de leur retraite que le soir ou la nuit.

Ces animaux se nourrissent de cloportes, d'araignées et de petits insectes. Ils sont essentiellement chasseurs ; ils se dévorent aussi entre eux ; les gros mangent les petits. Les *Scorpions* marchent avec gravité et mesure, portant leurs palpes-pinces en avant et plus ou moins étendus, comme pour reconnaître les obstacles. Leur queue est alors droite et traînante. Dès qu'on les irrite, les palpes-pinces se reploient à l'instant pour défendre la tête ; en même temps, la queue se recourbe en arc sur le dos et se roidit. On voit l'animal balancer au-dessus et au-devant de sa bouche l'aiguillon venimeux prêt à frapper au premier moment. Les *Scorpions* semblent fuir à reculons, comme l'Écrevisse et plusieurs Aranéides ; mais bientôt ils s'avancent hardiment et s'élancent avec vigueur. L'extrémité de leur queue possède une infinité de muscles robustes qui lui impriment ses différents mouvements. Ces animaux ont de la force et du courage. Souvent un très petit individu attaque et tue une Araignée plus grosse que lui. Il la prend avec une de ses pinces ou avec les deux ensemble, puis la frappe par-dessus sa tête. Si l'Araignée cherche à l'envelopper de ses fils, après lui avoir porté des coups mortels, il lui coupe toutes les pattes avec ses pinces, et,

(1) Pectines *duo subtus inter pectus et abdomen* (Linn.).

ramenant son corps mutilé vers sa bouche, il la mange entièrement, ou bien en suce les parties molles et abandonne la carcasse.
(Adanson.)

Les petits oiseaux piqués par les *Scorpions* vacillent, frissonnent,
semblent sur le point d'étouffer ; ils tournoient comme s'ils avaient
des vertiges. Bientôt ils tombent, éprouvent des convulsions, et
meurent. On a vu des chiens périr au bout de cinq heures, après
une enflure générale, des vomissements et des convulsions qui leur
faisaient mordre la terre. (Adanson.)

Les mâles sont plus petits que les femelles ; ils possèdent deux
verges placées près des peignes. Les femelles ont deux vulves.
Dans l'accouplement, elles se renversent sur le dos.

Les œufs sont au nombre de 40 (Redi) ou de 60 (L. Dufour). La
gestation dure un an. L'animal est ovovivipare. Pendant les premiers jours, la femelle porte ses petits sur le dos.

1° ESPÈCES. — Les principales espèces sont : 1° le *Scorpion ordinaire*, 2° le *palmé*, 3° le *roussâtre*, 4° le *tunisien*. Voici leurs caractères abrégés.

Yeux latéraux	2 paires (9 dents)		....	1. *Scorpion ordinaire*.
	3 paires. Peigne à	8 dents ...	2. *Scorpion palmé*.
		28 dents ...	3. *Scorpion roussâtre*.
	5 paires (13 dents)		....	4. *Scorpion tunisien*.

Le *Scorpion ordinaire* ou *d'Europe* (1) (fig. 87) est commun dans
tout le midi de la France. Il
a 27 millimètres de longueur.
Il est d'un brun plus ou moins
foncé.

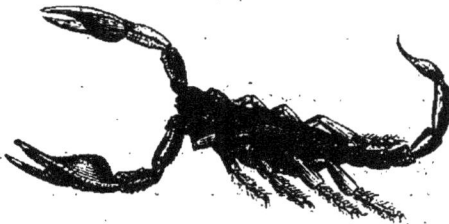

Fig. 87. — *Scorpion ordinaire.*

Le *Scorpion palmé* (2) habite l'Algérie ; il offre à peu
près la couleur du *Scorpion*
ordinaire.

Le *Scorpion roussâtre* ou
de Souvignargues (3) se
trouve à Souvignargues, à Cette, à Narbonne, à Port-Vendres. On
le rencontre surtout dans la zone végétale de l'olivier. Il a de 80 à
85 millimètres de longueur ; il est d'un jaunâtre plus ou moins clair,
avec l'aiguillon noirâtre. Cette espèce est remarquable par le

(1) *Scorpio Europæus* Linn. (*Sc. flavicaudus* de Geer).
(2) *Sc. palmatus* Ehr. (*Buthus palmatus* Koch).
(3) *Sc. Occitanus* Amor. (*Buthus Occitanus* Leach), vulgairement *Scorpion blond,
Scorpion fauve, Scorpion occitanien.*

nombre des dents de ses peignes; elle en a une trentaine et même jusqu'à 33.

Le *Scorpion tunisien* ou *d'Afrique* (1) est particulier à l'Algérie. Il a 150 millimètres de longueur; il est d'un brun noirâtre.

2° APPAREIL A VENIN (fig. 88). — L'instrument redoutable des *Scorpions* occupe le dernier article de leur queue (*in cauda venenum*). On y remarque un renflement et un dard.

Le renflement, improprement appelé *ampoule*, est une espèce de nœud ovoïde, roussâtre, hérissé de quelques poils rares et inégaux, assez convexe en dessous, offrant dans cette partie une légère rainure médiane, longitudinale, une sorte de raphé qui indique la séparation des deux glandes vénénifiques dont se compose l'appareil. Quand on incise délicatement ce raphé sur l'animal vivant, il est possible de pénétrer dans le renflement sans léser les parties contenues,

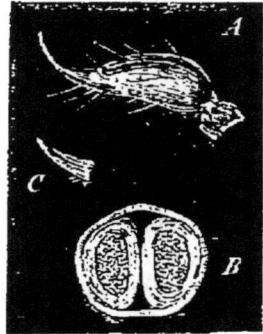

Fig. 88.
Glandes et dard (*).

parce qu'il existe entre les deux moitiés internes un vide d'une étroitesse des plus fines et des plus linéaires. (L. Dufour.)

Le renflement est produit par l'adossement de deux corps irrégulièrement ovoïdes, ou, pour parler plus exactement, subhémisphéroïdaux, c'est-à-dire plans du côté de l'intervalle médian et convexes de l'autre côté. Chacun de ces corps s'atténue en col vers l'extrémité de la queue, du côté de l'aiguillon.

On a supposé ces corps creux comme des capsules et pourvus de parois composées d'une infinité de glandules arrondies, très serrées les unes contre les autres et communiquant ensemble. M. Léon Dufour fait observer que les deux renflements dont il s'agit sont solides et non concaves, et qu'ils présentent des parois blanches, opalines, d'une texture ferme et fibro-cartilagineuse. Il ajoute qu'en les déchirant avec précaution, on aperçoit, principalement du côté convexe, quatre ou peut-être cinq vaisseaux d'un blanc plus mat, les uns simples, les autres divisés ou fourchus, rampant entre les chairs et les muscles. Ces vaisseaux, dont la délimitation est loin d'être facile, ne sont pas de simples nervures, comme on pourrait

---

(1) *Scorpio Tunetanus* Redi (*Sc. Afer*, partim Linn., *Sc. funestus* Ehr.). Cette espèce et la précédente appartiennent à la section *Androctone*.

(*) *A*, dard et renflement vénénifère. — *B*, coupe de ce renflement vers la partie moyenne, montrant les deux glandes entourées chacune d'une couche musculaire.

le croire au premier coup d'œil, car on parvient à les soulever avec
la pointe d'une aiguille. Ils vont tous aboutir à un tronc central ou
médian, lequel s'atténue pour s'enfoncer dans le col. Ils sont donc
sécréteurs par leurs branches et excréteurs par leur tronc. Ce dernier semble composé d'une tunique externe de texture contractile et
d'un tube inclus, plus clair, comme élastique, dont on peut suivre
la continuation dans le dard. (L. Dufour.)

Jean Müller a découvert autour de ces corps une couche de faisceaux musculaires circulaires plats et lisses. M. Blanchard a représenté ces fibres, qui sont dirigées d'avant en arrière.

L'aiguillon est une sorte de *griffe* terminale assez dure, allongée,
subulée, légèrement arquée et très pointue (1). Il offre près de son
extrémité, qui est brunâtre, un peu au-dessous, deux petites fentes (2)
très oblongues, obtuses vers la pointe et rétrécies du côté opposé.
Ces trous semblent un peu plus rapprochés du bord convexe que du
bord concave.

M. Léon Dufour croit que chaque glande possède un canal excréteur particulier, et que les deux conduits traversent longitudinalement
le stylet, marchent parallèlement sans communiquer ensemble, et se
rendent chacun séparément dans un des petits trous de l'aiguillon.
M. Blanchard a constaté qu'il n'existait qu'un seul canal pour les
deux glandes. Les dissections délicates et les figures détaillées de
cet habile anatomiste ne laissent aucun doute à cet égard.

Quand le *Scorpion* est prêt à frapper, on voit d'ordinaire une
imperceptible gouttelette de venin qui perle à l'extrémité de l'aiguillon ; l'éjaculation a lieu avant l'introduction de la pointe dans
le tissu de la victime, mais elle devient plus abondante au moment
où le corps atteint oppose sa résistance contre la pointe de l'organe
(Blanchard). Ce sont, du reste, les muscles périphériques qui, en
se contractant, forcent le venin à sortir.

3° ACTION SUR L'HOMME. — La piqûre des *Scorpions* est, en général, caractérisée par une tache d'un rouge foncé qui s'agrandit
insensiblement, et devient noirâtre à son centre. Cette tache dure
sept à huit jours, rarement jusqu'à quinze. Ambroise Paré a très
bien décrit les effets de cette piqûre : « Il survient une inflammation
en la partie offensée, avec grande rougeur, tumeur et douleur...
Le malade a une sueur et frissonnement, comme ceux qui ont la
fièvre, et a une horripilation. »

(1) *Mucro arcuatus* (Linn.).
(2) Galien ne croyait pas que l'aiguillon des *Scorpions* fût percé. Leeuwenhoek.
Vallisneri, Ghedini et Linné parlent de trois orifices; Mead et Maupertuis ont vu très
distinctement deux ouvertures latérales dans le *Scorpion roussâtre.*

Les expériences de Redi, de Fallope, de Morgagni, d'Amoreux, prouvent incontestablement que les *Scorpions* d'Europe ne sont pas dangereux. L'espèce *ordinaire* ne produit que des accidents locaux tout à fait insignifiants.

Le *roussâtre*, qui est plus gros, donne un peu plus de mal. Maupertuis a tué un chien au bout de cinq heures, en le faisant piquer sous le ventre.

Si l'on en croit le docteur Maccari, qui a eu le courage de tenter des expériences sur lui-même, il en résulterait pour l'homme des accidents souvent graves et quelquefois même funestes. Le venin de cette dernière espèce serait d'autant plus actif qu'on aurait affaire à un animal plus grand et plus âgé.

On conçoit facilement, d'après ce qui précède, comment le *Scorpion tunisien*, remarquable par sa forte taille, doit donner naissance à des piqûres redoutables. Mallet de la Brossière a vu à Tunis deux personnes blessées éprouver des symptômes alarmants. Ces symptômes consistent ordinairement dans une douleur plus ou moins forte, dans un gonflement de la partie piquée, et dans des vomissements accompagnés de fièvre et d'un tremblement nerveux.

Le docteur Guyon a rapporté plusieurs cas *suivis de mort*, observés en Algérie. Je dois dire que, dans ces cas, la piqûre avait eu lieu à la tête.

Bontius assure que le grand *Scorpion* des Indes, espèce confondue avec le *tunisien*, mais beaucoup plus grande, jette dans la démence ceux qui en sont blessés (?).

D'après M. Cassan, sous la zone torride, à Sainte-Lucie, il existe un gros *Scorpion* dont le venin peut tuer en assez peu de temps.

On peut dire, d'une manière générale, que les *Scorpions* sont d'autant plus dangereux, qu'ils sont plus grands, plus âgés, plus irrités, et qu'ils se trouvent dans un climat plus chaud. Leurs blessures, même celles des grosses espèces, sont très rarement mortelles.

CHAPITRE III.

DES HYMÉNOPTÈRES.

Les *Hyménoptères* venimeux sont : 1° les *Abeilles*, 2° les *Bourdons*, 3° les *Guêpes* (1). Les *Abeilles* et les *Bourdons* appartiennent à la famille des Mellifères, et les *Guêpes* à celle des Diploptères.

---

(1) Les *Scolies*, les *Pompiles* et d'autres Hyménoptères à aiguillon peuvent aussi attaquer l'homme.

§ I. — Abeilles.

L'*Abeille commune*, ou *Mouche à miel* (1), est un des insectes les plus connus. J'en ai déjà parlé en traitant du miel et de la cire (2).

1° APPAREIL A VENIN (fig. 89). — Cet appareil n'existe que chez

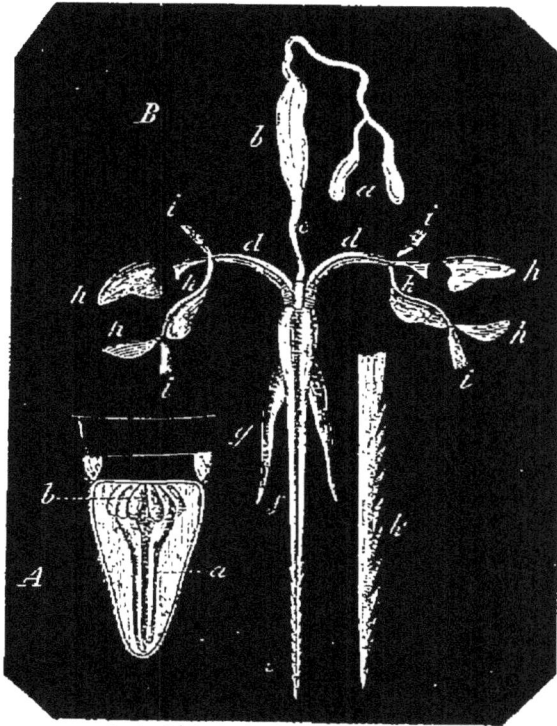

Fig. 89. — *Appareil venimeux* (*).

les femelles et les ouvrières ; les mâles n'en ont pas. Les anciens croyaient que ces derniers étaient armés d'un aiguillon comme les femelles, mais qu'ils dédaignaient de s'en servir.

(1) *Apis mellifica* Linn.
(2) Voyez page 168.

(*) *A*, extrémité de l'abdomen avec l'aiguillon rétracté : — *a*, aiguillon dans son fourreau. — *b*, sa base composée de cartilage et de muscles. — *B*, appareil développé : — *a*, glandes venimeuses. — *b*, réservoir du venin. — *c*, son canal excréteur. — *d,d*, racines des dards composant l'aiguillon. — *e*, les deux dards appliqués l'un contre l'autre. — *f*, gaîne de l'aiguillon, ouverte en dessus. — *g*, appendices écailleux formant ensemble une pièce fourchue. — *h,h*..., huit pièces cartilagineuses qui soutiennent les racines des dards et les fixent à l'abdomen. — *i,i*..., muscles protracteurs et rétracteurs de ces pièces. — *k*, extrémité d'un dard très grossie, pour montrer sa pointe et les denticules inclinées de son bord extérieur.

L'appareil venimeux se compose de *glandes* qui sécrètent le venin, et d'un *aiguillon* qui l'inocule. Pour bien comprendre la structure de ces organes, il faut disséquer avec beaucoup de soin l'extrémité de l'abdomen.

Glandes. — Ces organes sont au nombre de deux, en forme de corps tubuleux aveugles, allongés, simples (1), flexueux, un peu claviformes et obtus à leur extrémité. Leur composition intime ressemble à celle des glandes salivaires. Ces corps se terminent chacun par un petit canal. Ces deux canaux se réunissent ensemble, et forment un conduit unique très flexueux, qui s'ouvre dans le réservoir. Celui-ci est une poche assez grande, oblongue, fusiforme, quelquefois légèrement étranglée dans sa partie moyenne, à parois minces, musculo-membraneuses et contractiles. A son autre extrémité, en avant, le réservoir présente un canal excréteur plus ou moins long, lequel se rend à la base de l'aiguillon.

Aiguillon. — Il est placé à l'extrémité postérieure du corps.

Dans l'état de repos, l'aiguillon est enfermé entièrement dans l'abdomen. Il peut en sortir et y entrer suivant la volonté de l'animal. Indépendamment de ces deux mouvements de protraction et de rétraction, il peut être dirigé dans tous les sens et rencontrer ainsi le corps que l'insecte veut frapper.

L'aiguillon de l'*Abeille* a été décrit avec une assez grande exactitude par Swammerdam et par Réaumur. Il se compose : 1° d'une *base*, 2° d'un *étui*, 3° d'un *dard*.

1° La *base* est formée par plusieurs pièces cartilagineuses. Swammerdam en compte 8, et Réaumur 6. Audouin fait observer que ce dernier n'a pas su distinguer deux pièces que Swammerdam avait décrites. M. Duméril a reconnu l'existence d'une neuvième pièce, placée sur la ligne médiane et présentant la figure d'un V. Les branches de cette pièce sont dirigées en avant et s'articulent avec l'étui. Elles ont peut-être pour fonction de ramener ce dernier en dedans. Les 8 autres pièces sont placées par quatre de chaque côté. Des membranes résistantes les unissent, et leur ensemble constitue une sorte d'enveloppe qui, par sa circonférence externe, se trouve en rapport avec le dernier segment de l'abdomen et lui adhère; tandis que, par sa face interne, elle entoure l'étui de l'aiguillon. On observe de plus, en rapport avec les 8 pièces dont il vient d'être question, quatre muscles spéciaux, deux protracteurs et deux rétracteurs.

On doit encore considérer, comme appartenant à la base de

---

(1) Dans quelques genres voisins, ces tubes glanduleux paraissent ramifiés.

l'aiguillon, deux corps allongés, blanchâtres, membraneux, creusés chacun en gouttière, qui accompagnent l'étui, et lui forment, en se réunissant par leur bord interne, une sorte de fourreau incomplet. Swammerdam regarde ces deux corps comme destinés à mouvoir l'étui de dedans en dehors. Réaumur croit qu'ils garantissent les parties molles de l'abdomen du contact de l'étui, et *vice versa.*

2° L'*étui* est une tige de consistance cornée, offrant à la base un renflement que Réaumur a nommé *talon*, et diminuant progressivement jusqu'à son sommet, qui est assez aigu. Cet étui est incomplet, c'est-à-dire qu'il ne constitue pas un cylindre fermé de toutes parts. C'est un demi-canal ou un corps creusé en gouttière longitudinalement et inférieurement.

3° Le *dard* n'est pas un organe simple, mais double. Il est formé de deux stylets longs et déliés reçus dans l'étui, mais ne le remplissant pas exactement. Ils sont adossés l'un à l'autre par leur face interne, qui est plane et parcourue dans toute sa longueur par un léger sillon. Son sommet est très aigu et garni en dehors d'une dizaine de petites dents pointues, dirigées d'avant en arrière. Ces stylets se séparent et divergent vers la base. Ils s'articulent avec les pièces cartilagineuses. Ils sont accompagnés, dans leur partie inférieure, par l'étui, qui se divise aussi en deux branches.

2° ACTION SUR L'HOMME. — *Piqûre.* — Lorsqu'une *Abeille* veut agir avec son arme, elle fait sortir l'aiguillon en contractant, à diverses reprises, les muscles abdominaux qui le fixent au dernier segment. L'étui, qui est pointu, pénètre dans le corps attaqué, et fournit un point d'appui à la base. Les muscles de cette dernière font mouvoir sur leur coulisse les stylets qui s'introduisent plus profondément dans la peau, et y adhèrent quelquefois d'une manière si intime, à cause de leurs dentelures, que lorsque l'animal veut fuir, l'aiguillon tout entier est arraché du corps, en opérant la déchirure et de son rectum et de son oviducte. L'aiguillon reste alors dans la blessure, et l'insecte ne tarde pas à succomber. En pénétrant dans le tissu, l'aiguillon conserve un mouvement de tremblotement en tout sens, qui dure pendant quelques minutes (Kunzmann).

Si l'aiguillon se bornait à piquer physiquement la peau, la blessure ne serait suivie d'aucun résultat fâcheux ; mais cet instrument donne passage à une certaine quantité de venin. Le réservoir de ce fluide se contracte, le venin coule le long du canal excréteur, et pénètre dans l'écartement basilaire des deux stylets. Il traverse ces derniers, en passant dans le petit canal formé par les rainures des deux faces appliquées ; il arrive ainsi au fond de la piqûre.

Ce qui prouve que c'est bien le venin de l'*Abeille*, et non sa piqûre, qui détermine la douleur et l'inflammation de la partie, c'est que si l'on prend avec la pointe d'une aiguille une très petite quantité de ce venin et qu'on l'introduise sous la peau, au même instant on voit naître des symptômes analogues à ceux déterminés par la piqûre de l'*Abeille* même, symptômes qui ne se seraient pas montrés si l'on avait enfoncé dans la peau l'aiguille toute seule. (Audouin.)

Le docteur Kunzmann a observé que lorsqu'on excise l'abdomen d'une *Abeille* vivante, douze heures après, le moindre attouchement suffit pour faire sortir le dard avec tout autant de force et de rapidité que si l'animal était encore en vie, et qu'on peut en être blessé tout aussi bien que dans ce dernier cas.

Les effets de la piqûre produisent ordinairement des accidents peu graves; ils se réduisent à une douleur passagère; mais quelquefois il en résulte des boutons, des papules, des érysipèles, même des phlegmons accompagnés de suppuration et de gangrène. Toutes choses égales d'ailleurs, lorsque l'aiguillon demeure dans la blessure, l'irritation paraît beaucoup plus forte.

Fabrice de Hilden rapporte qu'une jeune fille fut blessée, dans un verger, près de l'oreille. Le gonflement s'étendit à toute la tête et fut suivi de la formation d'un abcès.

Zacutus a vu la piqûre d'une *Abeille* produire la gangrène autour de l'endroit piqué.

On lit dans le *Raccoglitore medico di Fano*, qu'un homme âgé de trente-six ans, d'un tempérament sanguin et de formes athlétiques, fut piqué par trois ou quatre *Abeilles*, sur le dos de la main droite. A l'instant, sa vue s'obscurcit, il perd ses forces, une sueur abondante baigne tout son corps; sa face devient extrêmement rouge; douleur aiguë à la tête, oppression, inquiétude générale, crainte de la mort. Il est transporté sur un lit. Eruption de petites vésicules semblables à celles que produit l'ortie, le long des extrémités inférieures, avec enflure; fièvre intense. Une heure après, tout cet appareil morbide formidable s'évanouit comme par enchantement.

Desbrest, de Cusset, a parlé d'un villageois, âgé d'environ trente ans, blessé par une *Abeille*, au-dessous du sourcil, qui tomba par terre, la face enflammée, et perdant par le nez une grande quantité de sang: il mourut quelques instants après. Ce fait est-il bien authentique?

On conçoit que si l'on est piqué par plusieurs *Abeilles* à la fois, si l'on est assailli par un essaim, par exemple, les résultats pourront devenir inquiétants (Amoreux).

Dans les *Archives générales de médecine*, il est question d'un

homme qui périt pour avoir été blessé par une multitude d'*Abeilles*
sur la poitrine et sur le visage (1).

Au siége de Massa, les croisés furent assaillis par des bataillons
d'*Abeilles*, que les assiégés précipitèrent avec leurs ruches à travers
les brèches. Ces ennemis d'une nouvelle espèce incommodèrent
beaucoup les assiégeants.

Kunzmann conseille une petite précaution, lorsqu'on veut extraire
l'aiguillon immédiatement après la piqûre. C'est de ne point le saisir
par l'extrémité renflée de la gaîne, qui est toujours remplie de venin,
dont on ferait couler une nouvelle quantité dans la plaie. Il faut le
prendre au-dessous de cette partie, sans le comprimer, en exerçant
la traction de bas en haut.

§ II. — Bourdons.

Les *Bourdons* sont plus gros que les Abeilles et remarquables
par leur labre transversal et par leur fausse trompe plus courte que
le corps. Les espèces principales sont le *Bourdon des pierres*, celui
des mousses et le *souterrain*.

Le *Bourdon des pierres* (2) est tout noir, avec les anneaux de
l'abdomen fauves. Il fait son nid dans la terre, au bas des murs,
entre les pierres.

Le *Bourdon des mousses* (3) est jaunâtre, avec les poils du corselet
fauves.

Le *Bourdon souterrain* (4) est noir, avec l'extrémité postérieure
du corselet et la base de l'abdomen jaunes.

L'aiguillon de ces insectes est plus fort que celui des *Abeilles* et
occasionne une douleur plus vive et une inflammation plus intense.

On a constaté que leurs glandes vénénifiques ne sont pas simples,
mais doubles.

En 1679, plusieurs personnes furent piquées, en Pologne, par
de gros *Bourdons*. Il se manifesta, chez elles, des tumeurs inflammatoires qui faisaient des progrès rapides et qu'on ne pouvait arrêter
qu'avec des scarifications profondes.

§ III. — Guêpes.

Les *Guêpes* ont la lèvre inférieure de la longueur des mandibules,
et des ailes pliées longitudinalement pendant le repos. Les deux

---

(1) Le docteur Kunzmann a cité un cheval mort.
(2) *Bombus lapidarius* Fabr. (*Apis lapidarius* Linn.).
(3) *B. muscorum* Fabr. (*A. muscorum* Linn.).
(4) *B. terrestris* Latr. (*A. terrestris* Linn.).

espèces de notre pays, dont il faut se garantir, sont la *Guêpe commune* et le *Frelon*.

La *Guêpe commune* (1) est longue de 18 millimètres, noire, jaunâtre devant la tête, avec un point noir au milieu; elle a plusieurs taches jaunes sur le corselet et une bande de même couleur avec trois points noirs au bord postérieur de chaque anneau.

Le *Frelon* (2) est long de 27 millimètres. Il présente une tête fauve avec le devant jaune, un corselet noir taché de fauve, et des anneaux abdominaux d'un brun noirâtre avec une bande jaune marquée de 2 ou 3 points noirs.

Les piqûres des *Guêpes* sont cuisantes; celles des *Frelons* sont terribles (Amoreux).

Réaumur éprouva sur lui-même et sur son domestique l'action de ces insectes : « Étant piqué d'une *Guêpe*, dit ce célèbre naturaliste, je crus qu'il valait autant prendre son mal de bonne grâce. Je la laissai achever de me piquer tout à son aise. Quand elle eut elle-même retiré son aiguillon, je la pris et la posai, en l'irritant, sur la main d'un laquais aguerri, et qui n'était pas à une piqûre près ; la piqûre ne lui fit que très peu de douleur. Je repris aussitôt la *Guêpe* et je me fis piquer moi-même, pour la seconde fois. A peine sentis-je la piqûre. La liqueur venimeuse avait été presque épuisée dans les deux premières expériences ; enfin, j'eus beau irriter ensuite la *Guêpe*, elle ne voulut pas faire une quatrième plaie. Cette expérience et quelques autres, qu'on n'aura peut-être plus envie de répéter, m'ont appris que quand on se laisse piquer paisiblement, jamais l'aiguillon ne demeure dans la plaie. Il est flexible, il ne perce pas par un trou bien droit; la plaie est courbe ou en zigzag. Si l'on oblige la mouche à se retirer brusquement, les frottements sont assez forts pour retenir l'aiguillon, qui est en quelque sorte accroché; ils l'arrachent. Au lieu que si l'on ne presse pas la mouche, elle le dégage peu à peu. Les piqûres des *Frelons* sont plus sensibles que celles des *Guêpes*; elles ne le sont pourtant pas, au moins dans ce pays, au point qu'ont fait entendre quelques auteurs qui prescrivent contre elles des remèdes comme contre les poisons les plus dangereux. »

Une dame, dit Richerand, fut piquée par un *Frelon* sur le doigt médius de la main gauche. La douleur fut très vive ; en moins de quelques secondes son corps entier se tuméfia; la peau devint généralement rouge et boutonneuse et une fièvre ardente se développa.

(1) *Vespa vulgaris* Linn.
(2) *V. Crabro* Linn.

Cabanis traita heureusement la malade. En quelques heures, le gonflement, la rougeur et la fièvre disparurent. Au quatrième jour, rien ne subsistait d'un si grand désordre, qu'un petit point noir dans l'endroit de la piqûre.

Haldanus rapporte qu'une piqûre de *Guêpe*, sur le carpe, fut suivie de lipothymie et de desquamation de toute la surface du corps.

Lansoni parle d'une femme blessée à la joue, qui eut un ulcère pendant trois mois.

Les faits de ce genre sont peu communs; les cas de mort sont encore plus rares.

En 1776, un jardinier de Nancy, ayant porté à la bouche une pomme qui renfermait une *Guêpe*, fut piqué par celle-ci au voile du palais. Il en résulta une inflammation rapide et un gonflement douloureux. Le blessé périt au bout de quelques heures.

Chaumeton assure qu'un jeune homme n'ayant pas aperçu une *Guêpe* qui se trouvait au fond d'un verre, avala l'insecte, qui le piqua dans la gorge. L'effet fut très prompt. La gorge s'enflamma, et le jeune homme mourut suffoqué.

On écrivait de Montbard à la *Patrie* (19 septembre 1858): « Le plus jeune des fils de M. L..., tuilier, vient de mourir des suites d'une piqûre de *Guêpe*. Cet infortuné jeune homme, âgé de seize ans, buvait dans une bouteille ; une *Guêpe*, qu'il ne pouvait voir, s'introduisit dans sa gorge, le piqua, et l'enflure interceptant l'air, il expira avant qu'il fût possible de lui porter aucun secours. »

Une partie des faits rapportés par les auteurs, relatifs à des désordres graves occasionnés par la piqûre des *Abeilles*, doivent être attribués à des *Guêpes* ou à des *Frelons*.

Les bonnes femmes s'imaginent qu'il suffit de vingt-sept piqûres de *Guêpes* pour tuer une personne et de six piqûres de *Frelons* pour tuer un cheval (1).

---

(1) Plusieurs auteurs ont publié le fait d'une jument attachée à un buisson, au milieu d'un champ, qui fit sortir, par ses mouvements, les *Guêpes* d'un essaim. Ces insectes se précipitèrent sur elle et la firent périr, ainsi que son poulain.

SECTION III.

DES VENINS.

Les *venins* sont des liquides sécrétés par une glande spéciale, qui servent aux animaux de moyens d'attaque ou de défense.

Les *venins* diffèrent des *virus* en ce que ceux-ci sont accidentellement formés par un travail morbide, qu'ils transmettent la même maladie d'un individu à un autre, et qu'ils sont reproduits par suite de la maladie qu'ils ont occasionnée.

Les *venins* s'affaiblissent pendant leur action, qui est toujours plus ou moins prompte; ils se décomposent en décomposant. Les *virus* restent quelque temps dans une inaction apparente, pour acquérir ensuite plus ou moins lentement toute leur force; ils augmentent d'énergie en produisant leurs effets morbigènes (1).

Les anciens supposaient qu'il existe dans les animaux venimeux deux pôles antagonistes, ayant leur siége, l'un dans l'appareil même du venin, l'autre dans la tête. Charras prétend que le mal produit par la *Vipère* consiste principalement en ce qu'*elle ouvre la porte aux esprits irrités*.

Les *venins* ne paraissent pas identiques; il en existe probablement de plusieurs sortes : les uns causent, même à très petite dose, une douleur très forte; les autres en déterminent une très légère. Le danger de leur inoculation n'est nullement en rapport avec le mal qu'ils font éprouver. Certains agissent sur tout l'organisme, d'autres ne produisent qu'un effet local. Il y en a qui tuent presque toujours; il en est qui n'entraînent que des désordres à peu près insignifiants.

Quelques auteurs ont avancé que les poisons exerçaient, suivant l'espèce, une action particulière sur tel ou tel système. Les anciens croyaient que le *venin de l'Aspic* était somnifère. Fontana prétend que celui de la *Vipère* agit sur le système nerveux et coagule le sang. D'après MM. Brainard et Burnett, celui du *Crotale* déformerait les globules sanguins et rendrait le sang plus liquide. Suivant Amoreux, celui des Insectes affecte plus spécialement la peau...

Dans tous les cas, l'intoxication, lorsqu'elle est puissante, commence par un point, l'endroit blessé, et bientôt s'irradie et devient générale. La mort arrive quelquefois avec la plus grande rapidité

(1) Linné définit le *venin* de la manière suivante : « VENENUM *est quod perexigua dosi corpori humano ingestum aut extus admotum, vi quadam peculiari, effectus producit violentissimos, qui in perniciem sanitatis et vitæ tendunt.* » (Exanth. viv.)

(*Crotale*). D'autres fois elle n'a lieu qu'au bout d'un temps plus ou moins long (*Vipère*). Quelle que soit la promptitude de l'intoxication, l'effet du *venin* n'est jamais instantané. Il faut un certain temps pour que les désordres deviennent sensibles, soit dans la partie mordue, soit dans l'ensemble de l'organisation.

L'action des *venins* varie suivant beaucoup de circonstances ; ce qui explique les observations contradictoires rapportées par les auteurs. Cette action semble augmenter avec l'élévation de la température (1), la vigueur ou la colère de l'animal venimeux, l'époque de son accouplement. Elle diminue au contraire avec le froid, la faiblesse ou l'abattement, l'âge avancé, la maladie, ou après des morsures répétées.

Les *venins* sont inoffensifs quand on les ingère dans l'estomac ; ils ne deviennent dangereux que par l'inoculation. Les anciens connaissaient ce double caractère. Celse dit clairement qu'il n'y a aucun inconvénient à avaler le *venin* (2). Mais cette vérité n'a été mise hors de doute qu'après les expériences de Redi, de Fontana et de Charras. On sait d'ailleurs que les sangliers, le Jean-le-blanc, les hérons, mangent d'habitude les *Vipères* sans aucun inconvénient.

Les *venins* ne perdent pas leurs qualités en se séchant (3). Mangili a tué des pigeons avec du *venin* desséché depuis dix-huit mois. Les naturalistes et les préparateurs redoutent avec raison les blessures occasionnées par les crochets des *Crotales* et des *Vipères* longtemps après la mort de ces ophidiens.

On croit que l'immersion dans l'alcool ne détruit pas les propriétés toxiques du *venin*. M. Joly a tué des moineaux en les piquant avec les crochets d'une *Vipère* retirée d'un flacon. Cependant il paraît que le séjour prolongé dans l'alcool finit par neutraliser le fluide venimeux. Duvernoy ayant pris avec une lancette un peu de venin d'un *Durisse* conservé dans un bocal, et l'ayant introduite sous la peau de l'oreille et sous celle de la cuisse d'un lapin, il n'en résulta aucun accident.

1° OPHIDIENS. — Les *venins* des Ophidiens sont les plus terribles et les mieux connus.

Celui de la *Vipère* a été étudié pour la première fois sérieuse-

---

(1) On assure que les *vipères* de la France sont plus redoutables dans la canicule qu'à l'automne.

(2) « *Venenum serpentis non gustu, sed vulnere nocet.* » (Celse.) — Galien rapporte le cas d'un homme que sa servante voulut empoisonner, en lui faisant boire du vin dans lequel avait infusé une *Vipère*, et qui guérit de sa maladie.

(3) Cependant M. Paul Gervais assure avoir piqué un jeune chien avec les crochets d'une tête desséchée de *Crotale*, et qu'il ne produisit aucun phénomène toxique.

ment par Fontana, qui a fait à ce sujet plus de 6000 expériences.

La quantité de *venin* que contient chaque appareil d'une *Vipère* est évaluée par Fontana à 5 centigrammes, ce qui fait 10 centigrammes par animal. Mes évaluations m'ont donné un chiffre un peu plus élevé. Il est vrai que j'ai tenu compte, non-seulement de la liqueur renfermée dans les crochets, dans le canal excréteur et dans sa dilatation, mais encore de celle qu'on peut retirer des glandes en les pressant. J'ai trouvé 7 centigrammes par appareil, et par conséquent 14 par *Vipère*. Dans chaque piqûre l'animal en dépose environ 2 centigrammes.

Le *venin de la Vipère* (*venenum Viperæ*) présente, lorsqu'il est frais, une consistance presque oléagineuse. Redi le compare à l'huile d'amandes douces. Ce *venin* est presque incolore, très légèrement opalin, par reflet, ou d'une couleur jaunâtre pâle. Celui des *Crotales* est vert, et celui du *Fer-de-lance* transparent (Guyon).

Au moment où il vient d'être sécrété, le *venin* des serpents n'est ni acide, ni alcalin. Cependant, d'après le docteur Rousseau, celui des *Crotales* rougirait un peu la teinture de tournesol.

Le *venin de la Vipère* ne présente pas de saveur bien déterminée. Il est d'abord fade, mais il finit par laisser dans l'arrière-bouche un goût un peu astringent, suivant les uns, une âcreté insupportable, difficile à définir, suivant les autres (1). Son odeur est presque nulle. Il tombe au fond de l'eau, dans laquelle il conserve quelque temps sa viscosité; après quoi il se dissout. Desséché sur une lame de verre, il offre l'aspect d'une couche gommeuse, pleine de fissures réticulées.

A l'état sec, ce *venin* se dissout dans l'eau ; mais il est insoluble dans les acides sulfurique et chlorhydrique, dans lesquels il ne fait que se diviser un peu, en prenant une consistance de pâte liquide. Il se conduit de la même manière dans l'acide azotique, si ce n'est qu'il devient plus jaune. Les acides végétaux, les alcalis et les huiles ne le dissolvent pas. Soumis à l'action de la chaleur, il ne se fond pas; il se gonfle et bout. Mis en contact avec la flamme, il ne s'allume pas ; et, jeté sur un charbon rouge, il ne prend feu que lorsqu'il est carbonisé, comme cela arrive, en général, aux matières végétales.

Le prince Lucien Bonaparte a montré que le *venin de la Vipère* est essentiellement constitué par un principe particulier auquel il a donné le nom d'*échidnine* ou *vipérine*. Ce principe se présente

---

(1) M. L.-A. de Montesquiou assure en avoir goûté plusieurs fois, sans avoir jamais pu apprécier rien de notable dans sa saveur.

sous l'aspect d'un vernis gommeux incolore et transparent. Il n'a ni odeur, ni saveur déterminées. Il ne rougit pas la teinture de tournesol et ne verdit pas le sirop de violette. Il offre une certaine ressemblance avec la gomme arabique ; mais il contient de l'azote. Dissous dans une solution de potasse caustique, l'hydrate de bioxyde de cuivre le colore en beau violet, phénomène que présentent aussi, comme on sait, la gélatine et l'albumine.

Le *venin des Vipères* paraît agir bien plus vivement sur l'homme que sur les animaux.

Il est funeste à tous les vertébrés à sang chaud. Les grandes espèces n'en meurent pas ; les petites succombent ordinairement. Ainsi, un cheval résiste presque toujours (1), un mouton souvent, un chat quelquefois (2), un pigeon meurt en huit ou dix minutes, et un moineau en cinq (3).

Les animaux mordus à la poitrine, au ventre, au foie, aux intestins, périssent en un espace de temps plus ou moins court.

Les animaux blessés sur les oreilles, dans le péricrâne, le périoste, la dure-mère, le cerveau, la moelle des os, la cornée transparente, l'estomac, n'offrent souvent aucun phénomène sensible.

Le *venin de la Vipère*, appliqué sur la peau légèrement écorchée des lapins et des cochons d'Inde, n'est pas suivi de mort ; sur les fibres musculaires et sur les nerfs, il reste sans effet.

Le *venin* de deux *Vipères* injecté dans la veine jugulaire d'un gros lapin détermine la mort en moins de deux minutes, après avoir fait naître des cris et des convulsions. Le sang est coagulé dans les ventricules du cœur. Le mésentère, les intestins et les muscles du bas-ventre sont enflammés.

Le *venin de la Vipère* ne détermine aucun changement appréciable sur les parties encore palpitantes qui viennent d'être détachées d'un animal.

Les vertébrés à sang froid résistent plus que les vertébrés à sang chaud. Un lézard de muraille succombe au bout d'une demiheure ; chez la tortue, la mort n'arrive que très difficilement, quelle que soit la partie mordue.

La couleuvre et l'orvet n'en souffrent pas. Il en est de même de l'anguille, des limaces, des escargots et des sangsues.

---

(1) D'après Bosc, deux chevaux furent mordus, en Amérique, par une *Vipère noire*, l'un à la jambe, l'autre à la langue. Le premier en fut quitte pour une enflure de quelques jours et une faiblesse de quelques semaines ; le second mourut en moins d'une heure.

(2) Est-il vrai, comme l'affirme Lenz, que le Hérisson peut être mordu impunément au museau, aux lèvres et même à la langue ?

(3) Fontana dit que les petits animaux meurent au bout de quinze à vingt secondes.

Une *Vipère* qui blesse une autre *Vipère* ne la tue pas. Une *Vipère* qui s'implante ses crochets dans la mâchoire inférieure ou dans une autre partie du corps, n'en paraît pas incommodée (1).

Quelle est la quantité de *venin de Vipère* nécessaire pour tuer un homme? Un milligramme introduit dans un muscle suffit pour donner la mort à une fauvette presque instantanément; il en faut six fois davantage pour faire périr un pigeon. Fontana a calculé que 15 centigrammes au moins sont nécessaires pour produire la mort chez un homme (2). Comme les deux appareils de l'animal n'en contiennent que 14 centigrammes (3), et que chaque piqûre n'en laisse passer que 2, il en résulterait qu'on pourrait être blessé par plusieurs *Vipères* sans en mourir, et qu'on ne serait jamais tué par une seule : ce qui est contraire à l'observation. On a vu plus haut que, dans plusieurs circonstances, une seule morsure a suffi pour entraîner la mort. Le calcul de Fontana est donc exagéré.

On sait que le *venin* des Serpents a été recommandé en Amérique comme remède ; on a prétendu que les personnes inoculées étaient à l'abri de la fièvre jaune et du vomito negro. Peyrilhe rapporte qu'on a essayé d'opposer le *venin de la Vipère* à la rage. Il ajoute avec bonhomie que « cette tentative ne doit être répétée que du consentement du malade et avec l'approbation des magistrats! » M. Desmartis (de Bordeaux) a soumis au jugement de l'Académie des sciences un Mémoire sur l'emploi des *venins* en thérapeutique. Il conseille aussi la piqûre de la *Vipère* contre l'hydrophobie...

2° ARACHNIDES. — On a fort peu étudié le *venin* de ces animaux. Orfila place celui des *Araignées* au nombre des poisons septiques, mais il le juge par ses effets plutôt que par sa nature.

Fontana prétend que celui des *Scorpions* est blanc et visqueux ; que, mis sur la langue, il détermine une saveur âcre et brûlante. Ce *venin* ressemble à de la gomme. Suivant M. Blanchard, il tient en suspension des granules irréguliers; il est acide et rougit fortement le papier de tournesol.

D'après Amoreux, il agit sur les animaux à sang froid comme sur les vertébrés. Cette conclusion pouvait être déduite *à priori*, et l'on peut en dire autant du *venin des Araignées*. On a vu plus haut qu'il n'en est pas de même de celui des Serpents. Ce qui est digne

---

(1) Les piqûres d'un *Fer-de-lance* sont également inoffensives pour lui (Guyon). On a cité un exemple dans lequel un *Serpent à sonnettes* était mort de sa propre morsure (Halm).

(2) Et 60 pour la donner à un bœuf.

(3) On a vu plus haut que Fontana n'élevait ce poids qu'à 10 grammes.

de remarque, c'est que le *venin de la Vipère* ne fait pas beaucoup
souffrir lorsqu'il est introduit dans les tissus, même lorsqu'il tue,
tandis que celui des *Arachnides* occasionne une douleur plus ou
moins vive, et généralement ne tue pas.

M. Ozanam a cru reconnaître, dans le *venin des Arachnides*, des
vertus thérapeutiques, tantôt sudorifiques, tantôt antipériodiques (1).

3° INSECTES. — On sait peu de chose sur le *venin des Hyménoptères.*

Swammerdam croyait que ce *venin* était la bile même des animaux. C'est un fluide clair et limpide qui se coagule promptement
à l'air. Déposé sur une lame de verre, il y forme une pellicule facile
à enlever. Il ne rougit ni ne verdit les couleurs végétales; il paraît
un peu styptique. Swammerdam et Ludovic, en ayant mis sur la
langue, éprouvèrent d'abord un goût d'amertume qui devint plus
âcre et plus pénétrant, s'étendit dans toute la bouche jusqu'au fond
du gosier, et fit saliver comme s'ils avaient mâché de la racine de
pyrèthre. Fontana assure que ce *venin* détermine sur la langue
l'effet d'un caustique très puissant. Ludovic compare cette sensation
à celle de l'acide azotique sur la peau. D'autres auteurs la décrivent
comme celle de la brûlure. Suivant Adanson, le *venin de l'Abeille*
est plus actif dans l'été que dans l'hiver.

Humeurs analogues aux venins.

On regarde aujourd'hui comme une espèce de *venin* le suinte-
ment visqueux qui lubrifie l'enveloppe cutanée des *Crapauds*, des
Tritons et des *Salamandres*, et qui semble avoir pour usage de repousser leurs ennemis par son odeur nauséeuse et par son goût désagréable (2). Mais ces animaux n'ont pas d'instrument pour inoculer
cette humeur, et celle-ci est placée de telle sorte qu'il leur est
impossible de s'en servir activement, c'est-à-dire comme moyen
d'attaque ou de défense.

1° *Crapaud.* — L'humeur du *Crapaud commun* (3) est sécrétée
par des glandules ou pustules cutanées, les unes dorsales, les autres
parotidiennes.

Cette humeur est épaisse, visqueuse, lactescente, légèrement
jaunâtre et d'une odeur vireuse. Elle présente une amertume nau-

---

(1) Voyez pages 169, 237.
(2) Et, suivant quelques auteurs, de diminuer l'influence du soleil.
(3) *Bufo vulgaris* Encycl. (*Rana Bufo* Linn).

séeuse, caustique, insupportable; elle rougit fortement la teinture de tournesol; elle se concrète par l'exposition à l'air, et, mise sur une plaque de verre, elle y forme comme des écailles. Elle est soluble dans l'alcool, ce qui prouve que ce n'est pas une matière albuminoïde. Suivant Pelletier, elle contient un acide en partie libre et en partie combiné avec une base. C'est à cet acide qu'elle paraît devoir son âcreté.

D'après les expériences de MM. Gratiolet et Cloëz, cette humeur inoculée à des oiseaux (verdiers, pinsons) les a tués en cinq ou six minutes, mais sans convulsions. Ces animaux ouvraient le bec et chancelaient comme dans l'ivresse; ils perdaient la faculté de coordonner les mouvements. Au bout de quelques instants, ils fermaient les yeux comme pour dormir, et tombaient morts.

On a reconnu que cette humeur tue les oiseaux même après avoir été desséchée. Deux milligrammes ont fait périr un verdier en quinze minutes.

Elle agit également après qu'on a saturé son acide avec de la potasse.

Introduite en assez petite quantité sous la peau des mammifères (bouc, chien), elle les fait mourir en moins d'une heure.

M. Vulpian a répété et varié ces expériences avec le *Crapaud commun* et le *Crapaud des joncs* (1). Il a opéré sur des chiens et des cochons d'Inde, et constaté que ces animaux mouraient dans un espace de temps qui variait entre une demi-heure et une heure et demie. Les symptômes observés constituent plusieurs périodes : 1° une période d'excitation, 2° une d'affaissement, 3° une de vomissements ou d'efforts pour vomir, 4° une d'ivresse (chez les chiens) et de convulsion (chez les cochons d'Inde), et la mort.

L'humeur des *Crapauds* empoisonne les grenouilles; elle les tue généralement dans l'espace d'une heure. Il suffit même d'en étendre une certaine quantité sur le dos de l'animal pour obtenir ce résultat. Mais elle n'exerce aucune action toxique sur les *Crapauds* eux-mêmes (Vulpian).

L'action de ce *fluide* est très puissante sur le cœur, dont elle arrête les mouvements. MM. Gratiolet et Cloëz ont remarqué sur les cadavres des oiseaux ce fait singulier, que les canaux demi-circulaires de l'oreille étaient toujours remplis de sang.

On assure que, dans certains pays, les Indiens vont avec des bâtons pointus à la recherche de plusieurs espèces de *Crapauds*. Ils les embrochent avec ces bâtons. Quand ils en ont recueilli une

(1) *Bufo calamita* Laur.

quantité considérable, ils allument un grand feu et placent devant ces animaux ainsi embrochés, mais à une distance assez grande pour qu'ils ne rôtissent pas. La chaleur excite la sécrétion cutanée. Les Indiens recueillent alors la liqueur qui s'écoule des pustules, et s'en servent pour empoisonner la pointe de leurs flèches.

2° *Triton* ou *Salamandre aquatique* (1). — L'humeur de cette espèce est produite par des follicules nombreux qui forment de petites saillies sur les côtés du cou, le dos, les flancs et les parties latérales de la queue. Quand on presse fortement ces espèces de verrues, il en sort des gouttelettes. L'expérience réussit mieux si l'on a soin de sécher préalablement l'animal, en le frottant avec un linge.

Cette humeur est d'un blanc à peine jaunâtre, coulant moins facilement que le lait quand elle sort. Elle exhale une odeur vireuse, pénétrante, désagréable. Vue au microscope, elle paraît composée de globules ovoïdes, qui sont comme groupés ensemble. Exposée à l'air, elle s'épaissit, se coagule et prend une teinte jaunâtre. Elle se sèche rapidement, et à l'état sec, sur du verre, elle paraît fendillée comme une légère couche de gomme arabique. Elle se mêle difficilement à l'eau ; elle s'y délaye cependant en partie, mais il ne tarde pas à s'y former un coagulum irrégulier. L'alcool la coagule presque entièrement (2). Mise sur la langue, cette humeur ne produit d'abord aucune sensation ; mais au bout de quelques minutes, on ressent dans l'arrière-gorge une impression d'âcreté comparable à celle que donne le suc propre de l'Épurge.

Ce liquide empoisonne à peu près comme celui des Crapauds ; mais il détermine des convulsions terribles.

Avec une faible quantité, M. Vulpian a tué des Chiens, des Cochons d'Inde et des grenouilles.

Cette humeur est moins énergique, toutefois, que celle des Crapauds.

La mort arrive, chez les grenouilles, seulement après la sixième et même la douzième heure. Lorsqu'on l'étend sur le dos de ces batraciens, il n'y a aucun effet (Vulpian)

Comme l'humeur laiteuse des Crapauds, elle exerce une action puissante sur le cœur, mais son influence est plus prononcée que

---

(1) *Triton cristatus* Laur. (*Salamandra cristata* Latr.).

(2) Si l'on fait mourir un *Triton* dans l'alcool, on voit la partie moyenne de son corps se recouvrir d'une certaine quantité d'humeur laiteuse, qui se coagule comme un voile extrêmement mince. Ce voile est plus épais dans les parties latérales du cou et de la queue, près de son origine. (H. Gosse.)

cette dernière sur l'irritabilité des parois cardiaques; elle l'abolit complétement ou presque complétement.

L'humeur des *Tritons* semble plutôt stupéfiante qu'excitante; elle ne détermine ni nausées, ni vomissement. Enfin, elle est sans action sur les *Tritons* eux-mêmes (Vulpian).

M. Philipaux, faisant des expériences sur les *Tritons*, fut pris subitement d'une conjonctivite·très douloureuse, qui dura deux jours.

Deux autres personnes qui nettoyaient des *Tritons*, ayant fait jaillir, soit sur leur visage, soit sur leurs yeux, l'eau où se trouvaient ces batraciens, éprouvèrent des accidents du même genre. (Vulpian.)

3° *Salamandre terrestre* (1). — Son humeur laiteuse est contenue principalement dans les tubercules verruqueux de ses flancs.

Cette humeur ressemble à celle des Tritons.

Lacépède dit qu'une goutte mise sur la langue occasionne une sensation de brûlure. Dugès a fait des expériences avec cette humeur. Il en a donné à des tourterelles et à des moineaux. Des fragments de mie de pain imbibés de ce lait ont été mangés sans que ces oiseaux aient paru incommodés. Dugès en a conclu que l'humeur dont il s'agit n'était pas venimeuse ; mais si le savant professeur avait fait prendre aux mêmes animaux, et de la même façon, du *venin* de Vipère ou de Crotale, il aurait obtenu les mêmes résultats. Les effets terribles de l'humeur des *Salamandres* ne se présentent que lorsqu'elle est portée dans la circulation au moyen d'une blessure, lorsqu'elle est inoculée.

Les expériences de MM. Gratiolet et Cloëz, sur la *Salamandre terrestre*, répétées par M. Vulpian, ne laissent aucun doute sur les propriétés toxiques de la liqueur laiteuse que fournit cet animal.

Placée sous la peau de l'aile ou de la cuisse d'un petit oiseau, d'une fauvette, par exemple, elle ne semble pas agir comme un caustique. Au premier instant l'animal ne paraît pas incommodé; mais au bout de deux ou trois minutes, un trouble singulier se manifeste, ses plumes se hérissent, l'oiseau chancelle ; il tient son bec ouvert et le fait claquer convulsivement. En même temps il se redresse de plus en plus, renverse sa tête en arrière, pousse des cris plaintifs, s'agite, tourne plusieurs fois sur lui-même, et la pauvre bête ne tarde pas à succomber. (Gratiolet et Cloëz.)

Un Bruant, blessé à la cuisse, est mort au bout de vingt-deux

---

(1) *Salamandra maculata* Laur. (*Lacerta Salamandra* Linn.).

heures. Un pinson, inoculé sous l'aile, a succombé en vingt-cinq minutes ; un pigeon en vingt, d'autres oiseaux en six ou sept, un bruant en moins de trois. En général, la mort est d'autant plus prompte, que l'écoulement sanguin a été moins abondant. (Gratiolet et Cloëz.)

Les expériences tentées sur de petits mammifères n'ont pas conduit aux mêmes résultats. Des cochons d'Inde et des souris, piqués à la cuisse, ont manifesté, au bout de dix minutes, une grande angoisse. Leur respiration était par moments haletante et pénible. Ils s'endormaient à chaque instant, et ce sommeil était interrompu par des convulsions légères, pareilles à des secousses électriques. Mais au bout de quelques heures, les accidents ont disparu et les animaux sont revenus à la santé. Ainsi, une quantité d'humeur suffisante pour tuer une tourterelle ne donne à une souris que des convulsions passagères. Or, la masse d'une tourterelle étant bien plus grande que celle d'une souris, on ne peut chercher la raison de cette différence que dans la nature intime, dans le mode d'organisation des animaux blessés (Gratiolet et Cloëz). En résumé, tous les oiseaux soumis à l'action de l'humeur des *Salamandres* ont eu des convulsions épileptiformes et sont morts. Les mammifères inoculés ont eu aussi des convulsions, et celles-ci n'ont pas été mortelles.

L'humeur des *Salamandres* est funeste aux grenouilles, mais elle est sans action sur les *Salamandres*. (Vulpian.)

En général, elle paraît moins active que celles des Crapauds et des Tritons. Pendant toute la durée de l'intoxication, les troubles du cœur étaient légers.

LIVRE VI.

DES ANIMAUX PARASITES EXTÉRIEURS OU ÉPIZOAIRES.

De même qu'il y a des animaux appelés *Parasites*, qui habitent sur ou dans d'autres animaux, se nourrissant de leurs humeurs ou de leur parenchyme, de même il en existe qui vivent aux dépens de l'homme.

Les Parasites de l'homme sont généralement des animaux très

petits. Le nombre de leurs espèces n'est pas considérable ; mais celui de leurs individus devient quelquefois effrayant.

A diverses époques, on a donné de l'importance aux animalcules parasites. Un médecin anglais, qui vivait vers le commencement du dernier siècle, a supposé que des insectes microscopiques sont la cause de toutes nos maladies (1). M. Raspail a cherché, dans ces derniers temps, à propager une doctrine exactement semblable.

On nomme *Épizoaires*, en Histoire naturelle médicale, les Parasites cuticoles, c'est-à-dire ceux qui vivent aux dépens de notre peau; quelques médecins les ont aussi appelés *Ectozoaires* ou bien *Ectoparasites*.

Une partie des *Épizoaires* naissent sur nos organes, dans l'endroit même qu'ils habitent (*Poux*). Une autre partie nous vient du dehors (*Puces*).

On peut distinguer deux sortes d'*Épizoaires:* 1° ceux qui habitent à la surface de la peau ; 2° ceux qui vivent dans son intérieur.

SECTION PREMIÈRE.

DES ÉPIZOAIRES VIVANT SUR LA PEAU.

Les *Épizoaires* vivant sur la peau sont : 1° les *Poux*, 2° la *Puce*, 3° la *Chique*, 4° les *Tiques*, 5° les *Argas*, 6° le *Rouget.*

CHAPITRE PREMIER.

DES POUX.

Le genre *Pou* (*Pediculus*) appartient à l'ordre des Hémiptères et à la famille des Rostrés. Il a pour caractères : des antennes de la longueur du corselet; un suçoir en gaîne inarticulée, armé à son sommet de crochets rétractiles; deux yeux saillants; un abdomen plus ou moins découpé sur les bords, et six pieds marcheurs. Il manque d'ailes.

---

(1) Dans un résumé détaillé de son ouvrage, publié en 1726 par M. A. C. D., on trouve les figures de 90 insectes supposés producteurs chacun d'une affection différente : par exemple, de la rougeole, du rhumatisme, de la goutte, de la pleurésie, de la jaunisse, du panaris,... A l'exception du Sarcopte de la gale, qui paraît dessiné d'après nature, tous ces animalcules sont des êtres fantastiques.

On distingue quatre espèces de *Poux* : 1° le *Pou de la tête* ; 2° le *Pou du corps*, 3° le *Pou des malades*, 4° le *Pou du pubis*. Voici leurs caractères abrégés.

Corps
{
oblong, à corselet distinct,
{
cendré (très lobé) . . . . 1. *Pou de la tête.*

blanchâtre. Abdomen
{
lobé . . 2. *Pou du corps.*

sinueux. 3. *Pou des malades.*
}
}

arrondi, à corselet confondu. . . . . 5. *Pou du pubis*
}

1° POU DE LA TÊTE (fig. 90). — Tout le monde connaît le *Pou de la tête*, ou *Pou commun* (1). Il est figuré dans un grand nombre d'ouvrages.

On le trouve sur la tête (ainsi que son nom l'indique) chez les individus malpropres, malpeignés, et surtout chez les enfants.

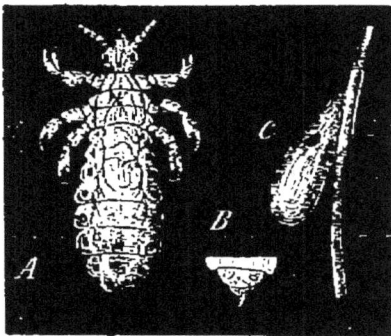

Fig. 90. — *Pou de la tête* (*).

Toutefois on ne l'observe jamais dans les individus très jeunes, par exemple dans ceux qui n'ont pas encore mangé (Natalis Guillot).

C'est un insecte à corps aplati, légèrement transparent, mou vers le milieu, un peu coriace sur les bords, d'un cendré grisâtre avec des taches noirâtres à l'endroit des stigmates. Quand il est vieux ou repu, il prend une teinte plus ou moins rougeâtre. Généralement, il paraît comme bordé de chaque côté d'une raie obscure, divisée en petits traits ou taches le long des anneaux. Il a une tête ovale-rhomboïde ; il manque de palpes. Cet animal possède des antennes filiformes, à peu près de la longueur de la tête, composées de cinq articles presque égaux ; il les remue continuellement quand il marche (de Geer). Il a des yeux simples, arrondis, noirs, et placés très en arrière des antennes ; un corselet presque carré, égalant le quart de la longueur de l'abdomen, un peu plus étroit en avant qu'en arrière, divisé en trois parties par des incisions peu profondes, et des pattes composées

(1) *Pediculus capitis* de Geer (*P. mansuetus* Jonst., *P. humanus*, partim, Linn., *P. cervicalis* Leach).

(*) *A*, femelle vue de dos. — *B*, extrémité abdominale du mâle, pour montrer son petit aiguillon. — *C*, œuf ou lente attachée à un poil.

d'une hanche de deux pièces, d'une cuisse, d'une jambe et d'un tarse d'un seul article et très gros. Ce tarse se termine par un onglet robuste qui se replie sur une saillie dentiforme, et fait avec cette dernière l'office d'une pince. C'est ainsi que ces insectes s'accrochent aux cheveux. Leur abdomen paraît ovalaire, incisé et fortement lobé sur les bords. On y remarque huit anneaux et seize stigmates. Les trachées sont festonnées et présentent à travers la peau, sur les côtés, une suite d'arcs qui alternent avec les lobes marginaux. Swammerdam a soupçonné que les *Poux* étaient androgynes, parce qu'il avait trouvé un ovaire dans tous ceux qu'il avait disséqués. Adanson et Lamarck ont répété cette erreur. Il paraît que Swammerdam n'avait eu à sa disposition que des femelles. Leeuwenhoek a constaté l'existence des deux sexes. Les mâles portent à l'extrémité de l'abdomen, qui est arrondie, un aiguillon écailleux, conique, pointu, recourbé, brun, avec lequel ils peuvent piquer. Cet aiguillon paraît être le fourreau de l'organe génital. Chez la femelle, la terminaison de l'abdomen est échancrée; dans l'accouplement, cette dernière se place sur le dos du mâle.

Les *Poux* sont ovipares; on désigne leurs œufs sous le nom de *lentes* (fig. 90, c); on les trouve agglutinés aux cheveux. Ils sont oblongs, même un peu pyriformes, blancs, et s'ouvrent au sommet.

Les petits éclosent au bout de cinq à six jours. Ils sont ou blanc de lait, ou gris pâle. Après plusieurs mues, et au bout de dix-huit jours, ils peuvent déjà se reproduire. L'observation a démontré qu'un *Pou* donne une cinquantaine d'œufs en six jours, et qu'il lui en reste encore dans le corps (1). Suivant un calcul de Leeuwenhoek, deux *Poux* femelles peuvent devenir grand'mères de 10 000 *Poux*, dans l'espace de huit semaines; d'autres ont calculé que la seconde génération d'un seul individu pouvait fournir 2500 *Poux*, et la troisième, 125 000; mais la reproduction normale ne marche pas avec cette effrayante rapidité.

1° *Appareil buccal* (fig. 91).— En avant de la tête, on remarque un mamelon charnu avancé. Ce mamelon est court et conoïde. Il renferme un suçoir (*rostre*) protractile, que l'animal peut faire sortir et rentrer à volonté. On n'aperçoit guère ce suçoir que lorsqu'il est en action. Leeuwenhoek l'a comparé à un filet délié, mais contre son habitude, il l'a observé très incomplètement.

L'organe dont il s'agit est une gaîne inarticulée, subcylindrique,

----

(1) Swammerdam dit avoir trouvé, dans un seul ovaire, 54 œufs de différentes grandeurs.

obtuse, susceptible de se dilater au sommet, et d'offrir alors de quatre à six petits crochets pointus, dirigés un peu d'avant en ar-

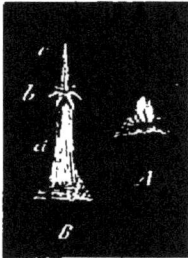

Fig. 91. — Rostre (*).

rière, dont la forme et la situation ont pour but évident de retenir le suçoir dans la peau.

Dans l'intérieur, se trouvent quatre soies capillaires, très pointues, rondes, appliquées les unes contre les autres.

Cette structure de l'appareil buccal des *Poux* confirme, pour le dire en passant, l'opinion de Fabricius, qui regardait ces animaux comme des Hémiptères dégradés et privés d'ailes (Burmeister).

2° *Action sur l'homme.* — Les *Poux* piquent et sucent le cuir chevelu à l'aide de l'appareil qui vient d'être décrit. Mais on croit que les démangeaisons particulières que causent ces insectes sont produites par l'aiguillon abdominal du mâle, et non par le suçoir buccal des deux sexes. Pourquoi cette piqûre? L'animal perce-t-il la peau avec cet instrument pour y introduire ensuite son suçoir? Mais, dans ce cas, la femelle devrait aussi avoir un aiguillon. Suivant les auteurs, l'entrée du suçoir dans la peau ne détermine aucune sensation, à moins qu'il ne touche quelque nerf. Leeuwenhoek en a fait l'expérience sur sa main.

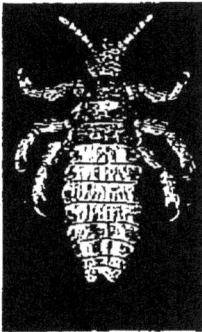

Fig. 92. — Pou du corps.

Faut-il croire, avec Linné (1), que lorsque le temps devient pluvieux, ces insectes descendent sur les côtés de la tête?

2° Pou du corps (fig. 92). — Le *Pou du corps* ou *des vêtements* (2) avait été confondu avec la première espèce. C'est de Geer qui a distingué ces deux insectes.

Ainsi que ses noms l'indiquent, ce *Pou* se rencontre dans les différentes parties du corps et dans les vêtements.

Il est un peu plus grand, moins coloré, et moins gris que le *Pou*

(1) « *Instante pluvia, descendit ad latera capitis.* » (Linn.)

(2) *Pediculus corporis* de Geer (P. *humanus*, partim. Linn., P. *pubescens*, β *albidior* Olfers, P. *cutaneus* Rasp., P. *vestimenti* Nitzsch), vulgairement *Pou blanc*.

(*) A, mamelon buccal qui commence à faire saillie. — B, le même, très allongé et devenu tubuleux, ou rostre : — a, corps du rostre. — b, crochets de son extrémité. — c, aiguillon formé de quatre soies capillaires.

ordinaire, Il présente une teinte uniforme, d'un blanc sale (1). Il a
la peau moins dure et les yeux plus saillants (Olfers). La jonction de
son corselet et de son abdomen paraît plus étranglée. Cette première
partie égale à peine le tiers de la seconde. Il a des lobules marginaux très faibles et des pattes plus serrées et plus grêles.

Cette espèce occasionne des démangeaisons plus vives que la
précédente.

3° POU DES MALADES (2). — On a proposé de distinguer, sous ce
nom, le *Pou* producteur de la maladie dite *pédiculaire* ou *phthiriase.*

MM. Alt et Burmeister en ont encore donné une description
exacte. Il est d'un jaune pâle. Il a une tête arrondie. Ses antennes
sont plus longues, et son corselet plus grand que dans le *Pou du
corps.* Ce corselet, qui est trapézoïde, égale plus de la moitié de
l'abdomen. Ses bords sont à peine sinueux.

Cette espèce semblerait s'éloigner un peu des habitudes des autres *Poux,* en s'introduisant sous la peau. On assure qu'elle pond
ses œufs sous l'épiderme; que chaque nid devient une phlyctène,
une ampoule, d'où s'échappent, dès qu'ils sont éclos, les petits *Poux,*
pour aller se répandre et se multiplier dans les portions adjacentes
du corps : ce qui fait que la maladie s'étend de proche en proche et
que son intensité augmente à chaque génération. (Raspail).

Cette maladie est indiquée par beaucoup d'auteurs. Forestus
parle d'une jeune fille qui en était affligée, et Borellus, d'un soldat.
Bernard Valentin nous donne l'histoire d'un homme de quarante
ans, qui avait des démangeaisons insupportables par tout le corps et
des tubercules volumineux remplis d'un nombre prodigieux de *Poux.*
Bremser a trouvé, une fois, une masse de *Poux* dans une tumeur
de la tête. M. Jules Cloquet a vu, chez un autre malade, des milliers
de ces animaux accumulés dans une poche sous-cutanée. Cazal
(d'Agde) cite un vieillard de soixante-cinq ans, qui ne pouvait pas
se gratter sans faire sortir de son cou et de ses épaules un véritable
essaim de vermine, qui se renouvelait avec une étonnante rapidité...
Le docteur Jules Sichel a publié (1825) un essai monographique
sur la phthiriase, dans lequel il passe en revue les différents siéges
de cette maladie.

On a parlé de cas de mort. M. Rayer regarde ces cas comme
apocryphes. Cependant, si l'on en croyait les anciens auteurs, un roi
Antiochus, le philosophe Phérécyde, le dictateur Sylla, Agrippa,

---

(1) Une variété noirâtre se trouve sur le corps des Éthiopiens (*Pediculus pubescens,*
γ *nigrescens,* Olfers); une autre, d'un brun rouge, a été observée chez les Groën-
landais.

(2) *Pediculus tabescentium* Alt. (*P. subcutaneus* Rasp.).

Valère Maxime, l'empereur Arnould, le cardinal Duprat et Philippe II, roi d'Espagne, auraient été atteints de la maladie pédiculaire et auraient succombé. Les historiens rapportent qu'on voyait sortir les *Poux* du corps d'Hérode, comme une *source qui sort de terre*. On dit que Foucquau, évêque de Noyon, en présentait un si grand nombre, qu'on fut obligé de le coudre dans un sac de cuir avant de l'enterrer... (?)

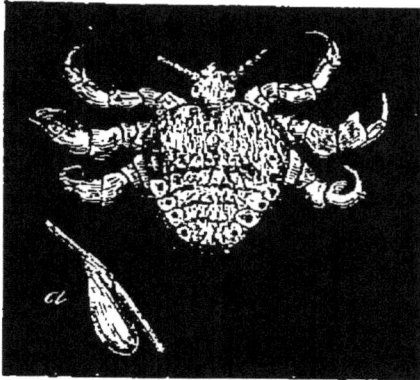

4° POU DU PUBIS (1) (fig. 93).

— Cette espèce, connue sous le nom vulgaire de *Morpion*, s'attache aux poils des parties sexuelles, à ceux des aisselles et même aux favoris et aux sourcils (2). On ne la rencontre jamais dans le cuir chevelu. Elle n'a été encore signalée que dans la race blanche.

Son corps est élargi et très déprimé ; son corselet très court.

Fig. 93. — *Pou du pubis* (*).

Les quatre pattes postérieures sont assez grandes, recourbées, et disposées pour s'accrocher à la peau. Aussi est-il difficile de lui faire lâcher prise (3).

Ses œufs sont oblongs ; ils adhèrent aux poils par une expansion qui les embrasse comme une espèce de fourreau.

La piqûre de cet insecte est plus forte que celle des autres *Poux*. La peau se couvre et de petites taches rougeâtres et de gouttelettes de sang.

Animaux qu'on peut prendre pour des Poux.

Les *Poux* des mammifères et des oiseaux, c'est-à-dire les *Ricins* (4), peuvent accidentellement se porter sur l'homme, et lui occasionner des démangeaisons plus ou moins désagréables, mais

(1) *Pediculus pubis* Linn. (*P. inguinalis* Redi, *P. Morpio* Merrem, *P. ferus* Olfers). — Leach a proposé d'en faire un genre distinct sous le nom de *Phthirus*.

(2) « On en a trouvé de fixés aux paupières. » (Celse.)

(3) « Ils sont fort adhérens à la peau, si bien qu'on ne les peust qu'à peisne arracher. » (A. Paré.)

(4) Genre *Ricinus* de Geer ; insectes probablement orthoptères.

(*) *a*, son œuf, attaché à un poil.

leur présence se borne généralement à ces démangeaisons. Ces animaux ne piquent pas et ne sucent pas à la manière des *Poux* proprement dits. Au lieu d'un rostre, ils possèdent des mâchoires. Ils peuvent, dans certains cas, mordre la peau avec force, et donner naissance à des taches rouges, arrondies ou ovalaires, distantes ou agglomérées, très rarement accompagnées de boutons ou de phlyctènes.

Il en est de même des *Dermanysses* (1). On s'expose aux attaques de ces petites bêtes, quand on entre dans les basses-cours, les poulaillers, les pigeonniers, même longtemps après la disparition des oiseaux qu'on y élève.

Les *Ornithomyes* (2) des oiseaux peuvent encore arriver sur l'homme et s'attacher à sa peau au moyen de leurs griffes.

Les *Gamases* (3) s'introduisent aussi sous les vêtements et se répandent en abondance sur le corps ; elles ne se fixent pas, mais elles courent sur la peau. Les personnes qui travaillent dans les champs en sont quelquefois tourmentées.

CHAPITRE II.

DE LA PUCE.

Le genre *Puce* (*Pulex*) appartenait à l'ordre des Suceurs ou Siphonaptères de Latreille. Aujourd'hui on le rapproche des Diptères, malgré l'absence des ailes. Ce genre offre pour caractères : un bec infléchi, étroit, renfermant deux lamelles ou lancettes, et recouvert à sa base par deux écailles; des yeux au nombre de deux, peu saillants; un abdomen comprimé; des pieds au nombre de six, sauteurs.

1° La PUCE ORDINAIRE (4) (fig. 94) présente un corps ovale, comprimé, revêtu d'une peau cornée, assez ferme, d'un brun marron luisant. Ce corps semble caparaçonné. Quand on écrase un de ces animaux, on entend un petit bruit qui provient de la résistance et de la rupture de sa peau. La *Puce* offre son plus grand diamètre du dos au ventre. Ces deux parties sont minces et tranchantes. Son corps est divisé en douze segments, dont trois composent le corselet, qui est court, et sept l'abdomen. La tête est petite, très com-

---

(1) *Dermanyssus* Dugès (Arachnides).
(2) *Ornithomya* Latr. (Insectes diptères).
(3) *Gamasus* Latr. (Arachnides).
(4) *Pulex hominis* Dugès (*P. irritans* Linn., *P. vulgaris* de Geer).

primée, arrondie en dessus, et formant un chaperon sans spinules ni en dessous, ni en arrière. En avant de ce dernier, se remarquent des antennes peu longues, presque cylindriques, et composées de quatre articles (dont le second assez long, et le troisième large et digité). Quand la *Puce* est en mouvement, elle agite continuellement ces organes. Mais en se reposant, elle les baisse et les tient appliqués contre le devant de la tête (de Geer). Les yeux sont simples, grands et arrondis. Derrière chacun, se trouve une fossette où l'on découvre une petite pièce mobile appelée

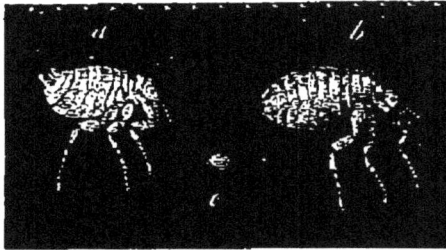

Fig. 94. — *Puce* (*).

opercule. Les *Puces* ont des pattes longues et fortes, épineuses, avec des tarses de cinq articles terminés par des crochets contournés. Les deux antérieures sont écartées des autres et insérées presque sous la tête. Les postérieures sont les plus robustes. On sait que ces insectes font des sauts gigantesques relativement à leur taille. L'abdomen est fort grand ; chaque segment est composé de deux pièces, une supérieure et une inférieure, disposition très favorable au grossissement énorme du ventre après la succion ou après la fécondation. L'avant-dernier anneau (*pygidium*) porte un certain nombre de soies épineuses implantées au milieu d'autant de petites aréoles.

Les *Puces* sont unisexuées. Le mâle est moitié plus petit que la femelle ; celle-ci a le dos plus convexe. Dans l'accouplement, ces animaux se mettent ventre à ventre, de manière que les têtes se regardent. Le mâle est dessous (1).

La femelle pond de 8 à 12 œufs ovoïdes, lisses, un peu visqueux, blancs. De Geer a surpris une *Puce* au moment de la ponte. Cet insecte n'attache pas ses œufs aux poils ou à la peau des animaux ; il les pond au hasard, les laissant tomber à terre (Rœsel). Ces œufs coulent comme des globules de mercure. C'est ordinairement dans les fentes des parquets, sur les vieux meubles, dans le linge sale et parmi les ordures qu'on les rencontre (2).

(1) « *Femina in coitu ascendit in corpus maris.* » (Leeuwenhoek.) — « *Mas sub femina jungitur.* » (Linn.)
(2) On en a observé sous les ongles des pieds, mais c'est une exception.

(*) *a*, le mâle. — *b*, la femelle. — *c*, l'œuf.

Avec les œufs, on trouve des grains d'un pourpre noir, luisants, arrondis, aplatis ou cylindroïdes, quelquefois contournés. Ces grains ne sont pas les excréments de l'insecte, mais du sang desséché, préparé à nos dépens et destiné à la nourriture des larves. (Defrance).

Au bout de quatre ou cinq jours, en été, et de onze, en hiver, on voit éclore les larves, petits vers allongés, cylindriques, divisés en treize anneaux garnis de poils. Elles ont une tête écailleuse jaunâtre, portant des antennules, et deux espèces de crochets à l'extrémité postérieure du corps. Elles manquent de pattes (Leeuwenhoek, Rœsel); elles sont très vives; elles serpentent, se tordent, se roulent sur elles-mêmes, et marchent assez rapidement en élevant la tête (Defrance). Elles paraissent d'abord blanches, puis rougeâtres. Au bout de onze à quinze jours, suivant la saison, elles s'enferment dans une coque soyeuse un peu oblongue, mince et blanchâtre, et s'y transforment en nymphes; celles-ci ont les pattes collées contre le corps (Defrance).

Il faut de douze à quinze jours, à ces nymphes, pour qu'elles deviennent *Puces* parfaites.

1° *Appareil buccal* (fig. 95).— Le bec ou *rostelle* de notre insecte est placé presque perpendiculairement, un peu recourbé en arrière, dans l'état de repos, et caché entre les longues hanches des pattes antérieures. Ce bec est composé de trois sortes de parties :

1° D'une lamelle foliacée (*lèvre inférieure*) oblongue, portant

Fig. 95. — *Appareil buccal* (*).

deux palpes rapprochés et quadriarticulés, à second article très grand. -

2° D'une *gaine* extérieure, articulée, recevant dans une gouttière, et soutenant par-dessous, dans leur action, les *lancettes* dont il va être question. Cette gaine est formée de deux pièces accolées (*mâchoires*) oblongues, concaves, portant chacune un palpe inséré

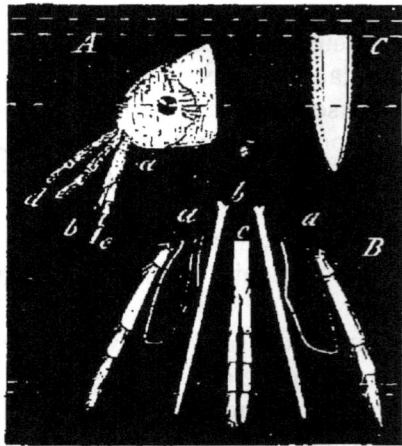

(*) A, tête : — *a*, mâchoire gauche. — *b*, lancettes ou mandibules. — *c*, palpe labial gauche. — *d*, palpes maxillaires. — *B*, Rostelle développé : — *a, a*, mâchoires inférieures, chacune avec son palpe. — *b, b*, lancettes ou mandibules. — *c*, lèvre inférieure avec ses deux palpes. — *G*, extrémité d'une lancette.

très bas et composé de quatre articles, dont le premier assez grand.

3° De deux lamelles étroites, spadiformes, ou *lancettes* allongées, aiguës, à bords tranchants et denticulés. Ces lancettes sont les agents de la piqûre et de la succion.

2° *Action sur l'homme.* — Les *Puces* produisent une petite démangeaison désagréable, en se promenant sur les parties sensibles de la peau, et en s'appuyant sur les crochets de leurs pattes.

La piqûre de ces insectes (1) donne naissance à une sensation plus vive. Quand la *Puce* veut piquer, elle écarte les deux valves de la gaîne qui protége ses lancettes, et enfonce ces dernières. Elle pompe aussitôt et se remplit de sang.

La quantité de sang absorbée est considérable relativement à l'animal. On peut en juger d'un côté par le volume de l'abdomen gorgé, et plus tard, par celui de l'excrément. Ce dernier est énorme, si l'on fait attention à la taille de l'insecte. Il conserve même en partie la couleur du fluide sanguin.

La piqûre de la puce laisse, sur la peau, une petite tache rougeâtre, vers le milieu de laquelle se voit un point microscopique plus foncé; chez les enfants, les femmes et les personnes à tissu cutané très délicat, il y a de plus une légère tuméfaction (Barthez). Rarement cette tuméfaction est suivie d'une phlyctène, et plus rarement encore d'un petit phlegmon.

2" AUTRES ESPÈCES. — Linné croyait que la *Puce* de l'homme et celles des animaux ne constituaient qu'une seule et même espèce. Bosc remarqua, le premier, que la *Puce* de la taupe et celle du renard présentaient une organisation un peu différente. Dugès a étudié les *Puces* du chien, de la souris et de la chauve-souris ; il les a comparées à celle de l'homme, et a montré les caractères qui en faisaient autant d'espèces séparées. Ainsi le chaperon offre de nombreuses spinules en dessous dans la *Puce* du chien, seulement quatre en arrière dans la souris, et deux à peu près en avant dans celle de la chauve-souris. Dans celle de l'homme on n'en rencontre pas. Les yeux sont grands dans cette dernière espèce, médiocres dans la *Puce* du chien, petits dans celle de la souris, et nuls dans celle de la chauve-souris.

---

(1) *Morsus pulicum.* (Sauvages).

CHAPITRE III.

DE LA CHIQUE.

La *Chique*, ou la *Puce-chique* (1), est un des parasites les plus incommodes que l'on connaisse.

Elle habite l'Amérique intertropicale, particulièrement la Guyane et le Brésil. Elle se tient dans les bois, sur les buissons et sur les plantes, particulièrement sur les herbes sèches. Il y en a quelquefois une si grande quantité, que, dès qu'on s'assied par terre ou sur un arbre abattu, on en a bientôt les habits et le corps couverts.

1° DESCRIPTION.—La *Chique* est plus petite que la Puce ordinaire, mais elle peut acquérir un volume considérable en se gorgeant de sang. Cet insecte présente une forme obovée; il est aplati et d'un rouge brunâtre, avec une tache blanche sur le dos; sa peau paraît si coriace, qu'on a de la peine à la déchirer. Les jointures des pattes sont blanchâtres.

Les mâles sont plus petits que les femelles. L'abdomen de ces dernières est proportionnellement plus développé que dans l'autre sexe; il se dilate en boule après la fécondation.

Les œufs sont ovoïdes, oblongs et blanchâtres. Ils semblent attachés à la mère par une sorte de funicule assez court. On pense que lorsque ces insectes n'ont pas l'occasion de piquer l'espèce humaine, ils déposent leurs œufs par terre (Pohl, Kollar).

On n'a pas décrit encore la larve de la *Chique*.

2° APPAREIL BUCCAL.— Cet appareil est mal connu; on sait seulement que l'animal possède un rostre long, roide et pointu, proportionnellement plus grand que celui de la Puce ordinaire.

3° ACTION SUR L'HOMME. — Les *Chiques* attaquent l'homme, mais seulement après avoir été fécondées, dans le but de loger et d'alimenter leurs petits. Les mâles ne nous inquiètent pas. Ces insectes se portent principalement sur les pieds; ils se glissent entre la chair et les ongles, ou bien sous la peau des talons. On les voit très rarement à la face dorsale de l'organe, sur les mains et dans

(1) *Dermatophilus penetrans* Guér. (*Pulex penetrans* Linn., *Sarcopsylla penetrans* Guild.), vulgairement, à Saint-Domingue et à la Guyane, *Nigua*; au Brésil, *Jatecuba*, *Mygor* et *Tunga*. Les Espagnols qui arrivèrent les premiers en Amérique la nommèrent *Chega* et *Chego*, et les Français *Pique* et *Chique*. — N'est-ce pas le *Pediculus ricinoides* de Linné?— « *Habitat in America, pedes obambulantium intrans, sanguinem hauriens, in iis ova deponens, ulcera cacoethica causans.* » (Rolander.)

d'autres parties du corps. Les personnes qui voyagent sans chaussures y sont naturellement plus exposées que les autres; celles qui transpirent beaucoup sont les moins assaillies.

L'introduction de la *Chique* a lieu sans aucune sensation douloureuse, malgré la longueur du bec de l'animal, et sans changement de couleur à la peau, du moins dans les premiers moments. En peu de jours, le parasite commence à se développer et à se rendre sensible par une démangeaison, d'abord légère, qui augmente graduellement, et finit par devenir insupportable. Quand la présence de la *Chique* est accompagnée d'une douleur appréciable, la moitié de son corps est déjà engagée dans le tissu. L'animal ressemble d'abord à un point brun ; ce point grossit peu à peu, il prend bientôt l'aspect d'une tumeur plus ou moins rougeâtre dans laquelle on a bien de la difficulté à reconnaître un abdomen.

La *Chique* atteint, en peu de temps, le volume d'un pois-chiche ou d'une fève. Son corps n'est plus qu'un sac énorme, pareil à un kyste, de couleur brunâtre plus ou moins livide, renfermant un pus sanieux. On observe, dans son abdomen, un nombre considérable de globules agglomérés; ces globules sont les œufs.

Il est difficile de faire lâcher prise à ces redoutables parasites. Le bec se rompt plutôt que d'abandonner le tissu dans lequel il est engagé. Quand on tire trop fort, le bec, la tête et les pattes restent en place et déterminent bientôt une fâcheuse inflammation ou un ulcère de mauvaise nature (1).

Les pieds sont quelquefois entièrement envahis et comme rongés par les *Chiques*. Lorsque l'animal vient de piquer, la peau présente une petite tache blanchâtre entourée d'un cercle inflammatoire. Plus tard le tissu se gonfle, se boursoufle, se déforme. Quand les parasites sont nombreux et rapprochés, le désordre peut acquérir une certaine gravité.

Les *Chiques* se rencontrent parfois entre les doigts des chiens, mais surtout à la partie inférieure du pied des cochons; on a même regardé ces pachydermes comme propagateurs de l'espèce. (J. Goudot.)

CHAPITRE IV.

DES TIQUES.

Les *Tiques*, ou *Ixodes*, sont des arachnides de la famille des Acariens, dont les palpes engaînent le suçoir, et forment avec ce

(1) « *Ulcera cacoethica excitat.* » (Linn.)

dernier une sorte de bec saillant court, tronqué et un peu dilaté au bout.

Les *Tiques* fréquentent les bois touffus, s'accrochent aux végétaux peu élevés par les pieds antérieurs, tenant les autres étendus (Latreille). Elles se jettent sur les mammifères et se fixent à leur peau.

Ces animaux pondent une quantité prodigieuse d'œufs. M. Chabrier assure que ceux-ci sortent par la bouche.

1° ESPÈCES.— Nous en avons en France deux espèces principales: 1° la *Tique Louvette*, 2° la *Tique réticulée*.

La *Tique Louvette* (1) est d'un rouge de sang foncé, avec la plaque écailleuse antérieure plus obscure ; elle a les côtés du corps rebordés et un peu poilus.

Elle s'attache aux chiens.

La *Tique réticulée* (2) est cendrée, avec de petites taches et des lignes annulaires d'un brun rougeâtre. Elle a les bords de l'abdomen striés, et des palpes presque ovales.

Elle s'attache aux bœufs, aux moutons et à plusieurs autres mammifères domestiques.

Parmi les espèces étrangères, je citerai le *Nigua* (3) et l'*Ixode de l'homme* (4), arachnides encore très mal connues.

2° APPAREIL BUCCAL. — Le bec ou *rostre des tiques* est obtus en avant. Il présente : 1° un *support* formé d'une petite pièce écailleuse reçue dans une échancrure du corselet, et servant de réceptacle à la base du suçoir ; 2° une *gaîne* de deux pièces fort courtes, écailleuses, concaves du côté interne, arrondies et même un peu plus larges à leur extrémité (chacune de ces pièces, vue à la loupe, paraît coupée transversalement) ; 3° un *suçoir* placé dans cette gaîne, composé de trois lames cornées, coniques, très dures, dont les deux latérales sont plus petites, et en recouvrement sur la troisième, qui est grande, large, obtuse au bout, un peu transparente et moins colorée : celle-ci porte, sur ses côtés et sur toute sa surface inférieure, un grand nombre de dents de scie très fortes ; elle offre un sillon dans son milieu.

3° ACTION SUR L'HOMME. — M. Raspail rapporte qu'il a trouvé plusieurs fois (depuis le mois de décembre 1838 jusqu'au mois de

(1) *Ixodes Ricinus* Latr. (*Acarus Ricinus* Linn., *A. reduvius* de Geer), vulgairement *Louvette*, *Tique*, *Pou des bois*, *Puce maligne*. Dans le bas Languedoc, on l'appelle *Lingdsta*.

(2) *Ixodes reticulatus* Latr. (*Acarus reduvius* Schrank, *Cynorhœstes pictus* Herm.).

(3) *Ix. Nigua* Guér. (*Acarus Nigua* de Geer, *A. Americanus* Linn.).

(4) *Ix. hominis* Koch.

mai 1840), des *Tiques* jeunes, mais à huit pattes (ce qui prouve qu'elles étaient adultes), sur la tête de sa fille âgée de trois à quatre ans. Les atroces démangeaisons éprouvées par l'enfant indiquaient suffisamment que le cuir chevelu était profondément piqué.

Il y a une vingtaine d'années, un jeune homme, revenant de chasser dans les environs de Melun, présenta sous le bras une petite saillie livide, du volume d'une grosse lentille, accompagnée d'une douleur assez vive : c'était une *Tique* énorme qu'il avait prise dans un bois.

Dans son avant-dernier voyage en Algérie (1856), le docteur Ernest Cosson, se trouvant dans l'oasis d'Asla (province d'Oran), fut obligé de dresser sa tente près d'un village, sur un emplacement qui sert habituellement de marché aux moutons. Le lendemain matin, son domestique se réveilla, portant sur le mamelon droit trois *Tiques* rapprochées, de la grosseur d'un pois. La présence de ces parasites lui causait beaucoup de mal.

Les *Tiques* enfoncent leur bec dans la peau comme on enfonce un trocart. Les petits crochets récurrents qui garnissent sa surface l'empêchent de sortir du point où il a pénétré. Le suçoir est engagé d'une manière tellement solide, qu'on ne peut l'en détacher qu'avec force et en arrachant une portion de la peau qui lui adhère.

Ces arachnides sont très voraces ; elles absorbent une grande quantité de sang. Leur corps, qui est très extensible à la circonférence et en dessous, se gonfle et prend l'apparence d'une excroissance plus ou moins livide.

On a vu une *Tique* pénétrer dans une petite tumeur du ventre d'une femme (Hussem). C'est par erreur qu'on en a signalé une autre comme accompagnant la dysenterie.

CHAPITRE V.

DES ARGAS.

Les *Argas* sont des arachnides voisines des Tiques ; ils en diffèrent par leur bouche inférieure et par leurs palpes libres, coniques et composés de quatre articles.

Ces animaux ont un corps ovale-elliptique, très plat, coriace, granuleux et très extensible.

Ils aiment beaucoup le sang. On les a comparés aux Punaises, auxquelles ils ressemblent un peu par leur physionomie générale ; mais ils ne quittent pas le corps comme ces dernières, ils s'y fixent à la manière des Tiques. Ce sont de vrais *Épizoaires*.

1° Espèces. — Deux espèces principales méritent une attention particulière, ce sont : 1° l'*Argas de Perse*, 2° le *Chinche*.

L'*Argas de Perse*, ou *Punaise de Miana* (1), est commun à Miana, en Perse.

Sa taille est à peu près celle de nos Punaises ordinaires ; il a le corps comme chagriné, d'un rouge sanguin, avec quelques points élevés blanchâtres.

L'*Argas Chinche* (2) habite la Colombie, d'où il a été rapporté par M. Justin Goudot.

Il a la taille du précédent ; sa couleur est roussâtre.

2° Appareil buccal. — Les *Argas* ont un bec échinulé ; ce bec ressemble à celui des Ixodes, mais il est inférieur et à découvert...

3° Action sur l'homme. — On a cru, pendant longtemps, que les *Argas* tourmentaient seulement les pigeons ; nous avons, en effet, une espèce européenne, l'*Argas bordé* (3), qui se tient dans les colombiers et qui suce le sang de ces oiseaux.

Il est bien reconnu, aujourd'hui, que ces parasites attaquent l'homme. On dit que celui *de Perse* inquiète de préférence les étrangers (?). Ses piqûres produisent une vive douleur ; on assure même qu'elles peuvent entraîner la consomption et la mort (Fischer).

Le *Chinche* fait beaucoup de mal dans la Colombie. (Goudot.)

CHAPITRE VI.

DU ROUGET.

Le *Rouget*, ou *Lepte automnal* (4), est encore un Acarien.

Comme les Arachnides présentent ordinairement huit pattes à l'état parfait, et seulement six à l'état de larve, M. de Siebold avait soupçonné que le *Rouget*, qui est hexapode, devait être un animal incomplétement développé. L'observation a démontré, en effet, que c'est une larve de *Trombidion*.

Le *Rouget* est assez commun en France ; il se tient sur les tiges des graminées et de quelques autres plantes peu hautes, sous les tas de feuilles sèches, dans les guérets et dans les bois ; on l'observe aussi sur les petits arbrisseaux, par exemple sur les groseilliers et les

(1) *Argas Persicus* Fisch.
(2) *Arg. Chinche* Gerv.
(3) *Arg. marginatus* Latr.
(4) *Leptus autumnalis* Latr. (*Acarus autumnalis* Shaw), vulgairement, dans la Charente-Inférieure, *Vendangeron* ; dans la Haute-Garonne, *Bête rouge*, et dans d'autres départements, *Bête d'août*, *Bec-d'août*, *Pique-août*.

genêts. Defrance l'a souvent observée dans les jardins, au sommet des mottes de terre, au haut des échalas et sur les angles des caisses d'orangers, attendant probablement l'occasion de s'accrocher à quelque mammifère ou à l'homme. Il en a vu s'attacher aux oreilles des chiens, dans leurs sourcils et sous leur ventre. Ce parasite attaque aussi les chats, mais il ne paraît pas les tourmenter beaucoup.

1° DESCRIPTION. — Le *Rouget* est un animal très petit. Il faut avoir l'œil bien exercé pour l'apercevoir à la vue simple, à moins qu'il n'y en ait plusieurs d'agglomérés. Cette arachnide présente un corps ovoïde et mou, un peu luisant, de couleur rouge écarlate ; elle a des palpes apparents, courts et quadriarticulés ; son corselet et son abdomen paraissent assez distincts. Ses pattes sont grêles, d'égale longueur et terminées par des ventouses rudimentaires.

2° APPAREIL BUCCAL.— D'après Shaw, le *Rouget* possède un suçoir ou *rostre* protractile. Cet organe est extrêmement petit ; il paraît roide et pointu ; je n'ai pas eu l'occasion de l'observer...

3° ACTION SUR L'HOMME.— Les habitants de la campagne, les enfants et les femmes surtout, connaissent parfaitement le *Rouget*. Il commence à paraître ou plutôt à faire sentir sa présence vers la mi-juillet, et cesse de se montrer vers la mi-septembre. Ces animaux sont plus communs les années de sécheresse et de grandes chaleurs (Defrance).

Le *Rouget* se jette sur l'homme et s'insinue dans sa peau, à la racine des poils. Il attaque surtout les personnes qui ont la peau délicate. Il semble préférer les jambes, la partie interne des cuisses et le bas-ventre. Il se porte aussi sur les bras et sur le sein. Quand on traverse des jachères fréquentées par ces arachnides, ou bien quand on se dépouille d'une partie de ses habits, sans précaution, dans les bois ou dans les parcs, surtout lorsqu'on s'étend négligemment sur la pelouse, on ne tarde pas à être assailli par ces petites bêtes incommodes.

M. Duméril a trouvé un jour à la base d'un cheveu, chez un jeune enfant, plus de douze *Rougets* vivants, agglomérés.

Ces animaux cheminent assez vite, car on les voit monter des jambes jusqu'à la tête, dans peu de temps. Ils se trouvent souvent arrêtés en route par les jarretières et les ceintures ; alors ils se fixent à l'endroit de l'obstacle.

M. Duméril présume que les *Rougets* s'attachent avec les ongles, et qu'ils insinuent leur suçoir sous l'épiderme ; mais que ce sont principalement les mouvements des pattes et des ongles qui font naître l'irritation et l'inflammation que l'on éprouve.

L'analogie avec d'autres arachnides parasites me fait penser que le mal doit être produit par le bec ; peut-être la salive de l'animal présente-t-elle un caractère particulier, car la douleur produite n'est guère en rapport avec l'organe microscopique que l'animal enfonce dans la peau.

La blessure du *Rouget* occasionne des démangeaisons vives, brûlantes, insupportables, qui empêchent de dormir. Latreille les compare à celles de la gale. La peau se gonfle et devient rouge, quelquefois même violacée. Il se forme des plaques irrégulières, assez grandes relativement à la taille du parasite. Les personnes attaquées se grattent avec force, jusqu'au sang, et augmentent toujours l'étendue et l'intensité inflammatoires.

Les ampoules occasionnées par le *Rouget* guérissent bientôt, si l'on n'y touche pas ; mais si on les irrite plusieurs fois, elles finissent par suppurer.

John a observé un exanthème déterminé par cette cause. Moses cite aussi un cas d'inflammation papuleuse et vésiculeuse avec des démangeaisons insupportables, dans une famille, produite par le même animal. Le pourtour de l'acrimonie était couvert de taches rouges ; un examen microscopique fit voir que c'étaient des accumulations de *Rougets*.

La *Chique* et le *Rouget* forment la transition des Parasites cuticoles extérieurs aux Parasites cuticoles intérieurs, c'est-à-dire des *Épizoaires* vivant sur la peau aux *Épizoaires* qui habitent dans son tissu.

SECTION II.

DES ÉPIZOAIRES VIVANT DANS LA PEAU.

Les *Épizoaires* qui vivent dans la peau sont : 1° le *Sarcopte*, 2° l'*Acaropse*, 3° le *Démodex*, 4° quelques autres *Acariens* imparfaitement connus.

CHAPITRE PREMIER.

DU SARCOPTE.

Le *Sarcopte*, ou Parasite de la gale, est une arachnide de la famille des Acariens.

1° HISTOIRE. — L'histoire de cet animalcule est assez curieuse. Avenzoar, médecin arabe du XIIᵉ siècle, paraît être le premier qui ait observé, dans la gale, un petit animal *si petit, qu'on peut à peine le voir, et qui, caché sous l'épiderme, s'en échappe lorsqu'on y pratique une ouverture.* Il le désigne sous le nom de *Soab.* Rabelais parle deux fois du Ciron de la gale. Il rapporte qu'un des ancêtres de Pantagruel, Enay, *feut très expert en masnière d'oster les cirons des mains.* Ailleurs, il fait dire à Panurge, *mais d'ond me vient ce ciron icy, entre ces deux doigts?* Ambroise Paré est encore plus explicite. Voici comment s'exprime le père de la chirurgie. « Les cirons sont » de petits animaux tousiours cachez soubs le cuir, soubs lequel ils » se traisnent, rampent et le rongent petit à petit, excitant une fas- » cheuse desmangeaison et grattelle... » Scaliger, Aldrovande, Mouffet, et surtout Cestoni et Wichmann, s'occupèrent du Ciron de la gale. Malgré ces autorités respectables, et malgré les figures assez exactes publiées par les *Acta eruditorum* (1682), par M. A. C. D. (1) (1726) et par de Geer (1778), plusieurs médecins n'ayant pu réussir à voir l'animal dont il s'agit, considérèrent son existence comme très problématique.

En 1812, Galès de Belbèze, pharmacien en chef de l'hôpital Saint-Louis, publia une dissertation sur la gale, dans laquelle il assura avoir observé plus de trois cents Cirons, ayant tous la même forme, mais offrant tantôt huit pattes, tantôt six, ce qu'il attribuait à la différence des sexes. Galès ne décrit pas l'animal, mais il en donne la figure. Le mémoire de ce jeune pharmacien fut reçu avec empressement, et la présence d'un animalcule dans l'affection dont il s'agit admise de nouveau, sans opposition. La figure publiée par cet auteur a été reproduite dans les livres pendant plus de quinze années, comme la représentation exacte du Parasite de la gale. Malheureusement cette figure différait notablement du ciron décrit dans les premiers ouvrages. On eut bientôt des doutes. On examina les choses de plus près. Galès affirmait avoir trouvé l'animal dans les pustules mêmes, où il *ne vit jamais.* Alibert et Biett firent des recherches nombreuses, et ces recherches furent toujours négatives. On soupçonna que l'auteur de la nouvelle dissertation en avait imposé aux savants et au public. Enfin, M. Raspail décou-

---

(1) Auteur anonyme d'une brochure intitulée: *Système d'un médecin anglais sur la cause de toutes les espèces de maladies, avec les surprenantes configurations des différentes espèces de petits insectes qu'on voit, par le moyen d'un bon microscope, dans le sang et dans les urines des différents malades, et même de tous ceux qui doivent le devenir.* Paris, in-8. — Voyez page 267.

vrit que l'animalcule figuré n'était autre chose que... le *Ciron du fromage!*

Dès lors l'incrédulité revint dans les esprits, et l'on arriva bientôt à nier une seconde fois la présence d'un animalcule dans la gale. En 1821, Mouronval publia une dissertation pour établir que la cause de la gale n'est ni un ciron, ni un virus. L'auteur avait fait des recherches sur *plus de dix-huit cents* galeux ! Enfin, le docteur Lugol offrit 300 francs, comme défi, à celui qui montrerait l'animalcule de la gale.

Cependant, en 1834, François Renucci, étudiant en médecine, natif de Corse, assistant à la clinique du professeur Alibert, proposa d'extraire et de faire voir, séance tenante, l'animalcule objet de tant de controverses. L'expérience eut un succès complet, et une partie des étudiants présents réussirent à isoler eux-mêmes plusieurs animalcules. Il fut constaté que les anciens avaient raison, qu'il y avait réellement un parasite spécial, producteur de la gale, et l'opinion des médecins et des zoologistes fut enfin tout à fait fixée à cet égard.

MM. Raspail, Leroy et Vandenkeck ont étudié la structure et la physiologie de ce curieux animal. Plusieurs médecins modernes, parmi lesquels il me suffira de citer MM. Aubé, Biett, Cazenave, Gras, Hébra, Piogey, Rayer... ont ajouté des détails importants aux connaissances acquises, mais la plupart ont envisagé la question plutôt au point de vue pathologique qu'à celui de l'histoire naturelle. M. Bourguignon a présenté à l'Institut de France un *Traité entomologique et pathologique de la gale de l'homme;* ce travail très important, a été accueilli avec éloges, et imprimé par ordre de l'Académie. Enfin, tout récemment, M. Lanquetin a complété sur plusieurs points, dans une excellente thèse, la monographie remarquable dont il vient d'être question, et M. Robin, d'après mon conseil, a bien voulu soumettre à un nouvel examen microscopique les différentes pièces dont le rostre est composé.

2° CLASSIFICATION. — Linné avait d'abord regardé ce parasite comme une espèce suffisamment tranchée, et l'avait placé dans le genre *Acarus:* il l'appelait *Acarus scabiei*. Plus tard, il le réunit avec les *Cirons de la farine* et *du fromage*, sous le nom d'*Acarus Siro*. Il donnait pour raison que les nourrices communiquent souvent la gale aux enfants, qui ont des érythèmes, *en les saupoudrant de vieille farine infestée de mites*. On voit, pour le dire en passant, que l'erreur commise par Galès n'était pas nouvelle. Pallas distingua nettement l'*Acarus de la gale* de celui *de la farine*. Latreille admit cette séparation, et proposa, pour le premier, un genre nouveau, sous le nom de *Sarcopte* (*Sarcoptes*) (1). Dès lors le *Ciron* dont il s'agit fut appelé *Sarcopte de la gale* (2).

Les *Sarcoptes* diffèrent des *Acarus* par un corps non divisé en deux parties, et dans lequel le céphalothorax ne se distingue pas de l'abdomen ; par des pattes disposées en deux groupes, celles de la première paire très grosses, celles de la seconde très petites, les antérieures terminées par des prolongements portant des caroncules en forme de ventouses. Chez les *Acares*, ces caroncules sont rudimentaires et sans prolongement. Les *Sarcoptes* sont encore caractérisés par l'absence des yeux et par un rostre dans lequel on observe deux mandibules, deux mâchoires, deux palpes maxillaires et une lèvre inférieure.

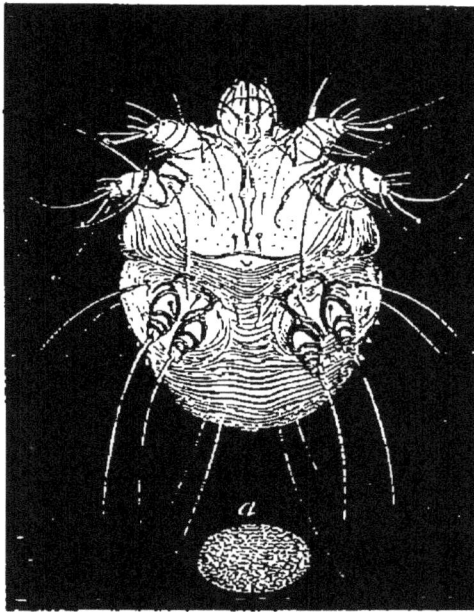

Fig. 96. — *Sarcopte femelle* (*).

3° DESCRIPTION. — Le *Sarcopte de la gale* (fig. 96) est un petit animal presque punctiforme, visible cependant à l'œil nu, long de 0^{mm},33, large de 0^{mm},25. Son corps est subarrondi et déprimé. On l'a comparé à celui d'une tortue (P. Borel). Il est mou, luisant, un peu transparent, d'apparence aqueuse, d'une couleur blanchâtre légèrement laiteuse et un peu rosée. Le dos est assez bombé, et la face ventrale un peu moins. Le bord paraît légèrement sinueux ; des rides transversales, plus ou moins parallèles, irrégulières, souvent curvilignes, se remarquent sur l'abdomen.

Le rostre est antérieur, petit, étroit, ovoïde-subtriangulaire et obtus ; à sa naissance, on observe deux poils.

(1) Σάρξ, chair, et κόπτειν, couper.
(2) *Sarcoptes scabiei* Latr. (*Acarus scabiei* Linn., *A. Siro*, partim, Linn.), vulgairement *Pou de la gale*, *Insecte de la gale*, *Ciron de la gale*, *Mite de la gale*, *Acare de la gale*.

(*) *a*, son œuf.

La partie postérieure du corps est très obtuse, souvent même légèrement échancrée vers le milieu.

Les membres sont au nombre de huit, deux paires en avant et deux paires en arrière assez éloignées des deux autres. Ces membres sont courts, conoïdes, assez nettement articulés et munis de quelques poils roides, plus ou moins longs. Les deux paires antérieures ont des hanches écartées l'une de l'autre ; ces pattes sont terminées par une partie très déliée, droite, subcylindrique, tubuleuse, roide, offrant au bout une pelote vésiculeuse ou ventouse. On a désigné cette partie déliée et sa ventouse sous le nom d'*ambulacre (arolium)*. Les quatre jambes postérieures sont terminées par une soie longue, arquée, sans ventouse, pointue et de couleur brune ; ces jambes sont abdominales et non thoraciques, caractère distinctif très important. M. Bourguignon a reconnu, dans chaque patte, une hanche, un trochanter, un trochantin, une cuisse, une jambe et un tarse.

Le *Sarcopte de la gale* présente quelques poils rares, isolés. Il offre de plus, à sa région dorsale, de petits appendices cornés, espèces d'aiguillons organisés d'après trois types : les premiers symétriquement rangés dans la partie moyenne et postérieure, au nombre de quatorze, coniques-oblongs, creusés d'un canal, et munis d'une dilatation ou follicule basilaire ; les seconds, plus petits, placés dans leur voisinage ; les derniers, encore plus petits, disposés en lignes concentriques, sans canal, et semblables à des tubercules coniques et pointus.

L'animal étant mou, la nature lui a donné des parties résistantes ou *apodèmes*, qui lui servent de squelette. Ces apodèmes sont d'apparence cornée, d'un rouge de brique, et forment comme une charpente solide à laquelle les muscles viennent s'attacher. En examinant le *Sarcopte* par sa face ventrale, on remarque en avant trois de ces apodèmes, dont un à la partie moyenne, placé longitudinalement et jouant le rôle de sternum. Il est bifurqué antérieurement, et chaque branche se divise en deux, l'interne concourant à former un anneau incomplet, l'externe se rendant à la base de la jambe. Les apodèmes latéraux sont les analogues des pièces écailleuses qui, chez beaucoup d'insectes, servent à donner insertion à la base des pattes (*épimères*). Ils sont composés d'une partie allongée un peu courbée, et de deux branches, l'interne allant joindre la patte antérieure, et l'externe se rendant à la patte de la seconde paire. Il existe aussi des *épimères* avec une organisation analogue, à la base des pattes postérieures.

Dans le système digestif du *Sarcopte*, on trouve une bouche située à la partie antérieure du rostre ; elle a des mandibules et des mâchoires que je décrirai bientôt. Ce sont probablement ces mandibules et ces mâchoires que Leroy et Vandenkeeck ont signalées comme de *belles et bonnes dents.*

La bouche communique avec un œsophage étroit et allongé. Arrivé vers le tiers antérieur du corps, ce canal se rend dans un estomac oblique, réniforme, transparent et très difficile à observer (Wieger). L'intestin est court et peu sinueux ; il contient des granules brunâtres, lesquels s'accumulent quelquefois vers l'origine du rectum. Ce dernier est un canal à peu près droit. L'anus se voit sur la face dorsale, au milieu de l'échancrure du bord postérieur.

On ne trouve, dans le *Sarcopte*, ni stigmates, ni trachées. M. Bourguignon croit que cet animal respire par la bouche. Il est plus rationnel d'admettre que ces arachnides respirent tout simplement par la surface de la peau.

Vers le quart antérieur du corps, au centre, contre l'œsophage, on découvre un petit renflement transversal, oblong, d'où partent en rayonnant des filaments très déliés. C'est le système nerveux.

Pendant l'état de repos, les *Sarcoptes* tiennent les pattes rétractées sous le corps, comme sous une carapace. Quand ils marchent, ils allongent ces organes, étendent leurs ambulacres et collent leurs ventouses. Ils cheminent assez vite. M. Bourguignon croit qu'un individu pourrait arriver de la main à l'épaule dans moins de dix minutes.

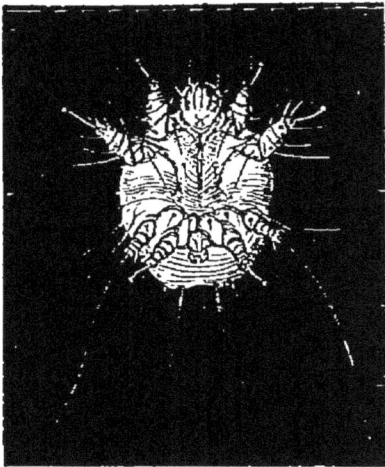

Fig. 97. — *Sarcopte mâle.*

Les *Sarcoptes* sont unisexués. Les mâles (fig. 97) sont plus rares que les femelles. La proportion est à peine d'un sur dix. On doit la découverte des mâles à MM. Bourgogne et Lanquetin. Ils diffèrent des femelles par les caractères suivants : Ils sont plus petits ($0^{mm},22$), plus oblongs, plus plats, plus bruns, plus vifs ; ils ont un rostre proportionnellement plus petit et moins triangulaire ; ils manquent d'une grande partie des appendices cornés dorsaux ; leurs apodèmes antérieurs dépassent le tiers du corps et arrivent jusqu'au milieu ; leurs pattes postérieures sont moins écartées l'une de l'autre, et leurs épimères se trouvent unis ensemble à droite et à gauche ; la troisième paire porte des poils plus longs ; enfin, la dernière paire est beaucoup plus courte et possède des ambulacres terminés par une ventouse.

L'appareil génital mâle existe vers la partie moyenne du corps, contre la troisième paire de pattes. Il est soutenu en avant par un apodème médian, qui s'articule avec ceux de ces dernières pattes ; il se compose d'un canal déférent, de trois parties bifurquées représentant les testicules, d'un ou de deux corps glanduleux médians qui remplissent probablement le rôle de prostates, et d'un pénis assez long, protégé par un fourreau. L'orifice masculin s'ouvre un peu en avant du bord postérieur.

La vulve se trouve sur la face inférieure, à une faible distance de l'apodème sternal : c'est une fente un peu sinueuse, longue de $0^{mm},085$ (Ch. Robin). Elle communique avec un corps granuleux à peine distinct hors du temps de la reproduction.

A l'époque du rut, les mâles quittent leur gîte pendant la nuit pour aller à la recherche des femelles. Ils sont beaucoup plus agiles que ces dernières; ils courent à droite, à gauche; ils se battent même de temps en temps. M. Bourguignon a trouvé une fois, dans un endroit, une femelle et deux mâles. Ceux-ci se livraient un combat à outrance. Dès qu'ils se virent découverts, ils prirent la fuite en toute hâte.

Ces Acariens s'accouplent ventre à ventre (Worms). Un seul accouplement suffit à la fécondation. Quand les œufs grossissent, ils s'étendent dans toutes les régions du corps. Ces œufs (fig. 96, *a*) sont énormes, comparés au volume de la mère; ils offrent, au moment de la ponte, au moins le tiers de la longueur de l'animal. La femelle en pond ordinairement un par jour et fait plusieurs pontes successives ; elle peut en donner une vingtaine dans un mois. Ces œufs sont rarement groupés par trois ou quatre. Au moment de la ponte, ils paraissent ellipsoïdes ou ovoïdes, à peine déprimés, lisses, demi-transparents, blanchâtres et comme nacrés. Ils ressemblent parfaitement aux perles de l'*Unio margaritifer*. Ils ont $0^{mm},2$ de grand diamètre et $0^{mm},1$ de petit. On a remarqué qu'ils se développaient en partie dans l'intérieur du corps. Après la ponte, il leur faut de dix à douze jours pour donner un nouvel individu.

A leur naissance, les *Sarcoptes* n'ont qu'un sixième de millimètre de longueur. Ils offrent six pattes au lieu de huit, une des paires postérieures manquant. Ces larves sont très agiles ; elles s'abritent sous des pellicules d'épiderme soulevé et ne paraissent pas capables de se creuser un sillon. Au bout de quelques jours, elles s'engourdissent un peu ; leur peau se plisse, se déchire et tombe. Une nouvelle paire de pattes se développe, et l'animal arrive à l'état parfait.

4° APPAREIL BUCCAL (fig. 98). — M. Ch. Robin a très bien observé le *rostre* du *Sarcopte* (*tête*, Bourguignon). On y remarque d'abord deux mandibules oblongues, assez fortes, portant vers leur extrémité,

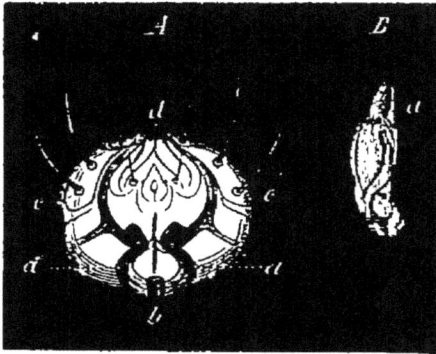

Fig. 98. — *Rostre* (*).

du côté supérieur, un petit crochet (*griffe*) mobile, pointu et légèrement arqué, qui est reçu pendant l'état de repos dans une sorte de gouttière oblique à bords irrégulièrement denticulés, située du côté opposé dans le prolongement de l'organe. Ce prolongement forme, avec le crochet dont il s'agit, une sorte de pince à deux doigts (*forcipule didactyle*). Viennent ensuite les deux mâchoires; celles-ci sont peu grandes, étroites, arquées de dehors en dedans. Leur base s'articule sur une très petite pièce carrée (*menton*). Leur extrémité libre se dirige brusquement de dedans en dehors. Les palpes sont d'énormes pièces portées par le dos des mâchoires qu'ils dépassent, arqués, pointus et composés de trois articles inégaux. L'article terminal, qui est le plus petit, présente extérieurement un long poil; l'article médian en a deux. La lèvre inférieure est à peu près triangulaire et un peu pointue. A droite et à gauche, vers la base, elle offre un grand poil; en dessus, vers la partie moyenne, elle porte une petite languette lancéolée. L'ensemble du *rostre* est entouré, à sa naissance, par un rebord mince et sinueux (*camérostome*). Ce rebord s'avance sur les côtés des palpes, sous forme de joues membraneuses, transparentes, aussi longues que ces derniers. Ce sont ces deux prolongements qu'on a regardés à tort, tantôt comme des *faux palpes*, tantôt comme des *lèvres*.

5° ACTION SUR L'HOMME. — Les *Sarcoptes* se rencontrent particulièrement aux mains, dans l'intervalle des doigts, à la face antérieure du poignet, au pénis, aux avant-bras dans le sens de la flexion, aux seins et au ventre chez la femme, aux malléoles, et

---

(*) *A*, rostre isolé, auquel on a enlevé les deux mandibules. — *a, a*, mâchoires. — *b*, menton. — *c, c*, palpes maxillaires énormes à trois articles et portant trois poils. — *d*, lèvre inférieure, avec sa petite languette lancéolée dans le milieu, et portant deux petits poils. — *B*, une mandibule isolée. — *a*, son crochet.

enfin plus rarement aux autres parties du corps, la figure presque toujours exceptée (Lanquetin).

On reconnaît leur présence à celle des sillons. Nous parlerons bientôt de ces derniers, sur l'importance desquels, dans le diagnostic, MM. Biett, Cazenave et Piogey ont insisté avec raison.

Les *Sarcoptes* déterminent un prurit extrêmement vif, qui porte les malades à se gratter avec force et à augmenter, par suite, les désordres de la peau. La maladie engendrée par les *Sarcoptes* a reçu le nom de *gale* (1).

Le *Sarcopte de la gale* est un animalcule nocturne et fouisseur, admirablement organisé pour entamer nos tissus et pour s'y loger. Sa grande préoccupation, quand il se trouve sur la peau, c'est de découvrir un lieu convenable à son habitation. Il explore, avec soin, les replis et les anfractuosités de l'épiderme. Il tâte surtout la base des poils dont le follicule soulève la tunique cutanée (Bourguignon), et si l'endroit lui semble convenable, il se met aussitôt à l'œuvre.

Dans le creusement d'une galerie, on vient de le voir, le *Sarcopte* montre des préférences marquées. Il a une prédilection pour les mains. On l'a trouvé, dans cette partie, soixante et dix fois sur cent; on l'a observé ensuite sur la verge huit fois sur dix (Piogey).

M. Bourguignon rapporte que, le 4 février 1846, il avait placé une femelle sur son avant-bras gauche. L'animal ayant rencontré entre la base de deux poils une pellicule toute détachée, s'y blottit et, en moins de dix minutes, il disparut sous l'épiderme. Mais comme l'avant-bras n'était pas de son goût, le malin *Sarcopte* profita, pendant la nuit, du sommeil de l'expérimentateur, pour sortir de sa retraite et pour aller chercher fortune dans une autre région.

Quand un *Sarcopte*, après bien des tâtonnements, a fait élection d'un endroit à sa convenance, on le voit se soulever, à l'aide des longs poils de ses pattes postérieurs, de façon à former avec la peau un angle très ouvert, le rostre en bas. Cette position lui est favorable pour inciser la première pellicule (2). Bientôt son rostre disparaît dans l'épiderme incisé et détaché. Notre petit fouisseur continue ce travail pendant un quart d'heure. Au bout de ce temps il se retire; on croirait qu'il va chercher une autre région. Pas du tout, c'est une manœuvre calculée et nécessaire. L'animal entame alors la peau, à droite et à gauche de l'ouvrage déjà fait (Bourgui-

---

(1) *Psora* (Linn.), *scabies* (Sauvages), *zoopsordermie* (Piorry), vulgairement *grattelle, rogne.*

(2) « *Arant enim semper inter cuticulam et cutem.* » (Casal.)

gnon). Le but de cette opération est facile à concevoir. Le trou
n'était pas suffisant pour donner passage au corps beaucoup plus
large que le rostre. Le *Sarcopte* avait donc besoin d'élargir la voie
pour pouvoir y pénétrer tout entier. A partir de ce moment, il s'enfonce dans la peau et n'en sort plus. Il creuse en portant son rostre
à droite, à gauche, et décrivant ainsi une courbe. Dans ce travail,
les mâchoires et les palpes se meuvent horizontalement, et les
mandibules à peu près verticalement. Je ne pense pas que le crochet
de ces dernières, à cause de sa petite taille, soit employé au creusement (je parlerai plus tard des fonctions supposées de cet organe);
mais la branche inférieure de la pince didactyle peut agir comme
une sorte de cuiller.

Ces premières difficultés vaincues, notre parasite avance rapidement (1). Ses appendices cornés et ses poils roides se soulèvent et
lui fournissent des points d'appui, dans sa petite galerie. Ils se re-
dressent quand il force ; ils se couchent quand il avance.

C'est ordinairement le soir que les *Sarcoptes* s'occupent à
creuser.

Les *sillons* (*cuniculi*, Mouffet) (fig. 99) apparaissent comme des

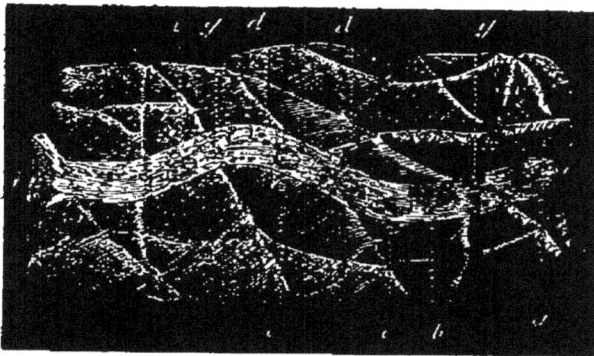

Fig. 99.— *Sillon* (*).

lignes blanchâtres,
longues de 2 à 5
millimètres (2), et
larges d'un demi.
Ils ressemblent en
général à cette
traînée que pro-
duit une épingle
promenée légère-
ment sur la peau
(Cazenave, Lan-
quetin). Leur com-
paraison avec une
égratignure n'est

pas exacte (3). Ces sillons sont courbés, sinueux ou même anguleux ; quand ils suivent un pli naturel de la peau, ils se montrent

(1) « *Progrediuntur quasi Cuniculi.* » (Casal.)
(2) On dit qu'à l'époque de la ponte, l'animal creuse avec beaucoup d'activité, et que
son sillon peut atteindre jusqu'à 16 millimètres.
(3) « *Canaliculum longum instar sulculi relinquunt.* » (Casal.)

(*) *a*, Sarcopte à l'extrémité du sillon. — *b*, peau flétrie, laissée à la dernière mue.—
c, c, œufs, le premier près d'éclore. — *d, d*, excréments. — *e*, jeune ou larve. —
f, entrée du sillon. — *g, g*, petites ouvertures permettant l'accès de l'air dans le sillon.

droits. Leur direction, du reste, n'a rien de fixe. Ils ne s'ouvrent jamais l'un dans l'autre.

Leur couleur varie avec l'état du malade. Chez ceux dont la peau est fine et qui sont propres, les sillons paraissent blanc grisâtre ; il en est de même dans les jeunes enfants; chez ceux qui sont sales et dont la peau est dure et cornée, ils deviennent plus ou moins noirâtres. Enfin ils se colorent aussi dans certaines professions (Lanquetin). De distance en distance, et généralement aux endroits où les linéoles épidermiques s'entrecroisent, les sillons sont percés de pertuis qui donnent accès à l'air extérieur, et qui marquent les diverses stations ou les repos du petit fouisseur. Ces ouvertures prennent quelquefois l'apparence de très petits points noirs; c'est par elles que sortent les petits.

Sur le trajet du sillon ou dans son voisinage, existent les *vésicules*. Ce sont des éminences de la grosseur d'un grain de petit millet, arrondies, acuminées et transparentes au sommet, d'une teinte rosée dans l'enfance, d'une couleur rougeâtre et quelquefois brunâtre dans l'adulte. Leur base est tantôt entourée d'une aréole inflammatoire, tantôt placée sur une portion de peau plus ou moins pâle. Ces vésicules sont parfois discrètes, d'autres fois un peu rapprochées, souvent confluentes au bout d'un certain temps. On trouve, dans leur intérieur, un liquide séro-visqueux, transparent, jaunâtre ou rosé, et même un peu de sang ; c'est alors que la vésicule paraît brunâtre. Quelquefois le sillon passe sur la vésicule, et se superpose à cette dernière ; ce qui est facile à comprendre, le sillon étant *sous-épidermique*, et la vésicule *sous-dermique* (Piogey, Lanquetin).

La vésicule n'existe pas constamment, ce qui tient à ce qu'elle subit son évolution dans quatre ou cinq jours, tandis que le sillon dure plusieurs mois.

Par une de leurs extrémités, les galeries correspondent à une *bosselure* très importante à étudier. Cette bosselure (1) apparaît comme un petit point blanchâtre, assez nettement circonscrit; à l'endroit où elle communique avec la galerie, cette dernière semble interrompue ; ce qui résulte de ce qu'elle est plus profonde à son extrémité, et, par suite, moins apparente. C'est dans cette blessure que se trouve blotti le *Sarcopte;* car il ne se tient jamais dans la vésicule (Renucci). La peau légèrement soulevée indique la partie postérieure de l'animalcule. C'est parce qu'on a cherché pendant longtemps le *Sarcopte* dans la vésicule même, qu'on ne l'a pas rencontré, et qu'on a été conduit à nier son existence (2).

(1) *Éminence acarienne* (Bazin).
(2) « *Hoc obiter observandum Syrones, non in ipsis pustulis, sed prope habi-*

Les mâles ne produisent pas de sillon; ils se bornent à creuser la place nécessaire pour se cacher; ils se blottissent sous une très petite élevure de l'épiderme, à peine visible à l'œil nu. Leur gîte se trouve habituellement à une très faible distance de celui de la femelle (Lanquetin).

Pour obtenir un *Sarcopte*, il faut déchirer l'épiderme, avec une épingle ou une aiguille, à un millimètre environ du point blanc, disséquer la partie délicatement en se dirigeant vers le centre de la bosselure, passer l'instrument par-dessous l'animalcule et le soulever avec précaution (Renucci). La seule difficulté que présente cette petite opération, c'est de percer de manière à ne pas tuer le *Sarcopte*. Ainsi mis à nu, notre parasite paraît comme un grain de fécule; il tient le rostre et les pattes cachés sous sa caparace, il fait le mort. Placé sur l'ongle, il reste quelque temps immobile ; mais bientôt il se ranime et marche avec assez de rapidité (Renucci).

Le *Sarcopte de la gale* est-il un animal venimeux? Je n'hésite nullement à le penser. Ses mandibules sont organisées, en miniature, comme les *antennes-pinces* des Araignées, avec un crochet mobile et pointu, qui se cache dans une rainure à bords denticulés, et qui se redresse au besoin. Chez les Araignées, les deux crochets, qui sont extérieurs, se meuvent à peu près horizontalement de dehors en dedans, avec antagonisme, pour saisir et percer la victime. Chez le *Sarcopte*, ces deux organes, qui sont supérieurs, agissent de haut en bas, sans antagonisme, pour s'enfoncer dans le tissu et pour inoculer le venin. On n'a pas constaté, il est vrai, si le crochet de notre parasite est perforé à son extrémité (1); mais on doit le supposer. Car celui de certains Acariens, animaux très voisins, dont l'appareil buccal diffère sensiblement de celui des Araignées, présente un petit trou manifeste (Raspail).

Quand le *Sarcopte* travaille à son sillon, il ne se sert pas de son venin ; aussi dans cette petite galerie, on ne remarque rien qui ne rappelle un creusement physique ; mais lorsque l'animalcule s'arrête, dans un endroit, soit pour manger, soit pour déposer ses œufs, il perce le tissu avec ses mandibules, et inocule quelques gouttelettes de liqueur. Ce fluide agit comme le poison des Cynips, et donne naissance à une boursouflure ou vésicule qu'on pourrait regarder comme une *galle animale* (2). On conçoit pourquoi les vésicules ont plus de profondeur que les sillons. Quant à celles qui

---

tant. » (Mouffet, 1634.)— « *Acarus sub ipsa pustula minime quærendus est, sed longius recessit, sequendo rugam cuticulæ observatur.* » (Linn.)

(1) Je crois y avoir vu, une fois, une petite fente?

(2) « *In ipsa pustula progeniem deposuit.* » (Linn.)

ne sont pas sur le trajet de ces derniers, elles sont produites probablement par absorption de l'humeur venimeuse dans les endroits où il s'est rencontré quelque rameau lymphatique.

6° AUTRES ESPÈCES. — On a cru qu'il existait, en Norwége, une autre espèce de *Sarcopte*, particulière à l'homme, produisant une gale un peu différente de celle de la gale ordinaire, à croûtes épaisses répandues sur presque tout le corps. Le professeur Boeck, de Christiania, observa, en 1852, trois cas de cette maladie. Les croûtes dont il s'agit présentaient des masses de *Sarcoptes* grands et petits, des excréments et des œufs ; M. Boeck reconnut que ces *Sarcoptes* ne constituent pas une espèce distincte de celle qui vient d'être décrite. Cette manière de voir a été confirmée par les observations de MM. Cazenave, Chauzit, Lanquetin, Bourguignon, Hébra.

Les *Sarcoptes* des mammifères diffèrent plus ou moins de celui de l'homme : ainsi l'espèce du cheval, très bien figurée par M. Gohier et par M. Raspail, présente un rostre fort étroit ; toutes ses pattes ont des caroncules et en même temps deux poils roides plus longs que l'ambulacre...

La gale des animaux peut-elle se communiquer à l'homme ?

M. Duméril croit avoir constaté qu'un Phascolome de la Nouvelle-Hollande avait transmis sa gale à plusieurs employés du Muséum d'histoire naturelle.

D'autres exemples paraissent établir que les *Sarcoptes* du cheval, du chameau, du bœuf, du lion, du chien, du chat, peuvent se développer sur l'homme, et lui donner une maladie cutanée analogue à celle où l'animalcule a pris naissance.

On a, du reste, découvert, dans ces derniers temps, que le *Sarcopte* de la gale humaine, qu'on supposait particulier à notre espèce, se rencontrait dans le porc et dans le lama (Lanquetin, Robin).

CHAPITRE II.

DE L'ACAROPSE.

Il faut rapprocher du Sarcopte un animalcule que le docteur Leroy de Méricourt a observé à Terre-Neuve, sur un officier de marine qui revenait de la Havane, et dont il a publié une description et un dessin. M. Alexandre Laboulbène a placé provisoirement cet Acarien dans le groupe *Tyroglyphe*, quoique pénétré de l'idée qu'il pourrait bien constituer un genre nouveau.

Avant de connaître le mémoire de M. Laboulbène, j'avais désigné, dans mes cours, le parasite dont il s'agit sous le nom d'*Acaropse*. Je conserverai cette dénomination.

1° DESCRIPTION. — L'*Acaropse de Méricourt* (1) (fig. 100) est un petit acarien long de 0ᵐᵐ,45, ovoïde, hérissé de quelques longs poils flexueux et de couleur pâle. Son rostre (*tête*, Laboulb.) est

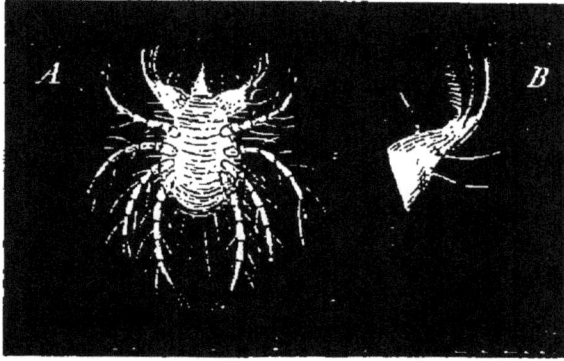

saillant, conoïde, avec un prolongement pointu. Ses palpes sont énormes, extrêmement dilatés à la base. Ils forment deux corps oblongs, conoïdes, atténués au sommet, à peine courbés, hors de proportion par leur volume exagéré avec celui de l'animal. Ces deux palpes di-

Fig. 100. — *Acaropse* (*).

vergent beaucoup. On remarque à leur sommet : 1° une espèce de crochet grêle, légèrement arqué de dehors en dedans, peu pointu, peut-être articulé et mobile ; 2° un autre crochet interne, plus petit et plus grêle, arqué dans le même sens, subulé, très pointu, *élégamment pectiné* du côté intérieur, et portant à sa base externe un poil délié et arqué, qui le dépasse un peu et qui paraît inséré sur un petit mamelon. L'animal n'a point d'yeux. Son corselet se confond avec l'abdomen. Ses pattes, au nombre de huit, sont assez longues, un peu fortes, poilues, mais n'offrant pas le tiers de l'épaisseur des palpes. Elles semblent terminées par une caroncule rudimentaire.

Cet animalcule est bien un Acarien ; mais il se distingue de tous les genres connus par l'énorme développement et la forme de ses palpes, et par le singulier organe pectiné qui les termine. Son rostre pointu semble composé de mâchoires modifiées, étroites et pointues, formant un bec.

Les énormes bras didactyles, décrits comme des palpes, ne devraient-ils pas être considérés comme des antennes-pinces ?

2° ACTION SUR L'HOMME. — L'*Acaropse de Méricourt* a été observé sur un malade affecté d'un exanthème. Trois individus furent recueillis au milieu du pus qui s'écoulait de l'oreille, après une inflam-

(1) *Acaropsis Mericourti* (*Tyroglyphus Mericourti* Laboulb., *Acaropsis pectinata* Moq. in lect.).

(*) A, animal vu de dos. — B, palpe droit, isolé.

mation du conduit auditif. Ils paraissaient avoir vécu dans les boutons de la peau, au milieu d'un liquide séreux.

Cet animalcule était-il né réellement dans ces boutons? Ne venait-il pas du dehors? Il est très probable que c'est un acarien particulier à cet exanthème. On a vu, du reste, qu'il n'avait point d'yeux.

CHAPITRE III.

DU DÉMODEX.

Le *Démodex des follicules* (1) (fig. 101) a été découvert simultanément, en 1842, par M. Gustave Simon et par M. Henle. Cet animalcule mérite une attention spéciale. M. Dujardin a pu l'étudier sur lui-même. M. Gruby l'a examiné avec soin en 1846.

1° DESCRIPTION.— Le *Démodex des follicules* est une arachnide dégradée, à forme helminthoïde. Cet animalcule est long de $0^{mm},3$ à $0^{mm},6$, et large de $0^{mm},2$ à $0^{mm},3$. Son corps paraît un peu aplati, d'un

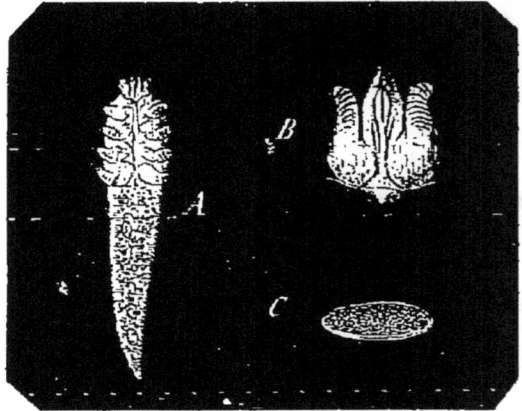

Fig. 101. — *Démodex* (*).

gris blanchâtre et demi-transparent. Sa tête est confondue avec le corselet et forme un céphalothorax oblong. Son rostre est petit et composé de deux palpes latéraux avec un suçoir entre deux. Le dernier article des palpes paraît pourvu de dentelures. Au-dessus du suçoir est un labre triangulaire formé de deux soies accolées. L'abdomen, petit dans les jeunes, s'allonge dans les adultes, s'atténue et se termine un peu en pointe. Son extrémité ressemble au bout d'une lancette étroite. On dirait qu'elle est un peu roide. Cet abdomen, qu'on pourrait comparer à une énorme queue, donne à l'animalcule une apparence vermiforme. Quand le *Démodex* marche, ses petites pattes se meuvent alternativement et avec assez de vivacité;

(1) *Demodex folliculorum* Owen (*Acarus folliculorum* Simon, *Macrogaster folliculorum* Miesch., *Entozoon folliculorum* Wils., *Simonea folliculorum* Gerv.).

(*) *A*, l'animal vu de ventre. — *B*, son rostre isolé. — *C*, son œuf.

elles sont aidées par les palpes et par le rostre, ainsi que par des contractions vermiculaires de la partie abdominale. Les pattes sont au nombre de huit, également rapprochées, assez courtes, conoïdes, composées de trois articles, dont le dernier offre trois crochets, un long et deux courts. Dans le premier âge, l'animal n'a que six pattes. Ces organes sont remarquables par leur brièveté ; ils dépassent à peine les bords du céphalothorax ; ils semblent rudimentaires, surtout lorsqu'on les compare à ceux des Sarcoptes, terminés par une sorte d'échasse ou par un énorme poil.

Examiné à un fort grossissement, le *Démodex* présente dans son corps des granules très petits, et quelques corpuscules arrondis, transparents et inégaux, qui sont peut-être des œufs très jeunes.

Le *Démodex* est ovipare. Ses œufs sont énormes, relativement à la taille de l'animal, allongés et un peu pointus à chaque extrémité (Lanquetin). J'en ai vu un près d'éclore, dans lequel on distinguait déjà les pattes et le rostre.

On a observé dans cet acarien trois formes principales : 1° le céphalothorax égal au tiers de la longueur de l'abdomen, mou, terminé par une extrémité arrondie et marqué de fins plis transversaux : c'est probablement le type ; 2° le céphalothorax aussi long que l'abdomen ou à peu près ; 3° le céphalothorax plus long que l'abdomen, ce dernier moins large et terminé en pointe.

2° ACTION SUR L'HOMME. — Les *Démodex* existent dans les deux sexes, à tout âge, excepté dans les très jeunes enfants. M. Simon les a trouvés dans le nez, et M. Henle dans le conduit auditif externe. Ils paraissent très communs, puisque sur dix individus, il y en a au moins un ou deux chez lesquels on peut l'observer. M. Gruby assure que sur soixante personnes, quarante lui en ont présenté.

On rencontre les *Démodex* dans les conduits normaux ou dilatés des glandules sébacées, particulièrement des ailes du nez ; ils sont mêlés à la matière sécrétée ; ces animalcules vivent aussi dans les follicules du duvet du nez, surtout dans ceux qui sont distendus par des cellules épithéliales ou par des gouttes graisseuses accumulées. Enfin, il y en a encore dans les follicules des poils proprement dits, à la face, sur les lèvres, sur le front et sur les joues.....

Ils se tiennent parallèlement à l'axe du follicule, la tête tournée contre le fond du sac. Les personnes à peau grasse et celles qui ont des tannes y semblent les plus exposées.

Ces arachnides vivent généralement en petites sociétés. On en trouve jusqu'à quinze et même dix-huit dans un seul follicule.

Les *Démodex* sont comme empêtrés au milieu de la graisse et de la matière sébacée.

Ces animalcules ne déterminent aucune action morbide. Quand ils sont nombreux, la peau devient rouge et ridée ; elle s'enfle. Les embouchures des follicules se montrent alors très dilatées, et des démangeaisons ont lieu.

Pour se procurer les *Démodex*, il suffit de presser entre les doigts les parties qui en sont affectées, et d'examiner ensuite au microscope la substance qu'on en a fait sortir ; on peut encore essayer des coupes verticales sur la peau d'un cadavre, de manière à partager les follicules dans le sens de leur longueur.

CHAPITRE IV.

DE QUELQUES AUTRES ACARIENS.

1° DERMANYSSE DE BORY (1). — Cette arachnide a été observée sur une dame d'une quarantaine d'années. Bory de Saint-Vincent en a donné la description et la figure.

Cette dame éprouvait sur toutes les parties du corps de légères démangeaisons qui devenaient de plus en plus fortes, et à la fin insupportables ; et, lorsqu'elle frottait ou grattait les points les plus irrités, il en sortait de très petits acariens, à peine perceptibles à l'œil nu ; les plus gros égalaient à peine la moitié d'un grain de tabac. Ils étaient brunâtres, et couraient par milliers avec rapidité dans tous les sens. Ces animaux semblaient se plaire dans le linge de coton.

Plusieurs individus, placés dans une boîte, sur un morceau de percale, ont vécu quarante-huit à cinquante heures.

Ces animalcules sortaient-ils réellement de la peau de cette dame ?

N'en serait-il pas de ce fait, comme du fait analogue, rapporté par M. Simon, d'une femme de Berlin, dont la peau semblait produire aussi de petits acariens ? On découvrit que c'étaient des *Dermanysses vulgaires* (2) que cette femme prenait chaque jour en passant sous un poulailler (3).

2° DERMANYSSE DE BUSK. — Faut-il regarder comme un autre *Dermanysse* particulier à notre espèce l'acarien représenté par M. Georges Busk ? Cet animalcule se trouvait à la plante des pieds d'un matelot nègre, au milieu du pus d'un ulcère. Le malade paraissait devoir cette affection à des souliers venant d'un autre

---

(1) *Dermanyssus Boryi* Gerv.
(2) *D. avium* Dugès.
(3) Voyez page 273.

nègre dont les pieds étaient également ulcérés. Ce dernier habitait Sierra-Leone, où l'on connaît une maladie particulière, le *craw-craw*, sorte de gale qui s'ulcère, et qui est peut-être occasionnée par l'animalcule dont il s'agit, comme la gale de notre pays est produite par le Sarcopte (Murray).

3° EUTARSE CANCRIFORME. — Le docteur Hessling, a observé, en 1852, dans la plique polonaise, une arachnide qui paraissait voisine de celles dont il vient d'être question. C'est l'*Eutarse cancriforme* (1), dont le corps est arrondi-cordiforme, très obtus et comme échancré en avant. Les pattes sont également rapprochées comme celles des acares, et légèrement arquées.

4° CŒLOGNATHE MORDANT. — Cette seconde arachnide a été rencontrée par le même savant, en compagnie de la précédente. Le *Cœlognathe mordant* (2) offre un corps roide, un peu pointu en avant et en arrière. Il porte des pattes disposées en deux groupes, comme chez les Sarcoptes, hérissées de petits poils.

M. Hessling ne considère pas cet animalcule, ni le précédent, comme spécifiques de la plique, mais comme s'étant développés dans un endroit favorable.

5° ESPÈCES DOUTEUSES. — Que faut il penser de l'acarien trouvé à Strasbourg, par le chirurgien Bradsor, sur le corps calleux d'un soldat mort à l'hôpital militaire, à la suite d'une fracture du crâne, et décrit par Hermann père, sous le nom d'*Acare marginé* (3)? Cet animalcule avait-il réellement vécu dans le cerveau? Le fait me semble bien douteux. Dugès soupçonnait que c'était une espèce de petit *Gamase*, dont il avait observé une fois un individu suçant le cou d'une mouche.

Quel est cet autre acarien que Lauth crut découvrir sur la glande pituitaire d'un maniaque décédé à l'hôpital? Hermann l'a nommé *Acare des celliers* (4). C'est probablement encore un *Gamase*. D'où venait-il?

Bateman a signalé deux autres parasites appartenant, suivant lui, au *prurigo senilis*. Il est impossible d'avoir une opinion arrêtée sur la nature et les caractères de ces animalcules. Bateman compare les pattes et la locomotion de l'un des deux à celles d'une Puce?

(1) *Eutarsus cancriformis* Hessl.
(2) *Cœlognathus morsitans* Hessl.
(3) *Acarus marginatus* Herm.
(4) *A. cellaris* Herm.

On vient de voir que c'est surtout parmi les Acariens que se rencontrent les Parasites cuticoles. MM. Kirby et Spence ont proposé de désigner collectivement les affections auxquelles ces animaux donnent naissance, sous le nom d'*acariasis*.

LIVRE VII.

DES ANIMAUX PARASITES INTÉRIEURS, OU ENTOZOAIRES.

L'étude des *Parasites extérieurs* conduit naturellement à celle des *Parasites intérieurs*. Le nombre de ces derniers est très considérable, si l'on réunit aux véritables Parasites les animaux qui viennent très accidentellement sucer notre sang ou dévorer nos organes, animaux qui sont quelquefois (1) plus redoutables que ceux dont il va être question. Mais les *Parasites intérieurs* proprement dits, c'est-à-dire les animaux qui vivent aux dépens de l'homme d'une manière permanente, soit pendant sa santé, soit pendant ses maladies, sont en définitive peu nombreux et ne doivent pas nous effrayer; les désordres qu'ils entraînent n'offrant pas beaucoup de gravité, du moins généralement. Ainsi que je l'ai dit ailleurs (2), c'est une des conditions du parasitisme, que le sujet sur lequel l'animal s'alimente ne soit pas détruit par ce dernier. On a vu des enfants nourrir des vers par milliers, et ces enfants ne paraissaient pas malades. Il est vrai que, dans beaucoup de cas, le parasite s'attaque moins à l'organisme qu'aux produits surabondants de ce même organisme (Van Beneden).

On nomme *Entozoaires*, en Histoire naturelle médicale, les parasites qui vivent plus ou moins profondément dans nos cavités ou dans nos tissus. Quelques médecins les ont appelés *Entoparasites*.

La plupart des *Entozoaires* naissent en dehors de l'homme, et ne s'introduisent dans son corps qu'à des époques déterminées.

On peut en distinguer quatre sections : 1° les ENTOZOAIRES INSECTES, 2° les ENTOZOAIRES CRUSTACÉS, 3° les ENTOZOAIRES VERS, 4° les ENTOZOAIRES INFUSOIRES.

(1) Voyez page 213.
(2) Voyez page 215.

SECTION PREMIÈRE.

DES ENTOZOAIRES INSECTES.

DES ŒSTRIDES.

Les médecins vétérinaires et les entomologistes savent, depuis longtemps, que le bœuf, le mouton, le cheval, le chien, etc., sont tourmentés par les larves de certains diptères qui vivent dans leur corps en véritables parasites. Ces larves appartiennent à la famille des *Œstres* ou *Œstrides*.

On a cru d'abord que ces Insectes ne se rencontraient que dans les mammifères. La Condamine et Barrère affirmèrent en avoir trouvé sous la peau de l'homme et dans ses narines; mais ils en parlent en termes plus ou moins vagues. Rudolphi admet ce fait. Latreille rapporte qu'on a retiré plusieurs fois, des sinus maxillaires et frontaux de l'homme, des larves analogues à celles des *Œstres*, mais ces observations lui paraissent très peu authentiques.

La plupart de ces exemples, et beaucoup d'autres qu'il serait facile d'accumuler, manquent de détails et de précision, et s'appliquent aussi bien à des larves de Mouches qu'à des larves d'*Œstrides*.

Des faits malheureusement très positifs, ont établi que les larves appartenant à cette dernière famille, parasites de quelques mammifères, se développaient quelquefois dans notre corps, et qu'il était même possible qu'il en existât une ou deux espèces particulières à l'homme.

1° CUTÉRÈBRE NUISIBLE. — M. Justin Goudot nous a appris qu'une *Œstride*, qu'il désigne sous le nom de *Cutérèbre nuisible* (1), cause des ravages en Amérique, particulièrement dans la Nouvelle-Grenade.

Le genre *Cutérèbre* a été créé par Bracy-Clark et adopté par Latreille. Ses caractères sont : une cavité buccale étroite et triangulaire, une trompe fort petite et rétractile; point de palpes; des antennes à style plumeux, et la première cellule postérieure des ailes entr'ouverte à l'extrémité.

Le *Cutérèbre nuisible* se trouve sur les bœufs, les chiens, le jaguar. Sa présence dans l'homme paraît plus rare.

Description. — Cet insecte est long de 17 millimètres. Il a le front avancé, obtus, brun, à poils noirâtres; des antennes jaunes à premier article garni à son extrémité d'une petite houppe de poils courts; les yeux sont bruns avec une bande noirâtre au milieu. Le

---

(1) *Cuterebra noxialis* Goud.

corselet, nuancé de bleuâtre, tacheté de gris et de noir formant des zones longitudinales, est couvert de poils très courts, noirs. Abdomen chagriné, d'un beau bleu, à premier anneau et à bord antérieur du second d'un blanc sale. Ailes brunes. Pattes jaunes, à poils de la même teinte (mâle).

La larve est connue à Cayenne et à la Nouvelle-Grenade sous les noms de *Macaque* et de *Gusano* (1). Elle atteint près de 27 millimètres de long. Son corps est glabre et blanchâtre. Ses trois premiers anneaux sont couverts d'aspérités noires et de très petites spinules ; les trois suivants portent deux rangées circulaires de crochets de même couleur, plus forts et dirigés en arrière. Les cinq segments postérieurs sont lisses. La bouche est munie de deux crochets.

L'insecte sort de sa coque ou pupe en faisant sauter obliquement l'extrémité antérieure.

2° AUTRES ESPÈCES. — Linné, dans une lettre à Pallas, fait mention d'une autre larve de diptère, vivant dans le corps humain. Gmelin a désigné cet insecte sous le nom d'*Œstrus hominis*. Il se trouve aussi en Amérique.

Les renseignements sur cet animal se bornent à sa taille, qui est celle de la Mouche ordinaire, et à sa couleur, qui est entièrement brune (*totus fuscus*).

Sa larve vit six mois sous la peau de l'abdomen.

C'est très probablement une autre espèce de *Cutérèbre*. Mais est-elle réellement particulière à l'homme, ou bien, comme l'espèce précédente, appartient-elle à la fois aux mammifères et à l'homme ? M. Justin Goudot croit que c'est une espèce imaginaire (2).

Une larve d'*Œstride* a été trouvée sur la tête d'un homme, dans l'île de la Trinité. Elle est déposée à Londres, dans le Collége des chirurgiens : M. Hope l'a nommée *Œstre de Guilding* (3). Est-ce une espèce distincte de celle de M. Goudot ?

Enfin, on a des exemples de plusieurs *Œstrides* européennes observées dans le corps humain : tels sont le *Taon* ou *Œstride du bœuf*, et l'*Œstride de la brebis*. L'une appartient au genre *Hypoderme* (4), et l'autre au genre *Céphalémyie* (5), caractérisés : le premier, par une ouverture buccale en Y et par l'absence des palpes et

(1) On l'appelle aussi *Nuche* et *Suglacaru*.

(2) Et qu'il en est de même des *Œstrus humanus* de Rudolphi et de M. Guérin-Méneville.

(3) *Œstrus Guildingii* Hope.

(4) *Hypoderma bovis* Latr. (*Œstrus bovis* Linn.) ; appelée par Réaumur *Mouche asile, Mouche des tumeurs.*

(5) *Cephalemyia ovis* Latr. (*Œstris ovis* Linn.) ; appelée par Réaumur *Mouche des vers du nez,* et par Geoffroy, *Œstre des moutons.*

des antennes; le second, par une cavité buccale arrondie, par des palpes tuberculiformes et par des antennes à style simple.

3° ACTION SUR L'HOMME. — Les *Cutérèbres* se rencontrent dans les différents points du corps, surtout dans les parties fortuitement découvertes.

Fray Pedro Simon, dans son *Histoire de la conquête de la Nouvelle-Grenade*, parle de certaines larves qui tourmentent l'espèce humaine. Il dit qu'elles siégent principalement entre le col de la cuirasse et la peau.

Arture, médecin du roi à Cayenne, assure qu'on rencontre quelquefois, en Amérique, chez les personnes malpropres, des vers dont la présence cause des tumeurs considérables.

Alexandre de Humboldt rapporte qu'il a vu, dans l'Amérique méridionale, des Indiens dont l'abdomen était couvert de petites tumeurs produites, à ce qu'il présume, par des larves d'*Œstrides*.

Le docteur Roulin a fait connaître un cas intéressant observé à Mariquita, en Colombie. Un homme portait au scrotum une tumeur conique dont le diamètre, à la base, était de 5 centimètres 1/2, et dont la hauteur atteignait 10 à 12 millimètres. Le sommet, très rouge, présentait une petite ouverture de la largeur de 2 millimètres environ. Le docteur Roulin, ayant agrandi cette ouverture avec la pointe d'une lancette, en fit sortir une larve blanchâtre, pyriforme, ayant au moins 22 millimètres de longueur et 12 à 13 de diamètre. Dans sa partie la plus grosse, elle offrait plusieurs rangées de spinules noirâtres. Cette larve ressemblait à celles qui, dans les mêmes localités, se développent dans la peau du bétail, principalement aux deux côtés du cou et sur les épaules. Le docteur Roulin a vu une seconde larve, de même nature, dans le cuir chevelu d'un autre homme, près de la nuque.

Des observations publiées par le docteur Guyon sont pleinement d'accord avec les détails importants qui viennent d'être résumés. Il a trouvé des larves parasites sur un nègre, qui était au douzième jour d'une variole. Il y avait, dans les pustules de ses jambes, des vers blanchâtres, que le malade faisait sortir en frappant un peu sur ses membres.

MM. Justin Goudot et Weddell ont signalé des exemples analogues, le premier à la Nouvelle-Grenade, et le second au Brésil. Ces faits sont confirmés par d'autres observations recueillies à Philadelphie par M. Say; à Surinam, par M. Howship; et dans le Pérou, par M. Percheron.

Tous ces diptères paraissent être des *Cutérèbres;* mais il n'est pas sûr qu'ils se rapportent à une seule et même espèce.

Lorsqu'une larve commence à se développer dans un point quelconque de la peau, on éprouve une faible douleur, et l'on distingue à l'endroit du gisement un léger gonflement, percé d'un petit trou, duquel suinte un peu de sérosité. A ce moment, il est facile de se débarrasser du parasite. Une friction mercurielle, un peu d'ammoniaque suffisent pour le tuer.

Si l'on néglige ces moyens curatifs, l'animal grossit avec rapidité, s'enfonce plus profondément dans le tissu, et occasionne une tumeur de plus en plus forte et de plus en plus douloureuse. On est forcé alors de recourir à l'extraction.

C'est surtout le matin, à cinq ou six heures, et le soir, que les larves se mettent à sucer. M. Goudot compare la sensation qu'elles produisent à celle de plusieurs aiguilles enfoncées vivement dans la peau ; seulement les piqûres se manifestent par saccades.

Les *Œstrides* d'Europe s'introduisent bien plus rarement dans le corps de l'homme que les *Cutérèbres* d'Amérique.

Wohlfart a publié un fait assez remarquable, d'un vieillard tourmenté depuis plusieurs jours par une céphalalgie très intense, qui rendit, par le nez, dix-huit vers, lesquels, placés dans un vase, avec un peu de terre, se métamorphosèrent au bout d'un mois. Wohlfart donne des figures, malheureusement très grossières, de ces larves et des diptères qui en sont provenus.

Latham prétend avoir tiré, en Angleterre, des sinus frontaux d'une femme, des larves qui lui parurent semblables à l'*Œstride* particulière au bœuf.

Bracy-Clark rapporte à la même espèce une larve extraite de la mâchoire d'une autre femme.

On lit, dans le *Journal de Vandermonde*, qu'une femme de la campagne, pressée par la soif la plus vive, se désaltéra dans une mare bourbeuse où un berger venait de conduire son troupeau. L'eau lui entra dans les narines aussi bien que dans la bouche ; quelques jours après, à la suite d'un violent mal et après avoir pris de l'émétique, elle rendit environ 72 petits vers blancs, en tout semblables à ceux qu'on trouve dans les fosses nasales des moutons.

Robineau-Desvoidy a communiqué, à la Société entomologique de France, l'observation d'une femme qui, après des douleurs violentes et des symptômes inflammatoires au col de la vessie, expulsa par les urines une larve d'*Œstride*. Mais ce savant entomologiste ne donne aucune indication relativement au genre auquel cette larve pouvait appartenir.

Bateman parle de trois larves d'*Œstrides* retirées du gosier d'un homme, et M. Hope d'une autre larve trouvée dans l'estomac d'un cadavre. Rudolphi en Prusse, Eschricht en Danemark, et Metaxa en Italie, ont signalé d'autres larves dans l'oreille, sous la peau du front et ailleurs... Malheureusement, dans tous ces exemples, les *OEstrides* sont à peu près spécifiquement indéterminables.

SECTION II.

DES ENTOZOAIRES CRUSTACÉS.

DE LA LINGUATULE.

Les *Linguatules* (*Linguatula*, Frölich) ont été considérées d'abord comme des Vers intestinaux ; elles ont la physionomie, les crochets, les habitudes de ces derniers. Quelques naturalistes ont voulu en faire des Arachnides. Dans un travail remarquable, M. Van Beneden a proposé, avec raison, de les rapprocher des Crustacés. On peut, en effet, regarder ces bizarres animaux comme des Crustacés dégradés, à forme helminthoïde.

Les *Linguatules* ont pour caractères : un corps allongé, aplati, subarticulé, dilaté en avant, atténué en arrière ; une bouche antérieure-inférieure, avec deux paires de crochets rétractiles ; un orifice anal à l'autre extrémité ; point de membres.

Ces animaux possèdent un canal intestinal complet, une sorte de vaisseau dorsal, et un système nerveux à collier rudimentaire sans ganglions cérébroïdes, mais avec un sous-œsophagien assez développé, d'où partent deux filets principaux qui se dirigent le long du corps. Les sexes sont séparés : l'orifice mâle est en avant, et l'orifice femelle en arrière.

Les *Linguatules* sont ovipares. Les jeunes ressemblent à certains crustacés parasites des poissons (Van Beneden, Harley).

Les *Linguatules* sont d'abord privées de sexe et vivent enkystées dans le corps de différents mammifères herbivores. Elles passent dans celui des carnassiers qui se nourrissent de ces derniers, s'y complètent et deviennent sexuées (Leuckart) (1).

1° LINGUATULE DENTELÉE (2). — Cet animal avait été observé dans les poumons, la trachée-artère, le larynx, les sinus olfactifs, le foie

---

(1) Les *Linguatules* agames, enkystées dans le péritoine des Lapins, deviennent les *Linguatules* adultes et sexuées des sinus olfactifs des chiens.

(2) *Linguatula serrata* Fröl. (*Tœnia caprina* Albig., *Tetragulus caviæ* Bosc, *Pentastoma serratum* et *denticulatum* Rud., *Pentastomum constrictum* Sieb., *Linguatula constricta* et *ferox* Günth.).

de plusieurs mammifères ; on l'avait trouvé dans le lièvre, le lapin, le cochon d'Inde, la chèvre, et aussi, quoique plus rarement, dans le loup, le chien, le cheval... On lui avait donné des noms différents, suivant sa provenance.

Description (fig. 102). — Qu'on se figure un animal long de 5 à 7 millimètres, large de 2, mou, lancéolé-oblong, presque spatulé, très obtus en avant, légèrement atténué en arrière, aplati, transversalement strié ou ridé, denticulé sur les bords. Il ressemble à une petite langue allongée. L'extrémité obtuse présente, en dessous, une bouche elliptique, portant de chaque côté une paire de crochets un peu inégaux (l'extérieur plus petit), dirigés d'avant en arrière.

2° ACTION SUR L'HOMME. — C'est M. de Siebold qui a publié, en 1853, la première indication de la présence de ce crustacé dans le corps de l'homme.

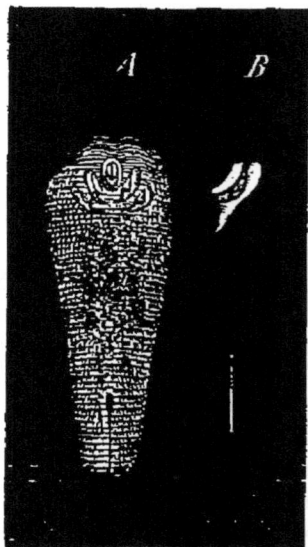

Fig. 102. — *Linguatule* (*).

Il rapprocha des *Linguatules* un parasite découvert en Égypte par le docteur Pruner, dans les intestins grêles des nègres et dans le corps d'une girafe (1), sur lequel le docteur Bilharz venait de lui donner de nouvelles observations.

Un peu plus tard, M. Zenker, prosecteur à l'hôpital civil de Dresde, remarqua, sur 8 cadavres humains (5 hommes et 2 femmes), des kystes remplis de *Linguatules*.

Le docteur Heschl, de Vienne, a confirmé la présence de ce curieux crustacé dans nos organes.

SECTION III.

DES ENTOZOAIRES VERS OU HELMINTHES.

CONSIDÉRATIONS GÉNÉRALES. — On appelle *Helminthes* (*Helmintha*) les vers parasites qui se développent dans le corps de l'homme et dans celui des animaux. On les a nommés aussi *Helmints*, *Vers in-*

---

(1) *Nématoïde*..... Pruner (*Nematoideum hominis viscerum*, Dies.).

(*) *A*, l'animal vu de ventre. — *B*, un de ses crochets isolé.

testinaux, et *Entozoaires proprement dits* (*Entozoa*). La branche de
la zoologie qui traite de ces parasites porte le nom d'*helminthologie*.

Si d'autres parties de l'histoire naturelle plaisent davantage par
la variété des couleurs, par l'élégance des formes, par la complication des organismes et par les merveilles de l'instinct, l'étude des
Helminthes ne tarde pas à offrir un intérêt tout aussi grand, surtout
pour le médecin, lorsqu'elle est suivie avec quelque attention.

Pendant longtemps on n'a guère connu que les vers intestinaux
qui vivent dans le corps de l'homme et dans celui des animaux domestiques; et même, parmi ces parasites, on n'avait bien observé
que ceux du tube digestif. On ne possédait, sur leur nature, que des
données tout à fait vagues. Ce n'est que vers la fin du siècle dernier
qu'on s'est occupé, d'une manière sérieuse, de leur recherche, de
leur structure et de leurs mœurs.

Il ne doit être question, dans cet ouvrage, que des *Helminthes*
qui cherchent leur abri et leur nourriture dans le corps humain. Par
conséquent, je laisserai de côté ceux des animaux, même ceux des
animaux domestiques. Je ne parlerai pas non plus des *Vers accessoires* (1), c'est-à-dire des *Helminthes* particuliers aux mammifères,
aux poissons ou à d'autres animaux, introduits dans nos organes
accidentellement ou par supercherie.

Les *Helminthes* sont des animaux sans vertèbres, sans membres
et sans organes pour la respiration. Leur caractère commun est de
se loger et de se nourrir dans le corps de l'homme, pendant une
partie notable de leur existence ou pendant toute leur vie.

Ces vers parasites sont tantôt solitaires, tantôt réunis en nombre
variable. On les rencontre dans les différentes parties de l'organisme.
Il y en a dans le tube alimentaire et dans les canaux qui s'y rendent;
dans les vaisseaux sanguins, dans la substance du foie, dans le parenchyme du poumon, dans la pulpe du cerveau. On en a découvert
jusque dans le tissu osseux et même au milieu de la graisse... La
partie du corps qu'ils habitent est très importante à connaître, même
pour le zoologiste, car elle facilite toujours leur détermination. On
peut dire, toutefois, d'une manière générale, que les *Helminthes*
habitent presque toujours contre les membranes muqueuses ou
dans le tissu cellulaire.

La présence de ces vers ne produit quelquefois aucun accident morbide appréciable. L'animal demeure, pour ainsi dire, à l'état latent.
Dans quelques circonstances, on ressent un prurit léger ou des démangeaisons insignifiantes. D'autres fois, on éprouve tantôt une

---

(1) *Vermes accessorii* (Bremser).

vague pesanteur ou une augmentation d'appétit, tantôt un malaise inexprimable ou une douleur violente ; on maigrit ; on a des coliques, des hémorrhagies, des inflammations lentes, des abcès. Ces désordres sont suivis de convulsions éclamptiques, de la chorée, de l'épilepsie, de l'amaurose, de l'apoplexie, d'une maladie analogue au tournis des moutons…, et, dans certains cas, heureusement fort rares, de la mort ! L'étude de ces divers désordres a été faite avec beaucoup de soin dans le livre *ex professo*, annoncé par M. Davaine, intitulé *Traité des Entozoaires et des maladies vermineuses*. Je ne saurais mieux faire que de renvoyer mes lecteurs à cet important ouvrage.

Cependant il ne faudrait pas exagérer l'action nuisible des Entozoaires. M. Dujardin a vu des exemples où ces animaux s'étaient développés par milliers, chez des individus en apparence bien portants.

La propagation de ces vers est d'autant plus rapide, en général, qu'elle arrive chez des sujets affaiblis, placés dans un lieu froid et humide, et déjà rendus malades par une cause différente (Grisolle). La mauvaise alimentation est aussi pour beaucoup dans l'apparition des *Helminthes*. Les viandes gâtées, les fruits verts, les légumes avariés, les sucreries, certaines eaux, influent considérablement sur leur développement. Toutes choses égales, d'ailleurs, l'enfance est la condition la plus favorable à leur apparition, peut-être à cause de la disposition lymphatique inhérente à la jeunesse (Bouchut). Il y a des familles qui semblent plus disposées que d'autres aux affections vermineuses. Il semble aussi que la constitution (*helminthiase*, Req.) y soit pour beaucoup.

Certains Entozoaires sont endémiques dans plusieurs pays, par exemple le *Ténia*, en Allemagne et en Hollande, et le *Bothriocéphale*, en Suisse et en Russie (Boudin).

Les *Helminthes* sont des vers le plus souvent allongés et cylindriques. Il y en a qui ressemblent à des fils, d'autres à des rubans, quelques-uns à de petites feuilles. Certains ont le corps élastique, revêtu d'un tégument résistant; d'autres sont mous, sans tégument distinct. Leur corps est strié transversalement ou nettement articulé, blanc ou grisâtre, jaunâtre ou rougeâtre. Les matières qui remplissent leur tube digestif et leurs œufs influent souvent sur leur coloration.

Une partie des Entozoaires possède un intestin complet, avec une bouche et un anus. Dans un petit nombre, la cavité buccale présente des parties dures. Certains ont un tube digestif ramifié avec un seul orifice. D'autres offrent des suçoirs buccaux, et n'ont ni orifice anal, ni intestin.

Le système nerveux n'existe que dans un petit nombre, et toujours à l'état de rudiment. Quelques-uns ont des ventouses ou des crochets à l'aide desquels ils peuvent se fixer.

Les anciens croyaient à la reproduction spontanée des Vers intestinaux. Les uns les faisaient naître des aliments mal digérés; les autres des excréments en décomposition; ceux-ci de la bile fermentée et viciée; ceux-là des humeurs *crues, épaissies et en putréfaction* (1).

« Les vers se font, dit Ambroise Paré, d'une matière grosse, visqueuse et crue, laquelle se corrompt en l'estomach, puis descend ès intestins. »

L'hypothèse de la génération spontanée a été soutenue, de notre temps, par quelques savants physiologistes (2). On sait que Redi, Andry et Vallisneri s'étaient élevés fortement contre cette vieille théorie. Grâce aux travaux modernes de plusieurs naturalistes éminents (3), ce mode reproducteur ne peut plus être admis. Il est généralement reconnu, aujourd'hui, que les Entozoaires sont produits par des Entozoaires.

Les sexes de ces animaux sont séparés ou réunis. Les mâles portent généralement une verge ou *spicule* simple ou double. Leurs spermatozoïdes sont tantôt filiformes, tantôt globuleux, diaphanes et plus ou moins gluants. Il existe des Entozoaires ovipares et des Entozoaires ovovivipares. Les larves d'un grand nombre diffèrent considérablement de l'état parfait. Il y a plus, elles peuvent souvent se reproduire par gemmes ou bourgeons : ce qui constitue des générations alternantes très curieuses. Enfin, on a constaté qu'à une certaine période de leur vie, une partie de ces animaux font des migrations souvent très éloignées, pour arriver jusqu'à l'individu ou l'organisme où ils doivent résider définitivement.

Je diviserai les *Helminthes* de l'homme en deux séries : les *cylindriques, pourvus d'une cavité viscérale*, et les *non cylindriques, privés de cavité viscérale*. Les premiers vivent tantôt dans le tube digestif (4), ce sont les genres Ascaride, Oxyure, Trichocéphale et Ancylostome; tantôt hors de ce tube, ce sont les genres Strongle, Spiroptère et Filaire. Les seconds sont plats et se rencontrent hors du tube digestif, ce sont les genres Thécosome, Douve et Festucaire; ou bien sont rubanés et habitent dans ce tube (5), ce sont les genres Ténia et Bothriocéphale. En tout douze genres. Voici le tableau de ces genres avec leurs caractères principaux :

(1) « *Ex cruda crassaque materia pituitosa putrescente.* » (Avicenne.)
(2) Bremser, Lamarck, Frey, Dugès, Dujardin, Burdach, Bérard, Pouchet, etc.
(3) Siebold, Van Beneden, Küchenmeister, Leuckart, Filippi, Claude Bernard, etc.
(4) Il s'agit de l'état parfait, car les larves de plusieurs vivent hors de ce tube, et quelquefois même hors de l'homme.
(5) Leurs larves vivent toutes hors de l'homme et hors du tube digestif.

GENRES D'HELMINTHES VIVANT DANS L'HOMME.

I. — CYLINDRIQUES, A CAVITÉ VISCÉRALE.

A. *Vivant dans le tube digestif (unisexués).*

1° ASCARIDE. Corps atténué en arrière, surtout en avant. Bouche à 3 nodules. Queue du mâle plus amincie que celle de la femelle.

2° OXYURE. Corps atténué en avant et surtout en arrière. Bouche à nodules rudimentaires (avec une dilatation autour). Queue du mâle un peu épaissie.

3° TRICHOCÉPHALE. Corps capillaire en avant. Bouche sans nodules. Queue du mâle comme celle de la femelle.

4° ANCYLOSTOME. Corps faiblement atténué en avant. Bouche à 4 crochets. Queue du mâle cupuliforme.

B. *Vivant hors du tube digestif (unisexués).*

5° STRONGLE. Corps atténué postérieurement. Bouche à 6 nodules. Queue du mâle cupuliforme.

6° SPIROPTÈRE. Corps atténué antérieurement. Bouche papilleuse. Queue biailée.

7° FILAIRE. Corps égal (filiforme). Bouche à 3 nodules. Queue simple.

II. — NON CYLINDRIQUES, SANS CAVITÉ VISCÉRALE.

A. *Plats (vivant hors du tube digestif) (1).*

8° THÉCOSOME (2). Unisexué. Le mâle portant la femelle dans une rainure de son ventre.

9° DOUVE. Androgyne. Une cupule abdominale.

10° FESTUCAIRE. Androgyne. Point de cupule abdominale.

B. *Rubanés (vivant dans le tube digestif, androgynes).*

11° TÉNIA. Quatre suçoirs arrondis. Pores génitaux marginaux.

12° BOTHRIOCÉPHALE. Deux fossettes longitudinales. Pores génitaux médians.

---

(1) Deux espèces de *Douves* habitent, par exception, dans le tube digestif.
(2) Corps très peu aplati.

CHAPITRE PREMIER.

DES ASCARIDES.

Le genre *Ascaride* (*Ascaris*) a été fondé par Linné. Ce mot (1) s'appliquait surtout à l'*Oxyure* (2), laquelle ne fait plus partie de ce groupe, malheureusement pour l'étymologie.

1°. ASCARIDE LOMBRICOÏDE (3). — Cette espèce est, à coup sûr, un des *Helminthes* les plus communs et les plus connus. Il en est fait mention dans les écrits les plus anciens. Les premiers observateurs désignaient cet animal sous le nom de *Lumbricus teres*, et le regardaient comme identique avec le *Ver de terre* ou *Lombric terrestre* (4). Ils croyaient que c'était le même ver, introduit accidentellement dans le tube digestif et légèrement modifié par ce nouveau milieu. Or, le *Lombric terrestre* est un animal d'une sphère organique beaucoup plus élevée. Ce rapprochement, ou, pour mieux dire, cette erreur, est encore partagée par beaucoup de médecins, qui continuent à appeler *Lombric* l'entozoaire dont il s'agit.

Je vais donner les différences principales qui distinguent ces deux animaux.

Ascaride.	*Lombric.*
1° Corps sans soies.	1° Corps avec 8 rangées de soies.
2° Mouvements très obscurs.	2° Mouvements assez vifs.
3° Bouche à 3 nodules égaux, verticillés.	3° Bouche à 2 lèvres inégales, une supérieure et une inférieure.

On peut ajouter que les *Ascarides* ont le sang incolore, un système nerveux rudimentaire, les sexes séparés, un étranglement génital permanent chez la femelle, et des œufs simples à enveloppe mince et demi-transparente ; tandis que les *Lombrics* présentent le sang rouge, un système nerveux ganglionnaire normalement développé (avec un collier œsophagien et une chaîne abdominale), un renflement génital à l'époque de la génération dans tous les individus, et des capsules ovigères à enveloppe épaisse et opaque...

(1) De ἀσχαρίζειν, sautiller.
(2) Voyez le chapitre suivant.
(3) *Ascaris lumbricoides* Linn. (*A. gigas* Goeze, *Fusaria lumbricoides* Zeder). vulgairement *Lombric, Lombric humain, Ver lombricoïde.*
(4) *Enterion terrestris* Sav. (*Lumbricus terrestris* Linn.).

Pendant longtemps on a confondu l'*Asca-*
ride de l'homme avec celles du cheval et du
cochon. On sait, aujourd'hui, que ces derniers parasites, quoique très voisins, constituent des espèces distinctes.

M. Jules Cloquet a publié un excellent
travail sur l'*Ascaride lombricoïde*.

Description (fig. 103). — L'*Ascaride lombricoïde* présente un corps long de 10 à
30 centimètres et large de 2 à 10 millimètres, cylindrique, légèrement atténué en
avant et en arrière (1), mais un peu plus
antérieurement. Linné se trompe quand il
indique la queue comme *triquètre* ou à trois
faces; cette extrémité est cylindrique-su-
bulée. On remarque, sur le corps, des rides
annulaires et quatre lignes longitudinales,
une dorsale, une abdominale et deux sur les
côtés.

Ce ver est un peu luisant, d'une couleur
blanchâtre ou blanc de lait, tirant quelquefois sur le rouge de brique, plus rarement
sur le brunâtre ou le rouge sanguin. La
peau est une membrane épaisse, forte,
élastique, d'une transparence presque parfaite.

Il n'y a pas de tête distincte, et par conséquent pas de cou. A l'extrémité antérieure (fig. 104, *a*) on remarque la bouche,
qui est un peu triangulaire. Autour de cet
orifice sont trois petits renflements arrondis, égaux entre eux, disposés en trèfle, un
supérieur et deux inférieurs, susceptibles
de s'écarter et de se rapprocher. Rudolphi
les appelle *valvules*, Cuvier *papilles charnues*,
Blainville *nodules*, et Dujardin *valves* (2).
Quelques auteurs désignent mal à propos
leur ensemble sous le nom de *tête*. Ces

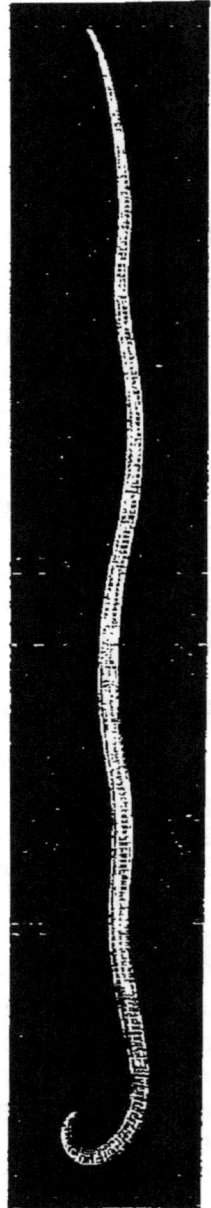

Fig. 103. — *Ascaride.*

(1) Linné dit: « *Corpus teres utraque extremitate attenuatum.* »
(2) Treutler a observé dans l'intestin grêle d'une femme, parmi une grande quantité
d'*Ascarides* ordinaires, un individu dont la bouche n'offrait, par monstruosité, que deux
tubercules.

tubercules présentent une petite cavité à leur base intérieure.
La bouche communique avec un œsophage visible à travers la
peau, long, un peu triquètre, à parois épaisses et musculeuses. D'a-
bord fort étroit, il augmente peu à peu de volume, et se rétrécit ensuite brusquement. L'estomac se compose de deux dilatations globuleuses. Ses parois sont plus minces que celles de l'œsophage.
L'intestin est étroit, et présente quelques légères sinuosités ; il se
rétrécit vers l'anus. Il offre deux membranes séparables : l'extérieure mince, lisse, transparente ; l'intérieure épaisse, ridée et un
peu colorée. Ce canal paraît entouré de tous côtés par des vésicules blanches suspendues dans la cavité du corps, regardées par
M. J. Cloquet comme des vaisseaux absorbants. Il est, en outre, maintenu par deux paires de ligaments, une supérieure, l'autre inférieure.
   Tout près de l'extrémité postérieure de l'animal se voit l'anus, en
forme de fente transversale.
   Chacune des paires de ligaments dont il vient d'être question
forme un canal triangulaire. M. Blanchard croit que, dans l'intérieur
de ces canaux, il y a deux vaisseaux, un profond, l'autre superficiel.
Les deux vaisseaux profonds s'anastomosent au niveau du tiers antérieur de l'œsophage. L'un d'eux est même pourvu d'une petite
poche contractile (cœur?). Les vaisseaux extérieurs se réunissent
aux premiers postérieurement, et s'anastomosent entre eux antérieurement. Cette organisation est fort remarquable, et rappelle
celle de quelques annélides.
   L'*Ascaride lombricoïde*, d'après les observations de MM. Jules
Cloquet et Blanchard, possède un système nerveux qui se compose
de deux cordons blancs longitudinaux et latéraux. En suivant ces
deux nerfs, on arrive à deux masses ganglionnaires, réunies par
une double commissure qui entoure l'œsophage.
   Au-dessous de la peau, s'observent des fibres transversales et régulières, recouvrant une couche plus épaisse de fibres longitudinales
d'où partent des fibrilles plus ou moins nombreuses, sans direction
particulière, et dont la plupart sont libres et flottantes. Plusieurs
s'attachent aux organes contenus dans la cavité du corps, et servent
à les maintenir en place. Ces fibrilles sont en plus grande quantité
vers les extrémités que dans les parties moyennes.
   Les *Ascarides lombricoïdes* sont unisexuées. M. Jules Cloquet estime
qu'il existe quatre fois plus de femelles que de mâles. Et, chose assez
remarquable, ces derniers sont plus petits que les femelles ; ce qui
est contraire, comme on sait, à la règle générale des animaux poly-
games. Chez les mâles, l'extrémité caudale (fig. 104, *b*) paraît un
peu plus effilée que chez les femelles ; elle offre aussi une légère

courbure. Le pénis ou spicule est double ; il est représenté par deux appendices longs de 2 millimètres, grêles, et d'apparence cornée. On dirait deux crochets. On les voit près de l'anus ; ils sortent par cette ouverture. Le testicule et les cordons spermatiques sont filiformes et enroulés autour du tube digestif. Chez la femelle, vers le tiers antérieur du corps, on remarque une partie annulaire rétrécie (fig. 104, c). Linné n'avait pas observé cet étranglement ; mais il avait constaté que, dans cet endroit, l'animal n'offrait pas de renflement particulier (*clitellum*) comme les Lombrics terrestres. Aussi, d'après cette seule différence, s'était-il empressé de conclure que l'*Ascaride lombricoïde* était fort différente du Lombric (1). Linné aurait trouvé la différence bien plus grande, s'il avait vu que notre entozoaire présente un étranglement là où le Lombric possède un épaississement ; que l'un est unisexué, et l'autre androgyne... C'est dans l'étranglement dont il s'agit que se montre la vulve, du côté droit. Cet orifice paraît extrêmement petit ; il communique avec un vagin (*oviducte*, Blainville) long de 10 à 13 millimètres, grêle, qui se rend dans une matrice courte, pourvue de deux longues cornes flexueuses, placées le long de l'abdomen et formées de deux mem-

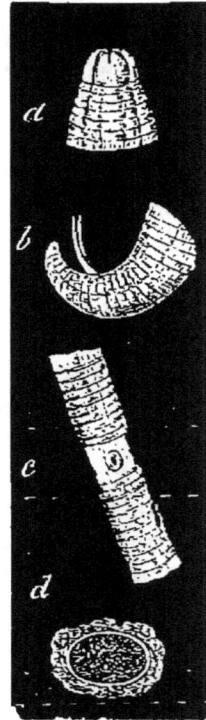

Fig. 104. — *Ascaride* (*).

branes très distinctes. Ces cornes aboutissent à des ovaires excessivement longs, filiformes, tordus sur eux-mêmes et embrassant le tube digestif. Ces ovaires ressemblent beaucoup aux testicules. A l'époque de la reproduction, les cornes sont remplies d'une quantité prodigieuse d'œufs. M. Eschricht évalue à plusieurs millions ceux d'un seul individu.

Les œufs (fig. 104, d) sont ovoïdes, et revêtus d'une enveloppe transparente. Tyson, Werner, et après eux Brera et Rudolphi, les ont signalés comme velus. Goeze et M. Jules Cloquet se sont assurés qu'ils sont lisses.

(1) « A Lumbrico distinctissimus. » (Linn.)

(*) a, extrémité céphalique avec les trois nodules et la bouche. — b, extrémité caudale du mâle, avec les deux spicules. — c, étranglement génital de la femelle, avec l'orifice sexuel. — d, œuf.

D'après des observations récentes de M. Davaine, ces œufs sont expulsés avec les matières fécales. M. Richter, en ayant placé dans de l'eau pure, trouva, onze mois après, qu'ils contenaient chacun un embryon vivant; mais il ne put le voir éclore (Küchenmeister). M. Davaine a été plus heureux ; il a pu suivre leur développement, lequel a commencé au bout de six mois. L'embryon est cylindrique. On ne voit point à sa bouche les trois nodules qui caractérisent l'âge adulte ; il a l'extrémité caudale brusquement terminée en pointe.

2° AUTRE ESPÈCE. — Thompson et Bellingham ont fait connaître une autre espèce d'*Ascaride* particulière à l'homme, découverte à Dublin. MM. Dujardin et Diesing admettent cette espèce, quoiqu'elle n'ait été observée qu'une fois. Les deux individus trouvés étaient femelles.

Ce nouvel entozoaire a été nommé *Ascaride ailée* (1).

Cet animal est long de 88 millimètres, épais de 1^{mm},50 en avant et de 1^{mm},57 en arrière. Il offre, à l'extrémité antérieure, *deux ailes* membraneuses demi-transparentes, longues de 3 millimètres, et plus étroites en avant qu'en arrière. Son corps est infléchi antérieurement. Sa queue est droite et tachetée de noir. L'espèce ressemble à l'*Ascaride* du chat (2).

M. Diesing soupçonne que ce ver pourrait bien être l'*Ascaride lombricoïde*, dont la peau aurait été soulevée autour de la bouche par un emphysème? Si cette espèce doit être conservée, ses deux ailes buccales la rapprochent du genre *Oxyure ;* et si elle possède à la fois et ces deux ailes et trois tubercules buccaux bien caractérisés, elle forme la transition des *Ascarides* aux *Oxyures*, et confirme la réunion de ces deux genres opérée par M. Diesing.

3° ACTION SUR L'HOMME. — L'*Ascaride lombricoïde* appartient à tous les pays. On trouve fréquemment ce ver dans les intestins des enfants, moins communément dans ceux des adultes, et presque jamais chez les vieillards. On le rencontre surtout chez les jeunes sujets d'un tempérament lymphatique, chez ceux qui se nourrissent d'aliments grossiers et indigestes, et qui habitent des lieux bas, humides et peu aérés, circonstances qui ne sont pas rares dans les grandes villes pour les enfants des classes pauvres.

M. Cruveilhier en a trouvé plus de mille dans le corps d'une petite fille idiote.

Suivant Petit, de Lyon, le fils d'un vétérinaire de Roanne en rendit jusqu'à deux mille dans l'espace de cinq mois.

Les *Ascarides* se tiennent généralement dans les intestins grêles.

(1) *Ascaris alata* Belling.
(2) *Ascaris mystax* Rüd. (*A. felis* Goeze).

Cependant on en a observé dans d'autres organes, mais ce n'est en quelque sorte qu'accidentellement. Ainsi M. Jules Cloquet en a vu dans les gros intestins. Rudolphi pense qu'elles sont toujours expulsées avec les matières fécales, quand elles passent dans le côlon.

Ces *Helminthes* peuvent remonter dans l'estomac et arriver dans l'œsophage (Tonnellé), même dans le pharynx. On a prétendu que certains étaient passés dans le larynx (Blandin, Tonnellé), et même dans les bronches (Chassaignac), et qu'ils avaient déterminé de graves accidents (1). M. Jobert, de Lamballe, a cité un exemple d'un individu mort asphyxié par un de ces vers, lequel avait pénétré dans la trachée-artère. MM. Lepelletier et Lebert ont signalé aussi des cas de mort par suffocation.

Il n'est pas très rare de voir des *Ascarides lombricoïdes* s'introduire dans les fosses nasales et sortir par les narines. Achille Richard a observé un fait de ce genre sur un enfant. Martin Slabber parle d'un homme qui rendit un de ces animaux en éternuant. Bremser décrit un cas analogue : c'est une vieille femme qui retira un de ces entozoaires de son nez en se mouchant. M. Cruveilhier rapporte qu'un malade, ayant éprouvé une très vive démangeaison dans une narine, y porta la main, et en arracha avec étonnement une très longue *Ascaride*.

Les *Ascarides lombricoïdes* peuvent arriver dans les conduits biliaires (Tonnellé, Estevenet), et se loger même dans la vésicule du fiel. Laënnec a trouvé, dans le cadavre d'un enfant qui avait vomi une grande quantité de ces vers, les pores biliaires distendus et le tissu du foie comme rongé. M. Bouisson a cité l'exemple d'un fragment d'*Ascaride* devenu le noyau d'un calcul biliaire.

Gmelin a découvert une *Ascaride* longue de 8 centimètres dans le canal pancréatique.

On a vu plusieurs de ces animaux expulsés par une ouverture de l'ombilic (Poussin), et d'autres, dans un cas de hernie étranglée avec gangrène, sortir par un abcès des parois abdominales. Le docteur Brézet (de Chalabre) a recueilli une *Ascaride* vivante, de 20 centimètres, dans une tumeur de l'aine qui ressemblait à une inflammation des ganglions cruraux.

Les auteurs citent encore des malades qui ont présenté quelques-uns de ces vers dans les sinus maxillaires (Deschamps), dans les sinus frontaux, dans les reins, dans la vessie (Duméril), dans l'utérus... Je dois faire remarquer, avec M. J. Cloquet, que beaucoup de

---

(1) Ces perforations arrivent quelquefois après la mort (Cruveilhier).

ces observations sont inexactes, et qu'on a pris pour des *Ascarides lombricoïdes*, soit des vers appartenant à d'autres genres, soit des larves d'animaux, ou même des corps étrangers tout à fait différents.

Les exemples dans lesquels on a trouvé des *Ascarides*, dans le voisinage du tube digestif, à la suite d'une perforation de ce canal, sont beaucoup plus rares, malgré l'assertion contraire de M. Raspail, qui considère ces *Helminthes* comme des sangsues intestinales. MM. Becquerel et Bailly ont constaté la perforation de l'appendice cæcal. Une pièce très curieuse de ce genre est conservée dans le musée Dupuytren. M. Cloquet a rencontré, en 1808, sur le cadavre d'un enfant, trois *Ascarides* volumineuses logées sur la face antérieure du sacrum, dans l'écartement des deux feuillets séreux qui forment le mésorectum. Ces entozoaires n'avaient déterminé aucune inflammation ; ils étaient sortis de l'intestin par une perforation ulcéreuse.

On a distingué deux sortes d'abcès vermineux produits par les *Ascarides* : les *non stercoraux*, dont la perforation est si petite, que les matières fécales ne peuvent pas passer, et les *stercoraux*, qui permettent la filtration des excréments (Guersant).

L'*Ascaride ailée* a été découverte dans les intestins grêles.

CHAPITRE II.

DE L'OXYURE.

L'*Oxyure vermiculaire* était considérée par Linné comme une espèce d'*Ascaride* (1).

C'est Deslongchamps qui a créé le genre *Oxyure* (*Oxyuris*). Ce mot signifie *queue aiguë* (2). Il convient parfaitement aux femelles, mais il s'applique assez mal à l'autre sexe.

La différence qui sépare les *Oxyures* des *Ascarides* consiste dans l'état rudimentaire, chez les premières, des trois tubercules buccaux très développés chez les secondes, et dans le boursouflement plus ou moins aliforme qui entoure leur bouche et qui manque aux *Ascarides*. En réalité, ces caractères sont tout à fait insuffisants. C'est ce qui fait que M. Diesing considère les *Oxyures* comme une section des *Ascarides*.

1° L'OXYURE VERMICULAIRE (3) est la seule espèce de ce genre

---

(1) Voyez le chapitre précédent.

(2) Ὀξὺς, aigu, et οὐρά, queue.

(3) *Oxyuris vermicularis* Deslong. (*Ascaris vermicularis* Linn., *Fusaria vermicularis* Zeder).

que l'on rencontre dans le corps de l'homme. Cet animal ressemble beaucoup au Vibrion de la colle de farine (*Rhabditis*).

Description (fig. 105). — Les *Oxyures* sont des *Helminthes* très petits, longs de 8 à 10 millimètres. Linné les a très certainement confondues avec un autre ver, quand il avance qu'elles peuvent atteindre la longueur d'un pouce. Elles sont larges de $0^{mm},2$, de $0^{mm},5$, de $0^{mm},7$, et même de 1 millimètre, filiformes, atténuées aux deux extrémités, offrant des rides transversales fort peu apparentes, d'un tissu très élastique, un peu rigide, demi-transparent et d'un blanc de neige.

Ces animaux présentent antérieurement une partie à peine renflée, qu'on désigne sous le nom de tête, et qui est portée par un cou peu distinct. Plusieurs auteurs ont cru y remarquer deux espèces d'appendices ou de vésicules membraneuses, contractiles, en forme d'ailes. Suivant MM. Dujardin et Raspail, il existe, à cet endroit, un gonflement vésiculeux uniforme,

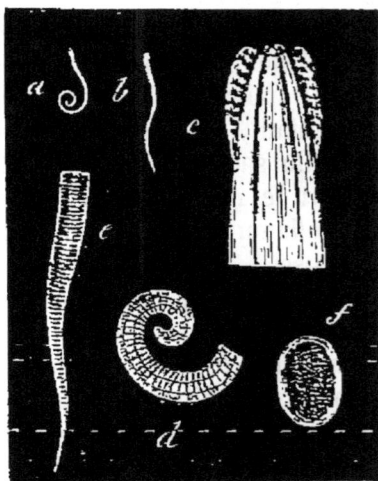

Fig. 105. — *Oxyure* (*).

contournant l'extrémité antérieure, et non des ailes membraneuses indépendantes et latérales. Quand on examine au microscope cette partie vésiculaire, elle offre, en effet, l'aspect illusoire de deux segments de cercle, accolés contre un canal opaque, segments marqués de stries transversales du plus joli effet (Raspail). La bouche est creusée en avant en entonnoir, et se trouve, par conséquent, bordée par le gonflement vésiculeux dont il s'agit (fig. 105, c). Elle offre trois nodules à peine saillants ; elle communique avec un œsophage peu long, triquètre, à parois épaisses, musculeuses, qui se dilate en une espèce de jabot à sa jonction avec l'estomac. Ce dernier est court et globuleux. Le commencement de l'intestin s'élargit en forme de pilon, de telle sorte que le tube alimentaire présente comme trois poches stomacales successives : le jabot, l'estomac proprement dit, et la dilatation intestinale. Ces poches ressemblent à des globules soudés bout à bout.

(*) *a*, mâle. — *b*, femelle. — *c*, extrémité céphalique, montrant les trois nodules et le gonflement aliforme. — *d*, extrémité caudale du mâle. — *e*, extrémité caudale de la femelle. — *f*, œuf.

L'intestin est à peine flexueux ; il parcourt la longueur de l'animal, en conservant un diamètre uniforme jusqu'au rectum. Il est souvent rempli d'une matière granuleuse brune, jaune ou grisâtre. Arrivé à la partie postérieure du corps, le canal intestinal s'élargit et forme le rectum qui est court, mais qui occupe toute la largeur de la cavité viscérale. A sa terminaison, ce canal se rétrécit graduellement, comme la queue dont il remplit le cône. Là il paraît légèrement sinueux, mais non spiral, comme le dit Bremser. Cette partie est fréquemment vide.

Une petite ouverture transversale, peut-être demi-circulaire, donne passage aux granules dont il vient d'être question : c'est l'anus. Il est placé vers le milieu de la base de la queue. Ses bords sont relevés en lèvres légèrement saillantes.

M. Delle Chiaje indique un vaisseau longitudinal central, allant de la bouche à la queue.

La peau présente quatre fibres ou coutures longitudinales, à égale distance, un peu en relief, plus opaques que le reste du tissu, bien décrites par M. Raspail ; lesquelles s'étendent depuis la tête jusqu'à l'extrémité de la queue. Ces fibres contribuent puissamment à donner à l'animal la rigidité qui le caractérise. D'après Dugès, le derme qui remplit les intervalles de ces quatre coutures serait formé de fibrilles charnues adhérentes, composant un plan longitudinal à l'extérieur et un plan transversal à l'intérieur. Suivant M. Raspail, le derme, vu au microscope, paraît produit par des cellules aplaties, ayant la forme de parallélogrammes transversaux, séparées par des côtes ou fibres plus prononcées dans le sens transversal que dans le sens longitudinal.

Quand on partage le ver, les tronçons se raccourcissent ou bien se resserrent circulairement. Dugès a profité habilement de ces contractions pour étudier les divers organes. En blessant, en coupant des individus vivants, les viscères faisaient quelquefois hernie et devenaient plus ou moins distincts.

Pendant la vie, les *Oxyures* se remuent onduleusement avec une assez grande agilité. Elles se tordent en divers sens, au milieu des mucosités, souvent épaisses, dans lesquelles elles se trouvent. Elles reculent avec autant de facilité qu'elles avancent. On assure qu'elles peuvent *sauter* et même franchir des espaces six ou huit fois plus longs que leur corps (?). La vivacité de leurs mouvements s'accroît lorsqu'on les tourmente. Ces vers se détournent quand ils rencontrent des obstacles. Ils semblent fuir la lumière. Leur séjour habituel n'est pas, du reste, moins éclairé que celui de la plupart des vers intestinaux.

Quand on les blesse, l'extrémité du corps la plus voisine du mal semble se tourner vers la coupure, la palper et chercher à repousser cette cause de douleur (Dugès). Tout tronçon, quelle que soit la région à laquelle il appartient, continue de vivre quelque temps, s'il a une longueur convenable. Dugès a remarqué que le tronçon de la tête vivait plus longtemps que celui de la queue, et celui-ci plus qu'un tronçon du milieu du corps.

Les *Oxyures* aiment à vivre en société. Il est rare de les rencontrer isolées. Elles se groupent, s'entortillent, se pelotonnent, et forment souvent des paquets volumineux.

Ces Entozoaires sont unisexués. Les mâles (fig. 104, *a*, *d*) paraissent plus rares et plus petits que les femelles. Ils offrent seulement de 2 à 4 millimètres de longueur. Ils sont linéaires, avec la partie caudale un peu épaissie et contournée en spirale. Ils ont deux spicules. Les femelles (fig. 104, *b*, *e*) sont fusiformes, très atténuées en arrière, et offrent une partie caudale subulée et droite. Leur orifice sexuel se trouve placé un peu en avant du quart antérieur du corps. C'est une ouverture transversale, à lèvres saillantes, qui donne parfois issue à de petits œufs pendant certaines contractions de l'animal. L'oviducte peut être comparé à une bourse étroite, très allongée, contractile, quoique formée par une membrane d'une excessive ténuité. Elle est sans doute resserrée par l'enveloppe générale, car lorsqu'elle sort à travers les blessures, elle s'allonge et s'élargit beaucoup ; elle occupe toute la longueur de l'entozoaire, à part l'extrémité céphalique et la queue ; mais elle ne paraît ouverte que vis-à-vis de la vulve. En avant, elle devient plus étroite et plus flexueuse ; en arrière, elle se termine en un cul-de-sac pointu. Vers le tiers antérieur, elle offre un étranglement. M. Raspail croit que la portion de devant paraît plus spécialement l'ovaire, et que l'autre portion correspond à l'utérus. Cette espèce de canal semble plié en deux ; car Dugès a remarqué que, par les blessures faites au milieu du corps, il sortait ordinairement un boyau large et un boyau étroit.

On rencontre quelquefois des *Oxyures* entortillées les unes aux autres. Certains de ces animaux sont peut-être accouplés. Les observations de Dugès sur les *Rhabditis* donnent quelque vraisemblance à cette supposition. Comme on ne trouve pas toujours en même temps des mâles et des femelles, Bremser a été tenté de considérer la génération des *Oxyures* comme analogue à celle des Pucerons, lesquels ne produisent que des femelles en été, pendant qu'ils ont de la nourriture en abondance, et qui pondent en automne des œufs qui donneront au printemps suivant et des femelles et des

mâles. Ces derniers féconderont leurs femelles et les femelles de la
génération suivante. Il est difficile de décider cette question. Je me
permettrai seulement de faire remarquer que la matière nutritive
fournie par le rectum aux *Oxyures* est toujours également abondante, et que, si elle varie, dans certaines circonstances, c'est toujours avec beaucoup d'irrégularité.

Dugès a surpris plusieurs fois des *Oxyures* au moment de la ponte.
Leurs œufs sont en nombre considérable : M. Raspail a calculé qu'en
moyenne chaque ver pouvait en contenir 3 024. Ces œufs (fig. 104, *f*)
sont elliptiques ou ovoïdes, aplatis, pourvus de deux enveloppes et
remplis d'une substance gélatineuse transparente. Leur grand diamètre est cinq ou six fois plus grand que celui des globules du sang
humain. Ils offrent des granulations à leur surface. Quand ils sont
encore dans l'animal, ils changent constamment de place ; les uns
cheminent d'avant en arrière et les autres d'arrière en avant. C'est
ce qui fait, sans doute, que plusieurs auteurs les ont pris pour des
embryons, et ont conclu que les *Oxyures* étaient des parasites vivipares. Goeze est de ce nombre. Mais Dugès, ainsi que je l'ai dit plus
haut, a vu les œufs sortir de la vulve. Toutefois il ne serait pas impossible que les entozoaires dont il s'agit ne fussent ovipares dans
une saison et ovovivipares dans une autre, comme les Pucerons et les
Planaires, bien que le milieu dans lequel ils habitent ne soit pas
très influencé par les agents extérieurs ?

M. Raspail pense que les *Oxyures* déposent leurs œufs dans les
tissus de la muqueuse, qu'elles percent préalablement avec leur
queue (?).

2° ACTION SUR L'HOMME. — On rencontre les *Oxyures* chez les
enfants. Il y en a aussi chez les adultes, mais moins souvent. J'ai
connu un homme de cinquante ans, assez robuste, qui en était tourmenté depuis dix ans. M. Cruveilhier en a trouvé dans un individu
de soixante et dix. Ces vers sont très communs. Il est bien rare que
leur présence produise des inconvénients sérieux pour la santé.

On ne les observe pas dans les enfants très jeunes, quoi qu'on en
ait dit. Mon collègue M. Natalis Guillot, médecin à l'hôpital Necker,
n'a jamais vu, dans l'espace de douze ans, d'*Oxyure vermiculaire*
dans des sujets qui n'avaient pas encore mangé.

Ces entozoaires habitent dans le gros intestin, surtout dans les
parties inférieures du rectum, au voisinage de l'anus. Leur présence
détermine un prurit particulier, désagréable, qui se fait sentir surtout le soir, quand on vient de se coucher. M. Raspail imagine que
cette titillation est produite par la queue du ver, l'*Oxyure* étant,
suivant lui, le Cynips ou l'Ichneumon de nos entrailles (!).

Les matières fécales entraînent ordinairement un certain nombre de ces vers, qui se tordent et s'agitent à la surface du produit expulsé, et meurent aussitôt que ce dernier s'est refroidi. On ne les trouve jamais vivants ou morts au centre des cylindres excrémentitiels, et ils périssent vite, plongés dans les selles liquides (Raspail).

Quand les *Oxyures* viennent à se multiplier d'une manière alarmante, elles remontent l'intestin et passent dans le cæcum (Bremser). Wulf, Bloch et M. Andral rapportent qu'on a trouvé un certain nombre de ces animaux au milieu d'un kyste formé dans les parois de l'estomac. Brera prétend en avoir observé dans l'œsophage d'une femme. Fernel a constaté qu'ils passaient quelquefois dans la bouche, et arrivaient, pendant le sommeil, jusque dans le nez.

Chez les petites filles, les *Oxyures* peuvent s'introduire dans le vagin. Sauvages désigne, sous le nom de *pudendagra ab Ascaridibus*, une maladie causée par l'irritation de ces *Helminthes* sur la vulve. Becker, Scharf et Bremser parlent de femmes âgées auxquelles la présence des *Oxyures* avait occasionné une sorte de nymphomanie. Benedetti a trouvé de ces vers entre le placenta et les parois de l'utérus chez une femme enceinte de huit mois.

CHAPITRE III.

DU TRICHOCÉPHALE.

Cet animal avait été bien observé par Morgagni; mais cette découverte, ainsi que beaucoup d'autres, était restée dans l'oubli. Pendant l'hiver de 1760 à 1761, un étudiant de Gœttingue, disséquant à l'amphithéâtre anatomique la valvule du côlon d'une jeune fille de cinq ans, ouvrit, par hasard, le cæcum, et en fit sortir plusieurs entozoaires. H. A. Wrisberg et d'autres jeunes médecins regardèrent ces vers comme des animaux inconnus. Le prosecteur Ch. Th. Wagler prétendit que c'étaient des *Oxyures* (1) d'une très grande taille. D'autres les prirent pour des *Ascarides* (2) très petites. De là une discussion sérieuse, même une dispute, qui aurait bientôt cessé si l'on avait pris la peine de regarder de plus près les *Helminthes* découverts, et de les comparer soit avec une *Ascaride*, soit avec une *Oxyure*. Rœderer, informé de ce débat, se fit apporter l'ani-

(1) Voyez le chapitre précédent.
(2) Voyez page 812.

mal en litige, l'examina avec Buttner, et conclut, avec ce dernier, que c'était une espèce nouvelle. Buttner lui donna le nom de *Trichiuris* (queue en cheveu).

Vers cette même époque, il régna une épidémie dans un corps d'armée français stationné à Gœttingue. Rœderer et Wagler la décrivirent sous le nom de *morbus mucosus;* et comme on observa souvent des *Trichiures* dans les cadavres des soldats qui en étaient morts, Rœderer eut l'idée que ces parasites pourraient bien être la cause de cette maladie. Mais tous les soldats ne portaient pas des *Trichiures,* et beaucoup d'individus qui en offraient étaient morts d'une maladie différente du *morbus mucosus.*

Linné avait regardé le *Trichiuris* comme une espèce d'*Ascaride.* On découvrit bientôt que la partie antérieure de l'animal avait été prise pour la postérieure, et l'on crut devoir changer le nom de *Trichiuris* en celui de *Trichocephalos* ou *Trichocephalus* (tête en cheveu) (1).

1° TRICHOCÉPHALE DE L'HOMME (2). — C'est le nom que porte la seule espèce que l'on connaisse dans le corps humain

Description (fig. 106). — Ce ver est long de 4 à 6 centimètres et épais de 0^{mm},2 à 1 millimètre. Son corps paraît cylindrique, grêle, légèrement strié annulairement, blanc ou blanchâtre, quelquefois un peu jaunâtre, d'autres fois coloré par les aliments. Ce corps est comme formé de deux parties, l'une antérieure, capillaire, l'autre postérieure, un peu épaisse. La partie grêle égale les deux tiers de la longueur totale : quelques auteurs la décrivent comme le cou. Cependant elle ne porte pas de renflement céphalique ; elle est atténuée en avant et se termine en pointe.

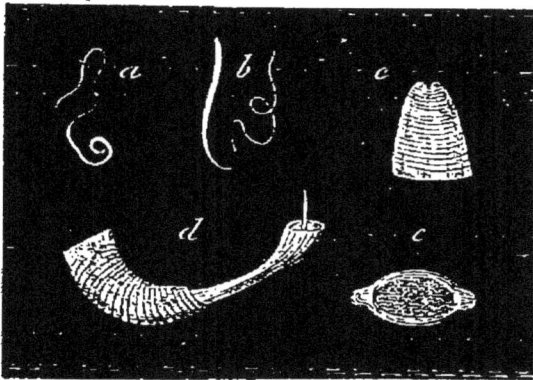

Fig. 106. — *Trichocéphale* (*).

(1) Θρὶξ, gén. τριχὸς, cheveu, et κεφαλή, tête.
(2) *Trichocephalos hominis* Gœze (*Ascaris Trichina* Linn., *Mastigodes hominis* Zeder, *Trichocephalus dispar* Rud., *Tr. hominis* Gmel.).

(*) *a,* mâle. — *b,* femelle.— *c,* extrémité céphalique, avec la bouche terminale. — *d,* extrémité caudale du mâle avec sa gaine masculine et son spicule. — *e,* œuf.

La bouche (fig. 106, c) est une petite ouverture terminale, arrondie, très difficile à distinguer. Wrisberg croit avoir observé en cet endroit un petit tube. Mais ni Müller, ni Rudolphi, ni Bremser, n'ont pu le découvrir.

L'anus existe tout à fait à l'extrémité postérieure du corps.

Le tube digestif forme une ligne presque droite qui va de la bouche à l'orifice anal. L'œsophage occupe la partie capillaire. On conçoit qu'il doit être d'une ténuité excessive. Le reste du canal paraît un peu plus épais et comme musculeux. D'après Meyer, il n'y a pas de poche stomacale distincte.

Les *Trichocéphales* sont unisexués. Les mâles (fig. 106, a), plus courts que les femelles, présentent la partie épaisse proportionnellement plus longue et tordue en spirale. Les vaisseaux spermatiques sont placés en arrière et se contournent plusieurs fois sur eux-mêmes. Ils vont se terminer dans l'ouverture anale. Là on voit une petite gaîne (fig. 106, d) subcylindrique ou claviforme, allongée, un peu variable dans sa longueur, en forme de cupule à son extrémité, demi-transparente, qui sert de fourreau au spicule. Celui-ci est simple, grêle, filiforme, pointu et rétractile. Les femelles (fig. 106, b) sont toujours rectilignes (jamais spiriformes comme les mâles). Cette différence avait conduit d'abord Rœderer, Wagler et Wrisberg a considérer les deux sexes comme deux espèces différentes. Pallas découvrit le mâle dans le *Trichocéphale* du lézard et le décrivit sous un nom particulier (*Tænia spiralis*), croyant aussi que la spiralité constituait un caractère spécifique. L'oviducte se trouve autour du canal digestif; il est simple; il s'ouvre à la jonction de la partie capillaire et de la partie épaisse.

Les œufs (fig. 106, e) sont gros relativement à la taille de l'animal, elliptiques, et terminés à chaque bout par un petit nodule arrondi; leur coque est résistante. D'après les observations récentes de M. Davaine, ces œufs n'éclosent pas dans l'intestin de l'homme; ils sont toujours expulsés dans l'état où ils se trouvent au moment de la ponte.

M. Davaine a réussi à faire développer ces œufs dans l'eau. Au bout de six mois, le vitellus commence à se segmenter : l'embryon paraît deux mois plus tard. Il possède jusqu'à un certain point la forme de l'adulte; sa longueur est d'environ un dixième de millimètre.

TRICHINE. — MM. Küchenmeister et Weiland pensent que la larve du *Trichocéphale* est probablement ce petit entozoaire enkysté, découvert en 1835 (1) par M. Richard Owen, à l'hôpital Saint-Bartho-

---

(1) Déjà, en 1822, Tiedemann avait observé des vésicules analogues.

lomée de Londres, sur le cadavre d'un Italien, et décrit sous le nom de *Trichine spirale* (1). Un des élèves du célèbre zoologiste, M. Wormald, s'aperçut que les muscles volontaires de cet individu étaient couverts de granulations blanchâtres. M. Owen examina ces granulations, et reconnut que chacune d'elles était un sac ovoïde renfermant un petit ver. Il considéra celui-ci comme une espèce nouvelle, qui ne se rapportait à aucun genre connu. Depuis cette époque, d'autres observateurs ont rencontré ce ver, entre autres MM. Hodgkin et Nordmann. On en connaît une quinzaine d'exemples.

Voici la description de cet animal et de son kyste. Vésicule petite (grand diamètre, 0^{mm},32 ; petit, 0^{mm},03), ellipsoïde, atténuée aux deux extrémités, d'un blanc opaque ou transparent. Chaque kyste offre deux couches : l'extérieure, produite par l'organisme malade et qui est enveloppée d'un réseau vasculaire ; l'intérieure, dépendant du ver (Luschka). Dans chaque poche on découvre, tantôt une *Trichine*, tantôt deux, rarement trois. L'helminthe est long d'un millimètre et épais de 0^{mm},03, tordu en spirale, formant deux ou trois tours, cylindrique, filiforme, pellucide, atténué postérieurement. Extrémité céphalique sans renflement particulier, obtuse, presque tronquée, avec une bouche terminale nue (Owen). On voit, par moments, se former, à l'entrée de cette dernière, une papille qui disparaît ensuite (Luschka). L'œsophage est très long et occupe presque la moitié de l'étendue du corps, circonstance à noter, à cause de son rapport avec l'organisation du *Trichocéphale*.

M. Owen a rapproché la *Trichine* des animaux infusoires, mais soupçonné en même temps qu'elle pourrait bien être la larve de quelque entozoaire. La vésicule enveloppante et l'absence des organes sexuels (2) donnaient beaucoup de probabilité à ce soupçon (3).

M. Raspail a regardé ces animaux comme de jeunes *Ascarides*.

Cet helminthe se trouve dans les gros intestins de l'homme, tantôt en petit nombre, tantôt en nombre considérable. Rudolphi en a compté plus de 1000 dans le cadavre d'un individu.

Il fréquente surtout le côlon ; il est plus rare dans l'iléon.

---

(1) *Trichina spiralis* Owen.

(2) D'après M. Luschka, un rudiment de ces organes existerait à côté du tube digestif.

(3) Le docteur Herbst a fait manger à des chiens de la chair de blaireau infectée d'une espèce de *Trichine*. Ces mammifères, trois mois plus tard, avaient leurs muscles remplis de vers semblables. Ceci prouve seulement que les *Trichines* peuvent se reproduire sans organes sexuels, comme les larves de vers rubanés. (Voyez le chapitre XIV.)

2° ACTION SUR L'HOMME. — Le *Trichocéphale* n'est pas rare. On le trouve en France, en Allemagne, en Angleterre, en Égypte, en Éthiopie, plus rarement en Italie. Sur 29 individus d'âges et de sexes différents, et morts à Dublin de diverses maladies, M. Bellingham l'a rencontré 26 fois ; sur 17 sujets, M. Cooper, de Greenwich, l'a observé 11 fois ; et 80 individus, morts à Naples du choléra, en ont tous présenté au docteur Thibault. M. Davaine estime qu'à Paris un individu sur deux en est atteint. On en trouve quelquefois des quantités considérables. On en a retiré 92 du cæcum d'une femme morte de diarrhée colliquative (Lobstein). On en a vu 119 dans un autre sujet (Bellingham) et jusqu'à 1000 dans un autre (Rudolphi).

Le *Trichocéphale* habite dans le cæcum ou dans le commencement du côlon. Cependant Werner assure en avoir retiré de la partie inférieure de l'iléon.

Son extrémité antérieure est ordinairement engagée dans la substance même de la muqueuse intestinale, tandis que le reste du corps paraît libre au milieu des mucosités.

Cet animal n'est pas rare chez les individus atteints de fièvre typhoïde ; mais on le trouve aussi dans un grand nombre de maladies différentes. Il y en a même dans les individus bien **portants**. Sa présence ne détermine aucun fâcheux accident, excepté cependant lorsqu'il en existe un trop grand nombre.

CHAPITRE IV.

DE L'ANCYLOSTOME.

Le genre *Ancylostome* (*Ancylostoma*) (1) se rapproche des Strongles, dont il sera question dans le chapitre suivant, mais sa bouche est pourvue d'une armature cornée. Ce genre ne renferme qu'une espèce, dont je vais donner la description.

1° L'ANCYLOSTOME DUODÉNAL (2) a été découvert, en 1838, par le docteur Angelo Dubini, dans le grand hôpital de Milan, sur le cadavre d'une jeune paysanne.

Description. — Cet entozoaire a le corps long de 3 à 9 millimètres, presque droit ou légèrement courbé, cylindrique, transparent dans sa partie antérieure, jaunâtre, rougeâtre ou brunâtre postérieurement, et marqué, dans la partie médiane, d'une petite

---

(1) Ἄγκυλος, courbé, et στόμα, bouche.
(2) *Anchylostoma duodenale* Dub., 1849 (*Agchylostoma duodenale* Dub., 1843, *Ancylostoma duodenale* Créplin, *Anchylostomum duodenale* Dies.).

tache noire qui répond au commencement de l'intestin. La bouche s'ouvre en dessous; elle est orbiculaire et forme comme une capsule cornée, très grande et obliquement tronquée; elle est armée, du côté supérieur, de quatre forts appendices en forme de crochets recourbés vers son centre ; elle offre, du côté inférieur, quatre petites éminences coniques qui sont probablement des organes tactiles. L'œsophage est claviforme, et l'estomac globuleux et noirâtre.

Le mâle est long de 3 à 4 millimètres, atténué en avant et pourvu d'une extrémité caudale réfléchie. Il présente, à cette extrémité, une bourse avec un limbe cyathiforme, membraneux, excisé, dans lequel on compte onze rayons. Parmi ces rayons, il y en a cinq de simples de chaque côté et un dorsal bipartit ou fourchu au sommet. Le spicule est très long et double. La femelle paraît un peu plus grande que le mâle (4 à 9 millimètres) ; elle est atténuée en avant et en arrière. Le mâle et la femelle se trouvent dans la proportion de 1 à 3.

M. Dubini a vu deux individus accouplés. Le mâle était attaché avec ses membranes caudales autour de l'orifice sexuel de la femelle.

2° ACTION SUR L'HOMME. — Depuis sa première découverte, le docteur Dubini a revu souvent l'*Ancylostome*. Il l'a trouvé 20 fois sur 100 cadavres. MM. Pruner, Bilharz et Griesinger l'ont observé au Caire, en Égypte. M. Eschricht l'a rencontré en Islande.

L'*Ancylostome* habite le duodénum et le commencement du jéjunum. Le nombre des individus est quelquefois considérable.

Ce ver se tient fortement adhérent à la muqueuse ; il se fixe à l'aide de ses crochets. On remarque, au point d'attache, une ecchymose de la grosseur d'une lentille, au centre de laquelle paraît une tache blanche perforée dans le milieu. On assure que ces entozoaires occasionnent quelquefois des hémorrhagies intestinales. M. Dubini croit que, lorsqu'ils sont très nombreux, ils peuvent entraîner la mort.

CHAPITRE V.

DES STRONGLES.

Le genre *Strongle* (*Strongylus*) (1) a été fondé, en 1788, par Othon-Frédéric Müller, dans sa *Zoologie danoise*.

Les caractères des *Strongles* sont les suivants : Corps allongé, cylindrique, atténué postérieurement; bouche à six nodules ; queue

---

(1) Στρογγύλος, cylindrique.

simple chez la femelle et terminée chez le mâle par une cupule au milieu de laquelle se trouvent les spicules.

Lamarck regarde ces entozoaires comme les plus élevés en organisation.

Le type du genre était l'espèce particulière au cheval (1).

1° Le STRONGLE RÉNAL (2) est connu depuis longtemps. Gmelin l'a considéré comme une Ascaride et en a fait deux espèces. Rudolphi reconnut que ce parasite appartenait au genre *Strongle* de Müller. Collet-Maigret a voulu remplacer cette dénomination par celle de *Dioctophyme*. Personne n'a adopté ce changement.

Description. — Le *Strongle rénal* (fig. 107) est long de 15 à 80 centimètres; on dit même qu'il peut arriver jusqu'à un mètre. Son épaisseur est celle d'une grosse plume; elle atteint, dans certaines circonstances, le calibre du petit doigt. Cuvier le regarde comme le plus volumineux de tous les Intestinaux connus. C'est, en effet, le géant des Entozoaires cylindriques. Bremser parle d'un *Strongle* de fouine long de 80 centimètres : probablement c'était une espèce différente. Mais si les reins de ce petit mammifère peuvent nourrir des vers de ce volume, il n'y aurait rien de surprenant à en trouver d'un mètre de long dans notre propre espèce !

Le corps du *Strongle rénal* est cylindrique, à peine atténué en avant et en arrière, lisse, faiblement annelé (Bremser assure n'avoir pas observé d'anneaux). Pendant l'état de vie il offre une couleur rougeâtre, rosée ou rouge de brique, plus ou moins foncée. Il y en a même d'un rouge de sang ; mais cette teinte s'efface bientôt quand on met l'animal dans l'alcool.

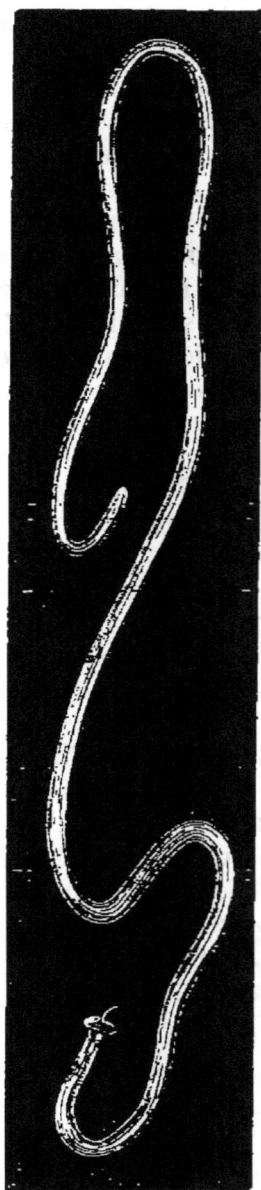

Fig. 107. — *Strongle.*

(1) *Strongylus equinus* Müll. (*Str. armatus* Rud.).

(2) *Strongylus renalis* (*Ascaris renalis* et *visceralis* Gmel., *Strongylus gigas* Rud., *Eustrongylus gigas* Dies.), vulgairement *Ver du rein*, *Lombric rénal*, *Lombric géant*.

Le *Strongle rénal* n'a point de renflement céphalique. Son extrémité antérieure (fig. 108, *a*) est obtuse et comme tronquée. La bouche se voit au milieu ; elle est circulaire et entourée de six petits nodules disposés en rosette.

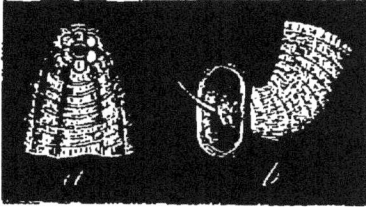

Le tube digestif est droit et plus ou moins ridé transversalement. De nombreux filaments l'unissent au plan musculaire sous-cutané. L'anus est situé au bout de la queue.

Fig. 108. — *Strongle* (*).

Le système nerveux consiste en un nerf unique, très blanc, qui s'étend le long du ventre, depuis l'extrémité antérieure jusqu'à celle de la queue, et qui offre dans son trajet plusieurs ganglions, d'où naissent une foule de filets qui se distribuent aux parties environnantes.

Le *Strongle rénal* est unisexué. Les mâles (fig. 107) sont plus petits que les femelles. La partie dilatée de leur extrémité caudale (fig. 108, *b*) est en forme de ventouse (*bourse*, Rudolphi), à bords entiers (sans rayons et sans filaments). On voit au milieu une vésicule renflée d'où sortent deux spicules longs, filiformes, en forme de soies roides et pointues. Lamarck désigne le spicule principal sous le nom de *stylet*, et appelle la vésicule *bourse substylifère*.

La femelle est sans dilatation caudale ; elle a une queue simplement obtuse et très légèrement recourbée. Son orifice génital se trouve placé en avant du milieu de la longueur du corps. L'ovaire est simple, en forme de tube, et d'une longueur excessive. On a calculé qu'il offrait trois ou quatre fois l'étendue de tout le corps. Il communique, d'une part, avec l'orifice dont il vient d'être question, et, par son extrémité opposée, d'après Cuvier, avec l'orifice anal. Pourquoi ces deux orifices ?

On n'a pas vu ces animaux s'accoupler, mais on a observé la copulation de quelques espèces voisines. Dans cet acte, la ventouse masculine s'étale fortement et s'applique contre le corps de la femelle. L'adhérence des deux sexes paraît assez forte.

2° AUTRE ESPÈCE. — M. Diesing a décrit une autre espèce, sous le nom de *Strongle à longue gaine* (1).

---

(1) *Strongylus longevaginatus* Dies.

(*) *a*, extrémité céphalique, montrant les six nodules. — *b*, extrémité caudale du mâle, avec sa bourse et son spicule principal.

Celle-ci avait été trouvée, en 1845, en Transylvanie, par le docteur Jovisits.

Le corps de cette espèce est presque égal, droit, d'un blanc brunâtre. L'extrémité céphalique est conique et tronquée. La bouche présente de quatre à six nodules.

Le mâle est long de 6 à 8 millimètres et épais de $0^{mm},15$; il est légèrement atténué en avant; sa queue paraît réfléchie; elle offre une bourse subcampanulée, bilobée, chaque lobe pourvu de trois rayons. Il n'existe qu'un seul spicule filiforme; son fourreau se compose de deux parties très longues, linéaires, finement striées en travers et de couleur orangée.

La femelle est longue de 55 millimètres et épaisse de un; elle est atténuée en avant et en arrière. Sa queue paraît mucronée. L'orifice génital de cette dernière est placé au-dessous du sommet de sa queue.

Le *Strongle à longue gaine* est ovovivipare.

Les différences qui se trouvent entre cette espèce et le *Strongle rénal* sont assez grandes. Aussi M. Diesing n'hésite pas à faire de ces vers deux genres séparés : le premier, *Eustrongylus*, comprend le *Strongle rénal;* le second, *Strongylus*, s'applique au *Strongle à longue gaine*. Ces deux genres se distinguent principalement par la bourse masculine entière, avec deux spicules nus dans le premier, et par la bourse lobée, avec un spicule à fourreau bipartit dans le second.

3° ACTION SUR L'HOMME. — Le *Strongle rénal* se trouve dans le rein, ainsi que son nom l'indique. On le rencontre aussi dans le tissu cellulaire périphrénétique, et peut-être encore au milieu des muscles placés dans le voisinage.

Il est quelquefois expulsé avec l'urine, mais c'est seulement pendant sa jeunesse. Bremser a figuré de petits vers filiformes, longs de 12 à 15 millimètres, qui avaient été expulsés avec les urines. Il suppose, avec raison, que ce sont des *Strongles* incomplétement développés.

Le docteur Artaud a soigné une femme qui rendit onze de ces vers par l'urèthre, et qui cependant n'en mourut pas.

Le *Strongle* dont il s'agit se montre souvent dans un rein, l'autre restant intact. Il grossit, replié sur lui-même; il fait gonfler l'organe, l'enflamme, détruit peu à peu son parenchyme, et paralyse sa fonction, causant des douleurs souvent atroces.

Le *Strongle à longue gaine* a été observé dans le poumon d'un enfant de six ans, lequel en portait un assez grand nombre, les uns libres, les autres adhérents au parenchyme pulmonaire.

CHAPITRE VI.

DU SPIROPTÈRE.

Le genre *Spiroptère* (*Spiroptera*) (1), créé par Rudolphi, est caractérisé principalement par la queue du mâle, tordue en spirale et garnie d'ailes marginales, entre lesquelles le spicule fait saillie.

Ce genre comprend un assez grand nombre d'espèces, qui vivent dans le corps des mammifères, dans celui des oiseaux, et quelquefois dans celui des poissons. M. Diesing en compte 58. Une seule a été observée dans l'homme.

1° Spiroptère de l'homme. — C'est le docteur Barnett qui a découvert, à Londres, ce ver intestinal. Rudolphi l'a désigné sous le nom de *Spiroptère de l'homme* (2). Cette espèce et ce nom ont été adoptés par MM. Dujardin et Diesing.

Description. — Le *Spiroptère de l'homme* est long de 8 à 10 millimètres, étroit, cylindrique, un peu atténué et légèrement tordu en avant, élastique et blanchâtre. Son extrémité céphalique est tronquée et papilleuse.

L'extrémité caudale, chez le mâle, présente, à droite et à gauche, deux expansions aliformes, très minces, membraneuses, entre lesquelles paraît le spicule, en forme d'appendice pointu.

La queue de la femelle est très courte, plus épaisse que celle du mâle, obtuse et pellucide.

Les deux sexes ont une longueur inégale. Le mâle est le plus petit ; il offre environ 8 millimètres de longueur, tandis que la femelle arrive jusqu'à 10.

Cet entozoaire est encore mal connu.

Le docteur Brighton a découvert, dans l'Amérique septentrionale, un animal semblable, mais plus grand. M. Diesing regarde ce dernier comme une variété (*major*) de l'entozoaire de M. Barnett.

M. Delle Chiaje considère cette variété comme une espèce distincte, et lui applique le nom de *Spiroptera hominis*. Il désigne la première sous celui de *Spiroptera Rudolphii*. En supposant parfaitement motivée la séparation de ces deux vers, pourquoi changer le nom donné par Rudolphi ?

2° Action sur l'homme. — Le *Spiroptère* a été expulsé de la vessie urinaire d'une fille de vingt-quatre ans, affectée, depuis quelque temps, d'une rétention d'urine. Dans l'espace d'un an, cette fille en

(1) Σπεῖρα, spire, et πτέρον, aile.
(2) *Spiroptera hominis* Rud.

rendit un millier. Six exemplaires furent envoyés à Rudolphi. Les docteurs Lanza et Lucarelli ont retrouvé cet entozoaire dans les urines d'une autre femme.

La variété *major* de l'Amérique septentrionale a été découverte dans la vessie d'une femme âgée de trente-cinq ans.

CHAPITRE VII.

DES FILAIRES.

1° HISTOIRE. — La *Filaire de Médine* a été connue dès la plus haute antiquité. Le premier qui en a fait mention paraît être Agatharchide, historien et philosophe, né à Kinde, qui vivait 140 à 150 ans avant J.-C., du temps de Ptolémée Alexandre.

Plutarque parle de cet entozoaire dans ses *Propos de table*. « Les peuples qui séjournent près de la mer Rouge ont été tourmentés par des accidents aussi extraordinaires qu'inouïs. Il sortait de leur corps des vers, en forme de petits serpents, qui rongeaient leurs bras et leurs jambes ; quand on les touchait, ils se retiraient, s'entortillaient dans les muscles, et causaient des souffrances horribles. »

Plusieurs médecins, qui n'avaient pas eu l'occasion d'examiner eux-mêmes la *Filaire de Médine*, et qui ne connaissaient, sur cet animal, que les indications plus ou moins vagues données par les anciens, ont émis sur ce ver des opinions plus ou moins singulières. Soranus prétend que c'est un *plexus nerveux malade*. Pollux dit que c'est un *nerf corrompu*. Ambroise Paré le regarde comme une *tumeur produite par une ébullition du sang*. Gui de Chauliac y voit l'*épaississement d'une veine ;* Fragantius, une *portion de bile noire ;* Richerand, une *concrétion fibrineuse ;* J.-D. Larrey, une *certaine quantité de tissu cellulaire atrophié...*

En 1752, Henri Gallandat a donné quelques notions exactes sur cet entozoaire. En 1830, le docteur Brulatour ; en 1844, le docteur Maisonneuve ; en 1858, le docteur Cezilly, et, tout récemment, les docteurs Thibaut et Benoît, ont publié des observations détaillées sur le même sujet.

Linné a placé cet *Helminthe* dans son genre *Gordius*. Müller ayant proposé, pour quelques vers intestinaux, le genre *Filaire* (*Filaria*) (1), c'est dans ce groupe que fut rangé plus tard le ver qui va nous occuper.

La *Filaire de Médine*, ou *Dragonneau* (2), existe dans l'Arabie

---

(1) *Filum*, fil, ou *filarium*, pelote de fil.
(2) *Filaria Medinensis* Gmel. (*Gordius Medinensis* Linn., *Filaria Dracunculus*

Pétrée, le Sénégal, le Congo, sur les côtes d'Angola, dans les grandes Indes et en Amérique. Elle est très rare en Europe ; et, quand elle s'y rencontre, elle a toujours été apportée depuis peu du pays où elle se trouve.

2° DESCRIPTION. — La *Filaire de Médine* présente une structure assez simple. L'animal est d'une longueur variable. Quelques médecins en ont signalé qui n'avaient que 10 à 12 centimètres. Le docteur Gintrac, de Bordeaux, en a reçu un de la Havane long de 50. Heath a constaté, sur 74 malades, que les plus petits avaient cette longueur, et les plus longs environ 2 mètres 1/2. Quelques auteurs ont vu des *Filaires* atteindre 3, 5, et même jusqu'à 10 mètres. Ces derniers chiffres sont évidemment exagérés.

Le corps de cet entozoaire est grêle et cylindrique, à peine comprimé ; il ressemble à une corde de violon, à un *la*. Son épaisseur paraît égale dans toute son étendue, excepté vers l'extrémité postérieure, où il se renfle un peu. Sa couleur est d'un blanc de lait opaque ; elle jaunit dans l'alcool (Rudolphi). On remarque de chaque côté une ligne longitudinale grisâtre, demi-transparente, large d'un demi-millimètre (Maisonneuve).

Examiné au microscope, l'animal paraît offrir de distance en distance des rides transversales.

L'extrémité antérieure ou céphalique se termine par une pointe mousse qui a la forme d'un suçoir. Kæmpfer parle de ce suçoir comme d'une petite *trompe ;* il dit que les Perses l'appellent *barbe*, et qu'examiné au microscope, il paraît formé de poils. Suivant Fermin, Hemersand et Lachmund, l'extrémité buccale porterait deux filaments, que ces auteurs regardent comme des poils ou *antennes*. Bremser fait remarquer que ces prétendus filaments provenaient probablement d'une lésion de l'animal. Ne serait-il pas possible qu'on eût pris la queue pour la tête, et un double pénis pour deux antennes? Adanson avance que la bouche de la *Filaire* est pourvue de deux pointes obtuses. M. Diesing décrit cet orifice comme orbiculaire, avec *quatre spinules opposées en croix*. M. Maisonneuve assure qu'il n'y a ni barbes, ni pointes, ni crochets. Dans de jeunes individus (fig. 109, *a*) que j'ai observés vivants avec M. Ch. Robin, la bouche ne m'a offert aucune sorte d'appendice, mais elle était pourvue de trois petits nodules arrondis.

Brems.), vulgairement *Ver de Médine*, *Ver de Guinée*, *Ver du Sénégal*, *Ver cutané*. C'était le Δραχοντιον des Grecs, nom que les Romains ont traduit par *Dracunculus* et les Français par *Dragonneau*. Amatus Lusitanus la nommait *Vena mitena ;* Sloane, *Vena Medini*, et Kæmpfer, *Dracunculus Persarum*. On l'appelle : au Sénégal, *Soungouf ;* en Arabie, *Farentit ;* en Perse, *Pejunck ;* dans l'Inde, *Narambo* et *Narampoo-Chálandy*.

Andry et Gallandat ont supposé bien gratuitement que la *Filaire* portait une tête à chaque extrémité.

La queue est courte, obtuse et toujours recourbée en arc. Les rides sont assez marquées, surtout du côté concave.

D'après le docteur Maisonneuve, le corps peut être comparé à un tube à parois épaisses ($0^{mm},20$ environ), composé de deux membranes : l'externe dure, coriace ; l'interne mince, facile à séparer en filaments longitudinaux extrêmement déliés, mais difficile à rompre dans le sens transversal.

Dans l'intérieur de ce tube on ne rencontre aucun canal, aucun tube distinct, mais une substance d'apparence pulpeuse, blanchâtre ou grisâtre, dont je parlerai dans un instant.

L'analogie portait à croire que l'helminthe dont nous nous occupons est organisé, quant aux organes digestifs, comme tous les Intestinaux vermiformes, surtout comme ses congénères. En étudiant, avec M. Ch. Robin, de très jeunes individus vivants extraits du corps de la mère, je me suis convaincu de la vérité de cette conclusion. J'ai vu très distinctement le tube digestif commençant à la bouche, et arrivant sans circonvolutions jusqu'à l'orifice anal, placé à l'origine de la queue. Ce tube est composé d'un œsophage fort étroit, qui occupe la moitié de la longueur du corps. Cet œsophage se rend dans un estomac-intestin, c'est-à-dire dans un canal deux fois plus large, à peine atténué postérieurement, et formant à son extrémité un petit cul-de-sac conoïde et pointu, qui pénètre dans la base de la queue. Quand la *Filaire* se contracte, on voit que ce canal digestif n'est pas adhérent à l'enveloppe cutanée. Ses parois sont plus minces que celles de l'œsophage. L'anus est transversal et entouré d'un petit bourrelet ou lèvre saillante contractile.

Les docteurs Dariste et Doumeing ont vu, dans la *Filaire*, des mouvements vermiculaires très manifestes. Delorme a remarqué aussi des ondulations assez distinctes. On assure que des malades ont senti les mouvements de l'animal, mouvements qui déterminaient des douleurs plus ou moins vives. M. Malgaigne a remarqué que le corps, tiraillé et sorti de plusieurs décimètres, rentrait brusquement dans le membre dès qu'il était lâché. Il a reconnu que, pour extraire l'animal sans difficulté, il fallait commencer par le tuer à l'aide d'une application.

La *Filaire de Médine* est ovovivipare et très féconde (Jacobson, Robin).

Quand on ouvre un individu adulte, on trouve dans son corps une matière pulpeuse, dont j'ai déjà dit un mot. Cette matière, examinée au microscope, présente, d'après M. Gintrac, une multitude de corps transparents, allongés, déprimés, en partie repliés sur eux-mêmes, que ce savant médecin a regardés comme de *petits vaisseaux non ramifiés*. M. Jacobson a vu ces corps transparents se mouvoir avec rapidité et a reconnu que c'étaient de petits vers pleins de vie, en nombre prodigieux. MM. Mac Clelland, Ch. Robin et Benoît ont confirmé cette manière de voir. Il paraît qu'après la fécondation de la *Filaire*, le développement excessif de l'appareil génital, l'éclosion des œufs et le grossissement des petits, compriment et finissent par annihiler le tube digestif, singulièrement rétréci dans un animal si peu épais, et que l'individu est alors transformé en une gaîne filiforme remplie de vermicules.

Examinés dans le sein de la mère, les petits (fig. 109, A) sont presque tous enroulés, tantôt avec la queue saillante en dehors, tantôt avec celle-ci entortillée. Leur corps (fig. 109, B) n'est pas cylindrique, mais aplati. Un peu avant la naissance, ce corps a 0^{mm},757 de longueur, 0^{mm},026 de largeur, et 0^{mm},019 d'épaisseur. Son extrémité antérieure est très légèrement amincie et terminée par une bouche à trois nodules (fig. 109, a). La largeur de cette partie est de 0^{mm},010. L'anus (fig. 109, B et b) se trouve aux trois quarts postérieurs du corps, dans un endroit où il existe un petit élargissement. A partir de là, le corps s'amincit brusquement et constitue une queue très effilée et très pointue. Cette queue, longue de 0^{mm},250, est sans courbure, un peu roide, contractile et flexible en divers sens; elle diffère notablement de celle de l'adulte; elle se coude brusquement au niveau de l'anus après la mort. La surface du corps est finement plissée dans toute son étendue. Ces traces d'annulation sont également écartées les unes des autres; leur distance est d'environ 3 millièmes de millimètre.

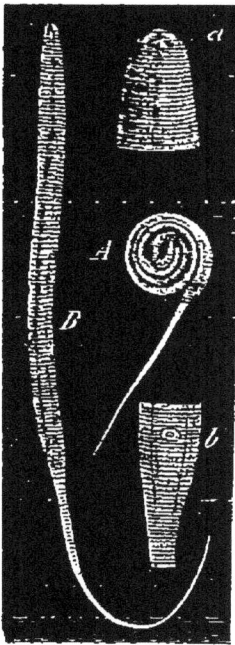

Fig. 109.—*Filaire* (*).

Ces jeunes animaux vivent plusieurs jours dans l'eau, à la température ordinaire (Jacobson, Maisonneuve). Ils s'agitent dans divers sens avec rapidité. Ils peuvent être abandonnés dans une goutte d'eau qui se dessèche et les laisse sans mouvements, puis reprendre

(*) Jeune *Filaire de Médine.* — A, individu enroulé, pris dans le corps de la mère. — B, le même, déroulé dans une goutte d'eau. — a, extrémité céphalique, avec les trois nodules et la bouche. — b, origine de la queue, avec l'anus.

toute leur agilité et leur énergie, par addition d'eau, six à douze heures après la dessiccation (Deville, Robin). Pour que l'expérience réussisse, il faut toutefois une dessiccation incomplète ; quand ils sont tout à fait secs, on a beau les humecter, ils ne recouvrent pas la vie.

3° AUTRES ESPÈCES. — Quelques auteurs ont décrit, comme vivant dans le corps de l'homme, trois autres espèces de *Filaires*. Ce sont :

1° La *Filaire oculaire* (1), qui n'est pas rare chez les nègres sur la côte d'Angola, où on l'appelle *Loa ;* elle se trouve aussi à la Guadeloupe ; elle a été vue à Cayenne par Mongin, et à la Martinique par Blot.

Cet entozoaire est long de 38 à 50 millimètres, filiforme, atténué et pointu à une de ses extrémités, obtus à l'autre, assez ferme, blanc ou jaunâtre.

M. Guyon rapproche cet animal des *Strongles ;* d'autres le regardent comme une jeune *Filaire de Médine*.

2° La *Filaire lenticole* (2), observée par M. Nordmann, en 1831.

Cette espèce présente de 8 à 15 millimètres de longueur et environ $0^{mm},5$ ou $0^{mm},3$ d'épaisseur. Son corps est filiforme, épaissi postérieurement avec une queue pointue ; il est transparent et plus ou moins enroulé en spirale.

Le tube digestif se voit à travers les téguments, il est entouré par les replis de l'oviducte.

Cet animal est très imparfaitement connu ; on n'a observé que la femelle.

Cette espèce est-elle réellement distincte de la précédente ?

3° La *Filaire lymphatique* (3). — Elle a été découverte, en 1790, par Treutler, qui créa pour elle un genre nouveau, sous le nom de *Hamularia*, caractérisé par la présence de deux *filaments tentaculaires* ou crochets buccaux. De nouvelles observations ayant montré qu'on avait pris la queue pour l'extrémité céphalique, et les deux spicules pour deux appendices de la bouche, on supprima ce nouveau genre, et le ver dont il s'agit fut rapproché des *Filaires*.

Ce ver est long de 10 à 17 millimètres, cylindrique, filiforme, à peine atténué en avant, un peu comprimé sur les côtés, à moitié transparent en arrière, d'un brun noirâtre avec quelques taches blanches. Après la mort, les extrémités s'enroulent légèrement.

(1) *Filaria oculi (Filaria lacrymalis* de quelques médecins, non Gurlt).
(2) *Filaria lentis* Dies. (*F. oculi humani* Nordm.).
(3) *Filaria lymphatica (Hamularia lymphatica* Treutl., *Tentacularia subcompressa* Zeder, *Trichosoma subcompressa* Rud., *Filaria bronchialis* Dies.).

La partie céphalique paraît peu distincte. La queue est obtuse.

Le mâle possède deux spicules qui ressemblent à des crochets un peu arqués et pointus.

D'après M. Weinland, cette espèce ne différerait pas du *Strongle à longue gaine.*

4° ACTION SUR L'HOMME. — Les nègres sont souvent tourmentés par la *Filaire de Médine;* les Européens qui vont s'établir dans les Indes ne tardent pas à éprouver ses attaques. Gregor rapporte qu'un régiment anglais arrivé à Bombay en septembre 1789, n'avait pas un seul homme atteint de ce ver; à l'époque de la mousson, 300 soldats en furent malades. J'ai dit, plus haut, que les exemples observés en Europe avaient toujours pour sujets des individus revenus depuis peu des pays fréquentés par cet helminthe. Le docteur Brulatour l'a observé à Bordeaux sur deux malades arrivés l'un et l'autre de Bombay; le docteur Thibaut, sur un jeune homme de retour du même pays; le docteur Maisonneuve, sur un ancien militaire qui avait séjourné au Sénégal, et le professeur Malgaigne, sur un matelot qui présentait la même circonstance. Kæmpfer cite un homme de retour des côtes d'Afrique, qui fut atteint longtemps après, sans avoir offert jusque-là le plus léger symptôme.

La *Filaire de Médine* se loge sous la peau, dans le tissu cellulaire, quelquefois entre les muscles. Le plus souvent elle envahit les extrémités inférieures, les pieds, les jambes et remonte jusqu'aux cuisses. Kæmpfer en a extrait deux fois du scrotum. Baillie en a vu dans un testicule. On trouve aussi ce ver, mais plus rarement, dans les bras, dans le coude, dans le cou et même dans la tête. Carter l'a observé dans le menton d'une femme. M. Clot-bey l'a rencontré près du frein de la langue. Une planche du *Voyage aux Indes orientales* de Jean Hugens (édition de Théodore de Bry) représente un Indien auquel on extrait une *Filaire* de la jambe, en la roulant autour d'un bâtonnet, et un autre auquel on en retire une du globe de l'œil (1) par le même procédé. D'après le docteur Cezilly, au Sénégal, la *Filaire* se développe assez fréquemment dans les parois thoraciques, sur les côtes principalement. Il en a vu un exemple dans une glande mammaire.

Faut-il admettre, avec Nysander, que le *Ver de Médine* peut s'introduire dans le tissu osseux, et donner naissance à des douleurs ostéocopes?

Sur 184 observations publiées par Gregor, cet helminthe s'est

_____

(1) Cette dernière est-elle la même espèce? N'est-ce pas plutôt la *Filaire oculaire* ou la *Filaire lenticole?*

montré 134 fois aux pieds, 33 aux jambes, 11 aux cuisses, 2 au scrotum et une à la main.

On n'a jamais trouvé ce ver dans les cavités splanchniques.

La *Filaire de Médine* vit tantôt seule, tantôt réunie à plusieurs autres. Heath a remarqué sur 74 malades, que plusieurs en avaient 2, 3, 4 et même 5. Bosmann assure que leur nombre peut s'élever jusqu'à 9 et 10. Arthus cite des cas où il s'en est trouvé jusqu'à 12. Chapotin a traité un malade qui en avait 13. Andry fait mention d'un sujet qui en portait 23. Hemersand en a vu 30, sur le cuisinier de son vaisseau. Pouppée-Desportes cite un exemple où il en a compté jusqu'à 50.

Le *Ver de Médine* introduit dans un point quelconque de nos tissus met un temps assez long à se développer. Ce temps varie de deux mois à un an et plus. M. Maisonneuve indique une incubation de 6 mois; M. Ficipio, une de 8; M. Thibaut, une de 8 et demi. MM. Labat et Bernier rapportent un exemple de 15 mois. M. Cezilly en cite de 2 mois, de 9, de 10, de 15 à 16. Kœmpfer a parlé de 2 ans (?).

La présence de la *Filaire* est annoncée par un prurit d'abord léger, qui augmente graduellement et finit par être insupportable. La partie affectée ressemble à une veine variqueuse, mobile sous la peau. Cette espèce de cordon sous-cutané s'étend peu à peu. Les douleurs deviennent atroces. La plupart du temps on ne remarque aucun dérangement dans la santé générale, mais quelquefois on éprouve des frissons alternant avec des sensations de chaleur. D'autres fois il y a de la fièvre et de l'anxiété. Un petit abcès se forme; il est souvent acuminé et terminé par une vésicule ou par un point noir entouré d'une aréole brunâtre. Il se perce, il en sort un liquide séreux ou bien un peu de pus; parfois on en voit surgir une espèce de filament blanchâtre semblable à une artère de petit calibre privée de sang. La tumeur peut se transformer en un phlegmon diffus, mais le cas est assez rare.

La présence de la *Filaire de Médine* peut-elle entraîner la mort? Les cas cités par les auteurs sont rares et peu concluants. Gallandat parle d'un nègre atteint au scrotum, et Clarke d'un enfant qui portait des *Filaires* à la cuisse droite et au pied. Mais ces deux observations sont incomplètes, et la mort des individus ne paraît pas nécessairement produite par ces entozoaires (Cezilly).

La *Filaire oculaire* habite dans la glande lacrymale et même dans le globe de l'œil. En 1768, Bajon en a retiré un individu de l'œil d'une petite négresse de six à sept ans, amenée chez lui par un capitaine de la Guadeloupe. Le docteur Guyon en a extrait un autre de l'œil d'une négresse de Guinée.

On voit quelquefois ce ver se mouvoir tortueusement, se *promener* autour du globe oculaire, dans le tissu cellulaire qui unit la conjonctive avec la sclérotique. Tantôt sa présence n'occasionne aucune sensation désagréable (Bajon) ; tantôt elle produit une douleur très vive (Mongin). Quelquefois elle est accompagnée d'un larmoiement continuel.

La *Filaire du cristallin*, ainsi que son nom l'indique, se trouve dans le cristallin. C'est dans l'humeur de Morgagni et à la suite d'une cataracte par extraction, opérée par M. Græfe, que ce ver a été vu pour la première fois. M. Nordmann découvrit au microscope, une demi-heure après l'opération, deux *Filaires* disposées en cercle. L'année suivante, le même savant observa une autre *Filaire* dans un cristallin devenu opaque, extrait par le professeur Junkens. Enfin M. Gescheidt, de Dresde, a retiré du cristallin d'un homme âgé de soixante et un ans, opéré par le professeur Ammon, trois autres *Filaires*, dont une contournée en spirale.

La *Filaire lymphatique* se tient dans les glandes bronchiales. On l'a rencontrée chez un homme mort phthisique, à l'âge de vingt-huit ans, après des excès de masturbation, de plaisirs vénériens et de médicaments mercuriels.

5° REMARQUES GÉNÉRALES. — Comment les *Filaires* s'introduisent-elles dans le corps de l'homme ?

Valmont de Bomare prétendait que le *Ver de Médine* était produit par quelque insecte aérien qui déposait ses œufs sous la peau. Le docteur Chisalm, qui a traité plus de mille malades, suppose que l'intromission de la *Filaire* s'effectue aussi à l'état d'œuf. On vient de voir que cet animal était ovovivipare.

MM. Maisonneuve et Deville, explorant une tumeur furonculeuse produite par une *Filaire*, en firent sortir quelques gouttelettes d'un liquide blanchâtre, dans lequel ils reconnurent des *myriades* de petits vivants, exactement semblables à ceux décrits plus haut. Les jeunes *Filaires* sont donc déposées dans l'endroit même habité par les parents ; elles peuvent s'y développer et rendre la maladie plus longue et plus dangereuse.

Mais d'où viennent et par où arrivent ces *Helminthes* chez les individus où ils apparaissent pour la première fois ?

La ressemblance du *Ver de Médine* avec un animal filiforme de nos eaux douces, le *Dragonneau aquatique* (1), avait fait penser à Meyer que notre entozoaire était ce dernier animal qui avait pénétré dans le tissu cellulaire. Cette opinion a été reproduite tout récem-

---

(1) *Gordius aquaticus* Linn., vulgairement *Crinon*.

ment par le docteur Cezilly. Cependant Linné avait déjà nettement distingué les deux espèces, quoiqu'il les plaçât dans le même genre.

Cet illustre naturaliste supposait néanmoins que la *Filaire* habitait normalement *hors de l'homme*, dans la rosée matinale, et s'introduisait en parasite dans les jambes des esclaves qui voyageaient pieds nus (1). Cette explication est rendue très probable par la connaissance que l'on a aujourd'hui des mœurs du *Dragonneau aquatique*, de plusieurs autres espèces et des *Mermis* (qui constituent un genre très voisin). On sait que ce sont des helminthes *erratiques* qui naissent dans l'eau ou dans la terre humide, s'introduisent ensuite dans le corps de quelque insecte ; puis, arrivés à un certain degré de développement, traversent le corps du patient, s'accouplent, et retournent dans la terre humide ou dans l'eau.

Le docteur Carter croit que la *Filaire de Médine* est un ver particulier aux marais, qui pénètre dans les membres de l'homme en perçant leur enveloppe cutanée. Il rapporte qu'une école de Bombay était voisine d'un étang dans lequel les enfants allaient se baigner : 24 de ces enfants sur 50 présentèrent des *Vers de Médine ;* quelques-uns en portaient quatre ou cinq. Ajoutons à ce fait que les nègres, qui se plongent plus souvent dans l'eau que les blancs et qui vont souvent nu-pieds, y sont plus sujets que notre race.

Ce qui paraît embarrassant, c'est d'expliquer comment les jeunes vers peuvent percer et traverser nos téguments, puisqu'ils n'ont à la bouche ni mâchoires, ni mandibules, ni pièces osseuses ou cornées. Plusieurs médecins ont soupçonné que l'intromission de la *Filaire de Médine* a lieu par la boisson (2). Les larves sont avalées quand on boit aux eaux saumâtres de certaines rivières. Le docteur Cezilly rejette cette explication, à cause de l'absence du ver dans les cavités splanchniques et de la constance de son siége dans le tissu cellulaire sous-cutané ; mais il existe d'autres vers qui pénètrent dans le corps par les organes digestifs, et qui ne vivent pas dans ces organes.

---

(1) C'est aussi l'opinion de Joerdens, de Chapotin, de Leath, de Ileat, de Oke, etc.
(2) Burckhardt, Bilharz.

CHAPITRE VIII.

DU THÉCOSOME.

On a longtemps douté de la présence des vers intestinaux dans le sang. Aujourd'hui on n'a plus d'incertitude à cet égard. Ces helminthes sont même assez nombreux, quand on parcourt la série animale. On en trouve chez les animaux à sang chaud comme chez les animaux à sang froid (1), et ils appartiennent à des genres assez différents. On désigne collectivement ces parasites sous le nom de *Hæmatozoaires* ou sous celui de *Sanguicoles* (2).

Parmi ces parasites, le genre qui fait le sujet de ce chapitre est bien certainement un des plus curieux. L'animal qui en est le type a été trouvé en Égypte, en 1851, par le docteur Bilharz, qui le considéra comme une espèce de *Distome*. M. Weinland en a fait un genre particulier, fondé principalement sur son unisexualité et sur la différence extraordinaire que présentent le mâle et la femelle. Il a désigné ce nouveau genre sous le nom de *Schistosoma*, dénomination déjà employée par M. Is. Geoffroy-Saint-Hilaire pour un groupe de monstres à éventration latérale ou longitudinale, régnant sur toute la longueur de l'abdomen, accompagnée de l'atrophie des membres inférieurs. Je proposerai le nom de *Thécosome* (*Thecosoma*) (3).

1° THÉCOSOME SANGUICOLE ou HÆMATOBIE (4).—Le docteur Bilharz découvrit d'abord le mâle de cette curieuse espèce, et trois mois après la femelle. Les deux sexes sont tellement dissemblables et par la taille et par la forme, qu'on serait tenté de les considérer comme deux animaux différents. Le mâle porte sa femelle sous le ventre, dans une espèce de canal.

Description. — Le *Thécosome sanguicole* mâle présente de 7 à 9 millimètres de longueur. Il est mou, lisse et blanchâtre ; sa partie antérieure (tronc) paraît déprimée et lancéolée, un peu convexe en dessus, plane ou concave en dessous ; la partie postérieure (queue) est térète et huit ou neuf fois plus longue que le tronc. Tout à fait en avant, dans la région céphalique, se remarque une sorte de cupule un peu inférieure et à peu près triangulaire. En dessous du

---

(1) On en a observé dans le chien, le rat, le mulot, le cheval, le dauphin, le phoque, le corbeau, le freux, le héron, le lézard, la grenouille, le brochet, la tanche, le goujon, etc.

(2) Sous ces noms, on comprend des Helminthes et des Infusoires.

(3) Θηχ'η, gaîne, et σῶμα, corps.

(4) *Thecosoma hæmatobium* (*Distoma hæmatobium* Bilh., *Schistosoma hæmatobium* Weinl.).

tronc se voit une autre cupule de la même grandeur que la précédente, mais orbiculaire. Ces deux cupules sont finement granuleuses. Le canal alimentaire paraît divisé en deux parties.

A partir de la cupule de l'abdomen, existe une rainure longitudinale (*canal gynécophore*) dans laquelle se trouve logée la femelle, *comme une épée dans son fourreau*, montrant la partie céphalique en avant et la queue en arrière, celle-ci libre.

Le pore génital mâle est situé entre la rainure et l'extrémité caudale.

La femelle est beaucoup plus petite que le mâle, surtout plus grêle, effilée et légèrement transparente. Son corps paraît comme rubané ; il n'est pas composé, comme celui du mâle, de deux parties nettement distinctes ; sa queue n'a point de rainure.

Je suis tenté de croire qu'on a confondu les sexes, que c'est la femelle qui est beaucoup plus grande que le mâle, et qui porte ce dernier sous son abdomen ? L'existence des deux cupules annonce les rapports de ce genre avec le genre Douve.

2° ACTION SUR L'HOMME. — Le *Thécosome* habite dans la veine porte et dans les veines mésaraïques, hépatique, liénale, intestinales et viscérales. Ce ver est assez fréquent, puisque sur 363 autopsies, le docteur Gricsinger l'a rencontré 117 fois. Il paraît plus commun de juin à août et plus rare de septembre à janvier.

CHAPITRE IX.

DES DOUVES.

Tous les médecins ont entendu parler de la *Douve* ou *Douve du foie*, mais peu d'entre eux ont eu l'occasion de voir cet animal. La plupart des naturalistes n'ont pas été plus heureux.

Linné regardait d'abord la *Douve* comme une *Limace ;* Goeze en faisait une *Planaire*. Dans son *Systema Naturæ*, l'immortel naturaliste suédois créa, pour cet entozoaire et deux autres parasites des poissons et du calmar, le genre *Fasciole* (*Fasciola*) (1). Il confondait néanmoins la *Douve* de l'homme avec celle des animaux. Clericus et Dœveren montrèrent que la *Fasciole* humaine n'était pas celle des mammifères. Gmelin adopta cette séparation. Plus tard Retz (1786) et Zeder (1800), changèrent, sans motifs raisonnables, le nom de *Fasciola* en celui de *Distoma* (2).

(1) De *fasciola,* bandelette.
(2) Cette dénomination est d'ailleurs inexacte, car ces helminthes n'ont pas *deux bouches.* F. Müller (1787) est revenu avec raison au nom linnéen.

1° La Douve hépatique (1) se rencontre en France. Suivant Moulin, elle n'est pas rare en Hollande, en Suède, en Norwége, et même au Groenland.

Description (fig. 110). — La *Douve hépatique* est longue de 20 à 30 millimètres, elle dépasse bien rarement ce dernier chiffre ; sa largeur varie entre 6 et 10 millimètres (2). Son corps est aplati, ovalaire, un peu oblong, plus rétréci en avant qu'en arrière et obtus à ses extrémités ; il a des bords presque tranchants. Linné compare cet animal à une graine de potiron, Bremser à la lame d'une lancette, et Cuvier à une petite feuille. Sa consistance est molle, et sa couleur d'un brun grisâtre plus ou moins livide. Ce corps est susceptible de s'étendre et de se raccourcir, soit en totalité, soit partiellement, à peu près comme les Sangsues, mais avec beaucoup moins d'énergie et de régularité.

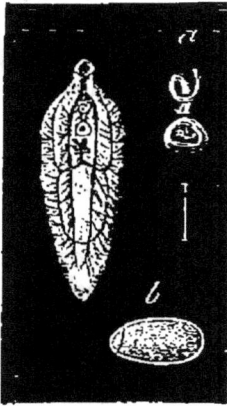

Fig. 110. — *Douve* (*).

La partie antérieure et rétrécie de la *Douve* forme comme une sorte de col un peu cylindrique, plus pâle que le reste du tissu et souvent d'un blanc jaunâtre. Tout à fait en avant on observe une dilatation céphalique ou cupule (*acetabulum*), dirigée obliquement en dessous, de forme un peu triangulaire. Dans cette cupule se trouve l'orifice buccal. Vers le tiers antérieur du ventre, il existe une autre cupule (fig. 110, *a*) dont la position varie un peu ; celle-ci a été regardée par plusieurs auteurs comme perforée. Pour les uns, c'était un second suçoir ; pour les autres, ou l'anus ou l'orifice féminin. Linné désigne les deux cupules comme des *pores* (*pori*) ; cette opinion a été adoptée par les helminthologistes qui ont créé ou accepté le mauvais nom de *Distome*. L'observation a démontré que cette seconde cupule ne présente dans aucun point de sa cavité, ni bouche, ni suçoir, ni orifice quelconque. C'est une espèce de ventouse peu profonde et subtriangulaire, comme la cupule céphalique ; certains zoologistes la considèrent avec raison comme un organe d'adhérence (*haft-organ*).

---

(1) *Fasciola hepatica* (*F. hepatica* partim. Linn., *F. hominis* Gmel., *Distoma hepatica* Retz., *Distoma hepaticum* Abilg.), vulgairement *Douve, Douve humaine, Distome, Ver plat.*

(2) M. A. Förster lui donne pour mesures, de 10 à 33 millimètres de longueur et de 5 à 14 de largeur.

(*) *a*, pénis subspiral et cupule abdominale subtriangulaire. — *b*, œuf.

Un peu en arrière, on remarque quelques taches d'un blanc opaque et un paquet de vaisseaux ou de tubes de couleur brune.

Le corps de la *Douve* n'a pas de cavité viscérale ; c'est une petite masse parenchymateuse sans fibres musculaires apparentes et revêtue d'une peau fine, très adhérente.

Du suçoir buccal part une sorte d'œsophage qui se divise bientôt en deux branches grêles, lesquelles descendent à droite et à gauche de la cupule abdominale. Ces deux branches se rapprochent l'une de l'autre, et communiquent au moyen d'un rameau transversal, puis continuent de marcher jusqu'à l'extrémité postérieure. Dans leur parcours, chacune donne en dehors un grand nombre de rameaux qui se divisent plusieurs fois et se terminent très près du bord de l'animal ; ces rameaux sont placés à une égale distance des deux faces, et, chose remarquable, le calibre des dernières divisions est presque égal à celui des premières. Deslongchamps regarde l'ensemble de tout cet appareil comme un *intestin ramifié* ; c'est plutôt un estomac arborisé, analogue à celui des petites Sangsues parasites des mollusques. Il naît, tant des branches que des subdivisions, une infinité de ramuscules très fins qui viennent se rendre presque tous à la face supérieure, où ils s'anastomosent plusieurs fois, formant ainsi un réseau à mailles très serrées. Ces petits rameaux se réunissent à la manière des veines, et produisent plusieurs branches dirigées transversalement ; ils communiquent avec un canal longitudinal situé sur la ligne médiane. Celui-ci, plus grand que les autres, est regardé comme un appareil urinaire ; il prend naissance au niveau de la ventouse abdominale, rampe sous la peau, et chemine, en augmentant de volume, jusqu'à l'extrémité postérieure, où il se termine par un *orifice béant*.

La bile fait l'unique nourriture de la *Douve*.

Cet entozoaire est androgyne. MM. Mehlis et Blanchard ont bien décrit son double appareil génital. Un peu en avant de la cupule abdominale se voit un petit appendice (fig. 110, *a*) plus ou moins allongé, tordu une fois ou une fois et demie sur lui-même et rétractile : c'est le pénis, qui a été pris par quelques naturalistes pour un tentacule ou cirre. Sa base communique avec une poche qui lui sert de fourreau, quand il est rétracté (*réceptacle du cirre*, Rudolphi). De cette poche part, en arrière, un canal presque droit, placé à peu près vers le milieu du corps, lequel se rend dans une vésicule séminale à peu près ovoïde, remplie d'une humeur blanche demi-fluide. Dans la partie postérieure de cette poche s'abouche un tube testiculaire, canal commun à des rameaux et ramuscules qui sécrètent l'humeur blanche. A droite et à gauche de la vésicule paraissent aussi quelques rameaux du testicule. Plus en dehors, on remarque deux longs canaux rapprochés en avant et en arrière, et qui communiquent avec le fourreau du pénis : ce sont probablement des canaux déférents ou des tubes testiculaires accessoires. Hors de l'époque de la reproduction, on n'aperçoit qu'une petite ouverture à l'endroit occupé par le pénis.

L'orifice femelle se trouve tout près de ce dernier, à sa base et en arrière. Cet orifice, suivant la remarque de Deslongchamps, est très difficile à distinguer, surtout chez les adultes. La vulve communique avec un oviducte d'abord médian, grêle et flexueux, puis épaissi, entortillé et formant plusieurs grandes boucles qui s'étendent à droite et à gauche, puis de nouveau grêle et médian, et arrivant à une poche ovoïde, peut-être un utérus ; de celle-ci partent en arrière, à droite et à gauche, deux canaux très grêles et horizontaux, divisés bientôt en deux parties qui se portent l'une en avant, l'autre en arrière, parallèlement au bord de l'animal. Ces branches fournissent extérieurement un grand nombre de rameaux ; elles représentent les ovaires.

La *Douve* est ovipare ; ses œufs (fig. 110, *b*) sont très petits, elliptiques, déprimés et demi-transparents. Ils présentent à une extrémité une sorte de couvercle oblique. Quels sont ces œufs ou ces corps elliptiques découverts tout récemment dans le foie humain par le docteur Gubler ? Ces corps offrent un grand diamètre de $0^{mm},033$ et un petit de $0^{mm},018$. Une de leurs extrémités est quelquefois un peu rétuse ; leur enveloppe paraît assez distincte ; leur intérieur présente des granules extrêmement petits. (Gubler.)

Les *Douves* éprouvent des métamorphoses fort curieuses ; mais ces métamorphoses n'ont été observées encore que dans des espèces étrangères à l'homme. On a reconnu qu'à leur naissance, ces helminthes ont le corps cilié comme certains infusoires, et que dans leur intérieur il se développe un autre animal qui a la forme d'un sac mobile. Ces jeunes larves sacciformes (*utricules des Cercaires, sporocystes, nourrices*) vivent ainsi pendant un certain temps. Elles n'ont pas de sexe ; cependant elles peuvent se reproduire *gemmiparement ;* elles donnent naissance à d'autres individus oblongs et munis d'une queue (*Cercaires*). Ces derniers s'introduisent dans le corps des animaux, et s'y transforment en *Douves* parfaites, capables alors de se reproduire *génitalement* (1).

2° Autres espèces. — On a signalé, dans le corps humain, quatre autres espèces de *Douves :* ce sont les *Douves lancéolée, oculaire,*

(1) Steenstrup, Van Beneden, de Filippi, Moulinié, Pagenstecher, Wagener.

inégale et *de Busk;* malheureusement nous manquons de détails sur l'organisation de la plupart d'entre elles. Voici leurs caractères mis en regard de ceux de la *Douve hépatique:*

Intestin { ramifié			1. *Douve hépatique.*
simple. . . { subantérieure.			2. *Douve lancéolée.*
Cupule abdominale { subcentrale { à peine plus grande que la buccale.			3. *Douve oculaire.*
beaucoup plus grande que la buccale.			4. *Douve inégale.*
Espèce non décrite			5. *Douve de Busk.*

Douve lancéolée (1).— MM. Bucholz et Mehlis ont fait connaître cette seconde espèce. Elle est plus rare que la première, avec laquelle on l'a souvent confondue. Chabert l'a trouvée en France; il en fit rendre une grande quantité à une jeune fille de douze ans, au moyen de son huile empyreumatique.

La taille de cette *Douve* est plus petite que celle de la *Douve hépatique.* Son corps est long de 5 à 9 millimètres et large de 2 à 2 1/2; il a une forme lancéolée; il est très aplati, assez transparent et blanchâtre. Sa cupule buccale paraît proportionnellement plus large que dans l'espèce précédente, et à peu près de la même grandeur que celle de l'abdomen. Elles sont l'une et l'autre exactement circulaires.

Les intestins sont droits et sans ramifications.

Le pénis n'est pas spiral.

Les œufs se voient à travers les téguments, et, suivant leur degré de développement, ils sont bruns ou noirâtres.

Douve oculaire (2). — M. Gescheidt, de Dresde, a trouvé une fois, en Allemagne, cette autre espèce de *Douve.*

Cet entozoaire présente $0^{mm},25$ à $0^{mm},5$ de longueur, et $0^{mm},16$ de largeur. Son corps est ovale-lancéolé. Ses deux cupules sont circulaires, la dernière moins rapprochée de l'extrémité céphalique que dans les autres espèces; elle paraît presque centrale.

Douve inégale ou *hétérophye* (3). — C'est au docteur Bilharz que l'on doit la connaissance de cette curieuse espèce. Il l'a observée en 1854, en Égypte, pendant deux fois.

(1) *Fasciola lanceolata (Distoma lanceolatum* Mehl., *Dicrocœlium lanceolatum* Weinl.).

(2) *Fasciola ocularis (Distoma oculare* Nordm., *D. ophthalmobium* Dies., *Dicrocœlium oculi humani* Weinl.).

(3) *Fasciola heterophyes (Distoma heterophyes* Sieb.; *Dicrocœlium heterophyes* Weinl.).

Cette *Douve* est longue d'un millimètre environ et large de 0^{mm},5. Son corps est ovalaire, un peu plus dilaté en arrière qu'en avant, déprimé et de couleur rougeâtre. Il porte une cupule buccale petite, en entonnoir, qui s'ouvre plutôt en dessous qu'en avant. La cupule abdominale est *douze fois* plus grande que cette dernière.

On distingue par transparence, en avant, l'œsophage dilaté en forme de bulbe, et, sur la ligne médiane, les canaux urinaires.

On voit aussi la bourse du pénis, qui ressemble à une ventouse avec un cercle de 72 soies cornées. Les testicules sont en arrière.

Les œufs sont rouges.

Douve de Busk (1). — Cette espèce a été découverte par M. Busk, dans un hôpital de Londres. M. Weinland l'a mentionnée dans son ouvrage sur les Cestoïdes du corps humain, mais il se borne à donner son nom.

3° ACTION SUR L'HOMME. — La *Douve hépatique* se trouve dans la vésicule du fiel, dans les canaux hépatiques, et peut-être aussi dans le tissu du foie. La présence de cet animal dans les conduits biliaires les dilate extraordinairement. Leur paroi interne se recouvre d'une mucosité épaisse, d'un brun noirâtre. Quelquefois cette mucosité finit par se durcir et se changer en une substance presque osseuse. Fortassin mentionne une femme qui portait plus de 200 *Douves* dans le foie. Le docteur Bilharz a décrit une maladie curieuse, observée au Caire, causée par la présence de ces entozoaires dans des excroissances fongueuses de la muqueuse vésicale. M. Gubler a trouvé dans le foie d'un homme malade des tumeurs comparables à des galles végétales, contenant des œufs un peu différents de ceux de la *Douve hépatique!* Suivant M. de Siebold, une *Douve* aurait été vue dans une tumeur du pied, par le docteur Giesker. D'après M. Dujardin, cette espèce a été observée une fois dans la veine porte, par M. Duval, directeur de l'école de médecine de Rennes (2).

La *Douve lancéolée* habite également dans le foie.

La *Douve oculaire* se tient entre le cristallin et sa capsule. Un enfant de cinq ans en a offert, une fois, quatre individus. (Gescheidt.)

La *Douve inégale* a été vue, pendant deux fois, dans les intestins d'un jeune homme.

La *Douve de Busk* a été retirée du duodénum d'un cadavre.

---

(1) *Fasciola Buskii* (*Distoma Buskii* Lankester, ex Weinl., *Dicrocœlium Buskii* Weinl.).

(2) Cet exemple se rapporte peut-être à un *Thécosome sanguicole.* — Voyez page 342.

CHAPITRE X.

DE LA FESTUCAIRE.

Le genre *Festucaire* (*Festucaria*) (1) a été créé d'abord par Schrank (1788). Zeder l'a désigné, plus tard (1800), sous le nom de *Monostoma* (2). Rudolphi et tous les helminthologistes ont adopté mal à propos cette seconde dénomination, quoique la moins ancienne et la moins bonne.

Le genre *Festucaire* diffère du genre Douve par l'absence de la cupule abdominale. On a vu, dans le chapitre précédent, que cette cupule avait été regardée comme une bouche ou un suçoir. De là le nom de *Distoma* appliqué aux Douves, et celui de *Monostoma* donné aux parasites qu'on croyait réduits à une seule bouche. En réalité, les deux genres sont aussi monostomes l'un que l'autre.

1° FESTUCAIRE LENTICOLE (3). — C'est la seule espèce qui ait été observée chez l'homme. Ce petit helminthe est assez mal connu.

Description. — La *Festucaire lenticole* est longue de $0^{mm},1$. On pourrait la confondre avec la Fasciole oculaire. Son corps est déprimé; il offre une cupule et une bouche antérieures et terminales, et un pore anal vers la base de l'extrémité caudale. Au-dessous et en arrière de la cupule céphalique se trouve l'orifice masculin, lequel présente un pénis protractile. Après cet orifice paraît l'ouverture femelle : celle-ci est difficile à reconnaître.

2° ACTION SUR L'HOMME. — Tout ce que nous savons sur ce ver, c'est qu'il a été découvert en Allemagne, par Junkens, dans le cristallin d'une vieille femme affectée de la cataracte. On en retira huit individus.

CHAPITRE XI.

DES TÉNIAS.

On rencontre dans le corps humain deux sortes d'helminthes rubanés appartenant à deux genres différents : le *Ténia* et le *Bothriocéphale*. Les médecins les plus anciens ont connu ces animaux; mais ils n'ont pas toujours su les distinguer l'un de l'autre. Dans la plupart des ouvrages, on les a confondus sous le nom de *Ver*

---

(1) Probablement de *festuca*, fétu, scion.
(2) Μόνος, seul, et στώμα, bouche.
(3) *Festucaria lentis* (*Monostoma lentis* Nordm., *Monostomum lentis* Dies.).

solitaire ou sous celui de *Ténia*. Le nom de *Ver solitaire* vient de ce qu'on a cru, pendant longtemps, que ces parasites vivaient isolés. Le nom de *Ténia* (1) signifie *ruban, bandelette;* il leur a été donné à cause de la forme générale de leur corps.

Je traiterai, dans ce chapitre, du *Ténia* ordinaire ou proprement dit. Je décrirai le *Bothriocéphale* dans le chapitre suivant.

1° TÉNIA ORDINAIRE (2). — C'est un entozoaire peu rare. On le trouve en France, en Italie, en Hollande, en Allemagne et en Angleterre. On l'a observé aussi en Égypte. Il est si fréquent en Abyssinie, que son absence constitue, pour ainsi dire, un accident; aussi l'esclave, au moment où on le vend, reçoit-il toujours une forte provision de *cousso* (Bilharz). On dit le *Ténia* commun dans les pays marécageux.

Description (fig. 111). — Qu'on se figure un animal aplati, étroit, semblable à un ruban (*vittatum*), composé d'articles ajoutés bout à bout (*cateniformi-articulatum*) et unis entre eux avec plus ou moins de solidité. Ce ruban est fort long, mais son étendue réelle est bien difficile à déterminer. « Je crois, dit Bremser, que personne n'a encore vu de *Ténia* entier, c'est-à-dire pourvu de sa tête et de sa queue; car souvent il arrive que les derniers articles, ordinairement chargés d'œufs fécondés, se détachent, et sont évacués par les selles avant que les articulations antérieures les plus rapprochées de la tête soient encore complétement développées. C'est pourquoi on ne peut pas fixer au juste quelle longueur ce ver pourrait atteindre si

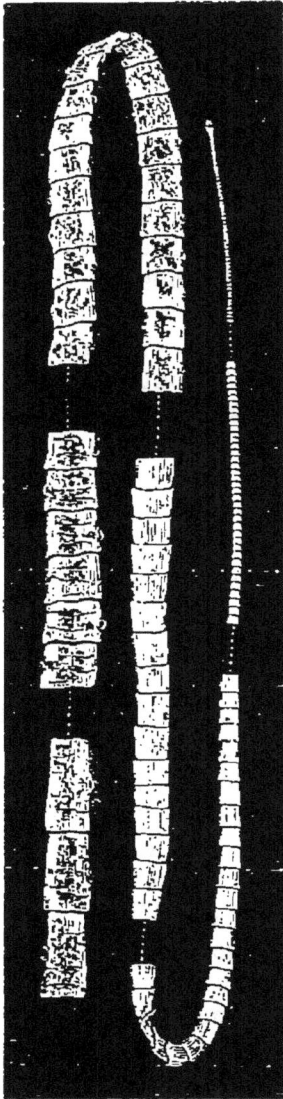

Fig. 111.— *Ténia ordinaire.*

(1) Ταινία, *Tænia.*
(2) *Tænia Solium* Linn. (*Halysis Solium* Zeder, *Tænia secunda* Plater, *Pentastoma coarctata* Virey), vulgairement *Ver solitaire, Ver rubané, Ver blanc, Ténia commun, Ténia à longs anneaux.*

toutes les articulations restaient ensemble. » Les *Ténias* observés sur les cadavres ne sont pas non plus dans leur intégrité. Aussi les auteurs varient-ils beaucoup sur la longueur qu'ils attribuent à cet entozoaire. Les uns disent qu'il a de 3 à 4 mètres. Bremser assure que les individus de 8 mètres ne sont pas rares. Reinlein porte cette longueur jusqu'à 40 et même 50 aunes (plus de 59 mètres!). Van Dœveren mentionne un paysan qui rendit une *portion de Ténia* de l'étendue de 150 pieds. Rosenstein a signalé un enfant qui en évacua un morceau de 300 pieds (1). Dans les *Dissertations de Copenhague*, on fait mention d'un *Ténia* de 800 aunes!! Ces chiffres sont évidemment exagérés. Robin raconte qu'il a trouvé, dans le cadavre d'un homme qui avait évacué peu de temps avant sa mort, un morceau de *Ténia* de plus de 60 centimètres de long; immédiatement au-dessous du pylore, un de ces vers pelotonné, dont une partie s'étendait dans toute la longueur des intestins jusqu'au voisinage de l'anus. Cet animal déroulé (en y ajoutant le morceau détaché) a donné une longueur de 974 centimètres. A cette occasion, Bremser fait le raisonnement suivant : Si un *Ténia* comme celui dont il s'agit, occupant presque toute la longueur du tube intestinal, n'avait qu'un peu plus de 9 mètres 2/3 de long, n'est-il pas permis de présumer que la plupart des auteurs se sont trompés dans leurs mesures. Ce savant helminthologue calcule qu'un *Ténia* de 800 aunes, c'est-à-dire 950 mètres, pour pouvoir être logé dans le tube digestif d'un homme, aurait à se replier vingt-six fois de la bouche à l'anus. Un si grand nombre de replis remplirait toute la capacité intestinale, et l'on ne conçoit pas comment les aliments et les matières fécales pourraient cheminer. Bien certainement les auteurs ont réuni ensemble bout à bout plusieurs individus, et peut-être ajouté encore un zéro à l'addition. Hufeland fait mention d'un enfant de six mois, qui avait rendu environ 35 mètres de *Ténia* (ce qui déjà n'est pas trop mal!) sans éprouver le moindre dérangement dans sa santé (ce qui paraît plus remarquable). Supposons, dit Bremser, que cet enfant en eût évacué un pareil tous les six mois jusqu'à l'âge de puberté (supposition peu vraisemblable!), si l'on ajoutait tous les morceaux ainsi rendus, on aurait 1645 mètres à peu près! Ce calcul n'est pas sérieux. Strandberg a parlé d'une jeune fille qui, depuis le mois de juin 1759 jusqu'au mois de septembre 1764, évacua par morceaux 793 aunes 3/4, c'est-à-dire environ 470 mètres de *Ténia !* Il est évident que ces morceaux appartenaient à plusieurs individus.

(1) Pline parle de plus de 300 pieds romains !

En réduisant à leur propre valeur tous les faits rapportés par les médecins dignes de foi, je crois qu'on peut évaluer, en moyenne, la longueur du *Ténia ordinaire* à 4 ou 5 mètres (1) : ce qui est très raisonnable. Je crois aussi que, lorsqu'un enfant ou même un adulte recèlent dans leur corps un ou deux vers de cette taille, ils ne jouissent pas d'une *santé parfaite*, comme l'enfant signalé par Hufeland.

Le corps du *Ténia* se rétrécit insensiblement d'arrière en avant, et finit par devenir tout à fait filiforme. Aussi la largeur de l'animal varie-t-elle considérablement. Vers l'extrémité antérieure, le ruban présente à peine 0^{mm},66 de largeur, tandis que vers la partie postérieure il offre souvent 6, 8 et même 12 millimètres. Bremser observe qu'il faut toujours faire attention, quand on mesure un *Ténia*, s'il est dans un état de contraction ou de dilatation ; car, sans cela, on arrive à des mesures peu exactes. L'épaisseur de l'animal est aussi très variable. Quelques-uns sont minces, et, par suite, presque transparents, et d'autres assez épais.

Le parenchyme de cet entozoaire est un peu mou et sa couleur presque blanche. Son tissu est pénétré presque partout de granulations calcaires microscopiques.

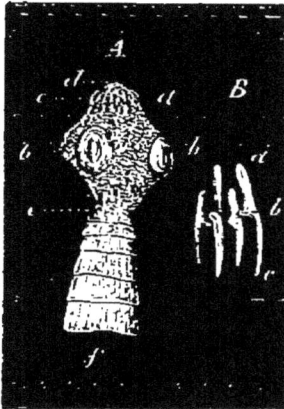

Fig. 112. — *Tête* (*).

Suivant Linné, le *Ténia* n'a pas de tête. Cependant son extrémité antérieure présente une petite dilatation, communément désignée sous ce nom (fig. 112). Lamarck l'appelle *renflement capituliforme* (2). Cette dilatation est généralement fort petite et difficile à distinguer à l'œil nu. Bremser n'a trouvé qu'un seul individu avec une tête *volumineuse* et très apparente. Or, ce que Bremser appelle très volumineuse, c'est un renflement large d'environ 2 millimètres ! Ordinairement la tête en présente seulement un ou bien un et demi. La forme de cette tête paraît variable, quoique s'éloignant peu du type globuleux ; dans un petit nombre de cas, elle devient plus ou moins ovoïde ou obovée. On y remarque quatre mamelons arrondis, équi-

(1) M. A. Förster dit de 40 centimètres à 10 mètres
(2) *Caput serpentiforme* (Tyson).

(*) *A*, tête : — *a*, partie antérieure un peu atténuée. — *b,b*, oscules. — *c*, double couronne de crochets. — *d*, proboscide. — *e*, commencement du cou. — *f*, premières articulations. — *B*, crochets : — *a*, manche. — *b*, garde. — *c*, griffe.

distants, opposés et comme croisés. Dans l'état vivant, chacun offre à son centre un suçoir circulaire (*oscule*, *bothrie*), entouré d'un bourrelet plus opaque que le reste du tissu, et qui semble de nature fibro-musculaire. On a comparé ces oscules à de petites ventouses. Les anciens croyaient que ces organes étaient les yeux de l'animal. Lorsqu'un peu de matière alimentaire colorée s'introduit dans les oscules, il en résulte quatre petites taches qui ressemblent à quatre points oculiformes. Méry regardait les suçoirs dont il s'agit comme autant d'ouvertures nasales. Pendant sa vie, le *Ténia* allonge ou rétracte les mamelons osculifères. Bremser a remarqué, dans un individu, qu'il étendait toujours les mamelons diamétralement opposés, raccourcissant en même temps les deux autres.

Au milieu des oscules, en avant, paraît une protubérance convexe, plus ou moins élevée, sorte de trompe rudimentaire, mais non perforée (*proboscide*, *rostelle*), sur laquelle se trouve une double couronne de *crochets*. Ces petits organes sont au nombre de 12 à 15 à chaque rangée ; leur nature est comme cornée. Ils sont composés d'un support ou *manche* formant à peu près la moitié de leur longueur, presque droit et assez épais ; d'une *griffe* arquée, subulée et pointue ; d'une *garde*, sorte de talon plus ou moins saillant placé à la jonction du support et de la partie arquée. Ce talon sert de point d'appui dans les mouvements de bascule exécutés par le crochet ; il est ordinairement entouré par une gaîne. Les crochets alternent avec des appendices obtus, qui ne sont autre chose que des manches désarticulés. Suivant Bremser, les *Ténias* perdent leurs crochets en vieillissant. Quelques auteurs ont supposé que la trompe offrait, au centre de la double couronne, une ouverture imperceptible représentant la bouche. D'après eux, les oscules ne seraient que des bouches accessoires ; c'est par suite de cette idée que Virey désigne l'animal qui nous occupe sous le nom de *Pentastome* (*cinq bouches*). J'ai déjà dit que la trompe était imperforée.

La tête est portée par un cou plus ou moins court, grêle, déprimé, sans articulations apparentes. Ce cou (de même que la tête) paraît composé d'une matière d'un aspect gélatineux.

Après le cou arrive le ruban composé d'articles ou *zoonites* (1) (fig. 113). Ces articles sont nombreux. M. Eschricht possède un *Ténia* qui en présente plus de 1000. Adanson avance que ce ver peut en offrir au moins 2240. Ces articles forment une chaîne d'éléments unisériés (2). Les premiers sont toujours plus courts que larges ; à me-

---

(1) Voyez page 44.
(2) « *Animalia composita simplici catena.* » (Linn.)

sure qu'ils grandissent, leur longueur augmente proportionnellement beaucoup plus que leur largeur. Bientôt ce sont de vrais carrés, plus loin des carrés oblongs; enfin leur longueur finit par égaler deux .fois leur diamètre transversal (1). On rencontre quelquefois des individus offrant des articulations plus larges que longues, suivies d'articulations plus longues que larges : ce qui provient des contractions inégales du *Ténia*. Dans certains cas, la manière brusque dont on a fait périr l'animal, en le plongeant dans l'alcool, a déterminé dans ses articles ces inégalités de contraction. D'autres fois ces étranglements sont beaucoup plus prononcés et constituent de véritables monstruosités (Rayer, Follin). Mais, en général, je le répète, les quadrilatères les plus développés paraissent plus longs que larges. Les derniers articles sont unis peu solidement; ils se séparent avec facilité.

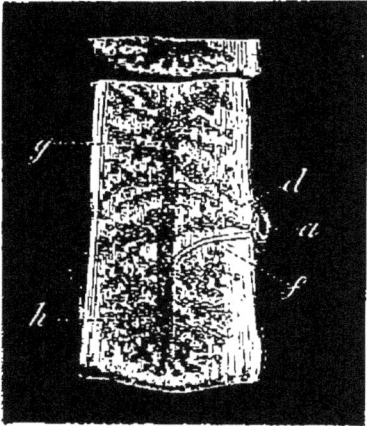

Fig. 113. — *Article isolé* (*).

Dans chaque article, on peut distinguer quatre bords et deux faces. Le bord antérieur, uni avec l'article précédent, est toujours plus mince que le postérieur, et presque constamment plus étroit. Le bord postérieur se renfle plus ou moins et semble déborder; il est sinueux ou échancré. Les bords latéraux sont rarement droits et parallèles; ils inclinent légèrement l'un vers l'autre en avant. L'un d'eux présente une ouverture dont je parlerai bientôt. Ces bords forment avec le postérieur un angle plus ou moins saillant, arrondi ou aigu, dont sa série fait paraître l'animal comme latéralement denticulé. Les deux faces sont planes, quelquefois un peu bombées vers le milieu.

L'entozoaire est recouvert par une pellicule très mince, intimement adhérente au tissu sous-jacent, et qu'on ne parvient à enlever que par lambeaux, et même seulement sur les articles les plus grands.

(1) Ces zoonites sont longs, en général, de 12 à 20 millimètres, et larges de 7 à 12.

(*) *a*, orifices génitaux. — *d*, canal déférent et testicule. — *f*, oviducte. — *g*, *h*, ovaires.

Le système digestif du *Ténia* se compose de quatre petits canaux filiformes qui partent des oscules. Ces conduits, semblables à des lignes blanches, ne tardent pas à se réunir et à n'en former que deux, lesquels parcourent à droite et à gauche toute la longueur de l'animal. Ils marchent parallèlement en s'écartant peu de chaque bord. En arrière des articles, ils communiquent entre eux par autant de branches transversales qui longent leur bord postérieur. Les conduits latéraux possèdent des valvules qui empêchent le fluide nourricier de rétrograder. Carlisle ayant voulu injecter un de ces canaux d'arrière en avant, le liquide ne put pas passer. Pour réussir, il faudrait pousser le liquide par les oscules céphaliques.

M. Blanchard a décrit comme appareil circulatoire du *Ténia* quatre tubes longitudinaux grêles, deux sur chaque face, lesquels communiquent entre eux par des vaisseaux très fins. Des observations récentes tendent à faire regarder ces canaux comme des vaisseaux urinaires (Van Beneden).

On assure avoir découvert dans la tête de cet entozoaire des centres nerveux. Ils consistent en deux ganglions cérébroïdes, réunis par une commissure grêle, desquels partent de longs cordons qu'on peut suivre sur les côtés des articles. On prétend qu'il y a, en outre, un petit ganglion à la base de chaque oscule, lequel communique par un filet très mince avec les ganglions cérébroïdes. M. Dujardin, qui a disséqué un grand nombre de *Ténias*, et qui a vu ces cordons latéraux, ne croit pas que ce soient des nerfs; il les considère plutôt comme des espèces de ligaments.

On dit qu'il existe, au-dessous de la pellicule générale, quelques fibres musculaires longitudinales qui ne sont pas interrompues à l'endroit des articulations.

Examinés vivants et au milieu des mucosités intestinales, on voit les *Ténias* exécuter des mouvements ondulatoires (1). Deslongchamps, ayant mis de jeunes individus dans de l'eau tiède, assure qu'ils ont nagé à la manière des sangsues. A. Richard rapporte qu'ayant plongé dans du lait tiède un *Ténia* que venait de rendre une jeune fille, l'animal exécuta des mouvements très marqués, qu'il renouvela quand on le changea de liquide.

Les *Ténias* sont androgynes; chaque article adulte présente un double appareil génital (fig. 144). L'orifice placé sur le bord constitue le pore sexuel; cet orifice est très apparent et percé dans une saillie mamelonnée. C'est surtout dans les articulations du milieu qu'on le distingue clairement: on le dirait muni d'un petit rebord.

(1) Gomès, Deslandes.

Pendant longtemps on a regardé ces ouvertures comme des espèces de ventouses et de bouches, destinées à fixer l'animal à l'intestin et à pomper la nourriture (1). La très grande longueur de cet entozoaire, l'excessive ténuité des conduits alimentaires, le volume des derniers articles et les rebords du pore génital qui peuvent s'appliquer avec une certaine force à la manière de suçoirs, donnaient une sorte de probabilité à cette interprétation. Ces pores sont placés tantôt d'un côté, tantôt d'un autre, mais sans alternance bien régulière. Quelquefois il y en a deux, trois et même quatre du même côté, sans interruption, tandis que l'on en voit un ou deux de l'autre côté. Examiné à la loupe, le pore génital ressemble à une cupule déprimée. Vers le centre, se trouve une ouverture punctiforme par où l'on voit sortir quelquefois un petit spicule court ; cette ouverture se rend dans un canal horizontal (*canal déférent*), entortillé, d'un blanc opaque, qui conduit au testicule placé vers le milieu de l'articulation. En arrière de l'orifice masculin, et souvent confondu avec lui, on voit dans la cupule l'ouverture de l'autre partie sexuelle. Cette ouverture communique avec un canal (*vagin*) parallèle au canal déférent, mais plus long, qui se dirige en se ramifiant vers un organe granuleux très irrégulièrement lacinié ou multilobé, qui ressemble à une grappe dendritiforme plus ou moins rayonnée. Cette grappe, décrite par quelques auteurs comme un intestin ramifié, doit être regardée comme l'ovaire.

Quand les *Ténias* sont arrivés à un certain degré de développement, leurs ovaires se gonflent et deviennent très apparents. Comme à cette époque, on a trouvé des individus repliés sur eux-mêmes et offrant dans cette situation quelques-uns de leurs pores génitaux

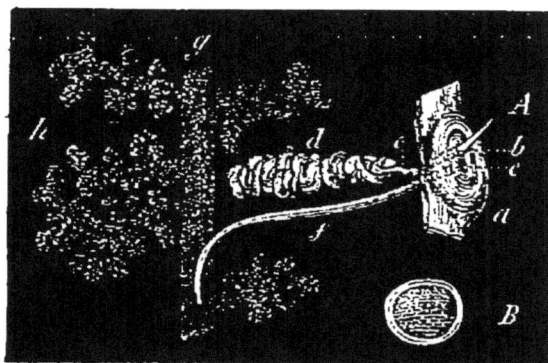

Fig. 114. — *Organes sexuels* (*).

(1) « *Singulo articulo proprium os.* » (Linn.)

(*) A, double appareil sexuel : — *a*, cupule génitale. — *b*, spicule. — *c*, orifice féminin. — *d*, testicule. — *e*, canal déférent. — *f*, oviducte. — *g*, axe des ovaires. — *h*, grappes ovariennes. — B, œuf.

accolés, certains auteurs ont pensé que ces animaux étaient en état de copulation. Mais les Invertébrés qui se suffisent à eux-mêmes n'offrent pas d'accouplement. Il est vrai que chez eux, il y a une communication intérieure entre les ovules et les spermatozoïdes. Les animaux androgynes, privés de cette communication, présentent tous un accouplement, mais entre deux ou plusieurs individus.

Les *Ténias* sont ovipares. Ils pondent des œufs (fig. 114, *B*) en nombre pour ainsi dire incalculable; chaque article en contient plusieurs centaines. Lamarck les appelle *gemmes oviformes*. Leur forme est arrondie et leur couleur blanche. Ils semblent pourvus de trois enveloppes : l'extérieure sorte de couche albumineuse, la moyenne dure et résistante, la plus interne excessivement mince et facile à déchirer. Par transparence, on aperçoit l'embryon, dont la tête présente trois paires de crochets de la même forme que ceux de l'adulte, mais proportionnellement plus grands. Ces œufs sont mis en liberté de trois manières : 1° Les articles fécondés se séparent les uns des autres (1) (fig. 113). On a pris ces zoonites isolés pour des vers particuliers, qu'on a nommés *Cucurbitins* (*Vermes cucurbitini, cucumerini*), parce qu'on les a comparés à des graines de citrouille (Lamarck). Andry les regardait comme les œufs de l'animal. En réalité, ce sont des capsules ovigères, mais des capsules vivantes ; elles se meuvent d'une manière manifeste (Siebold, Mignot); on serait même tenté de les prendre pour des espèces de Douves. La vie ne tarde pas à s'éteindre dans ces articles; ils se désorganisent, et les œufs sont mis en liberté. 2° Les œufs sont pondus par le pore génital, à la manière ordinaire. Ce second mode de parturition paraît moins fréquent que le premier. Goeze ne l'a observé qu'une seule fois. Lamarck assure qu'en pressant légèrement certaines articulations, on peut en faire sortir les œufs. 3° Dans quelques circonstances l'ovaire et l'article se crèvent des deux côtés et le zoonite se perfore de part en part. Masars de Cazeles a pris un *Ténia* ainsi percé pour une nouvelle espèce distincte du *Ténia ordinaire*, qu'il a désignée sous le nom de *Tœnia fenestrata*.

M. Weinland a décrit sous le nom d'*abietina*, une variété de *Ténia ordinaire*, envoyée du nord de l'Amérique au professeur Agassiz, caractérisée par les ramifications de l'ovaire.

2° AUTRES ESPÈCES. — On a signalé dans le corps de l'homme d'autres espèces de *Ténias*, ce sont : le *nain*, celui à *taches jaunes*, l'*Échinocoque* et l'*inerme*. Voici leurs caractères :

---

(1) Quand le *Ténia* est arrivé à un certain degré de développement, il se fait continuellement une séparation d'articles mûrs, c'est-à-dire chargés d'œufs à l'extrémité opposée à la tête.

Le *Ténia nain* (1) a été observé, en 1851, en Égypte, et en quantité considérable, par le docteur Bilharz, dans les intestins grêles d'un jeune homme mort de méningite.

Cet entozoaire offre une taille fort petite; il est long d'environ 13 millimètres et mince comme une aiguille. Ses articulations paraissent proportionnellement assez larges. Il a une tête grosse, obtuse antérieurement et portée par un long cou. Sa proboscide est pyriforme; ses oscules sont saillants.

Ses œufs sont globuleux et pourvus d'une coque épaisse, lisse et jaunâtre. On voit distinctement à travers cette dernière les trois paires de crochets de l'embryon.

Le *Ténia à taches jaunes* (2) a été découvert à Massachusets, en 1842, par le docteur Erza Palmer, et décrit, malheureusement sur des fragments sans tête, par le professeur Weinland. Il avait été rendu par un enfant de neuf mois, très bien portant, sevré à six et nourri à la manière habituelle.

On l'avait pris d'abord pour un *Bothriocéphale*.

Ce ver présente de 20 à 30 centimètres de longueur, sur 2 à 3 millimètres de largeur. Il est blanchâtre avec une tache jaune très apparente sur le milieu de chaque article. Ceux-ci sont très réguliers, excepté à l'extrémité postérieure, où, rétrécis en avant, ils prennent une forme presque triangulaire.

Le caractère le plus remarquable de cette espèce, c'est la situation de ses orifices sexuels, placés tous du même côté, comme dans les *Ténias* de plusieurs mammifères. Je dois ajouter que l'ovaire n'offre pas un axe principal correspondant à des branches latérales, mais une agglomération des œufs sur tout l'article.

Ces derniers sont sphériques, transparents, avec une tache jaunâtre dans le centre. Ils sont revêtus de trois enveloppes, dont l'intérieure, résistante, se brise sous la pression, à angles aigus, et la seconde plus épaisse et ridée.

(1) *Tænia Ægyptiaca* Bilh. (*T. nana* Sieb., *Diplacanthus nanus* Weinl.).
(2) *Tænia flavopunctata* (*Hymenelopis flavopunctata* Weinl.).

Le *Ténia échinocoque* (1) est un ver encore mal étudié qui se trouve fréquemment en Islande, et en nombre considérable dans les intestins du chien ; on croit qu'il se rencontre aussi chez l'homme. Ce fait me paraît extrêmement douteux.

Ce *Ténia* est très petit, presque microscopique. Sa longueur ne dépasse guère 3 millimètres ; il présente à peine trois ou quatre articulations, que la dernière se trouve déjà adulte, fécondée et chargée d'œufs. Il a de 28 à 36 crochets.

Le pénis se voit sur le côté, en arrière du milieu de l'articulation. Son ovaire est grand et sinueux.

Les œufs sont sphériques.

Les cucurbitins, après leur séparation, deviennent aussi volumineux que le *Ténia* tout entier.

Le *Ténia inerme* (2) a été découvert, en 1853, par M. Küchenmeister. Il habite en Europe ; il paraît ne pas être rare en Allemagne. Il se tient dans les intestins grêles. Un exemplaire de la même espèce a été rendu, il y a peu de temps, par un charcutier de Louvain, et un autre par une jeune fille de Liége (Van Beneden).

Le *Ténia inerme* est voisin du *Ténia ordinaire*, avec lequel il a été confondu. Il s'en distingue surtout par l'absence des crochets et par la simplicité de ses ovaires. Les premiers observateurs l'auront pris probablement pour quelque individu de l'espèce commune devenu inerme par l'effet de l'âge ou par un accident.

La tête du *Ténia inerme* est un peu plus volumineuse que celle du *Ténia ordinaire*, très obtuse et comme tronquée. Elle ne présente ni crochets, ni proboscide ; ses suçoirs sont très grands ; ses articulations se détachent avec une grande facilité. Ses ovaires consistent en un canal longitudinal duquel partent latéralement une soixantaine de branches parallèles simples ou bifurquées et jamais arborisées.

Les œufs sont ellipsoïdes et lisses.

Quelques auteurs ont encore désigné comme parasites du corps de l'homme les espèces suivantes, sur lesquelles nous manquons de renseignements :

1° Le *Ténia du Cap* (3), signalé par M. Küchenmeister d'après un échantillon observé sur un Hottentot. M. Weinland le regarde comme une variété ou une monstruosité du *Ténia ordinaire* ou du *Ténia inerme*. M. Leuckart pense qu'il ne diffère pas du dernier.

---

(1) *Tænia Echinococcus* Küch.

(2) *Tænia inermis* (*T. mediocanellata* Küch.). — Ce dernier nom ne peut pas être admis, parce qu'il est mal composé et qu'un de ses radicaux n'est pas latin. Plusieurs auteurs ont cru qu'il fallait écrire *mediocancellata*.

(3) *Tænia capensis* Küch.

2° Le *Ténia tropical* (1), qui est commun aux Indes. La moitié des nègres en est affectée. Il est rare chez les Européens. On en a observé cependant chez ceux qui avaient résidé sur la côte de Guinée et qui portaient en même temps la *Filaire de Médine* (2). On ne l'a jamais vu dans la race malaie. On dit qu'il n'a pas de crochets (?).

M. Van Beneden rapproche cette espèce du *Ténia inerme*.

3° Le *Ténia dentelé* (3), commun chez le chien, se trouve-t-il réellement chez l'homme, ainsi que plusieurs médecins l'ont assuré?

4° M. Eschricht dit avoir reçu de Saint-Thomas (Antilles) un *Ténia canin* (4) rendu par un esclave nègre. Le fait est-il exact?

3° ACTION SUR L'HOMME. — Les *Ténias* habitent généralement dans les intestins grêles. Quand ils sont nombreux ou très développés, ils descendent dans les gros intestins. Rarement ils remontent dans l'estomac. Aubert, de Genève, a décrit une tumeur dans un testicule, produite par la présence d'un *Ténia* (!).

Cet entozoaire vit tantôt isolé, tantôt réuni à plusieurs autres. On en voit souvent deux ou trois dans un seul malade. Rudolphi a cité un exemple de quatre. M. Barth a soigné un malade qui en nourrissait 6; M. Monod en a fait rendre 14 en une seule fois; de Haen a guéri une femme de trente ans, qui en portait 18. Bremser en a compté 70 et 80 dans les intestins de jeunes chiens (5). Le nom de *Ver solitaire*, sous lequel on désigne généralement cet animal, est donc un nom fort mal choisi.

Ces vers pénètrent à l'état de larves dans notre tube digestif (6). Leurs crochets céphaliques sont alors dirigés en avant; ils s'enfoncent facilement dans le tissu de la muqueuse. Ils s'abaissent d'avant en arrière, en même temps que leur talon se porte en dedans, et la tête du ver se trouve ainsi enclavée dans l'épaisseur de la muqueuse elle-même (Van Beneden).

Une observation récente de M. Sappey explique très bien comment ces parasites sont attachés à l'intestin. Cet habile anatomiste a vu, dans un chien, un *Ténia dentelé* dont la tête avait traversé l'épiderme et se trouvait appliquée contre la couche sous-jacente. Il a réussi, en disséquant adroitement la muqueuse intestinale, à isoler cet entozoaire, avec un lambeau d'épiderme autour du cou, disposé comme une collerette.

---

(1) *Tænia tropica* (*Bothriocephalus tropicus* Schmidm.).
(2) Voyez page 333.
(3) *Tænia serrata* Goeze.
(4) *Tænia canina* Linn. (*T. cucumerina* Bloch).
(5) C'était une autre espèce.
(6) Voyez le chapitre XIII : *Des Entozoaires vésiculeux.*

La présence des *Ténias* produit un sentiment de gêne et de pesanteur, des borborygmes et des douleurs abdominales variées, vagues ou fixes, ordinairement légères, surtout dans les commencements. On éprouve des frissons, des anxiétés, un désir immodéré d'aliments, le corps s'amaigrit.....

M. Van Beneden soupçonne que c'est le *Ténia échinocoque* qui, à l'état de larve, produit cette épidémie affreuse à laquelle succombe près de la sixième partie des Islandais (Schleisner), affection connue sous le nom de *maladie du foie* (1).

Lorsqu'une personne a rendu une très grande quantité de fragments de *Ténia*, le parasite finit par périr. Quand on traite un malade tourmenté par ce ver, on cherche avec raison si les parties antérieures, la tête surtout, ont été expulsées. Le renflement céphalique de ces animaux étant fort petit, il échappe souvent à l'observation. On croit que le malade n'a rendu que des articles, tandis qu'il s'est débarrassé de la partie active, de la partie la plus importante de son parasite. En examinant avec attention, parmi les matières fécales, on parvient quelquefois à découvrir la tête. On conçoit facilement que lorsque le premier médicament administré a détaché et fait sortir la partie antérieure de l'animal, le médecin est arrivé à son but. Parmi plus de cent personnes affectées du *Ténia*, traitées par Bremser, il n'en est pas une seule qui ait vu sortir la tête de l'entozoaire, et cependant quatre-vingt-dix-neuf sur cent ont été guéries. A la vérité le traitement a toujours été plus ou moins long.

Combien de temps faut-il à ces animaux pour se développer? En d'autres termes, quelle est la durée de la vie chez un Helminthe rubané! Quelques auteurs ont parlé de dix ans. Ce nombre d'années paraît un peu douteux. Cependant on a vu des sujets rendre, pendant cet espace de temps, des fragments de *Ténia;* mais ces fragments appartenaient-ils réellement au même individu? Ne venaient-ils pas de plusieurs individus différents?

CHAPITRE XII.

DU BOTHRIOCÉPHALE.

Le genre *Bothriocéphale* (*Bothriocephalus*) (2) est dû à Bremser,

---

(1) M. Siebold croit qu'elle est causée par le *Tænia serrata*.

(2) Βόθριον, fossette, et κεφαλή, tête. — Il ne faut pas écrire ce mot avec un *y* et sans *h*, comme dans *Teucrium Botrys*, parce que βότρυς signifie *grappe*. On doit mettre un *th* et un *i*.

Ce genre diffère notablement du *Ténia*. La tête présente deux fossettes et non quatre oscules, et n'a pas de couronne de crochets.

1° BOTHRIOCÉPHALE LARGE (1). — Cet entozoaire a été observé par un grand nombre d'auteurs.

Il habite le nord de l'Europe, où il est plus commun que le Ténia ordinaire ; on le trouve surtout en Russie, en Pologne et en Suisse (2). M. Küchenmeister dit qu'on le rencontre à Hambourg, mais seulement chez les juifs. On l'a observé aussi en France, mais beaucoup plus rarement que le Ténia. Il y a deux ans, M. le professeur Grisolle en a fait rendre un très long à un malade ; M. Jackson a vu deux fois ce ver en Angleterre. En général, le *Bothriocéphale* est commun là où le Ténia est rare, et réciproquement.

Description. — Le *Bothriocéphale large* (fig. 115) est aussi un entozoaire rubané et articulé. Sa longueur ordinaire est de 2 à 7 mètres. Bremser a vu un jeune Suisse en expulser trois morceaux, dont le plus long avait 25 pieds, mesure de Vienne. D'autres parlent de 20 mètres. Goeze assure avoir reçu de Bloch un individu qui mesurait plus de 71 mètres. Boerhaave prétend avoir fait rendre à un Russe un *Bothriocéphale* qui n'avait pas moins de 300 aunes (?). La plus grande largeur de ce ver est de 10 à 13 millimètres.

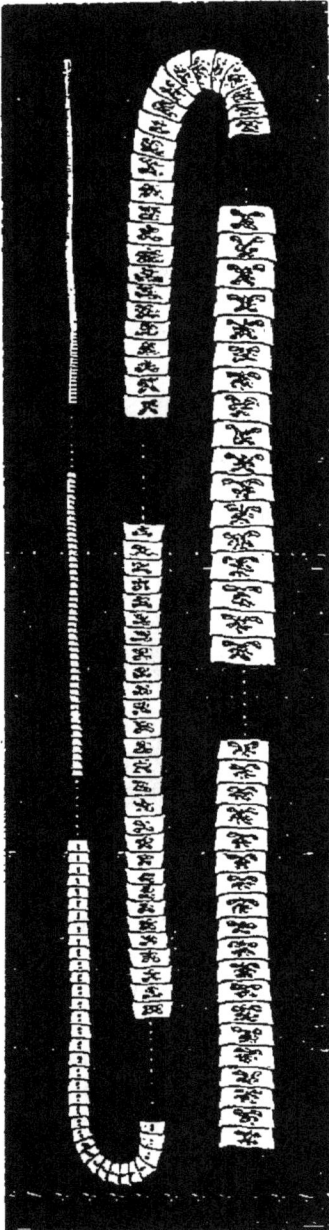

Fig. 115.
Bothriocéphale large.

(1) *Bothriocephalus latus* Brems. (*Tœnia lata* Rud., *T. vulgaris* Gmel., *T. grisea* Pall., *Halysis lata* Zeder, *Botryocephalus hominis* Lœnk., *Dibothrium latum* Dies.), vulgairement *Lombric membraneux*, *Ver solitaire gris*, *Ver rubané large*, *Ténia large*, *Ténia à larges anneaux*, *Ténia à anneaux courts*, *Ténia à mamelons ombilicaux*, etc.

(2) Dans ce dernier pays, un septième au moins de la population en est attaqué. (Odier.)

Rudolphi assure, cependant, en avoir observé un qui avait 58 millimètres de largeur. Ce chiffre est bien difficile à admettre.

Le *Bothriocéphale* est ordinairement d'un blanc grisâtre ou jaunâtre ; il ne présente jamais la nuance laiteuse, le blanc parfait du Ténia. Le milieu des derniers anneaux paraît plus ou moins brun, ce qui résulte de la couleur des œufs. Quand on met ce ver dans l'alcool, il prend une teinte d'un gris plus ou moins prononcé. De là le nom de *Tænia grisea* que Pallas lui avait donné.

La tête du *Bothriocéphale* (fig. 116) est très petite (environ 2 millimètres 1/2), oblongue, lancéolée ou ellipsoïde, un peu déprimée, obtuse, souvent rétrécie en avant ; on y remarque deux dépressions ou fossettes latérales opposées, allongées, que Rudolphi regarde avec raison comme les orifices buccaux. Les auteurs qui ont signalé dans cette tête quatre mamelons osculifères, comme chez le Ténia, se sont trompés. Bremser croit que la bouche proprement dite est placée en avant, entre les deux fossettes. Il appelle l'analogie à son secours, et cite, entre autres, le *Bothriocéphale* du turbot, où cette organisation ne se rencontre pas. Ces fossettes ne sont pas munies d'un rebord particulier.

Le cou est tantôt très apparent, très développé, tantôt presque nul. Bremser a figuré deux têtes portées chacune par un cou manifeste, et une troisième qui n'en a presque pas. Le cou semble privé d'articulations ; cependant le microscope y fait découvrir des rides très serrées.

Les articulations, ou zoonites, sont d'abord presque carrées ; mais bientôt elles deviennent plus larges que longues. Dans les parties les plus postérieures, le diamètre transversal l'emporte de beaucoup sur le longitudinal (fig. 117). M. Eschricht a compté, dans un seul *Bothriocéphale*, 10 000 articulations !

Fig. 116. — *Tête.*

On remarque quelquefois, à l'extrémité postérieure de l'animal, une espèce d'incision ou déchirure longitudinale plus ou moins profonde, qui divise le ver régulièrement ou irrégulièrement en deux lèvres : ce qui peut donner à cette extrémité l'apparence d'une tête. Tulpius a représenté un morceau détaché ainsi fendu, comme la tête du *Bothriocéphale* (1). Ce qui avait probablement contribué à cette

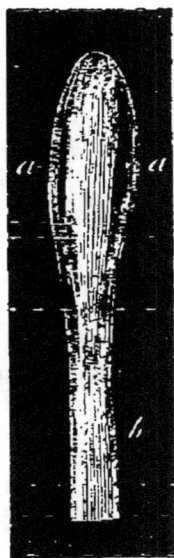

(1) *Lati Lumbrici caput* (Tulp.).

fausse interprétation, c'est que le pore médian d'un des articles (je parlerai bientôt de ce pore) ressemblait grossièrement à un œil.

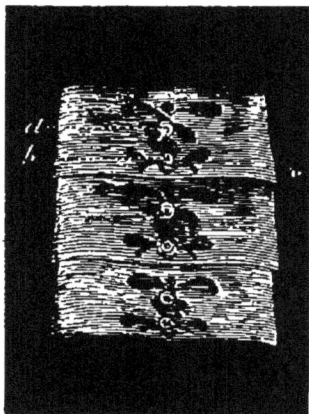

Suivant cet auteur, la partie étroite de l'entozoaire constituait une queue filiforme. Leclerc a copié cette planche. Bremser a figuré une portion de *Bothriocéphale* avec une déchirure du même genre ; elle ressemble à un bec d'oiseau. D'autres fois la fente est plus longue, et l'animal paraît pourvu de deux queues. M. Rayer en a vu plusieurs exemples.

Comme dans le genre précédent, on remarque, dans la partie antérieure, des canaux alimentaires filiformes qui se dirigent le long du corps. Ces canaux s'aperçoivent quelquefois à travers la peau.

Fig. 117. — *Articles isolés* (*).

Suivant M. Blanchard, le *Bothriocéphale* possède un appareil nerveux analogue à celui du *Ténia*, mais beaucoup moins distinct.

L'animal se contracte et se dilate d'une manière assez irrégulière ; ses mouvements sont, d'ailleurs, peu vifs. On assure cependant que la tête est manifestement mobile.

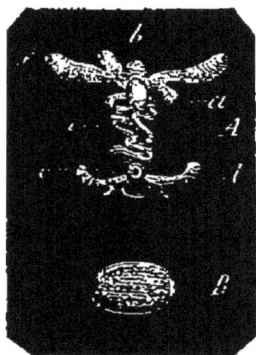

A la face inférieure des articles, vers le milieu (fig. 117), on trouve un mamelon ovoïde ou conoïde, percé d'un pore par lequel sort un petit corps grêle, un peu pointu, regardé comme le spicule. Derrière cet organe, on remarque un autre pore plus petit sans mamelon. Celui-ci n'existe pas toujours ; on suppose que c'est la vulve, et, comme le spicule ne se montre pas dans tous les articles, on croit que l'androgynie n'est pas dans l'animal d'une manière absolue ; qu'il possède des articles tantôt androgynes, tantôt mâles ou femelles.

Fig. 118.
Organes sexuels (**).

D'après M. Eschricht, le spicule est muni d'une petite gaîne ; il

(*) *a*, orifice mâle, avec son spicule. — *b*, orifice femelle.
(**) A, double appareil sexuel : — *a*, orifice masculin, avec son spicule. — *b*, testicule. — *c*, orifice féminin. — *d*, matrice avec ses cornes. — *e*, oviducte entortillé. — *f*, ovaire. — *B*, œuf.

communique avec un canal déférent assez long, plusieurs fois replié
sur lui-même, qui augmente d'épaisseur graduellement, et va se
rendre dans une vésicule séminale en forme de poche obovée. Le
testicule est composé de granulations blanches, lesquelles possèdent des conduits très grêles, qui aboutissent à la vésicule dont il
vient d'être question. L'appareil femelle est un peu plus compliqué.
Les ovaires sont obovés, oblongs et très apparents; l'oviducte se
présente comme un canal entortillé, surtout au moment de la maturité des œufs. Dans la matrice, on voit deux poches ou cornes divergentes qui communiquent ensemble à l'aide d'un canal bouclé
d'avant en arrière.

Les œufs du *Bothriocéphale* (fig. 118, B) sont très nombreux.
Suivant M. Eschricht, chaque individu en porte 10 millions! Ces
œufs présentent une forme ellipsoïde. Sous un fort grossissement, ils
paraissent remplis de granules.

On ne connaît pas la larve du *Bothriocéphale*, ni dans quelles
conditions elle vit pendant le premier âge. On a soupçonné que le
mode de propagation de cet Entozoaire est analogue à celui des
Bothriocéphales qu'on rencontre chez les animaux; que l'œuf produit
une larve sans parties sexuelles attachée à un corps en forme d'ampoule; que cette larve vit pendant quelque temps dans un animal,
et qu'elle s'introduit ensuite dans le corps humain pour s'y transformer en animal parfait (1).

M. Van Beneden fait remarquer que les mammifères herbivores
ont des vers rubanés sans crochets, et qu'ils ne peuvent avaler les
larves de ces vers avec la chair des autres animaux, comme cela a
lieu chez les carnassiers. Ces larves sont nécessairement fournies
par l'herbe ou par l'eau. Par conséquent, il serait possible que nos
Bothriocéphales fussent produits par des larves qui ne s'enkystent
pas (2).

2° AUTRE ESPÈCE? — Mayor, de Genève, a distingué, dans le *Bothriocéphale large*, deux espèces, l'une à anneaux courts, l'autre à
anneaux longs. La première atteint jusqu'à 20 mètres, et présente
13 millimètres environ dans sa plus grande largeur; ses articles
sont longs à peu près de 2 millimètres. La seconde ne dépasse pas
8 mètres et offre environ 9 millimètres de largeur; ses articles en
ont 4 de longueur. Suivant le même médecin, l'huile de fougère
chasse presque infailliblement le *Bothriocéphale* à anneaux longs,
tandis que celui à anneaux courts lui résiste le plus souvent, et

(1) Voyez page 372.
(2) Voyez page 375.

exige, pour être expulsé, l'emploi de la poudre du rhizome de la même plante, ou la décoction d'écorce de racine de grenadier sauvage. Les zoologues regardent ces deux prétendus *Bothriocéphales* comme deux formes plus ou moins voisines, deux états particuliers du *Bothriocéphale large*.

3° OBSERVATIONS. — En comparant le *Bothriocéphale large* au *Ténia ordinaire*, on peut réduire à un petit nombre les caractères importants propres à les faire distinguer.

Le *Bothriocéphale :* 1° est grisâtre ; 2° il offre une tête allongée, sans renflement terminal et sans couronnes de crochets ; 3° il possède deux fossettes allongées, sans mamelon et sans rebord ; 4° les articles paraissent plus larges que longs ; 5° les orifices sexuels sont médians

Le *Ténia :* 1° est blanc ; 2° il offre une tête subglobuleuse, avec un renflement terminal et deux couronnes de crochets ; 3° il possède quatre oscules arrondis, portés par autant de mamelons et munis d'un rebord ; 4° les articles paraissent plus longs que larges ; 5° les orifices sexuels sont marginaux.

4° ACTION SUR L'HOMME. — Comme le *Ténia*, le *Bothriocéphale* se tient dans les intestins grêles.

Les désordres qu'il détermine et les symptômes qui indiquent sa présence sont les mêmes pour les deux vers.

J'ai dit, plus haut, que les vers rubanés sans crochets appartenaient aux herbivores ; ceux à crochets se rencontrent, au contraire, dans les carnassiers. L'homme, dont l'alimentation est omnivore, présente à la fois les deux sortes d'entozoaires. Il est tourmenté, comme phytophage, par le *Bothriocéphale large* et aussi par le *Ténia inerme*, et comme carnivore par le *Ténia ordinaire* et par le *Ténia nain...*

CHAPITRE XIII.

DES HELMINTHES VÉSICULEUX.

On a désigné sous le nom d'*Helminthes vésiculeux* ou *cystiques* (1) des entozoaires terminés par une ampoule ou contenus dans une poche, ou bien réduits à cette dernière. Les anciens auteurs les appelaient collectivement *Hydatides* ou *Vers hydatiques*. Tous ces *Helminthes* sont agames, c'est-à-dire privés d'organes sexuels. On en verra bientôt la raison.

Les zoologistes ont distingué trois genres d'*Helminthes vésiculeux :* 1° les *Cysticerques*, 2° les *Echinocoques*, 3° les *Acéphalocystes*.

---

(1) *Cystica* Rud., *Vers vésiculaires* Linn., *Blasenwürmer* des Allemands.

§ I. — Des Cysticerques.

Les CYSTICERQUES (*Cysticercus*) (1) sont des helminthes à ampoule caudale.

Ils se développent dans le tissu cellulaire des muscles (2) ; on les a observés aussi dans le foie (3), le cœur (4), le plexus choroïde (5), le cerveau (6), entre la sclérotique et la conjonctive (7), dans la chambre antérieure de l'œil (8).....

Ces animaux sont très petits ; on les trouve dans un kyste ellipsoïde ou arrondi, un peu fibreux, formé aux dépens de l'organe qui nourrit le parasite. Ce kyste contient une seconde vésicule pourvue d'une ouverture au pourtour de laquelle adhère une troisième poche qui renferme le ver, attaché à cette dernière (Follin et Robin). Cette poche paraît globuleuse, ovoïde ou pyriforme. Ses parois sont minces, lisses ou granuleuses, demi-transparentes, à peine blanchâtres, et plus ou moins résistantes.

La tête et le cou sont habituellement enfermés dans l'ampoule ; mais ils peuvent en sortir en entier ou en partie, suivant la volonté de l'animal. La tête présente quatre suçoirs placés sur autant de mamelons, et une proboscide terminale entourée d'une double couronne de crochets, exactement comme dans les Ténias. Le cou est plus ou moins long et formé d'articles serrés.

Quand la tête est rentrée, l'ouverture apparaît sous la forme d'un petit ombilic, qui semble entouré d'une sorte de sphincter plus ou moins blanc. Sous cette tache se trouvent contractés la tête et le cou.

On connaît trois espèces principales de *Cysticerques :* 1° le *Cysticerque de la cellulosité*, 2° le *ténuicolle*, 3° le *triarmé*.

1° Le *Cysticerque de la cellulosité* ou *ladrique* (fig. 119) (9) n'est pas commun dans l'homme ; on croit que c'est le même ver qui se développe si fréquemment dans le cochon, où il produit quelquefois l'affection connue sous le nom de *ladrerie ;* on l'a observé aussi dans le bœuf.

Ses kystes offrent un grand diamètre de 15 à 20 millimètres et un petit de 5 à 6. La tête porte 32 crochets (10). Quelques auteurs

(1) Κύστις, vessie, et κέρκος, queue.
(2) Werner, Himly, Demarquay.
(3) Leuckart.
(4) Morgagni, Rudolphi, Bouillaud, Andral, Leudet.
(5) Treutler, Fischer.
(6) Ruysch, Chomel, Dubreuil, Leudet, Calmeil, Bouchut.
(7) Estlin, Hæring, Siebold, Cunier.
(8) Sœmmering, Lugan.
(9) *Cysticercus cellulosæ* Rud. (*Tænia cellulosæ* Gmel., *Hydatigera cellulosæ* Lamk).
(10) Himly, Gervais, Ch. Robin.

pensent que l'espèce particulière aux animaux, qui présente de 26 à 28 crochets(1), est différente de celle de l'homme.

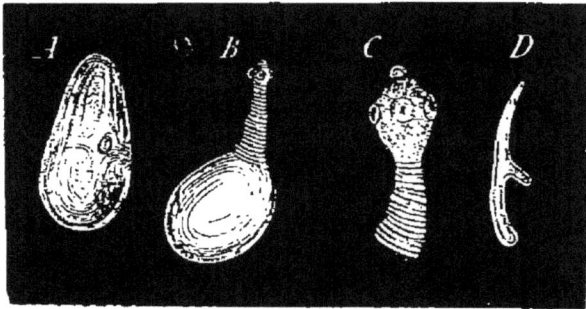

Fig. 119. — Cysticerque (*).

Il existe une variété (*albopunctatus*) avec une forte tache blanche à l'orifice de l'ampoule (2).

Le docteur Frédault en a décrit une autre, sous le nom de *Trachelocampyle*, à col légèrement courbé en arc.

Le *Cysticerque dicyste* (3), qui a été découvert dans le cerveau d'un homme mort d'apoplexie, et dont le corps est terminé par deux ampoules, doit être regardé comme une monstruosité.

2° Le *Cysticerque triarmé* ou *acanthotrie*(4) a été trouvé, en 1845, à Richmond, en Virginie, par le professeur Jeffries Wyman, dans les muscles d'une femme de cinquante ans morte phthisique.

Il est long de 10 millimètres environ sans la vésicule, qui ressemble à celle du *Cysticerque de la cellulosité*.

Il est caractérisé par trois sortes de crochets disposés sur trois rangs (14 à chaque rang); ses suçoirs sont visibles à l'œil nu, et son cou est nettement articulé.

M. Weinland voudrait en faire un genre séparé, sous le nom de *Acanthotrias*.

3° Le *Cysticerque ténuicolle* (5) a été observé dans le mésentère et dans le foie, mais rarement. Bosc et H. Cloquet ont eu l'occasion de l'étudier. Il se rencontre aussi dans les singes, les chevaux, les porcs et les bœufs...

Il a pour caractères un cou étroit, térète et rugueux. Son ampoule paraît petite; chez les animaux, elle devient énorme (6).

(1) Davaine, Follin.
(2) *Tænia albopunctata* Treutl., *Cysticercus albopunctatus* Laenn.
(3) *Cysticercus dicystus* Laenn.
(4) *C. Acanthotrias* Weinl.
(5) *C. tenuicollis* Rud. (*Tænia hydatigena* Pall., *Cysticercus lineatus* Laenn., *Hydatis globosa* Lamk.)
(6) Le Ténia qu'il produit (*Tænia tenuicollis* Cünther) est très commun dans les animaux de boucherie. On le trouve aussi dans le chien de boucher et dans celui de berger.

(*) A, animal retiré dans son ampoule. — B, animal développé. — C, tête et cou isolés. — D, un des crochets.

Les espèces suivantes sont caractérisées d'une manière trop insuffisante pour ne pas être regardées comme douteuses.

1° Le *Cysticerque hépatique* (1), qui vit dans le foie et dont le corps est ovale-allongé.

2° Le *Cysticerque viscéral* (2), qui habite dans l'abdomen, le thorax, et dont le corps est globuleux.

3° Le *Cysticerque Fischérien* (3), dont le corps est très grêle et l'ampoule pyriforme.

4° Le *Cysticerque aortique* (4), dont le corps est ovale et qui porte des crochets filiformes.

5° Le *Cysticerque vésical* (5), dont le corps est rudimentaire (6).

§ II. — Des Échinocoques.

Les ÉCHINOCOQUES (*Echinococcus*) (7) sont des vers enfermés, en nombre plus ou moins considérable, dans une vessie membraneuse (*sporocyste*).

L'*Échinocoque de l'homme* (fig. 120) (8) a été l'objet de plusieurs mémoires importants.

Cet helminthe se rencontre dans les divers organes, particulièrement dans le rein et le poumon. Zeder en a trouvé dans le cerveau d'une jeune fille. Rudolphi, Eschricht et Lebert en ont vu dans le foie. Adam Schmidt en a retiré un de la glande lacrymale. Morgagni en a trouvé un autre dans le cœur. Ludersen parle d'un homme âgé de quarante ans, mort d'hydropisie, dont la rate, transformée en un sac très dilaté, contenait une quantité prodigieuse d'*Échinocoques*. Collet raconte qu'une femme de quarante-sept ans évacua, en toussant, dans l'espace d'environ quatre mois, 135 *Échinocoques*. Albers et Bock ont chacun observé un goître occasionné par un *Échinocoque* (Forster). M. Gescheidt en a signalé entre la choroïde et le cristallin.

La vésicule ou capsule des *Échinocoques* varie beaucoup pour

(1) *Cysticercus hepaticus* Delle Chiaje (*Trichosoma hepaticus* Brera).
(2) *C. visceralis* Rud. (*Tænia visceralis* Gmel.).
(3) *C. Fischerianus* Laenn.
(4) *C. aorticus* Notar.
(5) *C. vesicæ* Crépl.
(6) M. Kœberlé a communiqué tout récemment (mars 1859), à la Société d'histoire naturelle de Strasbourg, la description de deux autres *Cysticerques* qu'il croit nouveaux, le *C. turbinatus* et le *C. melanocephalus*. Le premier lui paraît suffisamment caractérisé par son mode d'enroulement et par la présence de 32 crochets, et le second par une tache céphalique et par 24 crochets seulement. L'un et l'autre ont été trouvés dans le cerveau.
(7) Ἐχῖνος, hérisson, et κόκκος grain.
(8) *Echinococcus hominis* Rud. (*Polycephalus humanus* Zeder).

la grosseur. Il y en a de la taille d'un grain de moutarde et d'autres
du volume d'un œuf de poule. Cette vessie refoule le parenchyme

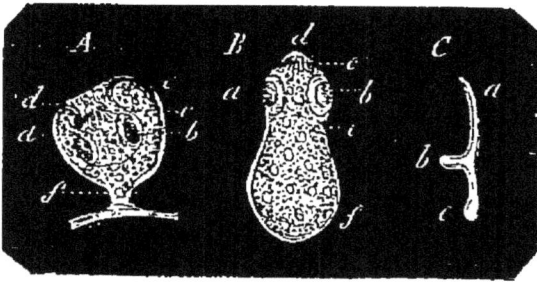

de l'organe malade, et
détermine autour d'elle
une production de tissu
nouveau, de telle sorte
que l'hydatide est com-
me emboîtée dans un
kyste adventif plus ou
moins résistant. Cette
ampoule n'est pas tou-
jours solitaire.

Fig. 120. — Échinocoque (*).

La vésicule est glo-
buleuse, ovoïde ou pyri-
forme. Elle est formée de deux membranes emboîtées l'une dans
l'autre. L'extérieure (hydatide des auteurs) est constituée par une
pellicule semblable en apparence au blanc d'œuf coagulé, sans
fibres ou fibrilles, ni cellules, et disposée par lames stratifiées
(Davaine). La vésicule intérieure (membrane germinale, Goodsir) est
formée par un stratum fibrilleux, parsemé de granulations élémentaires. Dans l'intérieur on trouve un liquide limpide, diaphane,
tantôt incolore, tantôt légèrement jaunâtre ou roussâtre.

Des corpuscules petits comme des grains de sable (1) flottent
librement dans le liquide ; ils sont d'abord adhérents à la face interne des vésicules par un très mince pédicule qui se rompt avec
une extrême facilité (Davaine). Vus au microscope, ces corpuscules
sont allongés, plus ou moins ovoïdes, subglobuleux, pyriformes et
déprimés. Ce sont autant de petits vers intestinaux. Leur extrémité
antérieure est organisée comme celle des Cysticerques ou des Ténias,
avec quatre suçoirs et une double couronne de crochets. D'autres
gemmes se développent aussi à la surface externe de la première
membrane, et quelquefois dans son épaisseur. Elles se détachent
généralement comme les premiers corpuscules, quand elles ont atteint le volume d'un grain de chènevis. Au bout d'un certain temps,
il se forme à leur intérieur la seconde membrane, et plus tard cette
membrane produira de petits Echinocoques (Davaine).

_____

(1) *Arénulacés*, selon l'expression de Lamarck.

(*) *A*, animal attaché à la paroi interne du sporocyste, la tête et le cou retirés dans
le corps : — *a*, la tête. — *b*, les oscules. — *c*, les couronnes de crochets. — *d*, la
proboscide. — *e*, le corps. — *f*, le pédicule. — *B*, animal développé : — *a*, la tête. —
b, les oscules. — *c*, les couronnes de crochets. — *d*, la proboscide. — *e*, le col. —
f, le corps. — *C*, un des crochets : — *a*, la griffe. — *b*, la garde. — *c*, le manche.

Quelques auteurs regardent les *Échinocoques* du singe, du chien, du bœuf, du mouton, comme constituant une espèce distincte de celle de l'homme, qu'ils appellent *Échinocoque des vétérinaires* (1).

D'autres vont plus loin, ils admettent que chacun des animaux nommés possède son espèce particulière.

§ III. — Des Acéphalocystes.

Les ACÉPHALOCYSTES (*Acephalocystis*) (fig. 121) (2), décrites par Laennec, sont des dilatations en forme de vessies membraneuses, sans tête, ni bouche, ni tube digestif même à l'état de rudiment.

Les *Acéphalocystes* se rencontrent dans le foie, la rate, le rein. Béclard en a trouvé dans la vessie, Cullerier dans le tissu des os, M. Rostan dans l'arachnoïde. Le docteur Carrère en a observé une du poids de 119 grammes, dans le cerveau d'un jeune homme.

Plusieurs naturalistes ont regardé ces vessies comme de vrais Helminthes, mais d'une organisation simple (3), appartenant à la tribu des Monadaires (Blainville) et voisins des Volvoces (Leuckart).

Goeze et Rudolphi ne croient pas à leur animalité; il en est de même de Cuvier et de Meckel. Cette di-

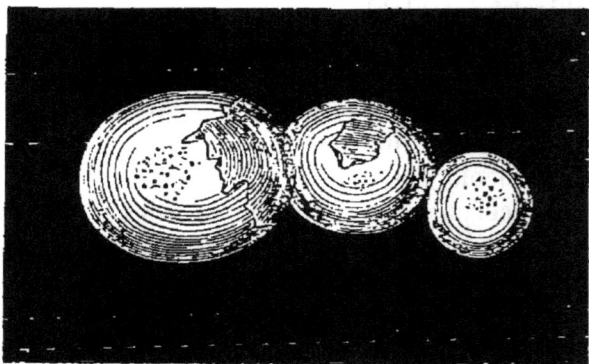

Fig. 121. — *Acéphalocyste.*

vergence d'opinions paraît tenir à ce qu'on a confondu, sous le nom d'*Acéphalocystes*, des productions différentes. On rencontre quelquefois, dans le corps humain, des expansions vésiculiformes qui doivent être regardées comme des modifications de tissu et des cas pathologiques. Par exemple, les *Hydromètres hydatiques* ou *Acéphalocystes rameuses* (4) développées dans l'utérus ne sont bien certainement qu'une altération hypertrophique des vaisseaux du pla-

(1) *Echinococcus veterinorum* Rud. (*E. scolicipariens* Küch.). — M. Diesing réunit cette espèce avec la précédente, sous le nom d'*Echinococcus polymorphus.*

(2) α privatif, κεφαλή, tête, et κύστις, vessie.

(3) Himly, Bremser, Delle Chiaje.

(4) *Acephalocystis ramosa* H. Cloquet (*Hydrometra hydatica* Astruc, *Tænia vesicularis* Goeze).

centa (Cruveilhier). Ce qui s'est passé dans la matrice peut arriver dans d'autres cavités et même dans des tissus, et l'on voit s'y former des phlyctènes et d'autres dilatations hydatiformes. On a pris aussi pour des *Acéphalocystes* certains corps albuminoïdes qui se concrètent dans plusieurs points de l'économie, par exemple, autour du poignet, entre les tendons et les muscles. Ces prétendus vers ne présentent aucune cavité; ce sont des corps compactes et non des sacs membraneux (1). Mais les vésicules membraneuses trem-blantes, demi-diaphanes, qu'on découvre enkystées dans divers or-ganes, doivent être considérées comme des vers intestinaux, comme des *Helminthes hydatiques*. Ces vésicules ont une vie indépendante dont on peut suivre toutes les phases (Dujardin).

Généralement ces vraies *Acéphalocystes* sont sphériques, simples, libres de toute espèce d'adhérence, et contiennent souvent d'autres vésicules emboîtées les unes dans les autres; tandis que les expan-sions morbides sont plus allongées, atténuées ou pédiculées à une extrémité, quelquefois aux deux, d'autres fois rameuses et toujours adhérentes, c'est-à-dire plus ou moins dépendantes des organes; elles ne renferment jamais d'autres vésicules.

Dans l'état actuel de la science, les *Acéphalocystes* ne doivent pas constituer un genre particulier d'Helminthes; ce sont des *Cys-ticerques* ou des *Échinocoques* incomplétement développés, c'est-à-dire arrêtés dans leur évolution. Il n'est pas rare de rencontrer de ces poches qui contiennent à la fois des vésicules inertes et des larves pourvues de leurs crochets, lesquelles, par conséquent, tien-nent de l'*Acéphalocyste* et de l'*Echinocoque* (Van Beneden).

Laennec distingue trois espèces d'*Acéphalocytes*, l'*A. à œufs*, l'*A. à grains* et l'*A. à bourgeons* (2). Ce sont trois états à peine distincts de cette forme vésiculeuse des deux genres précédents.

§ IV. — Transformations des Helminthes vésiculeux.

Les *Helminthes vésiculeux* ou *hydatiques*, c'est-à-dire les *Cysti-cerques* et les *Échinocoques*, se transforment en *Helminthes rubanés*. Les premiers sont des états incomplétement développés, de jeunes individus, des larves des seconds.

La connaissance de ces transformations a jeté le plus grand jour sur l'origine de l'infection vermineuse.

L'histoire de leur découverte est du plus haut intérêt pour le mé-

(1) Voyez page 389.
(2) *Acephalocystis ovoidea, granulosa* et *surculigera* Laenn.

decin comme pour le naturaliste. Abilgaard avait observé, il y a plus d'un siècle, qu'une espèce particulière de parasite, appelée aujourd'hui *Schistocéphale dimorphe* (1), qui vit dans certains poissons nommés *Épinoches*, se rencontrait quelquefois dans les canards nourris avec ces derniers, mais alors offrant un second degré de développement. M. Créplin, ayant étudié, en 1829, comparativement, les vers intestinaux des épinoches qui, tous les ans, remontent de la mer Baltique dans les rivières affluentes, et ceux des oiseaux piscivores des bords de ces rivières, a mis hors de doute que le *Schistocéphale dimorphe n'acquiert ses organes sexuels* (c'est-à-dire ne devient animal parfait) que lorsqu'il s'est développé dans un oiseau.

Les modifications dont il vient d'être question se réduisent à une plus grande taille et à l'apparition des organes génitaux. Des développements plus curieux, de véritables métamorphoses ont été observées, dans d'autres vers, par M. Van Beneden. Ce sont les divers états par lesquels passent les *Bothriocéphales* des poissons. Dans un grand nombre de ces derniers, habitent de petits entozoaires connus sous le nom de *Scolex*. Ces vers ne possèdent ni crochets, ni trompes, et sont privés d'organes sexuels. Plus tard, les *Scolex* présentent quatre petites trompes céphaliques, manifestement échinulées ; ce sont alors des *Tétrarhynques*. Ceux-ci restent dans leur coque, jusqu'à ce que le poisson dans les entrailles duquel ils s'abritent soit mangé par un poisson plus volumineux. Alors le ver sort de son enveloppe, perce l'intestin du ravisseur, et va s'établir dans son mésentère. Plus tard, si le poisson est dévoré à son tour par un autre poisson encore plus gros, par un requin par exemple, le ver s'allonge, son corps se *rubane*, des anneaux se dessinent, des organes sexuels s'organisent, et l'entozoaire devient un *Bothriocéphale!*....

Ces faits si remarquables ont expliqué la grande ressemblance que M. de Siebold avait observée entre la tête du *Cysticerque fasciolaire* (2) qui vit chez la souris, et la tête du *Ténia crassicolle* (3) qui habite chez le chat. On a été porté à conclure que ces deux parasites pourraient bien être identiques. Ils ne diffèrent, en effet, que par la présence, dans le premier, d'une petite vessie caudale et par la longueur plus grande du second. M. de Siebold a introduit diverses espèces de *Cysticerques* dans l'estomac de plusieurs chiens, dans des lapins

---

(1) *Schistocephalus dimorphus* Crépl.
(2) *Cysticercus fasciolaris* Rud. (*Hydatigera fasciolaris* Lamk).
(3) *Tænia crassicollis* Rud.

et dans des cabiais ; il a reconnu que ces vers, au bout d'un certain temps, perdaient leur vessie caudale, s'allongeaient, se rubanaient, s'articulaient et se transformaient en *Ténias*.

M. de Siebold a fait manger à des chiens des *Échinocoques* avec leur enveloppe membraneuse. Il a constaté, sur plusieurs individus, que le dernier anneau se dilatait en vésicule, et que l'animal devenait *Cysticerque ;* mais il a vu, sur un plus grand nombre, que le ver s'allongeait en ruban articulé et se changeait en *Ténia*.

Enfin, on a eu l'idée d'opérer sur l'homme, et d'essayer si, dans notre propre espèce, on n'arriverait pas à des résultats semblables. M. Küchenmeister, de Zittau, a démontré, en 1835, par de curieuses expériences, sur une femme condamnée à mort pour assassinat, que le *Cysticerque de la cellulosité* donne naissance, lorsqu'il est ingéré dans nos intestins, au *Ténia ordinaire.* Le savant professeur allemand a fait avaler à cette femme, à son insu, un certain nombre de *Cysticerques* fournis par un porc : 12 dans du boudin et 18 dans du riz, quatre-vingt-quatre heures avant la mort ; 15 dans un potage au vermicelle, trente-six heures avant ; 12 dans des saucisses, vingt-quatre heures avant ; et 18 dans de la soupe, douze heures avant. Cette femme prit donc 75 *Cysticerques.* L'autopsie de la malheureuse fut faite quarante-huit heures après l'exécution. On trouva dans le duodénum, fixés à la muqueuse, 4 petits *Ténias ordinaires,* munis de leurs crochets. On découvrit, dans l'eau qui avait servi à laver les intestins, 6 autres jeunes *Ténias,* mais sans crochets.

Il paraît donc que le *Cysticerque de la cellulosité* devient, dans le tube digestif de l'homme, un *Ténia ordinaire.*

Des expériences semblables ont été tentées par le professeur Leuckart ; il a donné à un jeune homme d'une trentaine d'années (qui s'y était prêté de bonne grâce), un certain nombre de *Cysticerques* tirés d'un porc ladre. Au bout de deux mois, ce jeune homme avait le *Ténia !*

M. A. Humbert, de Genève, a fait mieux ; il a opéré sur lui-même. Le 11 décembre 1854, il se procura, dans l'abattoir de la ville, de la graisse de porc fraîche, farcie de *Cysticerques.* Il détacha ces vers avec soin, et en avala 14, en présence de MM. Vogt et Moulinié. Dans les premiers jours du mois de mars 1855, il sentit la présence des *Ténias* et en rendit des fragments considérables (1)! (Bertholus.)

D'un autre côté, on a reconnu que les œufs murs des *Ténias*

---

(1) Des expériences analogues, faites avec d'autres *Cysticerques* sur des chiens, ont pleinement confirmé ce résultat.

donnent naissance à des *Cysticerques*, quand ils se développent dans les tissus des animaux (1). On a nourri des cochons avec des œufs de *Ténia ordinaire*, et ces pachydermes sont devenus *ladres*.

Les *Cysticerques* pris chez les bouchers et chez les charcutiers (2) sont donc une des principales origines du *Ver solitaire*. Ces hydatides pénètrent avec l'usage de la chair de Porc (qui en est si souvent infectée), surtout quand cette viande est mangée crue et simplement salée ou fumée, ou bien quand elle a été mal cuite. Ils arrivent aussi, mais plus rarement, avec la chair du bœuf et de quelques autres animaux.

D'après le rapport des médecins de Vienne, les personnes employées dans les boucheries et dans les cuisines sont très souvent affectées du *Ténia* (3). En Abyssinie, où l'on mange beaucoup de chair crue, ce parasite est très commun (Auber, Siebold). Les chartreux, qui ne prennent ni viande, ni laitage, ne connaissent pas ce ver (Ruppell, Reinlein). On a trouvé, à Stettin, des *Ténias* chez sept enfants auxquels on avait prescrit l'usage de la viande crue (Scharlau).

Passons en revue, maintenant, les transformations successives qu'éprouve le *Ténia ordinaire*, avant d'arriver à son état parfait.

Son œuf renferme un embryon court, inarticulé, et pourvu au moment de l'éclosion de trois paires de crochets (*hexacanthe*), dont les deux médians sont destinés à entamer les tissus de l'hôte que le parasite choisira.

Une fois établi dans le parenchyme d'un animal, d'un porc par exemple, cette espèce de larve rudimentaire devient, ou pour mieux dire engendre, par voie *agame*, un nouvel individu engaîné dans sa propre mère, lequel s'enkyste dans le sujet infecté, comme une chenille dans le cocon où elle doit se transformer en chrysalide (Van Beneden).

Cette seconde larve présente une tête avec quatre suçoirs, une double couronne de crochets et un cou médiocrement long, lequel se termine par une ampoule membraneuse, immense phlyctène à parois délicates, remplie de sérosité, dans laquelle le jeune animal peut, en se contractant, s'enfermer et s'abriter. Ce petit ver se loge en abondance au milieu du tissu cellulaire, dans la graisse, sous la peau, entre les muscles, dans la région intercostale, dans le péritoine.....

---

(1) Küchenmeister, Van Beneden, Gurlt, Eschricht, Leuckart, Roll, Hübner, etc.

(2) Un morceau de porc du poids de 4 drachmes et demie, que M. Küchenmeister avait fait acheter chez un charcutier, en Saxe, contenait 133 *Cysticerques*.

(3) Les charcutiers et les bouchers sont très sujets au *Ver solitaire* (Deslandes).

L'animal vit au sein de son kyste comme un Cynips dans sa noix de galle.

Ce second état constitue le *Cysticerque de la cellulosité;* c'est l'état hydatique.

Cette larve peut produire de nouveaux individus semblables à elle, mais par *gemmiparité,* et non par *génération,* attendu qu'elle n'a pas d'organes sexuels. Quand le porc devient ladre, il en porte des milliers.

Si cette larve et sa lignée ne peuvent pas sortir du parenchyme dans lequel ils sont enkystés, leur évolution ne s'élève pas plus haut que l'état de *Cysticerque.*

Lorsque le *Cysticerque* passe dans le tube digestif de l'homme, il s'attache, avec ses crochets et ses oscules, aux parois de la muqueuse. Bientôt il perd son ampoule, qui s'affaisse par exosmose et prend l'aspect d'un appendice aplati. L'animal devient plus transparent, s'allonge, se rubane, et produit une multitude d'articulations successives, d'organismes particuliers bout à bout et vivant d'une vie commune, quoique pourvus chacun de tous les éléments indispensables à son individualité (1). Cette longue chaîne de zoonites peut être regardée comme un autre mode de reproduction agame.

Ce troisième état est celui de l'animal parfait : c'est le *Ténia!*

On a vu plus haut que les larves, au sortir de l'œuf, ne sont ni rubanées, ni vésiculeuses, et que les *Cysticerques* sont des vers rubanés pourvus d'une *Hydatide* postérieure. On peut dire que les *Acéphalocystes* sont de grandes *Hydatides* sans corps rubané antérieur, et que les *Ténias* sont, au contraire, de très longs corps rubanés, sans *Hydatide* terminale.

Il ne faut que deux ou trois mois pour que le ruban téniaire atteigne plusieurs mètres de longueur.

Chaque article est à la fois mâle et femelle. A l'époque de la génération, les ovaires se gonflent et se remplissent d'une énorme quantité de petits œufs. Alors un nouveau phénomène s'effectue : les articulations se désagrégent, se séparent, et les organismes particuliers deviennent indépendants.

Ce quatrième état est celui des *Cucurbitins.*

Ces derniers sont entraînés par les matières fécales; ils vivent quelques jours isolés, puis se désorganisent, et les œufs qui les distendent sont ainsi disséminés.

Ces œufs conservent longtemps leur propriété germinative; ils

____

(1) « Tænia *natos suos nepotes concatenata serie longitudinaliter producunt.* » (Linn.)

résistent à l'élévation et à l'abaissement de la température, à l'action de la sécheresse et à celle de l'humidité, à celle de l'eau, même à celle de l'alcool. Enfin ils sont repris ultérieurement avec les aliments ou les boissons, par les animaux ou par l'homme, éclosent et donnent naissance à de nouveaux *Cysticerques* qui produiront de nouveaux *Ténias* (1).

Ces quatre états de l'*Helminthe*, le *rudimentaire*, le *vésiculeux*, le *rubané* et le *fragmenté* ont été désignés par M. Van Beneden sous les noms de *protoscolex*, de *deutoscolex*, de *strobile* et de *proglottis* (2). Ces dénominations avaient été employées comme génériques, à l'époque où chacune des formes dont il s'agit était regardée, dans diverses espèces, comme autant d'animaux particuliers. M. Van Beneden a voulu en faire des termes généraux, innovation assez inutile, puisque nous avions déjà les noms de *larve*, de *Cysticerque*, de *Ténia* et de *cucurbitin* (3).

Les premières *larves* ou *protoscolex*, et les *Cysticerques* ou *deutoscolex*, vivent dans l'épaisseur des tissus. Les *Ténias* ou *strobiles* habitent dans les cavités digestives. Les *cucurbitins* ou *proglottis* sortent de ces dernières cavités. Les premières *larves* et les *Cysticerques*, gênés dans leur milieu, sont forcés de s'enkyster. Les *Ténias* et les *cucurbitins*, ne rencontrant ni gêne ni obstacle, ne produisent pas de poche. Les premiers s'allongent, se développent, mais demeurent adhérents; les seconds se séparent, se meuvent et deviennent voyageurs.

Les premières *larves* et les *Cysticerques* sont très courts, ont un cou subarticulé, et ne possèdent pas d'organes sexuels; ils se reproduisent *gemmiparement*. Les *Ténias* sont très longs, nettement zoonités et manifestement androgynes; ils se reproduisent *générativement*. Enfin les *cucurbitins* sont des zoonites désagrégés, c'est-à-dire des individus simples formés aux dépens d'un individu multiple; ils disséminent les œufs mûrs.

Ces remarquables transformations nous présentent donc, dans une même espèce, des germes qui émigrent, des larves qui se reproduisent, des appareils qui se répètent, des organismes qui s'individualisent et des zoonites qui s'isolent!

---

(1) D'après M. de Siebold, le *Cysticercus cellulosæ*, suivant l'animal dans lequel il a été transporté, produit des *Ténias* d'apparence différente. Il devient *Tænia serrata* dans le chien, *Tænia crassipes* dans le renard, *Tænia marginata* dans le loup, et *Tænia crassicollis* dans la marte. M. Van Beneden pense avec raison que le *Cysticerque* de la cellulosité ne donne naissance qu'au *Ténia ordinaire*.

(2) *Scolex*, O. F. Müller; *strobila*, Saars; *proglottis*, Dujardin.— Le nom de *strobile* désigne, en botanique, l'espèce de fruit plus généralement appelé *cône*.

(3) Nous avions aussi ceux d'*hydatide* et de *zoonite*.

Ce qui se passe dans l'évolution du *Ténia commun* arrive aussi chez les autres *Ténias*. De même que le *Cysticerque de la cellulosité* se transforme en *Ténia solitaire*, de même l'*Échinocoque des vétérinaires* se métamorphose en *Ténia échinocoque* (1). Malheureusement, dans l'état actuel de la science, on n'a pas encore suivi les transformations de toutes les espèces. Il y a des *Ténias* dont on ne connaît pas les larves, et des larves dont on ne connaît pas les *Ténias*. Quels sont les *Cysticerques* producteurs du *Ténia nain*, du *Ténia à taches jaunes* et du *Ténia inerme?* Quel est le *Ténia* que donne le *Cysticerque triarmé?*

De tous les faits qui précèdent, on peut tirer les conclusions suivantes :

1° Les *Helminthes vésiculeux* ou *hydatiques* sont les larves (*scolex*) des *Helminthes rubanés*.

2° Les *Acéphalocystes* sont des Helminthes vésiculeux très imparfaitement développés ou arrêtés dans leur évolution.

3° Les larves revêtent la forme *Échinocoque* ou la forme *Cysticerque*.

4° Les larves se développent et arrivent à l'état parfait ou rubané (*strobile*) en passant d'un animal à un animal plus élevé dans la série.

5° La même chose a lieu d'un animal à l'homme.

6° La différence du milieu influe sur leur évolution. Le tube digestif est nécessaire à leur entier développement.

7° Certains *Helminthes vésiculeux*, fourvoyés dans leur pérégrination, n'arrivent jamais à l'état parfait; ils vivent larves et meurent agames.

8° Les *Helminthes vésiculeux* ne présentent pas de sexe, parce que les larves n'en ont pas.

9° Les *Helminthes vésiculeux* se reproduisent par gemmes ou bourgeons.

10° Les *Helminthes rubanés* se reproduisent par sexes; ils sont androgynes, ils font des œufs.

11° Les *cucurbitins* ou *zoonites* (*proglottis*) sont les articles des *Helminthes rubanés*, désagrégés et isolés à la maturité des œufs.

12° Les gemmes, œufs ou larves des *Helminthes rubanés* passent d'un animal à l'homme, ou d'un animal à un autre animal, avec les aliments et les boissons.

---

(1) Des transformations tout aussi curieuses ont lieu chez les animaux. Le *Cysticercus fasciolaris* de la souris produit le *Tœnia crassicollis* du chat; le *Cysticercus pisiformis* du lapin, le *Tœnia serrata* du chien; le *Cysticercus longicollis* du Campagnol, le *Tœnia crassiceps* du renard; le *Cœnurus cerebralis* du mouton, le *Tœnia cœnurus* du loup, etc.

CHAPITRE XIV.

DES HELMINTHES DOUTEUX.

C'est depuis que les nouveaux microscopes et les procédés perfectionnés de la zootomie sont venus guider les observateurs, que les entozoaires ont été bien étudiés. Quand on lit ce que les anciens auteurs ont écrit sur ces animaux, on est surpris du vague qui règne dans leurs descriptions. Les meilleurs helminthologues, Rudolphi, Dujardin, Diesing, ont été forcés de placer à la fin de chaque genre une liste, souvent longue, d'espèces mal connues (1). Plusieurs de ces vers ou prétendus vers n'ont été observés qu'une fois. Les médecins ou les zoologistes qui en parlent en donnent des figures très grossières, souvent même ne les figurent pas; de manière qu'il est impossible de savoir au juste s'il faut admettre ou rejeter les animaux dont il s'agit, et, dans le cas de leur admission, quelle est la place qui doit leur être assignée. Un moment, j'ai eu l'idée de laisser de côté tous ces Helminthes douteux. Après mûre réflexion, il m'a semblé qu'il était utile d'en dire quelques mots dans un chapitre spécial. C'est un moyen d'appeler l'attention sur leur étude.

Dans le courant d'une pratique même peu étendue, le hasard peut présenter un de ces entozoaires. J'engage les étudiants, surtout les internes et les jeunes docteurs, à profiter de l'occasion, quand elle s'offrira, pour répandre quelque lumière sur une partie de l'helminthologie malheureusement entourée encore d'une très grande obscurité.

1° OPHIOSTOME DE PONTIER. — L'*Ophiostome de Pontier* (2) a été observé une seule fois chez un cultivateur d'Uzerche, sujet depuis quelques années à des attaques d'épilepsie, qui cessèrent lorsque ce ver eut été rendu par le vomissement, provoqué par l'hellébore. Le vomissement eut lieu devant le docteur Raymond Pontier, qui recueillit l'entozoaire et le communiqua au docteur H. Cloquet. Ce dernier crut reconnaître, dans cet animal, les caractères du genre *Ophiostome* (3) de Rudolphi.

Cet entozoaire était long de 24 centimètres et épais de 2 millimètres environ; il avait un corps cylindrique, comparable à une corde de violon. Ce corps était légèrement atténué aux deux extrémités, brun et finement annelé de cercles plus clairs. Sa bouche

(1) *Entozoa non satis nota.*
(2) *Ophiostoma Pontieri* H. Cloquet (*Nematoideum hominis* Degl.).
(3) Ὄφις, serpent; στόμα, bouche.

paraissait manifestement bilabiée, à lèvre inférieure plus longue que la supérieure. H. Cloquet lui attribue *deux mâchoires* (?).

Blainville croit que cet animal pourrait bien être un *Dragonneau aquatique* (1), avalé probablement en buvant de l'eau dans quelque source. Tous ses caractères conviennent assez bien au Dragonneau, lequel présente, en effet, une extrémité antérieure bilabiée, formant comme une pince. Ce qui donne beaucoup de poids à l'opinion de Blainville, c'est l'observation communiquée à M. de Siebold par le docteur Hessling, d'une jeune vachère du lac Schliersee, âgée de vingt-deux ans, qui vomit une femelle vivante de *Gordius aquaticus*, longue de 62 centimètres.

M. Diesing regarde ce ver comme une *Ascaride lombricoïde* mutilée.

2° NETTORHYNQUE DE BLAINVILLE (2).— Le docteur Paisley, chirurgien à Glasgow, a publié, en 1752, dans les *Essais et observations de médecine de la Société d'Édimbourg*, la description d'un ver extraordinaire.

Blainville parle de cet animal dans les annotations qui accompagnent la traduction française du *Traité des Vers intestinaux* de Bremser.

Le *Nettorhynque de Blainville* a été rendu par les selles avec une grande quantité de sang. Le malade en donna deux, le premier entier, le second par morceaux.

Ce ver était grand; il offrait 80 centimètres de longueur et 36 millimètres d'épaisseur; il était cylindrique et largement annelé; ses anneaux ressemblaient à ceux du Lombric terrestre. Il avait une couleur de chair livide, avec une teinte brune dans les intervalles des articles. Sa tête était beaucoup plus petite que le corps, formée aussi d'anneaux, pyriforme et plate en dessus; elle représentait grossièrement le bec d'un canard; elle offrait une bouche triangulaire. Un coup de canif ayant été donné à ce ver, il en sortit du sang (!).

Cette description est peu propre à nous fixer sur la nature de l'animal dont il s'agit. D'où venait le sang répandu à la suite du coup de canif? Du parenchyme de l'animal ou de son tube digestif? Dans l'un et l'autre cas, le prétendu helminthe ne serait pas un véritable entozoaire. Doit-on le regarder comme un ver à sang rouge, une annelide, une hirudinée?

M. Raspail croit que ce ver, s'il a jamais existé, est un individu

---

(1) *Gordius aquaticus* Linn.
(2) *Nettorhynchus Blainvillei* Zenker (νῆττα, canard ; ρύγχος, bec),

à demi-décomposé et mal observé du *Bothriocephalus claviceps* ou du *Bothriocephalus rugosus* de Lamarck, helminthes parasites de l'anguille ou du saumon, que le malade aurait rendu après avoir mangé de ces poissons.

3° TÉTRASTOME RÉNAL. — Le genre *Tétrastome* (*Tetrastoma*) (1) a été créé par M. Delle Chiaje. Il doit son nom à la présence de quatre cupules abdominales regardées mal à propos comme autant de suçoirs. Ce nom, qui signifie littéralement *quatre bouches*, est donc impropre.

On n'en connaît qu'une seule espèce, le *Tétrastome rénal* (2).

Elle a été observée en Sicile, par M. Lucarelli, dans les urines d'une femme, et plus tard par M. Delle Chiaje, dans les reins de cette même femme.

Le *Tétrastome rénal* est long de 5 millimètres et large de 2. Son corps paraît déprimé, ovale-oblong, un peu convexe en dessus et d'un brun roux. Sa bouche est antérieure. Il y a un pore ou anus postérieurement. Les quatre cupules sont placées en avant et disposées en carré ; les orifices génitaux se trouvent sous le ventre, vers le tiers antérieur.

Cet animal a été fort incomplétement décrit. Les figures publiées par M. Delle Chiaje ressemblent à des Hirudinées transparentes du genre *Glossiphonie*. Les prétendues ventouses seraient-elles des points oculiformes ?

4° HEXATHYRIDIES (3). — C'est Treutler qui a fait connaître le premier ces animaux, en 1793. On en connaît deux espèces : l'*Hexathyridie des veines*, et l'*Hexathyridie pinguicole*.

1° *Hexathyridie des veines*. — Treutler soignait un jeune homme de seize ans, qu'il croyait tourmenté par des Oxyures. Comme ce jeune homme était malpropre, il lui conseilla de se baigner dans la rivière. Un jour, le malade entra lentement dans l'eau ; à peine s'y trouvait-il depuis une minute, que la veine saphène du pied droit se rompit brusquement et *spontanément*. Il s'ensuivit une hémorrhagie qui s'arrêta et se renouvela plusieurs fois. Des remèdes stiptiques et une forte ligature ne purent la faire cesser entièrement. Treutler ayant été appelé, vit sortir de la plaie une substance un peu compacte, qu'il prit d'abord pour du sang coagulé. Mais un examen plus attentif le convainquit qu'il avait devant les yeux des animaux vivants, des vers qu'il enleva sans peine, et l'hémorrhagie cessa. Cependant la plaie ne se cicatrisa que trois jours après

---

(1) *Tetrastomum* Dies. (τετρα, quatre, στομα, bouche).
(2) *Tetrastoma renale* Delle Chiaje.
(3) Ἕξ, six, θυρίδιον, petite ouverture.

Le jeune homme se sentit un peu soulagé ; mais il retomba bientôt dans son état de malaise et de langueur. On employa vainement les meilleurs anthelminthiques. Aucun ver ne fut expulsé. Treutler conclut que les accidents éprouvés par ce malade provenaient, sans doute, de la présence d'un certain nombre de parasites analogues à ceux qu'il avait observés, logés dans ses vaisseaux sanguins.

L'*Hexathyridie des veines* (1) est un animal long de 2 à 3 millimètres, allongé, lancéolé, déprimé, un peu atténué et obtus antérieurement, aigu en arrière ; terminé en avant par six oscules ou ventouses disposées longitudinalement en double série ; muni de deux pores à la région abdominale, le plus grand au quart antérieur, le plus petit vers la queue.

La première remarque qu'on peut faire sur ce ver, c'est que rien ne prouve qu'il soit réellement sorti d'un vaisseau sanguin ; il pouvait venir du tissu environnant, et même avoir été introduit dans la plaie par l'eau de la rivière.

Lamarck croit que cet animal est une Douve ; mais le nombre des oscules s'oppose à cette détermination.

M. Raspail suppose que les oscules sont des plis allongés, et voit dans ce ver une Douve allongée ou une espèce de Ligule. J'inclinerais pour une *Douve lancéolée*.

Zeder et Rudolphi sont portés à le regarder comme une Planaire.

M. Delle Chiaje rapporte qu'il a observé deux fois, à Naples, dans le sang craché par des jeunes gens atteints d'hémoptysie, des entozoaires à corps cylindrique ou déprimé, offrant six pores antérieurs, et deux autres pores, l'un central, l'autre postérieur. M. Diesing pense que ces animaux ne diffèrent pas de l'espèce de Treutler.

2° *Hexathyridie pinguicoie* ou *de la graisse* (2). — Cet autre prétendu entozoaire a été signalé aussi par Treutler ; mais personne ne l'a revu, et sa nature est tout aussi problématique.

Il a été découvert au milieu de la graisse qui entourait l'ovaire gauche d'une jeune paysanne morte à la suite d'un accouchement très laborieux. Treutler observa d'abord un engorgement dur, à peu près de la grosseur d'une noisette et de couleur rouge. Cet engorgement était creux et contenait un ver long de 18 millimètres, oblong, déprimé, obtus et comme tronqué en avant, dilaté vers la partie moyenne, brusquement atténué et pointu en arrière, et comme

---

(1) *Hexathyridium venarum* Treutl. (*Polystoma venarum* Zeder, *Linguatula venarum* Cuv., *Hexocotyle venarum* Blainv., *Polystoma sanguicola* Delle Chiaje).

(2) *Hexathyridium pinguicola* Treutl. (*Polystoma pinguicola* Zeder, *Linguatula pinguicola* Lamk, *Hexastoma pinguicola* Cuv.).

pourvu d'une queue un peu courbée à gauche, légèrement convexe en dessus comme en dessous ; il offre, sur le bord antérieur, six oscules ou ventouses disposées en demi-cercle. Un autre oscule se remarque à l'origine de la partie caudale (1).

Treutler rapproche cet animal des Douves, dont il différerait surtout par le nombre des oscules.

Blainville pense que c'est une Sangsue décrite au rebours. Il rapporte qu'on en a trouvé une à peu près semblable (le *Polystoma integerrimum* Rud.) dans le poumon d'une grenouille. Mais comment cette Sangsue serait-elle arrivée si profondément dans le corps de la jeune paysanne ? D'après la figure de l'auteur, on dirait une Planaire avec six points oculiformes. Rudolphi, ayant eu l'occasion d'examiner, à Dresde, la collection de Treutler, assure que ce prétendu ver n'est autre chose qu'un corps noir, contracté, sans aucune trace d'organisation, mais cependant de nature animale. Malgré l'assertion positive de ce célèbre helminthologue, MM. Dujardin et Diesing admettent ce ver parasite.

CHAPITRE XV.

CONSIDÉRATIONS ZOOLOGIQUES.

Le groupement des Helminthes, suivant qu'ils habitent ou qu'ils n'habitent pas dans le tube digestif, est un classement assez commode pour le médecin, mais très insuffisant pour le naturaliste. Il n'est pas, d'ailleurs, rigoureusement exact. On a vu que les *Ascarides lombricoïdes*, animaux intestinicoles par excellence, se rencontraient quelquefois dans la vessie, dans les fosses nasales, dans le mésorectum... Il y a aussi des *Douves* hors des intestins et dans les intestins.

Les douze genres qui viennent d'être décrits, considérés au point de vue de leur organisation, offrent trois types parfaitement distincts dont l'*Ascaride*, la *Douve* et le *Ténia* sont les représentants les plus exacts.

Dans le premier type, l'animal est plus ou moins vermiforme, possède une cavité viscérale, et présente un canal alimentaire plus ou moins complet, avec une bouche et un anus. Les sexes sont toujours séparés.

Dans le second type, le corps paraît aplati et court ; il manque de cavité viscérale ; le système digestif est incomplet ; il y a un pore

---

(1) Treutler parle de deux pores abdominaux ; dans sa figure on n'en voit qu'un.

absorbant qui tient lieu de bouche ; l'anus est rudimentaire ou n'existe pas. L'animal est presque toujours androgyne.

Dans le troisième type, le corps est rubané et composé d'articulations bout à bout ; il manque aussi de cavité viscérale ; le système digestif est encore plus incomplet ; il y a des pores absorbants qui représentent la bouche ; l'anus manque. L'animal est androgyne.

Les *cucurbitins* ou zoonites isolés de ce troisième type présentent assez bien les caractères du second, car une série de *Douves* placées bout à bout produirait exactement un *Ténia*.

Les Helminthes de la première section sont les genres *Ascaride*, *Oxyure*, *Trichocéphale*, *Ancylostome*, *Strongle*, *Spiroptère* et *Filaire*. Les Helminthes de la seconde sont les genres *Thécosome*, *Douve* et *Festucaire*. Enfin, ceux de la troisième sont les genres *Ténia* et *Bothriocéphale*.

Les zoologues placent ces trois types d'animaux dans des ordres ou des classes différentes. Linné rangeait les deux premiers parmi ses *Intestinaux* (*Intestina*), et le troisième parmi ses *Zoophytes* (*Zoophyta*). Zeder, Rudolphi et Bremser appellent les Entozoaires du premier type *Nématoïdes* (*Nematoidea*), ceux du second *Trématodes* (*Trematoda*), et ceux du troisième *Cestoïdes* (*Cestoidea*). Cuvier fait de ces animaux deux ordres : les *Cavitaires*, qui comprennent les premiers, lesquels ne diffèrent pas, par conséquent, des *Nématoïdes*, et les *Parenchymateux*, qui embrassent tous les autres ; il subdivise ces derniers en *Trématodes* et *Ténioïdes*. Blainville regarde une partie de ces animaux comme des *Entozoaires*, et une autre partie comme des *Actinozoaires*. M. Milne Edwards les considère tous comme des *Entomozoaires* ou *Annelés ;* mais il en constitue trois classes séparées répondant chacune à un des types dont il vient d'être question. Ce sont les *Helminthes*, les *Turbellariés* et les *Cestoïdes*. Je partage tout à fait la manière de voir de mon savant confrère ; j'admets ces trois groupes qui constituent mes sixième, septième et huitième classes de vers *Annelés* ou *Entomozoaires* unisériés (sous-règne des *Zoonités*) ; mais il me paraît juste de conserver les noms les plus anciens. C'est pourquoi je désignerai le premier groupe sous le nom de *Nématoïdes*, le second sous celui de *Trématodes*, et le troisième sous celui de *Cestoïdes*. Je ferai remarquer toutefois qu'il y a moins de rapports entre les *Nématoïdes* et les *Trématodes* qu'entre ceux-ci et les *Cestoïdes*.

Les Vers intestinaux les plus parfaits en organisation sont sans contredit les *Nématoïdes*, et, parmi ceux-ci, les *Ascarides* et les *Strongles*.

Voici le tableau résumé de toutes les espèces qu'on rencontre dans le corps humain. Le nombre de ces espèces est de 33, en y comprenant 11 d'entre elles imparfaitement connues ou dont la présence dans l'homme n'est pas certaine, et 5 douteuses, qui seront probablement supprimées.

ESPÈCES D'HELMINTHES VIVANT DANS L'HOMME (1).

I. — Nématoïdes.

1° Ascaride lombricoïde.
* 2° Ascaride ailée.
3° Oxyure vermiculaire.
4° Trichocéphale inégal.
   Larve? *Trichine spirale.*
5° Ancylostome duodénal.
6° Strongle rénal.
7° Strongle à longue gaîne.
8° Spiroptère de l'homme (2).
9° Filaire de Médine.
* 10° Filaire oculaire.
* 11° Filaire lenticole.
* 12° Filaire lymphatique.

II. — Trématodes.

13° Thécosome sanguicole.
14° Douve hépatique.
15° Douve lancéolée.
* 16° Douve oculaire.
17° Douve inégale.
* 18° Douve de Busk.
* 19° Festucaire lenticole.

III. — Cestoïdes.

20° Ténia ordinaire.
   Larve, *Cysticerque de la cellulo-sité.*

21° Ténia nain.
   Larve.....
22° Ténia à taches jaunes.
   Larve.....
* 23° Ténia échinocoque.
   Larve, *Échinocoque des vétéri-naires.*
24° Ténia inerme.
   Larve.....
* 25° Ténia triarmé ? (3).
   Larve, *Cysticerque triarmé.*
* 26° Ténia ténuicolle ? (4).
   Larve, *Cysticerque ténuicolle.*
* 27° Ténia dentelé ? (5).
   Larve, *Échinocoque de l'hom-me (6).*
28° Bothriocéphale large.
   Larve.....

IV. — Helminthes douteux.

Nématoïdes.

29° Ophiostome de Pontier.
30° Nettorhynque de Blainville.

Trématodes.

31° Tétrastome rénal.
32° Hexathyridie des veines.
33° Hexathyridie de la graisse.

(1) Les espèces encore mal connues, ou dont la présence chez l'homme n'est pas certaine, sont marquées d'un astérisque.

(2) Le *Spiroptère humain* de Delle Chiaje n'est pas suffisamment caractérisé pour être placé dans cette liste.

(3) L'état parfait n'a pas encore été trouvé.

(4) L'état parfait n'a pas été observé chez l'homme.

(5) L'état parfait est très douteux chez l'homme.

(6) Les *Ténias du Cap* et *tropical* ne sont pas de bonnes espèces. — Les *Cysti-cerques hépatique, viscéral, Fischérien, aortique* et *vésical* sont trop insuffisamment caractérisés pour figurer dans ce tableau.

CHAPITRE XVI.

DES FAUX HELMINTHES OU PSEUDHELMINTHES.

Des corps organisés, plus ou moins semblables aux Entozoaires, ont été souvent rendus par des malades ou découverts dans des cadavres, et regardés à tort, par des naturalistes ou des médecins, comme des vers intestinaux. Brera nomme ces prétendus Helminthes *Vermes metastatici*. Rudolphi les appelle *Entozoa ficta*, et Bremser *Pseudo-helminthes*.

Le nombre de ces faux vers est assez considérable, surtout si l'on parcourt les livres un peu anciens. A mesure que l'helminthologie a fait des progrès, les erreurs de ce genre sont devenues de plus en plus rares. Je me bornerai à en signaler quelques exemples.

Les faux Entozoaires sont des corps mal observés de trois sortes: 1° les uns appartiennent au règne animal, 2° les autres au règne végétal, 3° quelques-uns sont fabuleux.

§ I. – Faux Helminthes d'origine animale.

1° *Dactylie à aiguillons.* — Cet animal (1), découvert par le docteur Drake, dans les urines d'une jeune fille, et décrit par Curling dans les *Transactions médico-chirurgicales*, n'est pas un Entozoaire, mais une Annelide de la famille des Lombricidés voisine des Naïs ; elle avait été probablement apportée avec l'eau qui avait lavé le vase dans lequel on l'a trouvée.

2° *Faux Ascarides.* — On a parlé de deux *Ascarides* particulières à l'homme, et très différentes de celles dont il a été question (2).

Joërdens, dans son *Entomologie et helminthologie du corps humain* (1802), signale ces deux autres parasites : ce sont l'*Ascaride stéphanostome* (3) et l'*Ascaride conosome* (4). Voici, en peu de mots, l'histoire de ces deux prétendus Entozoaires. Quelques médicaments ordonnés par le professeur Bretschneider, d'Iéna, à un jeune homme, lui firent rendre des corps semblables à des vers intestinaux. Le médecin, voyant que ces corps n'étaient pas des Oxyures, les envoya au professeur Lenz. Celui-ci les examina, et donna aux plus grands le nom de *Stéphanostome*, parce qu'ils avaient une

---

(1) *Dactylius aculeatus* Curl.
(2) Voyez page 312.
(3) *Ascaris stephanostoma* Joërd.
(4) *A. conosoma* Joërd.

bouche en couronne ; et aux autres celui de *Conosome*, parce qu'ils offraient un corps conique. Il en communiqua plusieurs échantillons à Joërdens, qui crut devoir les placer parmi les *Ascarides*.

Rudolphi a reconnu que ces prétendus vers n'étaient autre chose que des *larves de mouches*. La description de Joërdens, ses figures et les échantillons authentiques adressés par le professeur Lenz au savant helminthologiste de Berlin ne laissent aucun doute à cet égard. Brera examina aussi ces faux Entozoaires, et fut conduit à la même détermination. De plus, il crut reconnaître les deux espèces de *Mouches* auxquelles ces larves appartenaient. L'*Ascaride stéphanostome* serait, suivant lui, une larve de *Mouche carnassière*, et l'*Ascaride conosome* une larve de *Mouche domestique*.

Il est probable que l'*Ascaride vermiculaire* figurée par Redi comme vue au microscope, est une larve d'un animal du même genre.

3° *Cercosome*. — Sous le nom de *Cercosome* (*species nova*), Brera a fait connaître un faux Entozoaire dont je dois dire quelques mots.

Le professeur Canali (de Pérouse) découvrit une prétendue nouvelle espèce de ver intestinal qu'une femme avait rendu par les urines, ou, pour mieux dire, qu'on avait trouvé dans son vase de nuit. Il disséqua cet animal, l'étudia sous tous ses aspects, et en fit une description qu'il envoya au professeur Fabroni, à Florence. Ce dernier inséra cette description dans le *Giornale litterario* de Pise. Brera reçut cet échantillon unique. Il soupçonna un moment que ce ver pourrait bien être une larve de diptère ; mais en le regardant au microscope, il adopta une autre opinion : il crut trouver dans l'animal des caractères suffisants pour en faire un genre particulier d'Entozoaire, voisin des Polystomes, et il désigna ce genre sous le nom de *Cercosome* (*Cercosoma*).

Ce ver était cylindrique, déprimé, fortement articulé, comme noueux ; il avait une tête distincte, avec quatre papilles, dont deux semblables à des mandibules ; il se terminait postérieurement par une queue longue, filiforme et flexueuse.

Ziegler et Bremser ont reconnu que c'était une larve d'*Eristale* (*Eristalis*), insecte diptère de la famille des Athéricères, et probablement celle de l'*Eristalis pendulus* (1), dont la larve fréquente les eaux stagnantes. Cette larve offre en arrière un tube respiratoire filiforme. Il est très probable, ou que cet animal était tombé dans le vase de nuit, ou qu'il y avait été porté avec l'eau dont on s'était servi pour le laver ?

(1) Fabr. (*Musca pendula* Linn., *Helophilus pendulus* Meig.). M. de Siebold croit que c'est l'*Eristalis tenax* Fabr. (*Musca tenax* Linn.).

4° *Crinons.* — En 1682, Ettmuller a fait connaître une maladie à laquelle, dit-il, les enfants sont sujets, et qu'il regarde comme produite par de petits vers qui se logent dans la peau, lesquels déterminent de vives démangeaisons, des inquiétudes, et peuvent conduire à une véritable consomption. Il désigne ces vers sous les noms de *Crinons* ou *Comédons*, et en donne des figures passablement grossières. Plusieurs médecins français admirent la maladie dont il s'agit ; quelques-uns imaginèrent que ces prétendus animalcules pourraient bien être les cirons de la gale ! On prétendit même que la multiplication des *Crinons*, dans certains cas, pouvait causer une affection dont les symptômes ressemblaient à ceux du scorbut. Ces animaux, disait-on, sortaient quelquefois en quantité considérable à travers la peau, ce qui occasionnait un grand soulagement. Pour favoriser leur expulsion, on conseillait des frictions chaudes et sèches.....

On a décrit les *Crinons* comme des vermicules cylindriques, de couleur cendrée plus ou moins noirâtre, portant deux antennes céphaliques et une queue terminée par un pinceau de poils !.....

Bassignot, en 1776, rangeait les *Crinons* parmi les Vers intestinaux à existence douteuse. Ruysch partage son indécision. Rudolphi ne les regarde pas comme des Entozoaires. Ce qui a retardé la connaissance de ces corps, c'est que plusieurs médecins ont confondu leurs caractères avec ceux des Strongles et des Filaires des chevaux. On sait aujourd'hui que les *Crinons* sont tantôt des poils courts, imparfaitement développés, tantôt des filaments plus ou moins épais de matière sébacée et endurcie, que l'on faisait sortir par expression des follicules de la peau.

5° *Filaire zèbre.* — Le docteur Mongrand (de Brest) a signalé un prétendu Hæmatozoaire, trouvé le 1er novembre 1854 dans la saphène interne gauche d'un forçat. Il lui a donné le nom de *Filaire zèbre* (1).

Il décrit ce ver comme long de 6 centimètres et demi et large de 2 millimètres, d'un rouge brun, avec un cou long, étroit et zébré, une tête ovoïde, terminée par une sorte de bec noir, et une dilatation à la réunion du cou et du corps.

MM. Davaine et Robin ont reconnu que la *Filaire zèbre* était un coagulum fibrineux, allongé et vermiforme.

Les prétendus vers observés dans le cœur de l'homme par Welsch, par Polisius et par Sénac étaient probablement des concrétions analogues ?

(1) *Filaria Zebra* Mongr.

6° *Ovuligères.* — Dupuytren a désigné sous le nom d'*Ovuligères du poignet* (1), de petits corps renflés, ovoïdes, allongés ou obscurément triangulaires, de la grosseur d'un pepin de poire, sans bouche, ni tube digestif, qu'on rencontre quelquefois dans le carpe de la main, entre les tendons et les muscles. Laennec avait déjà observé ces corps et les avait considérés comme des *Acéphalocystes.*

Les *Ovuligères,* tantôt fixes, tantôt libres, sont, dans certains cas, rétrécis à une extrémité, et semblent offrir une sorte de pédoncule. Leur surface est lisse et leur couleur blanche. C'est par erreur que M. Delle Chiaje les signale comme des poches allongées munies d'un cou et d'une bouche. Dupuytren croyait avoir distingué des mouvements dans un individu, ce qui était bien certainement une illusion. M. Cruveilhier a fait voir une fois, à Montpellier, un assez grand nombre de ces corps, découverts dans le poignet d'un supplicié. Il n'y avait aucune trace d'organisation, ni extrémité céphalique, ni cavité intérieure, ni mouvement spontané. Bosc, Cuvier et M. Duméril ont reconnu que ces prétendus vers étaient simplement des concrétions albumineuses.

Ces concrétions présentent quelquefois des couches concentriques ; leur densité paraît variable. Dans certaines circonstances, elles se moulent contre les tendons et deviennent plus ou moins échancrées ou contournées (Cruveilhier).

7° *Sagittule.* — Induit en erreur par un mémoire du docteur Bastiani et par l'Académie de Sienne elle-même, plusieurs auteurs ont désigné sous le nom de *Sagittule de l'homme* (2), un prétendu Entozoaire, repoussé aujourd'hui, avec raison, du domaine de l'helminthologie. Bastiani avait appelé ce ver *Animal bipède,* Blumenbach l'avait assimilé à un crustacé parasite des branchies du thon.

Voici, en peu de mots, son histoire. Un ecclésiastique, âgé de cinquante ans, tourmenté par des Ascarides, rendit un jour, avec les matières fécales, un corps de forme bizarre, que les médecins et les naturalistes de l'Académie de Sienne regardèrent, à l'unanimité, comme un nouveau ver intestinal. On décrivit sa bouche, sa trompe, sa petite queue, ses nageoires et ses deux énormes membres, composés chacun d'une cuisse, d'un genou et d'une jambe !...

Blainville a prouvé que la *Sagittule* est l'appareil hyo-laryngien d'un oiseau, à moitié digéré, vu en dessus !

---

(1) *Ovuligera carpi* Dupuytr. (*Acephalocystis plana* Laenn.).
(2) *Sagittula hominis* Reniéri, Lamk.

Ce n'est pas la première fois, du reste, qu'une partie de l'appareil laryngien a été décrite comme un Entozoaire. Scopoli, dans ses *Deliciæ floræ et faunæ Insubricæ*, a désigné, sous le nom de *Physis intestinalis*, un débris de la trachée de quelque oiseau. La nature de ce corps, indiquée par Malacarne, a été plus tard démontrée par Blumenbach.

Rudolphi mentionne un autre exemple de ce genre dans son *Historia Entozoorum*. Suivant lui, Vanderlinden a parlé d'un ver intestinal rendu *vivant* par son père, lequel n'est autre chose que le larynx d'un canard! (1).

§ II. — Faux Helminthes d'origine végétale.

1° *Bicorne*. — Parmi les faux Entozoaires, il en est peu qui aient reçu autant de noms que le *Bicorne*, et dont l'existence ait été défendue aussi longtemps.

Une demoiselle âgée de vingt-six ans, qui avait déjà éprouvé plusieurs maladies, fut atteinte d'une esquinancie. Le huitième jour, elle ressentit une douleur fixe vers l'hypochondre gauche. Elle prit un purgatif, et rendit, pendant deux jours, une quantité extraordinaire de petits corps, que Charles Sultzer, prosecteur à l'école de médecine de Strasbourg, regarda comme des Entozoaires d'un nouveau genre. Il décrivit et figura ces prétendus vers, dans une dissertation spéciale (1804), sous le nom de *Bicorne rude* (2).

Sultzer attribuait à ces faux Entozoaires, un corps ovoïde, comprimé, long de 6 millimètres, transparent et blanchâtre, offrant, à son extrémité antérieure, deux longues cornes divergentes, arquées, hérissées de petits poils. Lamarck regarde ces deux cornes comme deux suçoirs.

Bremser croit que les prétendus vers dont il s'agit sont des graines avalées par la demoiselle, et que leurs cornes représentent la plumule de ces graines. Ce seraient donc des semences au moment de leur germination. Je ferai remarquer qu'il est bien difficile d'admettre la germination des graines dans l'intérieur de l'estomac, et que, d'un autre côté, en la supposant, chaque graine offrirait une plumule et non pas deux ; à moins qu'on ne regarde les cornes

---

(1) Les ouvrages des anciens médecins sont remplis d'indications vagues souvent très bizarres, sur lesquelles il est bien difficile d'asseoir un jugement. Par exemple : Que sont ces *petits vers ailés*, expulsés par les urines après la variole, dont parle Ehrenfried Hagendorn? (*Ephem. nat. cur.*, 1673, p. 44.) Qu'est-ce que ce *ver à deux têtes*, de la longueur du doigt, rendu par les selles, décrit par Samuel Ledel? (*Loc. cit.*, p. 141.)

(2) *Ditrachyceros rudis* Hermann (*Ditrachycerosoma rudis* Brera, *Cysticercus bicornis* Zeder, *Diceras rudis* Rud.).

comme deux cotylédons, et, dans ce cas, il y aurait encore une difficulté, c'est que, dans la germination, la radicule se présente ordinairement avant les autres parties.

Raspail soupçonne que ce sont des ovaires jeunes non fécondés de quelque graminée, par exemple de *Tragus racemosus*, de *Melica cærulescens*, de *Zea Mays*...

Des corps analogues ont été observés, pour la seconde fois, par le docteur Lesauvages (de Caen), et pour la troisième, par le docteur Eschricht (de Copenhague). Plusieurs savants ont étudié les échantillons recueillis, et reconnu que c'étaient des fruits de Mûrier noir encore couronnés par les rudiments de leurs deux styles (Fenzl).

La nature a entouré les embryons des graines d'enveloppes protectrices qui résistent avec plus ou moins d'énergie aux divers agents de destruction. Les tuniques des fruits ou des semences, tantôt osseuses ou charnues, tantôt simplement coriaces, sont digérées avec la plus grande difficulté. Les membranes même les plus minces, par exemple les pellicules des haricots ou des pois, sont à peine attaquées par l'action des sucs et des phénomènes digestifs!

Dans un ouvrage *ex professo* sur les Entozoaires, on a présenté des carpelles de fraise comme les œufs de l'*Oxyure vermiculaire*.

Ce corps, renflé, coloré et parfumé, désigné généralement sous le nom de *Fraise*, est un support très développé (*gynophore*), recouvert de petits fruits (*akènes*) ovoïdes, coriaces, logés dans autant de fossettes et protégés à leur base par une bractéole. Lamarck assure qu'il y a environ 200 fruits dans une seule fraise. En supposant seulement la moitié de ce chiffre, et en admettant qu'une personne mange une vingtaine de fraises à son déjeuner, pendant huit jours, cette personne aura introduit dans son estomac, à la fin de la semaine, 16 000 petits corps *qui ne se digèrent pas*. Si, par une circonstance quelconque, ces corps s'arrêtent, séjournent dans le tube digestif, et que, plus tard, ils soient expulsés tout d'un coup, modifiés ou non modifiés, un médecin peu attentif pourra les prendre pour des Entozoaires ou pour des œufs pondus par ces derniers.

2° *Vers denticoles.* — On a souvent parlé des vers qui habitent dans l'intérieur des dents malades. Les anciens auteurs indiquent ces vers sérieusement. Beaucoup de personnes du monde croient encore à leur existence, et certains dentistes entretiennent cette erreur (1). De là les liqueurs acides ou alcalines, les recettes infaillibles, les remèdes vermicides.....

(1) Adanson supposait mal à propos que le *Sarcopte de la gale* se trouvait aussi dans les dents cariées.

Les *Vers denticoles* sont cachés, assure-t-on, dans des cavités profondes ; ce sont des animaux très petits, grêles, subcylindriques, droits ou légèrement arqués et plus ou moins bifides à une extrémité.

Valescus de Tarenta, médecin de Montpellier qui vivait au commencement du XVᵉ siècle, recommande de boucher les dents creuses pour étouffer les vers qu'elles renferment. Plater conseille d'y introduire un fil de fer rougi au feu ou une petite baguette de frêne. (Pourquoi de frêne?) Puis de remplir la cavité avec un peu de thériaque. Mais le remède par excellence est une fumigation avec des graines de jusquiame ou d'alkékenge. Il y a plus d'un demi-siècle que Schœffer a donné des éclaircissements à ce sujet, dans une curieuse dissertation sur les Vers *imaginaires* des dents. Lorsqu'on jette des graines de jusquiame ou d'alkékenge sur des charbons ardents, l'enveloppe se crève et l'embryon saute loin d'elle. Si cet embryon tombe dans l'eau, il s'opère une sorte de mouvement qu'on a cru spontané, et l'on a regardé l'embryon, avec sa radicule et ses deux cotylédons, comme un petit ver bifide particulier aux dents malades ! Bremser donne les moyens de répéter l'expérience.

Il ne faut pas confondre ces faux Entozoaires avec les animalcules microscopiques observés par les auteurs dans le tartre des dents, quand on l'a fait infuser dans une petite portion d'eau. Ces derniers animalcules ne sont pas des Entozoaires, mais des Infusoires.

3º *Diacanthe*. — Le docteur Stiebel a décrit, sous le nom de *Diacanthe polycéphale* (1), un faux helminthe dont je vais dire quelques mots.

Un enfant âgé de onze ans, qui avait éprouvé, dans sa première jeunesse, des accès spasmodiques, sentait des douleurs vives dans la région de l'épigastre. Un jour, il rendit un petit corps d'apparence animale, entouré de mucosité. Il fut entièrement guéri.

Ce corps était grêle, sinueux, assez dur et rameux, c'est-à-dire offrant, à droite et à gauche, des espèces de branches courtes, simples et bifides. Dans la figure publiée par Stiebel, on remarque, à la grosse extrémité de l'axe, des tentacules armés de griffes, des lèvres pourvues de petits crochets et des trompes rétractiles (!). Évidemment ces dernières parties ont été ajoutées par l'imagination du dessinateur.

Stiebel soupçonnait que son prétendu ver pourrait bien être le tronc d'un Entozoaire, et non un Entozoaire tout entier. Bremser

(1) *Diacanthus polycephalus* Stieb.

combat cette opinion, s'appuyant sur la dureté du tissu. Ce dernier auteur avait cru un moment que c'était une artère malade, accompagnée de quelques branches déchirées, appartenant à un jeune animal, à un oiseau par exemple, mais la solidité du parenchyme et son homogénéité s'opposaient à cette détermination. Rudolphi prit d'abord le *Diacanthe* pour la dépouille racornie et desséchée de quelque larve d'insecte ; mais ayant été visiter Blumenbach, en 1818, il vit l'échantillon original ; il l'examina avec attention, en disséqua même un petit morceau, y reconnut des trachées végétales, et constata que c'était un fragment..... de la rafle d'une grappe de raisin !

4° *Striatule*. — En 1845, une jeune pensionnaire dans un établissement de Toulouse, d'un tempérament très lymphatique et d'une très faible santé, après des douleurs sourdes dans l'estomac, rendit, par le vomissement, plusieurs corps longs de 2 à 3 centimètres, subcylindriques, faiblement anguleux et d'un blanc légèrement jaunâtre. Ces filaments furent pris pour des vers intestinaux. Ce qui semblait confirmer cette idée, c'est que la jeune fille avait été tourmentée pendant longtemps par des Oxyures et par des Ascarides, et qu'après avoir rendu les nouveaux corps, elle n'éprouva plus de douleur.

Le docteur Roque d'Orbcastel, médecin de l'établissement, malgré l'opinion générale, avait des doutes sur la nature de ces prétendus parasites. Il m'apporta six de ces vers, et me pria de les examiner. Étant très occupé dans ce moment, je chargeai un de mes élèves d'étudier ces animaux au microscope. Après en avoir regardé deux ou trois individus de différentes manières et avec divers grossissements, le jeune homme décida que ces corps étaient réellement des Entozoaires, mais d'une espèce qui ne pouvait se rapporter à aucun genre connu, et qui semblait intermédiaire entre les genres Ascaride et Oxyure. Il me demanda la permission de les décrire. Il proposait pour eux le nom de *Striatule*, à cause de certaines stries longitudinales qu'il avait observées sur leur corps. Une seule chose l'embarrassait, c'est qu'il n'avait trouvé ni bouche, ni orifice quelconque, ni même de cavité viscérale. J'avoue que les stries longitudinales me paraissaient tout aussi extraordinaires. Je voulus, à mon tour, voir de près ces *Striatules*. J'en disséquai un fragment. J'y découvris aussitôt des trachées et des vaisseaux rayés. J'avais sous les yeux des fibres végétales. Le prétendu ver intestinal, je l'appris bientôt à la suite d'une petite enquête, était..... une nervure de salade !

5° *Faux cucurbitins*. — Un malade qui n'avait pas mangé

depuis longtemps, mais auquel on avait permis de sucer quelques quartiers d'oranges, rendit un matin, par le vomissement, plusieurs corps ovoïdes oblongs, déprimés, atténués aux deux bouts, creux, composés d'une pellicule très mince, transparente et d'un blanc légèrement jaunâtre.

Le médecin regarda ces corps comme des articles de *Ténia*, comme des *cucurbitins* débarrassés de leurs œufs. Cependant la taille exiguë de ces corps et leur forme en navette laissaient un peu de doute dans son esprit. Il consulta un micrographe. Celui-ci reconnut tout de suite la nature végétale de ces prétendus Entozoaires. Il fut constaté que le malade avait avalé, avec le suc des oranges, quelques-unes de ces grandes cellules distendues qui composent le parenchyme de ce fruit, et rendu plus tard ces mêmes cellules, vides et réduites à leurs parois membraneuses, presque sans modification.

§ III. — Faux Helminthes fabuleux.

Furie infernale. — Cet animal fantastique (1) a été décrit par un grand nombre d'auteurs, et particulièrement par Solander, élève de Linné. Le célèbre naturaliste suédois croyait lui-même si fermement à l'existence de cette vilaine bête, qu'il s'imagina, un jour, en avoir été piqué lui-même. Suivant Linné, la *Furie* tombait du haut des airs, dans la Bothnie, sur les arbres et sur les plantes des marais; elle se jetait sur les hommes et sur les animaux, pénétrait dans leur chair et leur occasionnait les tourments les plus horribles. Ses attaques se terminaient ordinairement par la mort. La *Furie infernale* avait un corps linéaire, égal, garni de chaque côté d'une série de poils déprimés et réfléchis.

En 1790, Hagen, de Kœnigsberg, et en 1795, Modeer, suédois, ont encore traité de la *Furie infernale* comme d'un être réel. Cependant personne n'avait *vu* cet horrible animal. Blumenbach et Rudolphi ont montré le peu de fondement de toute son histoire. Depuis longtemps les helminthologistes ne croient plus à la *Furie*, et il n'en est plus question dans leurs ouvrages un peu sérieux.

§ IV. — Remarques générales.

J'ai rapporté divers exemples de faux Entozoaires, afin de montrer les inconvénients qui peuvent résulter des observations superficielles ou des jugements prématurés.

---

(1) *Furia infernalis* Linn.

Dans combien de circonstances n'a-t-on pas pris pour des vers intestinaux, tantôt des restes non digérés de tendons, de ligaments, d'artères, de membranes, tantôt des pétioles, des pédoncules, des fibres, des trachées. Les poils des mammifères, les plumes des oiseaux, les écailles ou les arêtes des poissons, le parenchyme des asperges, les nervures des salades, le tissu des champignons, peuvent souvent tromper les plus habiles. Les craintes ridicules des personnes ignorantes et la crédulité facile de quelques hommes éclairés ont propagé quelquefois les erreurs les plus grossières et les histoires les plus invraisemblables.

Les jeunes médecins doivent se tenir en garde contre les récits apocryphes et contre les fausses ressemblances; on ne saurait trop leur recommander :

1° De se méfier de l'ignorance ou des préjugés, des ruses ou des supercheries des malades.

2° De voir, autant que possible, les choses par eux-mêmes, et de ne s'en rapporter au témoignage d'autrui qu'avec beaucoup de circonspection.

3° De faire la plus grande attention à la partie du corps qui a fourni le ver ou le prétendu ver.

4° De bien nettoyer l'animal rendu, afin de le débarrasser des matières étrangères (mucosités, bile, graisse, sang, etc.) dont il est entouré.

5° De l'examiner sous toutes ses faces avant d'employer le scalpel.

6° De constater s'il a ou s'il n'a pas de mouvements particuliers.

7° De déterminer la position et la nature des orifices de son corps.

8° De rechercher s'il y a ou s'il n'y a pas de nodules à la bouche, et, dans le premier cas, combien il en existe.

9° De reconnaître si la tête ou la bouche présentent ou ne présentent pas de crochets.

10° De préférer, pour son étude, une très forte loupe au microscope même, parce qu'elle est moins sujette aux illusions.

11° De se défier du premier jugement et surtout des comparaisons faites de mémoire. Les Entozoaires se ressemblent trop pour que le souvenir puisse remplacer l'observation.

12° De consulter quelque zoologiste instruit ou micrographe habile, quand le corps recueilli est très petit, ou quand sa forme est insolite; ou quand les circonstances qui l'ont entouré semblent sortir de la ligne des faits habituels.

SECTION IV.

DES ENTOZOAIRES INFUSOIRES.

Les animalcules infusoires, ces infiniment petits du règne animal, se développent partout, dans tous les pays comme dans tous les temps, au sein des corps vivants comme au milieu des corps inorganiques.

Ce n'est pas ici le lieu de traiter de ceux qui naissent dans la chair, le tissu cellulaire, le parenchyme du poumon, la matière du foie, la pulpe du cerveau..., après une macération plus ou moins prolongée, ou ceux qu'on trouve dans le sang, le chile, la salive, le sperme, le lait, le pus..., après leur décomposition. Toute substance ou liqueur animale qui s'est désorganisée en produit au bout d'un certain temps.

Parmi ces Infusoires on a souvent cité les *Vibrions*. On sait, aujourd'hui, que, sous ce nom, on confondait les *Anguillules* et les *Rhabditis*, véritables Vers nématoïdes, et d'autres petits corps dont l'animalité est encore fort douteuse.

Magendie affirme que le sang et le chile contiennent une grande quantité de *Vibrions*. Il croit qu'ils apparaissent dans nos vaisseaux comme de petits points noirs; qu'ils exécutent des mouvements rapides dans toutes les directions; qu'ils retournent et roulent les globules sanguins; qu'ils les *ébrèchent*, les *entament* et *paraissent s'en nourrir* (?) (1). Je ferai remarquer d'abord que personne n'a encore constaté l'existence de ces prétendus animalcules; secondement, que les *Vibrions* ne sont pas punctiformes; troisièmement, qu'ils n'ont pas d'organes pour ébrécher, ni pour entamer, ni même pour avaler!

Personne n'ignore que certains naturalistes ont considéré les spermatozoïdes (*zoospermes*) comme des Infusoires parasites particuliers à la semence.

Divers médecins ont expliqué l'origine de plusieurs maladies par le développement considérable dans les aliments, dans l'eau ou dans l'air, de certains petits animaux dont ils avaient établi l'existence *à priori*, et non d'après l'observation (2).

---

(1) Quelques micrographes assurent avoir observé des Infusoires dans le sang de l'homme, mais cela est fort douteux. Que faut-il penser des animalcules trouvés dans le sang d'un individu atteint de vertiges, par Plenck, et dans celui d'un syphilitique, par Gros?

(2) Voyez pages 267, 284.

Enfin, dans un grand nombre de circonstances, on a pris pour des Animalcules infusoires des cils vibratiles, des cellules épithéliales, des fragments de tissu, des productions morbides, même des végétaux microscopiques ou des séminules de ces végétaux.

Quoi qu'il en soit, il n'en est pas moins vrai qu'il existe dans le corps humain, soit en santé, soit en maladie, des Infusoires parasites, dont la présence est la cause ou l'effet de certains désordres plus ou moins caractérisés.

Suivant la juste observation du docteur Lebert, ces animalcules se font remarquer principalement sur les plaies où la sécrétion a séjourné ou s'est altérée. On en trouve aussi dans les mucosités intestinales (Leeuwenhoek, Pouchet), dans l'écoulement vaginal un peu ancien ou de nature suspecte (Donné, Dujardin), dans le tartre des dents (Mandl), dans le lait (Fuchs).

Les espèces qui méritent le plus de fixer notre attention appartiennent aux genres : 1° *Paramécie*, 2° *Cercomonade*, 3° *Trichomonade*, 4° *Virguline*, 5° *Vibrion*. Voici les caractères très abrégés de ces genres :

Infusoires	avec bouche.		1. *Paramécie.*
	sans bouche. .	Un grand cil vibratile.	Une queue. . . 2. *Cercomonade.*
			Point de queue. 3. *Trichomonade.*
		Point de cil vibratile.	Une queue. . . 4. *Virguline.*
			Point de queue. 5. *Vibrion.*

1° PARAMÉCIE (*Paramœcium*).—Ce genre est composé d'Infusoires aplatis et oblongs, pourvus d'un pli longitudinal communiquant avec la bouche. Leur corps est finement cilié.

En examinant au microscope du pus recueilli sur une petite ulcération du rectum et du mucus sécrété par cette portion de l'intestin, chez un matelot qui venait d'échapper au choléra, mais qui avait conservé du trouble dans les fonctions digestives, le docteur Malmstein, de Stockholm, reconnut dans ces humeurs, outre des cellules de pus et des globules de sang, un grand nombre d'Infusoires qu'il a décrits et figurés sous le nom de *Paramécie du côlon* (1).

Il a depuis observé les mêmes Infusoires chez une femme atteinte d'une inflammation chronique des gros intestins. La malade ayant succombé, M. Malmstein a constaté que les Infusoires étaient en plus grand nombre sur les points où la membrane muqueuse était

(1) *Paramœcium coli* Malmst.

peu attaquée que sur les altérations intestinales et dans le pus qu'elles avaient fourni.

Ces animalcules sont doués d'une mobilité et d'une vivacité assez grandes. Ils paraissent nombreux ; on en trouve de vingt à vingt-cinq dans une seule gouttelette de mucus. Ils meurent très vite hors de l'intestin.

2° CERCOMONADE (*Cercomonas*). — M. Davaine a découvert, en 1853, dans les déjections encore chaudes des cholériques, une espèce de *Cercomonade* qui s'y trouvait en nombre très considérable.

Plus tard le même savant a observé deux fois le même animalcule dans les selles de quelques malades atteints de diarrhée simple. L'épidémie du choléra régnait encore.

J'ai désigné cet Infusoire, dans mes cours, sous le nom de *Cercomonade de Davaine* (1).

Ces animalcules présentent 8 millimètres de longueur. Leur corps est obové ou pyriforme, un peu variable, très obtus en avant et fortement atténué. Leur tégument est mou et blanchâtre. Un ou deux corpuscules, très petits, nucléaires, peuvent quelquefois être aperçus à l'intérieur. En avant, on remarque un filament vibratile d'une minceur extrême, très long et très flexueux, naissant brusquement du bord antérieur, que l'on devine d'abord par l'agitation qu'il exerce dans le liquide ambiant, et que l'on n'aperçoit qu'à de courts intervalles et avec une attention soutenue ; à l'extrémité opposée existe un autre filament plus épais, du moins à son origine, se confondant avec la partie postérieure, de la longueur du corps ou un peu plus long, presque droit, roide, s'agglutinant quelquefois aux corpuscules environnants, et autour duquel, dans ce cas, la *Cercomonade* oscille comme la lentille du pendule autour de sa tige.

Ces *Cercomonades* sont extrêmement agiles, ce qui rend difficile l'observation de leurs caractères.

Ces animalcules ne tardent pas à périr lorsque les matières se refroidissent ; ce qui prouve que leur formation n'est pas due à la décomposition de ces mêmes matières. Ce sont de véritables parasites, qui vivent dans les intestins de l'homme lorsqu'ils y trouvent certaines conditions qui leur sont indispensables (Davaine).

Une autre espèce de *Cercomonade* a été rencontrée une fois chez un jeune homme atteint d'une fièvre typhoïde bien caractérisée, sans aucun phénomène cholérique. C'est encore à M. Davaine que nous devons sa connaissance.

_____

(1) *Cercomonas Davainei.*

Cette seconde espèce diffère un peu de la première : elle est plus petite et plus ovoïde ; son filament antérieur paraît de même long et flexueux ; il se détache moins brusquement. Le filament caudal naît un peu sur le côté ; il est proportionnellement plus petit et ne se confond pas à son origine avec l'extrémité du corps. Cette *Cercomonade* offre un mouvement d'ondulation dans tout le contour, qui semble quelquefois légèrement sinueux.

On pourrait appeler cette espèce *Cercomonade oblique* (1).

3° TRICHOMONADE (*Trichomonas*). — On en connaît une espèce qui a été découverte par M. Donné dans les mucosités vaginales de la femme. Elle fut communiquée à M. Dujardin, qui lui donna le nom de *Trichomonade vaginale* (2) (fig. 122).

Les *Trichomonades*, réunies en certain nombre, composent des groupes irréguliers, avec des parcelles de mucus épaissi.

Quelques auteurs ne croient pas à l'animalité de ces petits corps (3). Ils les regardent comme des cellules épithéliales détachées. D'autres adoptent l'opinion de MM. Donné et Dujardin (4). On a été même jusqu'à considérer ces ani-malcules comme des Acariens (5).

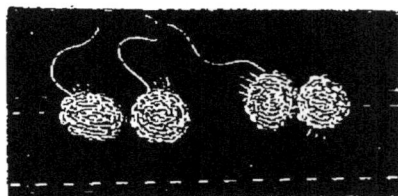

Fig. 122. — *Trichomonade vaginale.*

Les *Trichomonades vaginales* présentent un grand diamètre de $0^{mm},01$; elles ont un corps subglobuleux, ovoïde ou pyriforme, inégal, légèrement granulé, glutineux, transparent, incolore ou grisâtre ou lacté. Elles se collent souvent à d'autres corps. Elles portent en avant un filament flagelliforme (quelquefois deux, rarement trois), plus épais à la base, flexueux, long de $0^{mm},028$ à $0^{mm},033$, et quatre ou cinq cils vibratiles assez courts, qui les accompagnent et qui sont rangés d'un côté à sa naissance.

On a cru découvrir dans ces Infusoires une petite bouche obliquement terminale. MM. Scanzoni et Kölliker n'ont pas observé cette bouche ; pourtant ils ont cru voir un sillon léger et oblique, à la partie antérieure, près des cils.

On a constaté que les *Trichomonades vaginales* ne se rencontrent

(1) *Cercomonas obliqua.*
(2) *Trichomonas vaginalis* Duj. (*Tr. vaginale* Donné).
(3) MM. Lebert, Valentin, J. Vogel, de Siebold, L. Wagner.
(4) MM. Raspail, Scanzoni, Kölliker.
(5) MM. R. Froriep, Ehrenberg.

pas dans les mucosités nouvellement sécrétées, mais qu'elles se développaient seulement quand elles ont commencé de s'altérer. Toutes les fois que cet animalcule existe, le mucus vaginal renferme des bulles d'air qui lui donnent un aspect écumeux (Donné).

4° VIRGULINE (*Virgulina*). — Une parcelle de tartre dentaire étant étendue dans une goutte d'eau distillée et chauffée préalablement, on y aperçoit, à l'aide d'un grossissement de 400 à 500 fois, une foule d'Infusoires désignés sous le nom de *Virguline tenace* (1).

Ces animalcules, dont la grandeur varie depuis $0^{mm},05$ jusqu'à celle de plusieurs centièmes, se remuent vivement (Mandl).

Ils existent en grande quantité chez les malades mis à la diète depuis plusieurs mois. Ils constituent aussi la majeure partie de l'enduit muqueux de la langue, chez les personnes dont la digestion est troublée.

La *Virguline tenace* présente un corps allongé, membraneux, transparent, un peu épaissi et tronqué à la partie antérieure, muni d'une queue trois fois plus courte.

M. Mandl croit que ces animalcules possèdent dans leur tissu un élément calcaire qui contribue à durcir le tartre (2).

5° VIBRION (*Vibrio*). — Leeuwenhoek a observé, le premier, le *Vibrion ridé* (3) dans ses propres déjections, pendant une légère maladie.

Müller, qui l'a décrit et figuré, l'a vu par millions dans chaque goutte d'une infusion de mouches.

M. Dujardin l'a trouvé dans des infusions de chènevis écrasé, de fromage de Neufchâtel, de gélatine salée, de foie de mouton.

M. Pouchet a signalé son existence dans les selles des cholériques. Il y en avait des myriades. Les vomissements n'en offraient pas.

Le docteur Hassall a trouvé aussi des *Vibrions* dans les selles des cholériques, et même dans les matières intestinales, quelque temps après la mort. Il en a vu également dans les gardérobes de quelques individus bien portants, mais en nombre beaucoup plus petit.

Ces Infusoires sont à peine perceptibles. Ils sont longs de

---

(1) *Virgulina tenax* (*Cercaria tenax* Müll., *Virgulina Pirenula* Bory).

(2) M. Créplin a trouvé, au-dessous de la partie postérieure de la langue, au milieu d'un amas de mucosité, des vermicules longs de $0^{mm},20$ à $0^{mm},25$ et minces comme un cheveu (*vermiculi? hominis sublinguales* Crepl.). Ces Infusoires diffèrent-ils de la *Virguline tenace?*

(3) *Vibrio rugula* Müll. (*Melanella flexuosa* Bory, *M. erythræa* Hempr. et Ehrenb.).

$0^{mm},008$ à $0^{mm},013$ (non déployés), avec une épaisseur de $0^{mm},0007$ à $0^{mm},0008$ (Dujardin). Leur corps est à peu près cylindrique, anguiforme, sensiblement atténué aux deux extrémités, tantôt droit, tantôt flexueux (offrant de 5 à 8 inflexions), et demi transparent. Ses corpuscules sont distincts, globuleux et hyalins. Ils peuvent avoir un millième de millimètre de diamètre.

Cet animalcule se meut avec vivacité, en ondulant ou serpentant. Leeuwenhoek compare ses mouvements à ceux des anguilles.

Quelques naturalistes contestent l'animalité de ces petits corps.

Dans le mucus buccal, chez tous les individus bien portants ou malades, on trouve deux autres espèces mélangées à des cellules épithéliales et à des granules moléculaires : les *Vibrions à baguette* (1) et *linéole* (2). Le premier est très long ($1/24^e$ de millim.), très grêle et flexueux, avec des corpuscules (une trentaine) assez distincts et ovoïdes ($1/1440^e$ de millim.). Le second, long de $1/100^e$ à $1/300^e$ de millimètre, est épais, peu flexueux, avec des corpuscules peu distincts et globuleux ($2/3000^{es}$ de millim.).

La coloration du lait, dans certaines circonstances, en bleu ou bien en jaune, est due aux *Vibrions cyanogène* (3) et *xanthogène* (4).

(1) *Vibrio Bacillus* Müll. (*Enchelys Bacillus* Oken).
(2) *Vibrio lineola* Müll. (*Melanella atoma* Bory).
(3) *Vibrio cyanogenus* Fuchs.
(4) *Vibrio xanthogenus* Fuchs

FIN.

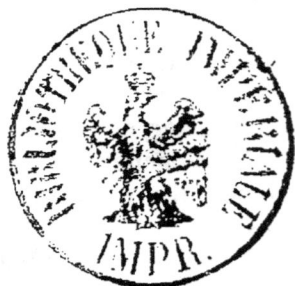

TABLE ALPHABÉTIQUE.

A

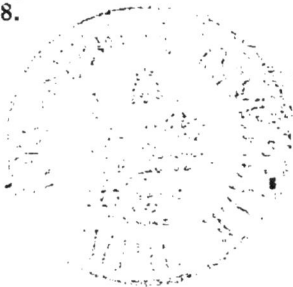

FIN DE LA TABLE ALPHABÉTIQUE.

Paris. — Imprimerie de L. MARTINET, rue Mignon, 2.

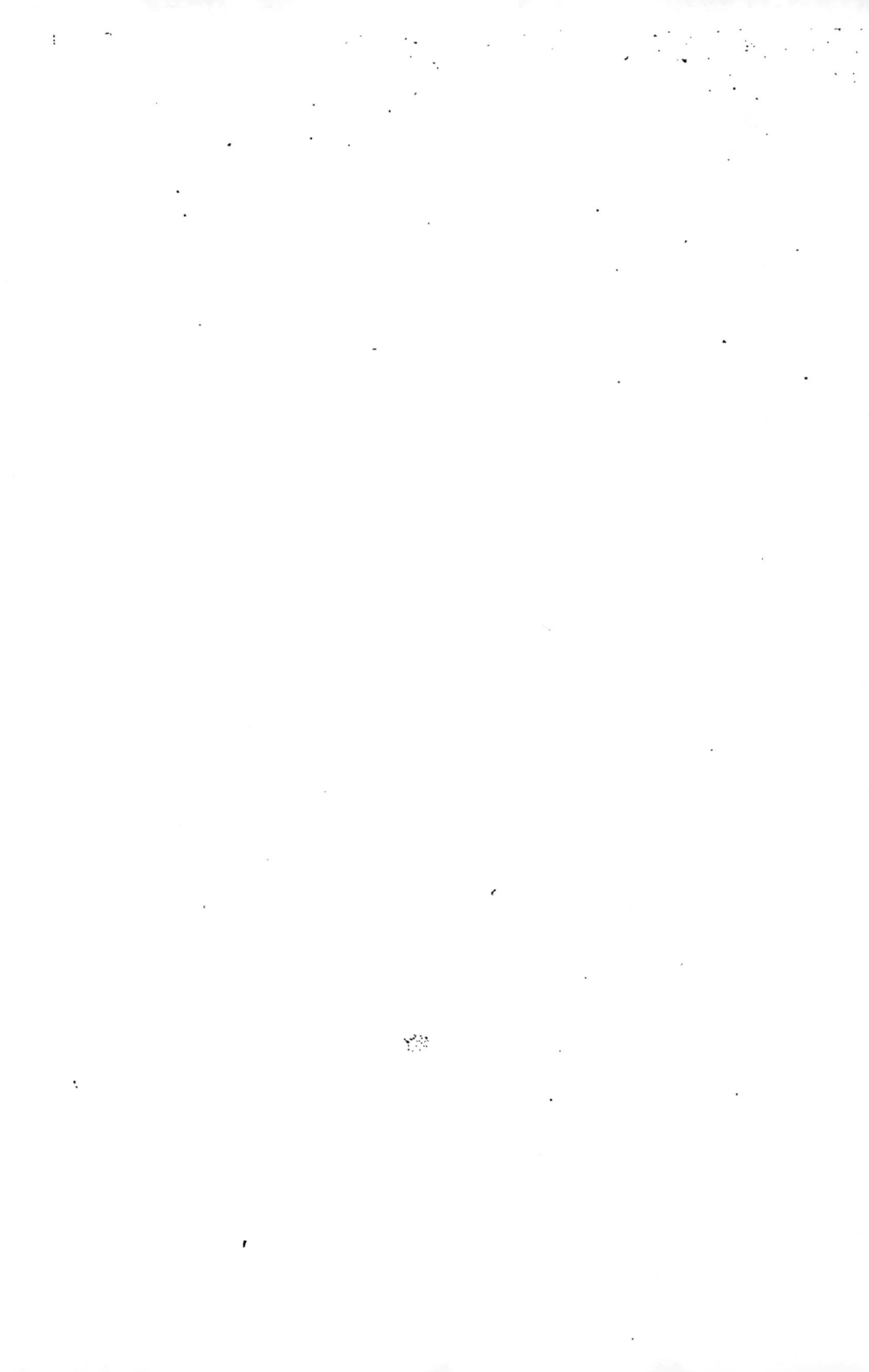

www.ingramcontent.com/pod-product-compliance
Lightning Source LLC
Chambersburg PA
CBHW060538220326
41599CB00022B/3541